高等职业学校"十四五"规划创新创业教育改革教材

中药制剂技术

ZHONGYAO ZHIJI JISHU

主　编　杨凤琼
副主编　秦春梅　谢　琳　田守琴
编　者　（以姓氏笔画为序）
丁沐淦　广东岭南职业技术学院
尹嵩杰　广东岭南职业技术学院
田守琴　亳州职业技术学院
李梅丽　厦门大学附属第一医院
杨凤琼　广东岭南职业技术学院
张颖梅　广东岭南职业技术学院
秦春梅　广东岭南职业技术学院
谢　琳　广东岭南职业技术学院

华中科技大学出版社
http://www.hustp.com
中国·武汉

内容简介

本教材为高等职业学校"十四五"规划创新创业教育改革教材。

本教材共有二十个项目,包括中药制剂工作依据,中药提取、分离与精制技术,中药提取液的浓缩与干燥技术,浸出制剂、液体制剂、注射剂、散剂、颗粒剂、胶囊剂、片剂、丸剂、外用膏剂、栓剂、膜剂与涂膜剂及气雾剂、喷雾剂与粉雾剂的制备技术,分子包合技术,微型包囊技术,缓释、控释制剂制备技术,靶向制剂制备技术,中药制剂综合技术。

本教材可作为高职高专中药类专业(包括中药学、中药制剂技术)学生的教材,也可作为药学类专业人员的培训教材。

图书在版编目(CIP)数据

中药制剂技术/杨凤琼主编. —武汉:华中科技大学出版社,2022.1(2025.2重印)
ISBN 978-7-5680-7688-3

Ⅰ.①中… Ⅱ.①杨… Ⅲ.①中药制剂学-高等学校-教材 Ⅳ.①R283

中国版本图书馆 CIP 数据核字(2021)第 263700 号

中药制剂技术 　　　　　　　　　　　　　　　　　　　　　　　杨凤琼　主编
Zhongyao Zhiji Jishu

策划编辑:史燕丽
责任编辑:丁　平
封面设计:原色设计
责任校对:王亚钦
责任监印:周治超
出版发行:华中科技大学出版社(中国·武汉)　　电话:(027)81321913
　　　　　武汉市东湖新技术开发区华工科技园　　邮编:430223
录　　排:华中科技大学惠友文印中心
印　　刷:武汉市洪林印务有限公司
开　　本:889mm×1194mm　1/16
印　　张:19.5
字　　数:610 千字
版　　次:2025 年 2 月第 1 版第 2 次印刷
定　　价:68.00 元

本书若有印装质量问题,请向出版社营销中心调换
全国免费服务热线:400-6679-118　竭诚为您服务
版权所有　侵权必究

网络增值服务使用说明

欢迎使用华中科技大学出版社医学资源网 yixue.hustp.com

1. 教师使用流程
   （1）登录网址：http://yixue.hustp.com （注册时请选择教师用户）

   注册 → 登录 → 完善个人信息 → 等待审核

   （2）审核通过后，您可以在网站使用以下功能：

2. 学员使用流程
   建议学员在PC端完成注册、登录、完善个人信息的操作。
   （1）PC端学员操作步骤
   ① 登录网址：http://yixue.hustp.com （注册时请选择普通用户）

   注册 → 登录 → 完善个人信息

   ② 查看课程资源
   　　如有学习码，请在个人中心-学习码验证中先验证，再进行操作。

   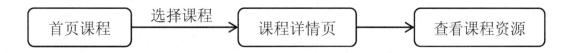

   （2）手机端扫码操作步骤

   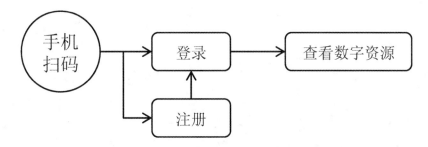

前 言

本教材可作为高职高专中药类专业（包括中药学、中药制剂技术）学生的教材，也可作为药学类专业人员的培训教材。党的十九大报告为高等职业教育发展指明了方向，规划了前景。我们认识到，在建设创新型国家进程中，高等职业教育承担着培养大国工匠的责任。作为高等职业教育精品资源共享课程配套的《中药制剂技术》教材，本着落实十九大报告精神，针对高等职业教育培养高素质技能型人才的定位及培养目标，将"完善职业教育和培训体系，深化产教融合、校企合作""建设知识型、技能型、创新型劳动者大军，弘扬劳模精神和工匠精神"作为编写的指导思想。编写过程中以"必需、够用"为原则，确定相关应用知识，整合、序化教学内容，突出岗位职业技能的培养。

与同类教材相比，本教材具有如下特点。

（1）按照《药品生产质量管理规范（2010年修订）》和2021年《国家执业药师职业资格考试大纲》（第八版）编写，内容新颖。

（2）编写过程中，以"必需、够用"为原则，结合广东岭南职业技术学院基于美国学历框架体系DQP学分制课程建设改革确定相关应用知识，整合、序化教学内容，突出岗位职业技能的培养。

（3）本教材融理论与实践为一体，"教、学、做"结合，突出岗位职业技能相关的应用知识和技能，有利于"做中学，学中做"一体化教学的实施。

（4）作为以成果为导向的配套教改教材，具体施教时，根据自身教学条件可采用理论与实践一体化，"教、学、做"结合的体验式教学模式组织课堂教学；亦可将实操任务作为案例，实施案例教学及岗位培训。

目前，我国的高等职业教育教材正处于探索发展阶段，以上是我们在学校实施基于以成果为导向、任务驱动教学过程中的一些探索与体会。由于编者水平有限，本教材难免有偏差和错误之处，请各位读者谅解并指正。

编 者

目 录

项目一 中药制剂工作依据 /1

项目二 中药提取、分离与精制技术 /12

项目三 中药提取液的浓缩与干燥技术 /24

项目四 浸出制剂制备技术 /31

项目五 液体制剂制备技术 /45

项目六 注射剂制备技术 /79

项目七 散剂制备技术 /101

项目八 颗粒剂制备技术 /117

项目九 胶囊剂制备技术 /130

项目十 片剂制备技术 /142

项目十一 丸剂制备技术 /175

项目十二 外用膏剂制备技术 /193

项目十三 栓剂制备技术 /206

项目十四 膜剂与涂膜剂制备技术 /217

项目十五 气雾剂、喷雾剂与粉雾剂制备技术 /225

项目十六 分子包合技术 /239

项目十七 微型包囊技术 /246

项目十八 缓释、控释制剂制备技术 /254

项目十九 靶向制剂制备技术 /265

项目二十 中药制剂综合技术 /275

参考文献 /301

项目一　中药制剂工作依据

[学习过程]

1. 实训项目

实训项目一　查阅《中国药典》(2020年版)及质量管理规范

2. 相关知识

(1) 概述(课程性质和地位、课程基本任务、中药制剂的发展);

(2) 中药制剂常用术语及含义;

(3) 中药制剂的剂型分类;

(4) 处方药与非处方药;

(5) 中药制剂的质量控制(药品标准、药典、药品质量管理法规)。

[预期成果]

1. 预期学习成果

(1) 能够解释中药制剂常用术语;

(2) 能够按不同分类方法进行剂型分类;

(3) 能够进行处方药及非处方药类别判定;

(4) 能够查阅《中国药典》(2020年版)及 GMP、GSP、GPP、GLP、GCP 等药品质量管理规范,获取药品标准、检验方法及药品质量管理等专业信息。

2. 课后提交成果

(1) 完成达标检测题;

(2) 分组完成电子版实训报告(含相关横向知识介绍/实训过程图片/结果分析);

(3) 结合中药制剂工作依据的相关知识,通过查找资料、整理归纳,分组完成微课或视频制作(选做)。

达标检测题

实训项目一　查阅《中国药典》(2020年版)及质量管理规范

一、实训目的

(1) 通过查阅《中国药典》(2020年版),掌握《中国药典》(2020年版)的使用方法,熟悉《中国药典》(2020年版)的基本结构。

(2) 通过网络搜索 GMP、GSP、GPP、GLP、GCP 等药品质量管理规范,熟悉有关内容。

二、查阅工具

(1) 电子版《中国药典》(2020年版);

(2) 纸质版《中国药典》(2020年版);
(3) "蒲公英微信"公众号等网络资源。

三、实训原理

1. 药典

药典(pharmacopoeia)是一个国家记载药品标准、规格的法典,一般由国家药典委员会组织编纂、出版,并由政府颁布、执行,具有法律约束力。药典收载药效确切、副作用小、质量较稳定的常用药物及制剂,规定其质量标准、制备要求、鉴别、杂质检查与含量测定等,是药品生产、检验与使用的依据。

《中华人民共和国药典》(本书简称《中国药典》)(2020年版)分四部出版:一部收载药材和饮片、植物油脂和提取物、成方制剂和单味制剂等;二部收载化学药品、抗生素、生化药品以及放射性药品等;三部收载生物制品;四部收载通则,包括制剂通则、检验方法、指导原则、标准物质和试液试药相关通则、药用辅料等。药品可在品名目次查阅,可按药品名称笔画为序查阅,也可在英文索引或中文索引(按汉语拼音的顺序)中查阅。

2. 药品质量管理规范

医药商品在其生产、经营和销售的全过程中,由于内外因素作用,随时都有可能发生质量问题,必须在所有这些环节上采取严格措施,才能从根本上保证医药商品质量。我国推行 GMP、GSP、GPP、GLP、GCP 等一系列药品质量管理规范来保证药品质量。

四、实训内容

(1) 按照表1-1各项要求,分组查阅药典并写出所在药典部数、页数及查阅结果。

表1-1 查阅药典要求

顺　序	查阅项目	药典页数		查阅结果
1	甘油的相对密度	部	页	
2	眼用制剂质量检查项目	部	页	
3	葡萄糖注射液规格	部	页	
4	微生物限度检查法	部	页	
5	益母草颗粒的制法	部	页	
6	热原检查法	部	页	
7	密闭、密封、冷处、阴凉处的含义	部	页	
8	甘草性状	部	页	
9	伤寒疫苗的成品检定内容	部	页	
10	甘草浸膏制备方法	部	页	
11	丸剂重量差异检查方法	部	页	
12	流浸膏剂制备方法	部	页	
13	细粉	部	页	
14	吲哚美辛制剂项目	部	页	
15	滋心阴口服液的含量测定法	部	页	
16	人用狂犬疫苗的禁忌	部	页	

(2) 网络搜索 GMP、GSP、GPP、GLP、GCP 等药品质量管理规范,熟悉有关内容。

五、思考题

(1)《中国药典》(2020年版)附录中最低装量检查的方法有哪些?
(2)《中国药典》(2020年版)中怎样规定细粉、最细粉、极细粉?

(3)《中国药典》(2020年版)共分几部？每部各记载了什么内容？药典的凡例、正文、索引各指什么？
(4)为保证药品质量,分别在哪个阶段实行GMP、GSP、GPP、GLP、GCP？

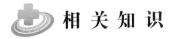

一、概述

(一) 课程性质和地位

中药制剂技术是以中医药理论为指导,运用现代科学技术,研究中药剂型、配制理论、生产技术、质量控制和临床应用技术的学科。其内容不仅与本专业的专业课程及基础课程有联系,而且与临床医疗用药实践和工业化生产实践密切相关,是连接中医与中药的纽带,是中药类专业的一门专业核心课程。中药制剂技术也是与医药工业及临床用药最接近的一门课程,中药剂型的先进程度,在医药工业乃至国民经济中占有不容忽视的地位。

中药制剂技术是以中医药理论为指导,同时兼具现代科学理论技术的一门特色学科。其理论体系有如下特点。

(1) 中药制剂的处方是在中医药理论指导下开具的。
(2) 中药制剂工艺过程的设计,需遵循"君、臣、佐、使"的中医药指导思想。
(3) 中药制剂,由于成分的多样性和复杂性,一般需要经过提取、纯化和精制,达到"去粗取精"的目的。
(4) 中药制剂的质量标准,除需要进行制剂通则检查外,还需要建立某些成分的含量检测方法。通过选定处方中君药、臣药的有效成分和(或)指标成分,控制其含量范围作为质量控制指标。目前,采用多成分指标或指纹图谱等手段,是保证全面控制中药制剂质量的有效手段。
(5) 中药制剂的临床应用,需要在中医药理论指导下因病、因人、因时辨证用药。

(二) 课程基本任务

课程基本任务是使学生学会将中药原料制成适合临床应用的剂型,并能批量生产,具有有效性、安全性、稳定性、均一性的药品。通过对本课程的学习,学生可具有中药制剂开发、生产、质量控制、合理应用与正确评价的知识和技能,从而服务于中药生产与医疗实践。课程的具体任务可概述如下。

1. 继承和发扬中医药学的制剂基本理论和技术

中药制剂是我国一门传统的中药制药技术,是在中华民族几千年的用药经验和理论基础上总结发展起来的,大多数仍然记载在历代医书、方书等医药典籍中,需要我们继续做好继承和整理工作,使其系统化和科学化。同时,通过学习本课程,掌握中药制剂的处方设计、生产理论、制备工艺、质量控制和合理使用等制剂基本理论,为生产满足医疗卫生工作需要的质量优良的制剂奠定基础。

2. 指导中药新剂型的研究与开发

由于中药种类繁杂及历史条件的限制,有些中药制剂工艺技术难以适应现代GMP的生产要求。因此,在继承和发扬中药传统剂型(丸、散、膏、丹、汤、酒、茶、曲、胶等)的基础上,依靠现代先进的科学技术、方法、手段,遵循严格的标准,研制安全、稳定、质量可控、服用方便的中药新剂型,是当前中药制剂技术研究的一个重要任务。

3. 指导药用新辅料的研究与开发

中药处方设计是剂型和中药制剂成败的关键,制剂处方除中药材外,大量借助于各种辅料,以满足成型性、稳定性及有效性的需要。因此,通过学习该课程,掌握药用辅料的开发和应用在中药剂型设计,特别是新剂型设计中起十分关键的作用,对中药制剂整体水平的提高具有重要意义。

4. 协助制剂新机械和新设备的研究与开发

我国中药制剂生产正在从机械化、联动化向封闭式、高效型、多功能、连续化、自动化及程控化的方向发展,但与发达国家相比,中药制剂工业的机械化、智能化水平还有差距。因此,研制适合中药制剂的新型机械和设备,提高中药制剂质量,赶超世界先进水平,将中药制剂产品打入国际医药主流市场,也是当代中医药发展趋势。

5. 指导中药制剂新技术的研究与开发

包合技术、微型包囊技术、脂质体技术、球晶制粒技术、包衣技术、缓释及控释技术、纳米技术、生物技术等的蓬勃发展,为中药新剂型的开发、新制剂品种的增加及制剂质量的提高奠定了良好的技术基础,但有些技术欠完善,有待进一步发展。本课程可指导中药制剂新技术的研究与开发工作。

(三)中药制剂的发展

1. 中药制剂的起源

中药制剂的起源,可追溯到夏禹时代(公元前2140年)。到商汤时期(公元前1766年),伊尹首创汤剂。晋代皇甫谧在其所著的《针灸甲乙经》序中写到"伊尹以亚圣之才,撰用《神农本草》以为汤液",他总结出了我国最早的制药技术专著《汤液经法》。这充分说明商汤时期,汤剂已经普遍应用。直到今天,汤剂依然是中医临床广泛应用的常用剂型。

到战国时期(公元前221年以前),在这上千年的历史进程中,人们已经积累了一定的中药制剂应用经验和技术,这一时期中药制剂得到了很大的发展。创造了10余种剂型,提出了根据药性、病情选择剂型和给药途径的理论,中药制剂工艺也有所提高。我国现存的第一部医药经典著作《黄帝内经》中提出了"君、臣、佐、使"的组方原则,同时还在《汤液醪醴论》中论述了汤液醪醴的制法和作用,并记载了汤、丸、散、膏、药酒等不同剂型及其制法。

秦汉时期(公元前221—公元219年)是我国药剂学理论与技术蓬勃发展的时期,《五十二病方》《针灸甲乙经》《山海经》就记载,将药物制成酒剂、汤剂、洗浴剂、饼剂、曲剂、丸剂、膏剂等剂型来使用。现存最早的本草学书籍《神农本草经》,成书于东汉时期,该书对中药剂型的运用做了具体描述,"药性有宜丸者,宜散者,宜水煎者,宜酒渍者,宜煎膏者,亦有不可入汤酒者,并随药性,不可过越"。该书提出了根据药性选择剂型的理论,这是中药药剂学发展成为完整学科的第一块基石。东汉张仲景(公元142—219年)的《伤寒论》和《金匮要略》中记载有栓剂、洗剂、软膏剂、糖浆剂等剂型。

晋代葛洪(公元283—363年)著《肘后备急方》,书内记载了铅硬膏、干浸膏、蜡丸、浓缩丸、锭剂、条剂、尿道栓剂,并将成药、防疫药剂及兽用药剂列为专章论述。梁代陶弘景(公元456—536年)所著的《本草经集注》中,有"疾有宜服丸者,宜服散者,宜服汤者,宜服酒者,宜服膏煎者,亦兼参用,察病之源,以为其制耳"的论述。总结提出了按病情需要来确定用药剂型和给药途径的理论。

唐显庆四年(公元659年),政府组织编纂并颁布了《新修本草》,这是我国第一部也是世界上最早的国家药典。唐代孙思邈(公元581—682年)著《备急千金要方》《千金翼方》,对中药制剂的理论、工艺和质量问题等都有专章论著,促进了中药制剂的发展。

宋、元时期(公元960—1367年),由太医院颁布、陈师文等校正的《太平惠民和剂局方》是我国历史上由官方颁布的第一部制剂规范,也是世界上最早的具有药典性质的药剂方典,书中收载的许多方剂和制法至今仍为传统中药所沿用。公元1076年,宋朝设立了卖药所(即太平惠民药局),制备丸、散、膏、丹等成药来出售,宋朝还出现了官办手工药厂"修合药所",专门从事药物的前处理和制剂成型的加工。元代忽思慧所著的《饮膳正要》中收载用蒸馏法制备酒的工艺,使酒中含醇量大为提高,有酒参与的制剂其质量因此产生了质的飞跃。

明代李时珍(公元1518—1593年)的名著《本草纲目》,总结了16世纪以前我国劳动人民医药实践的经验,收载的药物有1892种、剂型40多种、附方11000多首,为中药制剂提供了丰富的研究资料,对世界药学的发展也有重大贡献。

19世纪初至20世纪中叶,现代药物制剂中的片剂、注射剂、胶囊剂等引入我国,但是由于战争掠夺,民族垂危,中药制剂的发展也受到了极大的影响,发展缓慢。

2. 现代中药制剂的发展

新中国成立以后,政府十分重视中药制剂事业的发展,制定的方针和政策极大地促进了医药事业的发展。1953年国务院颁布了新中国第一版《中国药典》。1955年成立中医研究院,设有中药剂型研究室。1956年,在全国各地开始设置中医学院并先后开设中药专业。国家相继建立了各级药品监督管理及检验机构,国务院先后颁布了多版《中国药典》和各种有关中药制剂的管理条例及规定,各省、市、自治区陆续制定了中成药制剂规范和中药制剂质量标准,以及《中华人民共和国药品管理法》《新药审批办法》《中药材生产质量管理规范》(Good Agricultural Practice of Medicinal Plants and Animals,GAP)、《药品生产质量管理规范》(Good Manufacturing Practice of Drug,GMP)、《药品非临床研究质量管理规范》(Good Laboratory Practice of Drug,GLP)、《药物临床试验质量管理规范》(Good Clinical Practice of Drug,GCP)和《药品经营质量管理规范》(Good Supplying Practice of Drug,GSP)的施行,从法律意义上对中药的研制、生产、经营和使用进行了规范,在很大程度上保证了中药质量,中药制剂技术飞速发展,形成了一门独立学科。目前我国能生产的各种中药剂型有50余种,中药制剂品种有8000余种。

二、中药制剂常用术语及含义

(一) 药品及分类

根据《中华人民共和国药品管理法》,药品是指用于预防、治疗、诊断人的疾病,有目的地调节人的生理功能并规定有适应证或者功能主治、用法和用量的物质,包括中药、化学药和生物制品等。

(二) 剂型

将原材料加工制成适合疾病的诊断、治疗或预防需要的不同给药形式称为药物剂型,简称剂型。一般是指药物制剂的类别,如散剂、颗粒剂、胶囊剂、片剂、乳剂、混悬剂、注射剂、软膏剂、栓剂、气雾剂等。根据药物的使用目的和药物的性质不同,可制备适宜的不同剂型;不同剂型的给药方式不同,其药物在体内的行为也不同。不同的药物可以制成同一种剂型,如橘红丸、保济丸、六味地黄丸等;同一种药物也可制成多种剂型,如小建中片、小建中合剂、小建中颗粒等。

(三) 中药制剂

根据药品标准或其他适当处方,将中药材、中药饮片等按某种剂型制成具有一定规格的具体品种称为中药制剂。中药制剂也可以是各种剂型中的具体药品,如祛风止痛片、板蓝根颗粒,通宣理肺丸等。中药制剂可直接用于临床治疗或预防疾病,也可作为其他制剂或方剂的原料,如甘草流浸膏、阿片酊等。中药制剂主要在药厂中生产,也可在医院制剂室中制备。

(四) 辅料

辅料是指生产药品和调配处方时所用的赋形剂和附加剂,是除主药以外的一切附加材料的总称,是中药制剂生产中必不可少的重要组成部分。

(五) 浸出制剂

浸出制剂是采用适当的浸提溶剂(溶媒)和方法,从动植物药材或饮片中浸出有效成分,经适当精制与浓缩制得的一类制剂的总称,可供内服和外用。汤剂是最早的浸出制剂。浸出制剂既保留了中药传统的制备方式,又采用现代去粗存精的提取工艺,是中药各类新剂型(如中药注射液、片剂、膜剂、滴丸)的基础,是中药现代化的重要途径。

(六) 中药

中药是指在中医药理论指导下用于防病治病的药物,亦称传统药。中药包含中药材、中药饮片、中成药、民族药。

(七) 中成药

中成药是在中医药理论指导下,以中药饮片为原料,把疗效确切、性质稳定、应用广泛的处方,加工制成具有一定剂型和规格的制剂。其特点是一般以通俗名称(如去痛片、伤湿止痛膏、银翘解毒片等)命名,并标明其作用、用法、用量等。

三、中药制剂的剂型分类

中药制剂种类较多,常用剂型有 50 余种,剂型分类方法如下。

1. 按形态分类

(1) 液体剂型:如芳香水剂、溶液剂、注射剂、合剂、洗剂、搽剂等。

(2) 气体剂型:如气雾剂等。

(3) 固体剂型:如散剂、丸剂、片剂、颗粒剂、胶囊剂等。

(4) 半固体剂型:如软膏剂、糊剂、乳膏剂、凝胶剂等。

形态相同的剂型,其制备工艺也比较相近,例如,制备液体剂型多采用溶解、分散等方法;制备固体剂型多采用粉碎、混合等方法;制备半固体剂型多采用熔融、研和等方法。

2. 按分散体系分类

(1) 溶液型:药物以分子或离子状态(质点的直径小于 1 nm)分散于分散介质中所形成的均匀分散体系,也称为低分子溶液,如芳香水剂、溶液剂、糖浆剂、甘油剂、醋剂、注射剂等。

(2) 胶体溶液型:主要以高分子(质点的直径为 1~100 nm)分散在分散介质中所形成的均匀分散体系,也称高分子溶液,如胶浆剂、涂膜剂等。

(3) 乳剂型:油类药物或药物油溶液以液滴状态分散在分散介质中所形成的非均匀分散体系,如口服乳剂、静脉注射乳剂、部分搽剂等。

(4) 混悬型:固体药物以微粒状态分散在分散介质中所形成的非均匀分散体系,如合剂、洗剂、混悬剂等。

(5) 气体分散型:液体或固体药物以微粒状态分散在气体分散介质中所形成的分散体系,如气雾剂。

(6) 微粒分散型:药物以不同大小微粒呈液体或固体状态分散,如微球制剂、微囊制剂、纳米囊制剂等。

(7) 固体分散型:固体药物以聚集体状态存在的分散体系,如片剂、散剂、颗粒剂、胶囊剂、丸剂等。

这种分类方法便于应用物理化学的原理来阐明各类制剂特征,但不能反映用药部位与用药方法对剂型的要求,甚至一种剂型可以分到几个分散体系中。

3. 按给药途径分类

这种分类方法将给药途径相同的剂型作为一类,与临床使用密切相关。

(1) 经胃肠道给药剂型:药品经口服用后进入胃肠道,起局部作用或经吸收而发挥全身作用的剂型,如常用的散剂、片剂、颗粒剂、胶囊剂、溶液剂、乳剂、混悬剂等,容易受胃肠道中的酸或酶破坏的药物一般不能采用这类简单剂型。口腔黏膜吸收的剂型不属于胃肠道给药剂型。

(2) 非经胃肠道给药剂型:除口服给药途径以外的所有其他剂型,这些剂型可在给药部位起局部作用或被吸收后发挥全身作用。

①注射给药剂型:如注射剂,包括静脉注射、肌内注射、皮下注射、皮内注射及腔内注射等多种注射途径。

②呼吸道给药剂型:如喷雾剂、气雾剂、粉雾剂等。

③皮肤给药剂型:如外用溶液剂、洗剂、搽剂、软膏剂、硬膏剂、糊剂、贴剂等。

④黏膜给药剂型:如滴眼剂、滴鼻剂、眼用软膏剂、含漱剂、舌下片剂、粘贴片及贴膜剂等。

⑤腔道给药剂型:如气雾剂、泡腾片、滴剂及滴丸、栓剂等,用于鼻腔、耳道、直肠、阴道、尿道等。

4. 按制法分类

(1) 浸出制剂:用浸出方法制成的剂型(合剂、酊剂等)。

(2) 无菌制剂:用灭菌方法或无菌技术制成的剂型(注射剂等)。

这种分类方法将主要工序采用相同方法制备的剂型归为一类,但归纳不全,有较大局限性。

剂型分类方法各有特点,但均不完善或不全面,各有其优缺点。因此,本书根据医疗、生产实践、教学等方面的长期沿用习惯,采用综合分类方法。

四、处方药与非处方药

(一)处方的分类

处方是指医疗和生产部门用于药剂调制的一种重要书面文件,有以下几种。

1. 法定处方

国家药品标准收载的处方。它具有法律约束力,在制备或医师开写法定处方时,均需遵照其规定。

2. 医师处方

医师为某一患者医疗或预防需要而写给药房(药店)的书面文件。医师处方具有法律上、技术上和经济上的意义。医师处方的结构和内容如下。

(1)处方前记:包括患者的姓名、性别、年龄、日期、科室、病区。

(2)处方正文:处方的主要部分,包括药品的名称、数量,拟用中草药应按"君、臣、佐、使"顺序书写,如配伍中成药则列于其下,另标明用量、用法。

(3)剂量、配制方法和(或)服用方法:应按《中国药典》(2020年版)或其他药品标准规定用量、配制方法和(或)服用方法。

(4)签名、盖章:医师应在处方书写完后签名、盖章。

3. 协定处方

协定处方一般是根据某一地区或某一医院日常医疗用药需要,由医院药剂科与医师协商共同制订的处方。它适合大量配制和贮备药品,便于控制药物的品种和质量,减少患者等候取药的时间。

4. 生产处方

生产处方是指大量生产制剂时所列制剂的质量规格、成分名称、数量及制备和质量控制方法等的规程性文件。

(二)处方药与非处方药的区别

《中华人民共和国药品管理法》规定了"国家对药品实行处方药与非处方药的分类管理制度",这也是国际上通用的药品管理模式。

(1)处方药:必须凭执业医师或执业助理医师的处方才可调配、购买,并在医生指导下使用的药品。

(2)非处方药:不需凭执业医师或执业助理医师的处方,消费者可以自行判断、购买和使用的药品。

知识链接

非处方药的管理及分类

1. 非处方药的管理

经专家遴选,由国家药品监督管理局批准并公布。在非处方药的包装上,必须印有国家指定的非处方药专有标志。非处方药在国外又称为"可在柜台上买到的药物"(简称OTC)。目前,OTC已成为全球通用的非处方药的简称。

2. 非处方药的分类

根据药品的安全性,非处方药分为甲、乙两类。

经营处方药、非处方药的批发企业和经营处方药、甲类非处方药的零售企业必须具有"药品经营企业许可证"。经省级药品监督管理部门或其授权的药品监督管理部门批准的其他企业可以零售乙类非处方药。

两类非处方药面向公众做广告的限制也不同。

处方药和非处方药不是药品本质的属性,而是管理上的界定。无论是处方药,还是非处方药都经过国家药品监督管理局批准。2019 年 12 月 1 日起施行的《中华人民共和国药品管理法》规定,处方药与非处方药分类管理具体办法由国务院药品监督管理部门会同国务院卫生健康主管部门制定。

> **课堂互动**
>
> **处方药和非处方药认知训练**
>
> 判定下列药品属于处方药还是非处方药,并说明处方药和非处方药的区别。
> ①清开灵注射液;②连花清瘟胶囊;③小活络丸;④疏肝解郁胶囊;⑤银杏叶片;⑥双黄连口服液;⑦黄氏响声丸;⑧复方丹参滴丸;⑨消炎止咳片;⑩川贝清肺糖浆。

五、中药制剂的质量控制

(一)药品标准

1. 药品标准的概念

药品标准是国家对药品的质量、规格及检验方法所作的技术规定。药品标准是保证药品质量,进行药品研制、生产、经营、使用、检验和监督管理必须共同遵循的法定依据。

2. 药品标准的内容

药品标准包括《中国药典》、药品注册标准和其他药品标准,其内容包括质量指标、检验方法以及生产工艺等技术要求。

《中华人民共和国药品管理法》规定:药品应当符合国家药品标准。经国务院药品监督管理部门核准的药品质量标准高于国家药品标准的,按照经核准的药品质量标准执行;没有国家药品标准的,应当符合经核准的药品质量标准。国务院药品监督管理部门颁布的《中国药典》和药品标准为国家药品标准。国家药品监督管理局会同国家卫生健康委员会组织药典委员会,负责国家药品标准的制定和修订。国务院药品监督管理部门设置或者指定的药品检验机构负责标定国家药品标准品、对照品。列入国家药品标准的药品名称为药品通用名称。已经作为药品通用名称的药品名称不得作为药品商标使用。

(二)药典

药典是一个国家记载药品标准、规格的法典,一般由国家药典委员会组织编纂、出版,并由政府颁布、执行,具有法律约束力。药典收载的品种是那些疗效确切、副作用小、质量稳定的常用药品及其制剂,并明确规定了这些品种的质量标准,例如处方、制法、性状、鉴别、检查、含量测定等;在制剂通则中还规定了各种剂型的有关标准、检查方法等。

由于医药科技水平的不断提高,新的药物和新的制剂不断被开发出来,对药物及制剂的质量要求也更加严格,所以药品的检验方法也在不断更新,因此,各国的药典经常需要修订。例如,美国、日本和中国的药典每五年修订出版一次,在新版药典中,不仅增加新的品种,而且增设一些新的检验项目或方法,同时对有问题的药品进行删除。在新版药典出版前,往往由国家药典委员会编辑出版增补本,以利于新药和新制剂在临床的应用,这种增补本与药典具有相同的法律效力。显然,药典在保证人民用药安全、有效,促进药物研究和生产上起到了重要作用。不同时代的药典代表着当时医药科技的发展与进步,一个国家的药典反映这个国家药品生产、医疗和科学技术的水平。

1.《中华人民共和国药典》

我国药典的全称为《中华人民共和国药典》,其后以括号注明是哪一年版,比如:可以简称为《中国药典》(2020 年版);如用英文则表示为 Chinese Pharmacopoeia(缩写为 ChP)。其中收载的品种是医疗必需、临床常用、疗效肯定、质量稳定、副作用小、我国能工业化生产并能有效控制(或检验)其质量的品种。

知识链接

我国药典的历史沿革

我国最早的药典是唐显庆四年(公元659年)颁布的《新修本草》,又称《唐本草》,它是世界上最早的一部全国性药典。新中国成立以来,我国已经出版了十一版药典(1953、1963、1977、1985、1990、1995、2000、2005、2010、2015和2020年版)。药典基本上每五年修订一次,现行版为《中国药典》(2020年版)(ChP 2020)。

《中国药典》(2020年版)共收载品种5911种,分为四部:一部包括两部分,收载2711种,第一部分收载药材和饮片、植物油脂和提取物,第二部分收载成方制剂和单味制剂;二部也包括两部分,收载2712种,第一部分收载化学药品、抗生素、生化药品,第二部分收载放射性药品及其制剂;三部收载生物制品153种;四部也包括两部分,第一部分收载通则361个(含制剂通则38个、检测方法及其他通则281个、指导原则42个),第二部分收载药用辅料335种。

药典的内容一般分为凡例、正文、索引三部分。凡例是解释和正确使用药典、正确进行质量检查的基本原则,并且把与正文品种、附录及质量检查有关的共性问题加以规定,避免在全书中重复说明。正文是药典的主要内容。叙述本药典收载的所有药品和制剂,正文按中文名称笔画顺序排列,原料药在前,制剂及生物制剂在后。索引用于查找,除了可按笔画顺序查阅外,书末还分别列有中文索引和英文索引。

2. 国外药典

据不完全统计,世界上已有近40个国家编制了国家药典,另外还有3种区域性药典和世界卫生组织(WHO)组织编制的《国际药典》。国际上较有影响力的药典有《美国药典》(The United States Pharmacopoeia,简称USP)、《英国药典》(British Pharmacopoeia,简称BP)、《日本药典》(Pharmacopoeia of Japan,简称JP)、《欧洲药典》(European Pharmacopoeia,简称EP)和《国际药典》(Pharmacopoeia Internationalis,简称Ph. Int.)。

国外药典官方网站

1. 美国国家药典委员会官方网站:http://www.usp.org/。
2. 《英国药典》官方网站:https://www.pharmacopoeia.com/。
3. 《日本药局方》官方网站:https://www.mhlw.go.jp/stf/seisakunitsuite/bunya/0000066597.html。
4. 《欧洲药典》官方网站::https://www.edqm.eu/。

(三)药品质量管理法规

医药商品在其生产、经营和销售的全过程中,由于内外因素作用,随时都有可能发生质量问题,只有在所有环节上采取严格措施,才能从根本上保证医药商品质量。因此,许多国家制定了一系列法规来保证药品质量。我国在生产阶段实行GMP,在流通阶段实行GSP,在医疗机构制剂配制中实施GPP,在实验室研究阶段实行GLP,在新药临床研究阶段实行GCP,推行这些法规是人民用药安全、有效的重要保证。

虽然自2019年12月1日起,国家药品监督管理局取消了"药品生产质量管理规范(GMP)认证"和"药品经营质量管理规范(GSP)认证"行政许可事项,不再发放药品GMP、GSP证书。但是,药品生产企业、药品经营企业将面临更加严格的动态监管,药品监管部门对制药企业的监管重点将渗透到药品生产、经营生命周期的各个环节,由五年一次的认证检查,改为随时对GMP、GSP执行情况进行检查,监督企业的合规性,对企业持续符合GMP、GSP提出了更高的要求。

1.《药品生产质量管理规范》(GMP)

GMP是Good Manufacturing Practice of Drug的缩写,中译文是药品生产质量管理规范。GMP是药品生产过程中,用科学、合理、规范化的条件和方法来保证生产优良药品的一整套系统的、科学的管理规范,是药品生产和质量管理的基本准则。GMP适用于药物制剂生产的全过程和原料药生产中影响成品质量的关键工序,也是新建、改建和扩建医药企业的依据。GMP要求药品生产企业具备良好的生产设备、合理的生产过程、完善的质量管理和严格的检测系统,确保最终产品的质量符合法规要求。大力推行GMP,是为了最大限度地避免药品生产过程中的污染和交叉污染,降低各种差错的发生,是提高药品质量的重要措施。

2.《药品经营质量管理规范》(GSP)

GSP是英文Good Supplying Practice of Drug的缩写,中译文是良好供应规范,意即《药品经营质量管理规范》,是指在药品流通过程中,针对计划采购、购进验收、贮存、销售及售后服务等环节而制定的保证药品符合质量标准的一项管理制度。GSP是控制医药商品流通环节所有可能发生质量事故的因素从而防止质量事故发生的一整套管理程序。其核心是通过严格的管理制度来约束企业的行为,对药品经营全过程进行质量控制,保证向用户提供优质的药品。推行GSP极大地促进了药品经营企业管理水平的提高,在促进药品经营行业的经济结构调整中发挥了重要作用。

3.《医疗机构制剂配制质量管理规范》(GPP)

GPP是Good Pharmacy Practice的缩写,即《医疗机构制剂配制质量管理规范(试行)》。药品使用环节没有标准可依,造成医院药房、库房药品陈列混乱、缺乏基本仓库贮存条件、无低温贮存设备等现象。为了使医疗机构的药品管理更加科学、合理和规范,GPP是在制剂配制的全过程为保证制剂质量而制订并实施的管理制度,是把发生的人为差错事故、混药及各类污染的可能性降到最小的必要条件和可靠办法。

4.《药物非临床研究质量管理规范》(GLP)

GLP是Good Laboratory Practice of Drug的缩写,即《药物非临床研究质量管理规范》。药物非临床研究是指非人体研究,亦称为临床前研究,用于评价药物的安全性,在实验室条件下,通过动物实验进行非临床(非人体)的各种毒性试验,包括单次给药的毒性试验、反复给药的毒性试验、生殖毒性试验、致突变试验、致癌试验、各种刺激性试验、依赖性试验以及与药品安全性评价有关的其他毒性试验。我国的《药物非临床研究质量管理规范》于1999年发布并于1999年11月1日起施行。制定GLP的主要目的是严格控制化学品安全性评价实验的各个环节,即严格控制可能影响实验结果准确性的各种主客观因素,降低实验误差,确保实验结果的真实性。

5.《药物临床试验管理规范》(GCP)

GCP是Good Clinical Practice of Drug的缩写,即《药物临床试验管理规范》。药物临床试验是指任何在人体(患者或健康志愿者)进行的药物系统性研究,以证实或揭示试验用药品的作用及不良反应等。制定GCP的目的在于保证临床试验过程的规范,结果科学可靠,保证受试者的权益并保障其安全。

此前,我国一直对药物临床试验机构实行资格认定,自2019年12月1日起,药物临床试验机构实施备案管理,不再继续审批,只要按照规定进行备案即可。临床试验机构资格认定实行备案管理,简化了监管流程,但并不意味着降低了临床试验的要求,而是更强调对临床试验项目质量进行全过程监管。

拓展知识

药用辅料是指生产药品时使用的赋形剂或附加剂,是除主药以外的一切附加材料的总称。

1. 药用辅料在中药制剂中的作用

药用辅料是制剂中不可或缺的重要组成部分,可以说"没有辅料就没有剂型"。其作用主要体现在以下几个方面:①使制剂具有形态特征:如溶液剂中加入溶剂,软膏剂、栓剂中加入基质使之成形,片剂中加入稀释剂、黏合剂等使制剂具有一定形态。②使制备过程顺利进行:如液体制剂中加入助溶剂、助悬剂、乳化剂等;片剂制备中加入助流剂、润滑剂可改善颗粒的粉体性质,使压片顺利进行。③提高药物的稳定性:制剂中往往加入化学稳定剂、物理稳定剂(助悬剂、乳化剂等)、生物稳定剂(防腐剂)等,如维生素C注射液中加入焦亚硫酸钠作为抗氧剂,复方硫磺洗剂中加入甘油作为助悬剂。④提高药物疗效:如将胰酶制成肠溶衣片,不仅可以使其免受胃酸破坏,还可保证其在肠中充分发挥作用。⑤降低药物毒副作用:如以硬脂酸钠和虫蜡为基质制成的芸香草油肠溶滴丸,既可掩盖药物的不良臭味,也可避免对胃的刺激。⑥调节药物作用:如胰酶肠溶衣片具有助脂肪消化功效,注射液则可用于治疗胸腔积液、血栓性静脉炎和毒蛇咬伤。又如选用不同的辅料,可使制剂具有速释性、缓释性、肠溶性、靶向性、生物降解性等。⑦提高患者用药的依从性:如口服液体制剂中加入矫味剂,可改善药物的不良口味,提高患者用药依从性。

科学技术的发展、社会的进步,新型、优质、多功能的药用辅料不断涌现,对制剂质量的提高、制剂性能的改造、新剂型的开发、生物利用度的提高具有非常关键的作用。

2. 药用辅料的分类

(1)药用辅料按来源可分为天然物、合成物和半合成物。

(2)药用辅料按作用和用途可分为溶剂、抛射剂、增溶剂、助溶剂、乳化剂、着色剂、黏合剂、崩解剂、填充剂、润滑剂、润湿剂、渗透压调节剂、稳定剂、助流剂、矫味剂、防腐剂、助悬剂、包衣材料、芳香剂、抗黏合剂、螯合剂、渗透促进剂、pH值调节剂、缓冲剂、增塑剂、表面活性剂、发泡剂、消泡剂、增稠剂、包合剂、保湿剂、吸收剂、稀释剂、絮凝剂与反絮凝剂、助滤剂、释放阻滞剂等。

(3)药用辅料按给药途径不同可分为口服、注射、黏膜给药、经皮或局部给药、经鼻或口腔吸入给药和眼部给药辅料等。

(4)按制剂类型不同,药用辅料可分为制剂稳定性辅料、固体制剂辅料、半固体制剂辅料、液体制剂辅料和其他医药辅料等。

3. 药用辅料的质量要求

药用辅料是药品的重要组成部分,直接影响药品的质量,其一般质量要求如下。

(1)对人体无毒害作用,无副作用。

(2)化学性质稳定,不易受温度、pH值、保存时间等的影响。

(3)与主药无配伍禁忌,不影响主药的疗效和质量检查。

(4)不与包装材料发生相互作用。

(5)尽可能用较少的量发挥较大的作用。

4. 药用辅料的发展

药用辅料在现代制剂中发挥越来越大的作用,新辅料不断涌现,如聚乙二醇系列、聚乙烯系列、聚乙烯吡咯烷酮系列、聚氧乙烯烷基醚系列、聚氧乙烯烷酸酯系列、聚丙交酯系列等高分子聚合物辅料,黄原胶、环糊精等生物合成多糖类辅料,淀粉甘醇酸钠、预胶淀粉、纤维素系列等半合成辅料,海藻酸、红藻胶、卡拉胶等植物提取辅料,甲壳素、甲壳糖等动物提取辅料。据不完全统计,近10年开发的新辅料有300多种,且型号多,规格全。

(秦春梅)

项目二 中药提取、分离与精制技术

[学习过程]

1. 实训项目

实训项目二 水提醇沉法工艺探索

2. 相关知识

（1）概述；

（2）中药的浸提；

（3）药效物质的分离与精制。

[预期成果]

1. 预期学习成果

（1）能够描述中药提取、分离和精制的概念、特点和常见制备工艺；

（2）能够根据药材和处方不同性质选择适宜的提取、分离和精制方法；

（3）学会使用密度计测量清膏的相对密度。

2. 课后提交成果

（1）完成达标检测题；

（2）分组完成电子版实训报告（含相关横向知识介绍/实训过程图片/结果分析）；

（3）结合中药提取、分离和精制的相关知识，通过查找资料，整理归纳，分组完成微课或视频制作（选做）。

实训项目二 水提醇沉法工艺探索

一、实训目的

（1）熟悉中药提取、分离与精制的目的。

（2）掌握水提醇沉法在中药提取、分离与精制中的应用。

二、器材与试剂

（1）器材：电磁炉、不锈钢锅、量筒、滤过筛、密度计。

（2）试剂：山药饮片、95％乙醇等。

三、实训原理

水提醇沉法是中药制剂工艺中最常用的提取、分离与精制方法，该方法先以水为溶剂提取中药的有效成分,再用不同浓度的乙醇与水提液混合,使大分子物质如蛋白质、淀粉、多糖、黏液质、油脂、树脂等杂质沉淀,保留生物碱、黄酮、皂苷、氨基酸等活性成分,达到分离纯化的目的。由于山药饮片中所含淀粉、多糖等大分子物质较多,在制备制剂时,提取液黏稠不易干燥制粒,因此采用水提醇沉法除去杂质,实验过程中可对比水提液与醇沉后的上清液在性状上的区别。

四、实训内容

水提醇沉法探索试验

[处方] 山药饮片。

实验过程:取山药饮片500 g,粗粉碎后,加8倍量水煎煮2次,每次1.5 h,合并煎液,滤过,滤液浓缩至约500 mL,将浓缩液分为两份,向其中一份滤液中缓慢加入乙醇使含醇量达到60%,静置过夜,吸取上清液至锥形瓶A中(A溶液),另一份滤液无须处理,置于锥形瓶B中(B溶液)。分别观察A、B锥形瓶中提取液的性状,将实验结果记录下来(表2-1)。

表2-1 实训结果记录表

项 目	澄 清 度	黏 稠 度	相 对 密 度
A溶液			
B溶液			

五、思考题

(1) 水提醇沉法主要用于分离哪些化学物质?
(2) 请在《中国药典》(2020年版)中找到3个以上涉及水提醇沉制备工艺的产品?

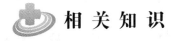

相 关 知 识

一、概述

(一) 药效物质与杂质

中药所含的化学成分十分复杂。为了制备制剂的需要,通常按照药理作用和组成性质将它们分为药效物质与杂质。其中药效物质包括有效成分和辅助成分,杂质包括无效成分和组织成分。

1. 有效成分

有效成分是指中药中起主要药效的物质,如生物碱、苷类、挥发油、有机酸等,通常是指化学上的单体。而具有相似分子结构、药效相似的一大类化合物,在药理和临床上能够代表或部分代表原药材的疗效,则应称为"有效部位"。浸提药剂中的总生物碱、总黄酮、总苷、总挥发油等均属于"有效部位"。"有效部位"不仅提取工艺简单,而且有利于发挥药材的综合疗效,符合中医用药特点。

2. 辅助成分

辅助成分是指本身没有特殊疗效,但能增强或缓和有效成分的作用,或有利于有效成分的浸出,或能增强制剂稳定性的物质。如洋地黄中的皂苷可帮助洋地黄毒苷溶解并促进其吸收;大黄中所含的鞣质能缓和大黄的泻下作用,大黄流浸膏比单独服用大黄蒽醌苷泻下作用缓和,副作用小;葛根淀粉可使麻黄碱游离,增大其溶解度。

3. 无效成分

无效成分是指无生物活性、不起药效的物质,但有可能影响浸出效能、制剂的稳定性、外观和药效等。如蛋白质、鞣质、脂肪、树脂、糖类、淀粉、黏液质、果胶等。

4. 组织物质

组织物质是指一些构成药材的细胞或其他不溶性物质,如纤维素、栓皮、石细胞等。

应该指出,"有效成分"和"无效成分"的概念是相对的,应该根据医疗的需要和实际药效酌定。例如,鞣质在收敛固涩药五倍子和没食子中被认为是有效成分,在清热泻下药大黄中被认为是辅助成分,而在多数药材中则是无效成分。多糖通常为无效成分,而猪苓多糖对某肿瘤有抑制作用,则为有效成分。

(二) 提取

提取又称浸提,是指用适宜的溶剂和方法从药材中提取有效成分的操作过程,又称浸出。用于浸提的溶剂称浸提溶剂或浸提溶媒,用浸提法制得的制剂称浸提制剂。

浸提是中药制剂中最重要、最基本的操作之一。现在的中成药除少数剂型是用中药材原粉制成外,绝大多数剂型都需要通过浸提这一基础操作,以尽可能多地提取出药材内有效成分,除去其中的无效成分,从而达到提高疗效、促进吸收、减少用量、方便服用等目的。

(三) 分离

将固体-液体非均相体系用适当方法分开的过程称为固-液分离。中药提取液的精制、药物重结晶等均要经过分离操作;注射剂的除菌也用到分离操作。

(四) 精制

将中药提取液中所含有的无效成分及杂质除去的操作,称为中药提取液的精制。其目的是提高疗效、便于制剂、减少服用剂量、增加制剂稳定性、纯化有效成分等。

二、中药的浸提

(一) 浸提过程

浸提过程是指溶剂进入细胞组织,溶解其有效成分后变成浸提液的全部过程。新鲜药材干燥后,组织内水分蒸发,细胞皱缩,在液泡腔中溶解的活性成分等物质干涸而沉积于细胞内,使细胞形成空腔,有利于溶剂向细胞内渗透以及活性成分的扩散。药材粉碎后,细胞受到一定程度的破坏,有利于有效成分被浸提溶剂溶解和浸提,但浸提液中杂质较多。由于药材本身的组织结构和粉碎程度等不同以及细胞内含物质的多样性,浸提过程较复杂。药材的浸提过程一般分为以下几个阶段。

1. 浸润与渗透阶段

当药材与浸提溶剂接触时,浸提溶剂首先附着在粉粒的表面使之湿润,然后通过毛细管和细胞间隙进入细胞组织中,并渗透进入细胞内。溶剂能否使药材表面润湿,与溶剂和药材性质有关,取决于溶剂与药材表面物质之间的亲和力。如果药材与溶剂之间的亲和力大于溶剂分子间的内聚力,则药材易被润湿。反之,药材不易被润湿。大多数中药材由于含有较多带极性基团的物质(如蛋白质、果胶、糖类、纤维素等),与常用的浸提溶剂(如水、醇等极性溶剂)之间有较好的亲和性,因而能较快完成浸润过程。药材浸润的速度与溶剂性质、药材表面状态、比表面积、药材内部毛细管的大小、浸润时的温度和压力等因素有关。在实践中应结合具体情况,分析上述因素,采取相应措施,加速浸润过程。

2. 解吸与溶解阶段

由于细胞中各种成分间有一定的亲和力,故于溶解前必须克服这种亲和力,才能使各种成分转入溶剂,这种作用称为解吸作用。浸提有效成分时,应选用具有解吸作用的溶剂,如乙醇就有很好的解吸作用。有时也在溶剂中加入适量的酸、碱、甘油或表面活性剂以助解吸,增加有效成分的溶解。溶剂与经解吸后的各种成分接触,使成分转入溶剂中,这是溶解阶段。水能溶解晶质及胶质,故浸提液多含胶体物质。但乙醇浸提液含较少的胶质,非极性浸提液则不含胶质。组织中的溶液使细胞内渗透压升高,促使更多的溶剂渗入其中,并使细胞膨胀或破裂,从而形成浸提的有利条件。

3. 扩散阶段

溶剂在细胞中溶解大量可溶性物质后,细胞内溶液浓度显著增高,使细胞内外产生浓度差和渗透压差。由于浓度差和渗透压差的作用,细胞外侧的纯溶剂或稀溶液向细胞内渗透,细胞内高浓度的液体不断地向周围低浓度方向扩散,至内外浓度相等、渗透压平衡时,扩散终止。物质的扩散速率可用菲克第一扩散定律来说明:

$$ds = -DF \frac{dc}{dx} dt \tag{2-1}$$

式中,dt 为扩散时间;ds 为在 dt 时间内物质(溶质)扩散量;F 为扩散面积,代表药材的粒度和表面状态;dc/dx 为浓度梯度;D 为扩散系数;负号表示药物扩散方向与浓度梯度方向相反。

扩散系数 D 的计算公式为

$$D = \frac{RT}{N_A} \times \frac{1}{\pi \gamma \eta} \tag{2-2}$$

式中,R 为摩尔气体常数,T 为绝对温度,N_A 为阿伏加德罗常数,γ 为溶质分子半径,η 为液体黏度。

由以上两个公式可以知道,中药浸提过程中,有效成分的扩散与药材粒度、溶质分子半径、浓度梯度、浸提温度等相关。

浸提的关键在于保持最大的浓度梯度,为提高浸提推动力和浸提效率,浸提时应加强搅拌或采用流动溶剂浸提,使新鲜溶剂或稀浸提液随时置换药材粉粒周围的浓浸提液,创造良好的浓度梯度,提高浸提效率。

浸提过程是由浸润与渗透、解吸与溶解、扩散等连续进行又相互联系的阶段组成的。

(二)影响浸提的因素

1. 药材粒度

药材粉碎得越细,其表面积就越大,与浸提溶剂的接触面积越大,扩散面也越大,扩散速率就越快,浸提效果也就越好。但事实证明,粉碎过细并不能提高浸提效率。药材的粉碎程度应视所用的浸提溶剂和药材的性质而有所区别。如以水为浸提溶剂时,药材易膨胀,浸提时药材可粉碎得粗一些,或者切成薄片或段。以乙醇为溶剂时,因乙醇使药材膨胀的作用小,浸提时药材可粉碎成粗末。药材性质不同,要求的粉碎程度也不同。通常花、叶、全草类等疏松的药材,适宜切成段。坚硬的根、茎类药材宜切成薄片。药材粉碎过细不利于浸提,原因如下。

(1)粉碎过细使吸附作用增加,扩散速率减慢,造成有效成分的损失。

(2)粉碎得过细,药材中大量细胞破裂,浸提的高分子杂质增多。

(3)过细的粉末给操作带来困难,使浸提液与药材渣分离困难,如用渗漉法浸提时,由于粉材粒之间的空隙太小,浸提溶剂流动阻力增大,造成堵塞,使渗漉不完全或停止。

2. 浸提溶剂的用量及浸提次数

浸提溶剂的用量应视药材性质、所用浸提溶剂种类和浸提方法而定,一般应大于药材的吸液量并超过有效成分溶解所需要的溶剂量。在溶剂量一定的情况下,多次浸提可提高浸提效率。如水提取药材时,一般为两次,第一次用水量为药材量的 8~10 倍,第二次为药材量的 5~8 倍。生产实践中一般先用冷溶剂浸泡 0.5~1 h 后,再进行加热浸提,但苦杏仁等易酶解的药物除外。

3. 浸提温度

由扩散公式可知,扩散系数与温度成正比,而扩散速率又与扩散系数成正比,温度升高,溶剂黏度降低,植物组织易于软化,促进药材细胞膨胀,增加可溶性成分的溶解和扩散速率,促进有效成分的浸提。此外,温度升高可促进细胞内蛋白质凝固,破坏酶而有利于浸提制品的稳定。一般药材的浸提温度以浸提溶剂的沸点或接近沸点为宜。但浸提时,若温度超过 100 ℃ 则部分鞣质分解。另外,高温所得的浸提液中往往含较多无效成分,放冷后因溶解度降低和胶体变化而出现沉淀或浑浊,影响制剂的质量和稳定性。在浸提过程中应适当控制温度。

4. 浸提时间

由扩散公式可知,浸提时间越长,浸提越完全。但扩散达到平衡后,时间即不起作用。此外,当扩散达到平衡后,过长时间的浸提会使高分子杂质浸提增加,并易导致已浸提有效分成分的水解。以水为浸提溶剂还可能发生浸提物霉变而失效,影响制品的质量。

5. 浓度梯度

浓度梯度是指药材组织内的浓溶液与其外部溶液浓度之差。由扩散公式可知,增大浓度梯度能增大扩散速率,使扩散物质的量增多,扩散达到平衡,浸提过程停止。浸提过程中不断搅拌、经常更换新鲜溶剂、强制浸提液循环流动,或采用流动溶剂渗漉法等,均为扩大浓度梯度,提高浸提效果的方法。

6. 浸提压力

加大浸提压力有利于加速润湿渗透过程,使药材组织内更快地形成浓溶液,缩短浸提时间。同时加压可使部分细胞壁破裂,亦有利于浸提成分的扩散。加大浸提压力对组织松软、容易浸润的药材的扩散过程影响不很显著。当药材组织内充满溶剂之后,加大浸提压力对扩散速率则没有影响。

7. 药材成分

由扩散系数 D 可知,分子量小的成分先溶解扩散。有效成分多属于小分子化合物(分子量小于1000),在最初部分的浸提液中占比较高,因此一般提取2~3次即可。但应指出,有效成分扩散的先决条件还在于其溶解度的大小,易溶物质即使分子量较大也能首先浸提。如用稀乙醇浸提马钱子时,分子量较大的马钱子碱因溶解度较大而比有效成分士的宁(溶解度较小,分子量较小)先进入溶剂中。

8. 溶剂pH值

调节浸提溶剂的pH值,以利于某些有效成分的提取。如用酸性溶剂提取生物碱,用碱性溶剂提取皂苷等。

(三) 常用的浸提溶剂

1. 水

水为常用浸提溶剂之一。经济易得,极性大,溶解范围广,可与乙醇、甘油及其他极性强的溶剂混合。药材中的生物碱及其盐类、苷、苦味质、有机酸盐、鞣质、蛋白质、糖、树胶、色素、多糖类(果胶、黏液质、菊糖、淀粉等),以及酶和少量的挥发油都能被水浸提。其缺点是浸提范围广,选择性差,容易浸提大量无效成分,给制剂带来困难,如难以滤过、制剂色泽不佳、易于霉变、不易贮存等。而且也能引起一些有效成分(如某些苷类)的水解或促进某些化学变化发生。按《中国药典》(2020年版)规定,水是指蒸馏水。精制水如去离子水,当其质量符合《中国药典》(2020年版)蒸馏水各项检查标准时可以代替蒸馏水使用。

2. 乙醇

乙醇属于中等极性溶剂,可溶解水溶性的某些成分,如生物碱及其盐类、苷类、糖等;也能溶解树脂、挥发油、内酯、芳烃类化合物等非极性溶剂所能溶解的一些成分。乙醇能与水以任意比例混溶。90%以上的乙醇适合浸提挥发油、树脂、叶绿素等。50%~70%的乙醇适合浸提生物碱、苷类等。50%以下的乙醇适合浸提苦味质、蒽醌苷类化合物等。当乙醇含量达到40%时,能延缓许多药物成分如酯类、苷类等的水解,增加制剂稳定性。当乙醇含量达20%以上时具有防腐作用。

3. 其他

其他有机溶剂如乙醚、氯仿、石油醚、丙酮等,在中药浸提中一般用于浸提某些特殊成分,但这类溶剂对人体健康有一定损害,很少使用。如使用这些溶剂,对浸提物须进行溶剂残留量的含量测定。

(四) 浸提辅助剂

为提高浸提效果、增加浸提成分的溶解度以及制品的稳定性、除去浸提液中的杂质而在浸提溶剂中加入的一些物质,称为浸提辅助剂。常用的浸提辅助剂如下。

1. 酸

在浸提溶剂中加入酸的目的主要是促进生物碱的提取,提高部分生物碱的稳定性,并使部分杂质沉淀。常用的酸有盐酸、硫酸、醋酸、酒石酸及枸橼酸等。酸的用量不宜过多,能维持一定的pH值即可。过量的酸能引起某些成分的水解或其他不良反应。

2. 碱

碱的应用不如酸普遍。常用的碱为氨水,它是一种挥发性弱碱,对有效成分的破坏作用小,用量易控制。此外还可用碳酸钙、氢氧化钙、碳酸钠、碳酸氢钠、氢氧化钠等。加碱的目的是增加有效成分的溶解度和稳定性。碱液浸提可使有机酸、黄酮、蒽醌、内酯、香豆素以及酚类成分溶出,还有去除杂质的作用。例如,浸提甘草时在浸提溶剂中加入氨水可保证甘草酸浸提完全,又如浸提远志时在水中加入少量氨水能防止酸性皂苷水解。碳酸钠有较强碱性,只限于某些稳定有效成分的浸提。氢氧化钠碱性过强,一般不使用。

3. 表面活性剂

在浸提溶剂中加入适宜的表面活性剂能降低药材与溶剂间的界面张力、增加药材表面的润湿性,可增加某些成分的溶解度及浸提率。如阳离子型表面活性剂的盐酸盐等有助于生物碱的浸提;阴离子型表面活性剂与大多数生物碱可以发生沉淀作用,不适合生物碱的浸提;非离子型表面活性剂一般与药材的有效成分不起化学作用,且毒性较小或无毒,故多选用。应用时一般将表面活性剂加入最初湿润药粉的浸提溶剂中,用量常为最终产品量的0.2%。表面活性剂虽有提高浸提效果的作用,但浸提的杂质亦较多,对生产工艺、制剂的性质及疗效的影响,尚需进一步研究。

4. 甘油

甘油为鞣质的良好溶剂,有稳定鞣质的作用,但因黏度过大,常与水或乙醇混合使用。若只作稳定剂使用,可在浸提后加入制剂中。

5. 酶制剂

酶是一类有催化活性的蛋白质。药材中含有的大量纤维、淀粉、胶质等物质影响浸提效果。酶对药材进行预处理,可降解某些成分,促进有效成分的溶出过程。

(五)常用浸提方法与设备

中药浸提应根据处方药料的特性和所用浸提溶剂的性质,以及所制剂型的要求和生产规模等,选用适宜的浸提方法和设备。常用的浸提方法主要有煎煮法、浸渍法、渗漉法、回流法、水蒸气蒸馏法、超临界流体萃取法等。

1. 煎煮法

煎煮法是用水作溶剂,将药材加热煮沸一定时间,以提取其所含成分的一种常用方法。此法适用于有效成分能溶于水且对湿热稳定的药材。此法除用于制备传统汤剂外,还用于制备中药片剂、丸剂、颗粒剂、口服液、注射剂或作为提取有效成分的基本方法之一。该法的特点如下:①操作简单易行;②能浸提大部分化学成分;③煎出液杂质多,一般还需精制;④煎出液容易霉变和腐败,贮藏时间较短;⑤含有不耐热成分或挥发性成分的药材在煎煮过程中有效成分易被破坏或逸散。

操作方法:将加工炮制合格的药材饮片或粉末置于适宜的煎煮容器中,加水浸没药材,浸泡适宜时间,加热至沸,保持微沸一定时间,用筛或纱布滤过,滤液保存,药渣再依法煎煮,至煎液味淡薄为止(一般需煎煮2~3次)。合并各次滤液,供进一步制成所需的制剂。根据煎煮时加压与否,可分为常压煎煮法和加压煎煮法。生产上常用蒸汽进行加压煎煮。

煎煮法常用设备如下。

(1)一般提取器:煎煮容器与煎提液的质量和药效有密切关系。煎煮容器不能与药材和浸提溶剂发生化学变化。目前在中药制剂小量生产中,通常采用敞口可倾式夹层锅、搪玻璃罐、不锈钢罐等。

(2)多功能提取罐:目前中成药生产企业应用最广的提取设备(图2-1)。该设备的主要特点如下:①可进行常温常压、高温高压或减压低温提取;②应用范围广,水提、醇提、提油、蒸制、回收残渣中溶剂等均适用;③提取时间短,生产效率高;④采用气压自动排渣,速度快而排渣干净,操作方便,安全可靠;⑤各项操作设有集中控制台,便于实现机械化自动化生产。

(3)球形煎煮罐:在阿胶生产厂中多用于驴皮的煎煮。在煎煮过程中,球形煎煮罐不停地转动,起到翻动搅拌作用。

2. 浸渍法

浸渍法是指用定量溶剂,在一定温度下,将药材浸泡一定时间,使药材有效成分浸提的一种操作方法。该法的特点:①简单易行,浸渍液的澄明度比煎煮液好;②浸渍法所需时间较长,不宜用水作溶剂,通常选用不同浓度的乙醇或白酒;③浸渍过程应密闭操作,防止溶剂挥发造成损失;④适用于黏性药材、

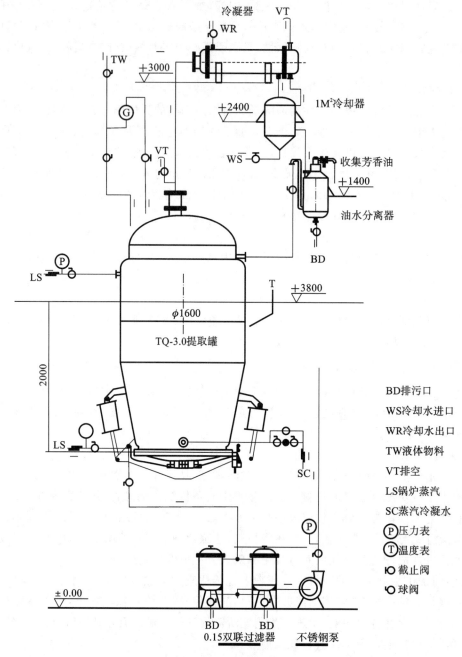

图 2-1 多功能提取罐示意图

无组织结构的药材、新鲜药材及易膨胀的药材、价格低廉的芳香性药材,不适用于贵重药材、剧毒药材、有效成分含量低的药材,不适合制备高浓度的制剂。

根据浸渍温度与浸渍次数的不同,浸渍法可分为冷浸渍法、热浸渍法和重浸渍法。

(1) 冷浸渍法:该法是在常温下进行的操作,故又称常温浸渍法。操作方法:取加工炮制合格的药材,置于有盖容器内,加入一定量的浸提溶剂,加盖密闭,在室温下浸渍至规定时间,经常搅拌或振摇,使有效成分尽量多浸提;滤过,压榨药渣,将压榨液与浸渍液合并,静置 24 h 后,滤过即得。该法常用于酊剂、酒剂的制备。若将滤液进一步浓缩至规定程度,可用于制备流浸膏剂、浸膏剂、颗粒剂、片剂等。

(2) 热浸渍法:该法与冷浸渍法基本相同,不同之处在于浸渍温度较高,用水浴或蒸汽加热,一般在 40~60 ℃进行浸提,以缩短浸提时间。因浸渍温度较高,浸提液冷却后,常有沉淀析出,应分离除去。此法常用于酒剂的制备。

(3) 重浸渍法:又称多次浸渍法,将全部浸提溶剂分为几份,先用其中一份浸渍药材,收集浸渍液,药渣再用第二份浸提溶剂浸渍,如此浸渍 2~3 次,最后将浸渍液合并处理,即得。重浸渍法可将有效成分尽量多地浸提,大大降低浸提成分的损失量,提高浸提效果。

3. 渗漉法

渗漉法是将药材粗粉置于渗漉筒内,溶剂连续地从渗漉筒上部添加,渗漉液不断地从下部流出,从而浸提药材中有效成分的一种方法。渗漉时浸提溶剂渗入药材细胞中溶解大量可溶性物质之后,浓度增大,浸提液相对密度增大而向下移动。上层的浸提溶剂或稀浸提液置换其位置,创造良好浓度差,使扩散能自动连续进行,故浸提效果优于浸渍法。常用的渗漉方法有单渗漉法、重渗漉法、加压渗漉法、逆流渗漉法。

(1) 单渗漉法的设备及操作方法。

渗漉设备:主要设备为渗漉筒,一般用玻璃、搪瓷、陶瓷、金属等制成,大小视需要而定,也可用具有下口的陶瓷缸代替。渗漉筒的形状有圆锥形和圆柱形,易于膨胀的药粉宜选用圆锥形渗漉筒,不易膨胀的药粉宜选用圆柱形渗漉筒。选用时还应注意浸提溶剂的特性,如水易使药粉膨胀,应采用圆锥形渗漉筒,而用乙醇作浸提溶剂时则以圆柱形渗漉筒为宜。为提高浸提效率,渗漉筒的直径一般应小于粉柱高度。

操作步骤:药材粉碎→润湿→装筒→排气→浸渍→渗漉。

操作时取药材粗粉置于有盖容器内,加入药材粗粉量60%~70%的浸提溶剂,均匀润湿后密闭,放置15 min至数小时,使药材充分润湿膨胀后备用。另取一团脱脂棉,用浸提溶剂润湿后轻轻垫铺在渗漉筒的底部,然后分次将润湿的药粉装入渗漉筒中,每次投入后均用木锥压平。浸提溶剂中含乙醇较多时可压紧些,含水较多时可压松些。装完后,用滤纸或纱布将上面覆盖,并加少量玻璃珠或瓷块压住,以防添加溶剂时药粉冲浮起来。添加溶剂时,应先打开渗漉筒的浸液出口以排出筒内空气,待浸提溶剂自出口流出时关闭活塞,将流出的溶剂再倒入筒内,并继续添加溶剂至高出药粉数厘米,加盖放置24~48 h后,适当放松螺旋夹使渗漉液缓缓流出。渗漉液流出速度除另有规定外,一般以1000 g药材每分钟流出1~3 mL或3~5 mL为宜。渗漉过程中需随时补充浸提溶剂,使药材有效成分充分浸提。浸提溶剂的用量一般为药材粗粉的4~8倍。

(2) 渗漉操作注意事项如下。

①药粉不能太细,以免堵塞孔隙,妨碍浸提溶剂通过,但也不能太粗,否则影响浸提效果。一般要求大量渗漉时药材切成薄片或0.5 cm左右的小段,小量渗漉时粉碎成粗粉(过5~20目筛)。

②药粉在装筒前一定要用规定的浸提溶剂充分湿润膨胀,否则药材装入渗漉筒后会因膨胀而造成堵塞,造成渗漉停止,或膨胀不均匀造成渗漉不完全。

③装筒时药粉的松紧要适度,压力要均匀,因为这对浸提效果影响很大。药粉装得过松,溶剂流得过快,溶剂与药粉接触时间短,消耗的溶剂量较多。松紧不均匀会使过松的部位流速太快,而过紧的部位浸提不完全,甚至堵塞。如出现上述现象,应将药粉取出重新装筒。

④渗漉筒内药粉装量不宜太多,一般不超过容器的2/3,留一定空间盛浸提溶剂。

⑤药粉装填好后,先打开浸提液出口,再添加溶剂,否则会因加溶剂造成气泡,冲动粉柱而影响渗漉。加入的溶剂必须保持经常高出药面,否则渗漉筒易于干涸开裂,再添加的溶剂易从裂隙间流过而影响浸提效果。

⑥控制适当的渗漉速度。渗漉速度太快,有效成分来不及浸提和扩散,渗漉液浓度低;渗漉太慢则影响设备利用率和产量。

4. 回流法

回流法是用乙醇等易挥发的有机溶剂提取药材中有效成分的方法。加热蒸馏时溶剂被蒸发,冷凝后又流回提取器中浸提药材,如此反复,直至有效成分提取完全。这样溶剂可循环使用,又能不断更新,故可减少溶剂的消耗,提高浸提效果。缺点是浸提液受热时间长,一些受热易被破坏有效成分的药材不适于用此法。

为充分提取药材的有效成分,尚可采用循环回流冷浸法。少量药粉可采用索氏提取装置,大量生产时采用循环回流浸提装置。

5. 水蒸气蒸馏法

水蒸气蒸馏法是指将药材与水一起共沸,药物的挥发性成分与水蒸气一起挥发、冷凝而分离有效成分的一种方法。此法的基本原理是根据道尔顿分压定律,相互不溶也不起化学作用的液体混合物的总蒸气压,等于该温度下各组分饱和蒸气压之和,因此尽管各组分本身的沸点高于液体混合物的沸点,但当分压总和等于大气压时,液体混合物即开始沸腾并被蒸馏出来。此法适用于具有挥发性、能随水蒸气一起蒸馏而不被破坏、与水不发生反应又难溶或不溶于水的化学成分的提取和分离,如挥发油的提取、植物精油等的制备多采用此法。

6. 超临界流体萃取法

超临界流体萃取是利用超临界流体替代传统的有机溶剂,对混合物中各化学成分进行萃取分离的技术。超临界流体(SCF)是指处于临界温度和临界压力以上的流体。在一定温度和压力下,物质的气体密度与液体密度相近时也不液化,此时的温度称为该物质的临界温度,相应的压力称临界压力。超临界流体的性质介于气体与液体之间,与常温、常压下的气体和液体相比,其密度接近于液体而黏度又接近于气体,因而可以溶解药材内的许多成分,并且随着压力的增大而极性发生改变,其溶解特性亦随之而改变。利用程序升压即可将不同极性的成分分步萃取出来。

用超临界流体萃取法提取中药材中成分时,一般用 CO_2 作萃取剂。操作时首先将原料装入萃取槽,将加压后的超临界 CO_2 送入萃取槽进行萃取,然后在分离槽中通过调节压力、温度、萃取时间、CO_2 流量四个参数,对目标成分进行萃取分离。超临界流体萃取主要有两类萃取过程:恒温降压过程和恒压升温过程。前者是萃取相经减压实现溶剂与溶质分离;后者是萃取相经加热实现溶质与溶剂分离。与传统浸提方法如煎煮法、水蒸气蒸馏法相比,超临界 CO_2 萃取法既可避免高温破坏有效成分,又无溶剂残留,且将萃取和分离合二为一,可节能降耗。超临界流体萃取法适用于亲脂性、分子量小的物质的萃取;分子量大、极性强的物质萃取时需加改性剂及提高萃取压力。

7. 超声波提取法

中药的超声波提取是利用超声波通过增大溶剂分子的运动速度及穿透力以提取中药有效成分的一种技术。

超声波作用的基本原理。超声波在介质中传播可使介质质点在其传播空间内进入振动状态,强化溶质扩散、传质,即超声波机械作用机制。超声波在介质质点传播过程中其能量不断被介质质点吸收变成热能,导致介质质点温度升高,即超声波热效应机制。同时当高能量的超声波作用于提取介质,在振动处于稀疏状态时,介质被撕裂成许多小空穴,这些小空穴瞬时即闭合,闭合时产生高达几千大气压的瞬时压力,即空化作用机制。

超声波提取的特点:超声波提取是利用超声波的空化作用、机械作用、热效应等增大物质分子运动频率和速度,增加溶剂穿透力,从而提高中药成分浸提率。与煎煮法、浸渍法、渗漉法等传统的提取方法比较,具有省时、节能、提取效率高等优点。但目前只是在实验室的很小规模上,针对某些单个具体提取对象进行的简单工艺条件实验,其作用机制及适应大规模生产的设备等问题尚有待进一步研究。

8. 微波提取法

中药的微波提取即微波辅助萃取,它是利用微波强烈的热效应提取中药成分的一种方法。

微波提取的机理:微波是频率为 0.3~300 GHz,波长为 1 mm~1 m 的电磁波。微波能在极短的时间内完成提取过程,其原理主要是微波强烈的热效应。当被提取物和溶剂共同处于微波场中时,组分分子受到高频电磁波的作用,产生剧烈振荡,分子本身获得了巨大的能量(即活化能)以挣脱周边环境的束缚,当环境存在浓度差时,分子从被提取物中迅速向外扩散,很快达到相应的平衡点,完成提取过程。

当含水的溶剂萃取极性化合物时,微波辅助萃取会显示出较大的优势。被提取物细胞内含水及极性有效成分,其在微波场中大量吸收能量,内部产生热效应,被提取物的细胞结构发生破裂,提取效率提高。非极性溶剂则很少或不吸收微波。

微波提取有如下特点:①微波对极性分子选择性加热,故对其选择性浸提,能提高提取物的纯度。②微波提取时间短,收率高。常规沙氏提取需几小时至十几小时,超声提取需 0.5~1 h,而微波提取仅需数分钟甚至数十秒钟。③微波提取可供选择的溶剂多,且用量较小,不仅改善了操作环境,而且减少了投资。④微波提取热效率高,节省能源,安全易控,便于组建自动化生产线,提高生产率。

三、药效物质的分离与精制

分离与精制是改变传统中药制剂"粗、大、黑"的关键,中药材经过浸提处理后得到的浸提液,往往是含有大量杂质及无效成分的混合物,必须经过分离纯化处理,除掉非药用成分,制得较纯的药物成分。

（一）分离

中药材经过浸提处理后得到含有有效成分的浸提液,该浸提液常是混悬液,含有固体,须分离以除去或回收其中的液体或固体。将固体-液体非均相体系用适当方法分开的过程称为固体-液体的分离。如从中药提取液中分离除去药渣、沉淀物及其他固体杂质,中药提取液的精制,从药渣中回收溶剂等,均需进行分离操作。固体与液体分离的方法很多,常用的方法有沉降分离法、滤过分离法和离心分离法等,在实际生产中可根据被分离物的性质和数量来选用。

1. 沉降分离法

沉降分离法是指利用固体微粒本身的重力使其在液体介质中自然下沉,用虹吸法吸取上层澄清液,使固体与液体分离的一种方法。中药浸提液经一定时间的静置冷藏后,固体与液体分层,界线明显,利于上清液的虹吸。此种方法分离不够完全,往往还需要进一步滤过或离心分离,但它已除去了大量杂质,利于进一步分离操作,实际生产中常采用。该方法不适用于固体物含量少、粒子细而轻的料液。

2. 滤过分离法

（1）基本原理。

滤过是指将混悬液通过多孔的介质(滤材)时,悬浮固体被截留在滤过介质上,液体经介质孔道流出,而实现固体与液体分离的一种操作方法。在制剂生产中,广泛用来分离悬浮液以获得澄明液体或固体物料。通常将待澄清的混悬液称为滤浆,滤浆中的固体微粒称为滤渣,积聚在滤过介质上的滤渣层称为滤饼,透过滤饼与滤过介质的澄明液体称为滤液,洗涤滤饼所得的溶液称为洗涤液。完整的滤过操作应包括滤过、洗涤、机械去湿和卸料四个步骤。

（2）影响滤过速度的因素。

滤渣层两侧的压力差:压力差越大,则滤过速度越快,故常用加压滤过或减压滤过。

滤器面积:在滤过初期,滤过速度与滤器面积成正比。

滤过介质或滤饼毛细管半径:滤饼毛细管半径越大,滤过速度越快,但在加压或减压时应注意避免滤渣层或滤材因受压而过于致密。常在料液中加入助滤剂以减小滤饼阻力。

滤过介质或滤饼毛细管长度:滤饼毛细管长度越长,则滤过速度越慢。常采用预滤、减小滤渣层厚度、动态滤过等加以克服,同时操作时应先滤过清液后滤过稠液。

料液黏度:料液黏度越大,滤过速度越慢。因此,常采用趁热滤过或保温滤过。另外,添加助滤剂亦可降低料液黏度。

（3）滤过方法分类。

滤过方法及设备滤过的推动力是指滤饼和滤过介质两侧的压力差。通常根据推动力的不同,可将滤过方法分为以下四种。

①常压滤过:利用混悬液本身的液位差所形成的压力作为滤过的推动力进行滤过的操作。常用玻璃漏斗、搪瓷漏斗、金属夹层保温漏斗,此类滤器常用滤纸或脱脂棉作滤过介质。一般适用于少量药液的滤过。

②减压滤过:又称真空滤过,是利用在滤过介质下方抽真空的办法来增加推动力进行滤过的操作。常用的减压滤过器有布氏漏斗、垂熔玻璃滤器和各种滤柱。布氏漏斗常用于非黏稠性和含不可压缩滤渣的滤液的滤过,如生产注射剂时用于滤除活性炭。垂熔玻璃滤器包括漏斗、滤球、滤棒,常用于精滤,用于注射剂、口服液、滴眼液的滤过。

③加压滤过:利用压缩空气或往复泵、离心泵等输送混悬液所形成的压力作为滤过的推动力而进行

的滤过操作。压力一般为 294～490 kPa(3～5 kg/cm²)。由于推动力大、滤速快，适用于黏度大、颗粒细、可压缩的各类物料的滤过。但滤饼的洗涤较慢，且滤布易被破坏。

④超滤：薄膜分离技术的一种，以多孔薄膜作为分离介质，依靠薄膜两侧的压力差作为推动力来分离溶液中不同分子量的物质，从而达到脱盐、浓缩、分级和提纯等要求。具有不存在相转换、不需加热、能量消耗少、操作条件温和、不必添加化学试剂、不损坏热敏药物等优点，多用于除去 5～100 nm 的颗粒。因此，超滤是纳米数量级的滤过技术，超滤可用于分子的分离。超滤广泛应用于医药、化工、食品和轻工等工业。例如，在医药工业和生物化工中用于药物、注射剂的精制，蛋白质、酶、核酸、多糖类药物的超滤浓缩，蛋白质和酶类制剂的超滤脱盐。不同分子量的生化药物用串联式超滤装置进行分级分离和纯化。对于不能用高压消毒灭菌的制剂用超滤除菌更合适。

3. 离心分离法

离心分离法是利用混合液中不同物质密度不同来分离料液的一种方法。离心分离的动力为离心力，沉降分离的动力为重力。一台转速为 1450 r/min、直径为 0.8 m 的离心机，其离心力为重力的 940 倍。因此，含不溶性微粒的粒径很小或黏度很大的滤浆，或需将两种密度不同且不相混溶的液体混合物分开，用沉降分离法和一般的滤过分离法难以进行或不易分开时，可考虑选用适宜的离心机进行离心分离。在制剂生产中，离心沉降工艺可作为醇沉工艺的替代方法。

离心操作是将待分离的料液置于离心机中，借助离心机高速旋转产生的离心力，使料液中的固体与液体，或两种密度不同且不相混溶的液体，产生大小不同的离心力，从而达到分离的目的。

(二) 精制

中药提取液一般体积较大、药效成分含量低、杂质多。为提高疗效，减小服用量，增加制剂的稳定性，常需进一步精制。精制的方法很多，目前常用的有水提醇沉法、醇提水沉法、大孔树脂吸附法、盐析法、透析法等。

1. 水提醇沉法

(1) 工艺依据：本法是先以水为溶剂提取药材有效成分，再用不同浓度的乙醇沉淀、去除提取液中杂质的方法。其工艺设计的主要依据：①根据药材中各种成分在水和乙醇中的溶解性。通过水和不同浓度的乙醇交替处理，可保留生物碱及其盐类、苷类、氨基酸、有机酸等有效成分；去除蛋白质、糊化淀粉、黏液质、油脂、脂溶性色素、树脂、树胶、部分酶类等杂质。通常认为，料液中含乙醇量达到 50%～60% 时，可去除淀粉等杂质，当含醇量达 75% 以上，除鞣质、水溶性色素等少数无效成分外，其余大部分杂质均可沉淀而去除。②根据工业生产的实际情况。因为中药材体积大，若用乙醇以外的有机溶剂提取，用量多，损耗大，成本高，且有些有机溶剂不利于安全生产。

(2) 一般操作过程：该精制方法是将中药材饮片先用水提取，再将提取液浓缩至每毫升相当于原药材 1～2 g，将药液放冷，边搅拌边缓慢加入乙醇达规定含醇量，密闭冷藏 24～48 h，滤过得醇沉精制液。

(3) 操作过程中应注意的问题。

①药液浓缩适当：药液浓缩过稀，需用大量乙醇，造成浪费；药液浓缩过浓，醇沉时会迅速出现大量沉淀，易包裹有效成分，造成损失。浓缩时最好采用减压低温，特别是经水醇反复数次沉淀处理后的药液，不宜用直火加热浓缩。浓缩前后可视情况调节 pH 值，以保留更多的有效成分，尽可能去除无效物质。例如，黄酮苷类在弱碱性水溶液中溶解度增大，生物碱在酸性溶液中溶解度增大，而蛋白质在 pH 值接近等电点时易沉淀、去除。

②加乙醇的时间：待药液冷却后加乙醇，否则乙醇受热挥散，造成损失。

③醇沉浓度：随着醇沉浓度的升高，在去除更多杂质的同时，有效成分也易被沉淀更多地包裹而损失。颗粒剂、合剂一般使含醇量达 50%～60%，而口服液为提高澄明度含醇可达 60%～70%。

④加乙醇方式：分次加醇沉淀或以梯度递增方式逐步提高乙醇浓度进行醇沉，有利于除去杂质，加乙醇时应"慢加快搅"，以避免局部醇浓度过高造成有效成分被包裹损失。

⑤密闭冷藏：降温可促进沉淀沉降而析出，并可防止乙醇挥散。加乙醇时药液的温度不能太高，加至所需含醇量后，将容器口盖严，以防乙醇挥发。等含醇药液慢慢降至室温后，再移至冷库中，于 5～10

℃下静置12~24 h,若含醇药液降温太快,微粒碰撞机会减少,沉淀颗粒较细,难以滤过。待充分静置冷藏后,先虹吸上清液,可顺利滤过时,下层稠液再慢慢抽滤。

⑥洗涤沉淀:采用与醇沉浓度相同的乙醇溶液洗涤沉淀可减少有效成分的损失。

2. 醇提水沉法

本法是先以适宜浓度的乙醇提取药材成分,再用水除去提取液中杂质的一种方法。其基本原理及操作大致与水提醇沉法相同。醇提水沉法适用于含蛋白质、黏液质、多糖等杂质较多的药材的提取和精制,使它们不易被醇提出。但由于先用乙醇提取,树脂、油脂、色素等杂质可溶于乙醇而被提取出来,故将醇提取液回收乙醇后,再加水搅拌,静置冷藏一定时间,待这些杂质完全沉淀后滤过除去。

3. 大孔树脂吸附法

大孔树脂吸附法是指将中药提取液通过大孔树脂,吸附其中的有效成分,再经洗脱回收,除掉杂质的一种精制方法。该方法采用特殊的有机高聚物作为吸附剂,利用有机化合物与其吸附性的不同及化合物分子量大小的不同,通过改变吸附条件,选择性地吸附中药浸提液中的有效成分、去除无效成分。此法是一种新的精制方法,具有药效成分高度富集、杂质较少、产品吸潮性降低、能有效去除重金属、安全性好、再生产简单等优点。

4. 盐析法

盐析法是在含蛋白质等高分子物质的溶液中加入大量无机盐,使其溶解度降低而沉淀析出,从而与其他成分分离的一种方法。此法适用于有效成分为蛋白质的药物,既能使蛋白质分离纯化,又不致使其变性。

5. 透析法

透析法是利用小分子物质在溶液中可通过半透膜,而大分子物质不能通过半透膜的性质,从而达到分离的方法。中药提取液中的多糖、蛋白质、鞣质、树脂等高分子物质,其分子大小与胶体颗粒相仿,不能通过半透膜,而提取液中的小分子化合物,或能在水、乙醇中解离成离子的物质,能通过半透膜,这样可用透析法将它们分开再加以精制。

(谢 琳)

项目三　中药提取液的浓缩与干燥技术

[学习过程]

1. 实训项目

实训项目三　中药提取液浓缩、干燥工艺探索

2. 相关知识

(1) 浓缩(蒸发);

(2) 干燥。

[预期成果]

1. 预期学习成果

(1) 能够描述中药制备工艺中浓缩和干燥技术的概念及原理;

(2) 能够根据中药制剂不同性质选择适宜的浓缩和干燥方法。

2. 课后提交成果

(1) 完成达标检测题;

(2) 分组完成电子版实训报告(含相关横向知识介绍/实训过程图片/结果分析);

(3) 结合中药制备工艺中浓缩和干燥的相关知识,通过查找资料,整理归纳,分组完成微课或视频制作(选做)。

达标检测题

实训项目三　中药提取液浓缩、干燥工艺探索

一、实训目的

(1) 熟悉中药提取液浓缩的常用方法。

(2) 熟悉中药浸膏干燥的常用方法。

二、器材与试剂

(1) 器材:烧杯、不锈钢托盘、电磁炉、旋转蒸发仪、干燥箱、真空干燥箱。

(2) 试剂:山药提取液 A、山药提取液 B(来源于实训项目二)。

三、实训原理

浓缩是指在沸腾状态下,经传热过程,将挥发性大小不同的物质进行分离,是利用汽化作用从液体中除去溶剂得到浓缩液的操作。中药提取液经过浓缩制成一定规格的半成品,或进一步制成成品,浓缩后的药液,服用量减少,加入辅料后还可以制成各种现代中药剂型。干燥是利用热能将含有水分的药材

原料、饮片、中间产品(如浸膏)、成品等物料中多余水分除去,制成质量稳定、便于包装贮藏的药物制剂。浓缩和干燥都是中药制剂制备过程中常用的工艺。

四、实训内容

浸膏干燥探索试验

[处方] 山药提取液 A,山药提取液 B。

实验过程:将山药提取液 A 置于旋转蒸发仪中回收乙醇,得到浓缩液 A;将山药提取液 B 置于烧杯中,加热煮沸浓缩至稠膏状态,得到浓缩液 B。将浓缩液 A 和浓缩液 B 分别倒入不锈钢托盘中摊开,放入真空干燥箱,关闭放气阀,开启真空阀,打开真空泵抽气,使真空干燥箱内真空度达到 -0.1 MPa 时,关闭真空阀,设定干燥温度为 70 ℃,连续干燥 2 h 后取出,干燥后得到的浸膏(浸膏 A、浸膏 B)适当粉碎后观察其性状并进行对比(表 3-1)。

表 3-1 实训结果记录表

项 目	色 泽	疏松程度	黏 稠 度
浸膏 A			
浸膏 B			

五、思考题

(1) 哪一类中药提取液适合采用减压浓缩的制备方法?

(2) 减压干燥法的优点是什么?

相 关 知 识

一、浓缩(蒸发)

浓缩是制剂生产中重要的基本操作,是中药制剂原料成型前处理的重要单元操作。浓缩是指在沸腾状态下,经传热过程,将挥发性大小不同的物质进行分离,是利用汽化作用从液体中除去溶剂得到浓缩液的操作,如药材浸提液的浓缩等,浓缩需要通过蒸馏与蒸发等操作来完成。

在实际生产中,除以水为溶剂提取中药成分外,还经常使用乙醇或其他有机溶剂,故浓缩时必须回收溶剂蒸气,以免污染环境和浪费溶剂,甚至造成危险,该过程称为蒸馏。因此,浓缩设备与蒸馏设备常常是通用的。二者目的不同:浓缩只能把不挥发或难挥发性物质与在该温度下具有挥发性的溶剂(如乙醇或水)分离至某种程度,得到具有一定密度的浓缩液,并不以收集挥散的蒸气为目的;而蒸馏是把挥发性不同的物质尽可能彻底分离,并以蒸气再凝结成液体为目的,即必须收集挥散的蒸气。

(一) 影响浓缩(蒸发)的因素及提高浓缩(蒸发)效率的措施

影响浓缩(蒸发)的因素,可用下式来表示:

$$M \propto \frac{S(F-f)}{P} \tag{3-1}$$

式中,M 为单位时间内液体的蒸发量;S 为液体暴露面积;P 为液体表面压力;F 为在一定温度下液体的饱和蒸气压;f 为在一定温度下液体的实际蒸气压。

从式(3-1)可知,M 与 S、$F-f$ 的值成正比,与 P 成反比,即蒸发的表面积越大,$F-f$ 的值保持最大,液体表面的压力越小,蒸发的效果就越好。故为了提高蒸发的效率,必须注意下列因素。

1. 加热温度

依据热传导及分子动力学观点,汽化是由于分子受热后分子动能克服分子内聚力而产生的逸出。要维持液体处于沸点温度,必须要有足够的加热温度。故有效成分耐热的被蒸发液体可适当提高温度,加快蒸发的速度。

2. 液体暴露面积

从式(3-1)可知,在一定温度下,单位时间内液体的蒸发量与液体暴露面积 S 成正比,S 越大蒸发越快。故常采用直径大、锅底浅的广口蒸发锅。

3. 搅拌

液体的汽化程度在液面最大,由于热能的损失,液面的温度下降最快,加上液面液体的不断蒸发,液面的浓度逐渐增大,液面的黏度也增大,因而液面易产生结膜现象,不利于传热及蒸发,故常用搅拌来维持良好的表面状态,克服结膜现象,使蒸气发散加快,提高蒸发速度。

4. 蒸气浓度

在其他因素不变的情况下,蒸发速度与蒸发时液面上的蒸气压(蒸气浓度)有关。蒸气浓度大,分子不易逸出,蒸发速度慢,反之则快。故通常在浓缩(蒸发)车间里使用电扇、排风扇等通风设备,及时排出液面蒸气,以加速蒸发的进行。

5. 液面外蒸气的温度

蒸发速度可随着蒸发温度的升高而加快,即温度越高,单位体积的空气内可能含有的蒸气越多。反之,如将较高的温度降低及已饱和的蒸气重新冷却,则一部分蒸气又重新凝结为液体。因此,在蒸发液面上部通入热风可促进蒸发,如片剂包糖衣时鼓入热风,可加速水分的蒸发。

6. 液体表面的压力

从式(3-1)可知,M 与 P 成反比,即液体表面压力越大,蒸发速度越慢。因此为了减小压力,可采用减压蒸发。减压蒸发既可加速蒸发,又可避免药物有效成分受热而被破坏。

(二)常用的蒸发方法

1. 常压蒸发

液体在一个大气压下进行的蒸发称为常压蒸发。被蒸发液体中的有效成分是耐热的,而溶剂中又无可燃性、无毒、无害、无经济价值的成分时可用此法进行蒸发。常压蒸发的设备及操作较简单,但蒸发速度慢,加热时间长,开放操作易使药液被污染,操作场所湿度大。小量蒸发时可采用瓷质蒸发皿等容器,大量蒸发时可采用蒸发锅。蒸发锅多用铜、不锈钢、搪瓷和搪玻璃制成。铜质镀锡的蒸发锅可用于蒸发浸提液,但不适用于酸性或碱性较强的药液。搪瓷或搪玻璃的蒸发锅有较好的稳定性。药厂多采用夹层锅,夹层内通入蒸汽加热,有的夹层锅固定在空心轴上,轴上的涡轮可使锅任意转动,以便于出料。

2. 减压蒸发

减压蒸发是在密闭的容器内,抽出液面上的空气使溶液沸点降低而进行蒸发的方法。减压蒸发具有温度低、速度快、可防止受热易分解成分被破坏等优点,适用于不耐热的中药浸提液。多数含生物碱、苷及维生素等有效成分的中药浸提液均以减压蒸发为宜。一般减压蒸发温度要求在 40~60 ℃。蒸发与蒸馏的区别在于蒸发不必收集挥散的蒸气。

3. 薄膜蒸发

薄膜蒸发是使液体在蒸发时形成薄膜,增加汽化表面积进行蒸发的方法。增加液体的汽化表面积是加速蒸发的重要方法。液体形成薄膜而蒸发时,具有极大的汽化表面积,热的传播较快而均匀。它具有使药液受热温度低、蒸发时间短、蒸发速度快、有效成分不易被破坏、可连续操作和缩短生产周期等优点,可在常压和减压下进行,特别适用于有效成分不耐热的浸提液。

4. 多效蒸发

多效蒸发是根据能量守恒定律,低温低压(真空)蒸汽含有的热能与高温高压蒸汽含有的热能相差很小,而汽化热反而高的原理设计的。将前效所产生的二次蒸汽引入后一效作为加热蒸汽,组成双效蒸发器。将二效的二次蒸汽引入三效供加热用,组成三效蒸发器,同理,组成多效蒸发器。最后一效引出的二次蒸汽进入冷凝器。为了维持一定的温度差,多效蒸发一般在真空下操作,尤其适用于水提液的浓缩,浓缩液的相对密度可达 1.2～1.3。三效蒸发浓缩器如图 3-1 所示,其主要由三个加热器和三个外循环蒸发器相连而成。来自锅炉房的一次蒸汽进入一效加热器时药液受热蒸发,一效蒸发出的二次蒸汽引入二效加热器中,作为二效加热器的热源。将二效蒸发出的二次蒸汽引入三效蒸发器供加热用,这样组成了三效蒸发器。罐内的真空度越高,蒸发温度就越低,通常一效、二效、三效的真空度分别为 14～33 kPa、52～61 kPa、80～85 kPa 时,其蒸发温度分别为 95～98 ℃、75～80 ℃、55～60 ℃。这样,药液在三个蒸发器内各自连续循环,水分不断蒸发,浓度不断提高,直至所需浓度,放出即可。多效蒸发设备属于节能装置(可节约蒸汽约 48.2%),药液受热温度低,蒸发速度快。

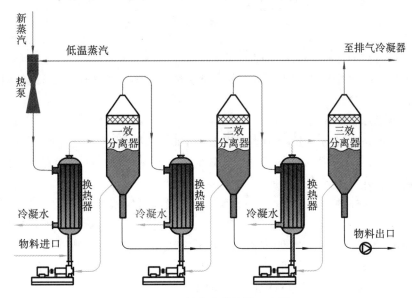

图 3-1 三效蒸发浓缩器示意图

二、干燥

干燥是利用热能除去湿物料或膏状物中所含的水分或其他溶剂,从而获得干燥物品的操作过程。干燥在药剂生产中常用于原辅料除湿,新鲜药材的除水,水丸、颗粒剂、浸膏剂等的干燥。

(一) 干燥的基本原理

干燥是通过汽化而除去湿物料中水分的方法。干燥的基本原理是水分从湿物料内部借扩散作用到达湿物料表面,并通过干燥介质从物料表面受热汽化而排出湿物料中的全部非结合水和部分结合水分。带走汽化水分的气体称为干燥介质,通常为空气。大多数情况下干燥介质除带走水蒸气外,还供给水分汽化所需的热量。

(二) 物料中所含水分的性质

1. 结晶水

结晶水又称化学结合水,一般用风化方法去除,在药剂学中不视为干燥过程。如芒硝经风化,失去结晶水而成玄明粉。

2. 结合水

结合水是指存在于细小毛细管中的水分和渗透到物料细胞中的水分。此种水分与物料结合力为物理化学结合力,结合力较强,水分难以从物料中去除。

3. 非结合水

非结合水是指存在于物料表面的润湿水分、粗大毛细管中的水分和物料孔隙中的水分。此种水分与物料结合力弱,易于去除。因为它所产生的蒸气压等于同温度水的蒸气压。

4. 平衡水分

某物料与一定温度、湿度的空气相接触时,将会发生排出水分或吸收水分的过程,直到物料表面所产生的蒸气压与空气中水的蒸气压相等,物料中的水分与空气处于动态平衡状态,此时物料中所含的水分称为该空气状态下物料的平衡水分。干燥不能去除平衡水分。

(三) 影响干燥的因素及提高干燥效率的措施

1. 水分的存在形式

水分在物料中的存在状态有三种,即表面的水、毛细管中的水和细胞内的水。物料表面的水通过一般的加热汽化即可除去。毛细管中的水与同温同压下的表面水相比需要消耗较多的能量才能汽化。细胞内的水由于被细胞膜包围和封闭,需经缓慢扩散作用,扩散至膜外才能被汽化除去,所以细胞内的水分较难干燥。

2. 物料的性质

物料的性质包括物料的形状、大小,料层的厚度及水分的结合方式。如颗粒状物料比粉末状、块状、膏状物料干燥速率快,因为粉末之间空隙小,内部水分扩散慢。物料堆积越厚,暴露的面积越小,干燥也越慢。故应将物料摊平、摊薄。

3. 干燥介质的温度、湿度与流速

在适当的范围内提高空气的温度,会加快蒸发速度,加大蒸发量,有利于干燥,但应根据物料的性质选择适宜的干燥温度,以防止某些成分被破坏。干燥时若用静态干燥法则温度宜由低到高缓缓升温,而流化操作则需较高温度方可达到干燥目的。

干燥介质的温度及流速的影响包括两个方面:①被干燥物料的相对湿度;②干燥面上部空间的相对湿度。物料本身湿度大,水汽量大,则干燥面上部空间的相对湿度也大,物料干燥所需时间长,干燥效率低。因此密闭的烘房、烘箱为避免相对湿度饱和而停止蒸发,常采用加吸湿剂(如石灰、硅胶等)将空间水分吸除,或采用排风、鼓风装置使空间气体流动更新。流化操作由于采用热气流干燥,因此常先将气流本身进行干燥或预热,以达到降低相对湿度的目的。

4. 干燥速率及干燥方法

在干燥的过程中,首先物料表面水分蒸发,然后内部水分扩散至表面继续蒸发。若干燥速率过快,温度过高,则物料表面水分蒸发过快,内部的水分来不及扩散到物料表面,致使粉粒黏结,甚至熔化结壳,阻碍内部的水分扩散和蒸发,使干燥不完全,形成外干内湿的假干燥现象,不利于物料贮存或易造成霉败。干燥的方法与干燥速率也有较大关系。静态干燥如烘房、烘箱等因物料处于静态、物料暴露面小,水蒸气散失慢,干燥效率差。沸腾干燥、喷雾干燥属流化操作,被干燥物料在动态情况下,粉粒彼此分开,不停地跳动,与干燥介质接触面积大,干燥效率高。

5. 干燥的压力

蒸发量与压力成反比,因而减压是促进蒸发、加快干燥的有效手段。减压干燥能降低干燥温度、加快蒸发速率、提高干燥效率,使产品疏松易碎、制剂质量稳定。

(四) 常用的干燥方法与设备

在制药工业中,由于被干燥物料的形状是多种多样的,有颗粒状、粉末状、丸状固体,也有浆状(如中药浓缩液)、膏状(如流浸膏)流体;物料的性质各不相同,如热敏性、酸碱性、黏性、易燃性等;对干燥产品的要求也各有差异,如含水量、形状、粒度、溶解性及卫生要求等;生产规模及生产能力各不相同。因此,干燥时采用的干燥方法与设备也是多种多样的。下面重点介绍制药工业中最常用的几种干燥方法与设备。

1. 气流干燥(烘干)

气流干燥(烘干)是利用湿热干燥气流或单纯的干燥空气进行干燥的方法。气流干燥通过控制气流的温度、湿度、流速来达到干燥的目的。其干燥效率与气流的温度、湿度和流速有关,温度越高、流速越快、相对湿度越低,越有利于干燥。由于物料处于静止状态,所以干燥速度较慢。有烘干、晒干、阴干等多种方式,其中烘干最为常用。设备有干燥箱、烘房和烘柜。烘箱是一种常用的干燥设备,主要由干燥室和加热装置组成。干燥室内有多层架子,供放置装物料的盛器,加热装置通常应用电加热或蒸汽加热。空气经过加热装置升温,并在流动过程中将热能传递给被干燥的物料,同时也将湿物料蒸发的湿水蒸气带走。为了获得更好的干燥效果,可将烘箱内的自然气流改为强制气流,如可在烘箱内装鼓风装置,以利于将湿水蒸气迅速排出。为了避免湿水蒸气到达箱体上部时发生冷凝,常使用气流由上至下的模式。

2. 减压干燥

减压干燥又称真空干燥,是指在密闭的容器中抽去空气后进行干燥的方法。减压干燥器由干燥柜冷凝器与冷凝液收集器、真空泵三部分组成。其特点是干燥温度低、速度快,物料呈疏松海绵状,易于粉碎,适用于不耐高温的药物。

3. 喷雾干燥

喷雾干燥是流化技术用于液态物料干燥的一种较好的方法,能将被干燥的液体物料浓缩至一定浓度。喷雾干燥的原理是利用雾化器将一定浓度的液态物料喷射成雾状液滴,使总表面积变得极大(当雾状液滴直径为 $10~\mu m$ 时,每升液体所形成的雾状液滴总表面积可达 $400\sim600~m^2$),当雾状液滴与干燥介质热空气相遇时,在数秒钟内即可完成水分蒸发,被干燥成松脆的极细粉末或颗粒。其优点是瞬间干燥,尤其适用于含热敏性有效成分的物料。喷雾干燥得到的产品质量好,保持原来的色香味,成品溶解性能好。因成品干燥后粉末极细,无须再进行粉碎加工,从而缩短了生产工序。可根据需要控制和调节产品的粗细度和含水量等质量指标。喷雾干燥不足之处是进风温度较低时,热效率只有 $30\%\sim40\%$,设备清洗较麻烦,有人用蒸气熏洗设备,收到较好的效果。图3-2为喷雾干燥装置示意图。喷雾干燥装置主要由干燥塔、喷雾器、热空气和输送热空气进入干燥塔的设备以及细粉与废气分离装置等四部分组成。喷雾器是喷雾干燥装置的关键组成部分,它影响产品的质量和能量消耗。

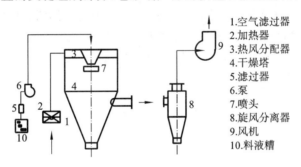

图3-2 喷雾干燥装置示意图

1.空气滤过器 2.加热器 3.热风分配器 4.干燥塔 5.滤过器 6.泵 7.喷头 8.旋风分离器 9.风机 10.料液槽

操作时先打开鼓风机,空气经空气滤过器、加热器加热至280℃左右后,自干燥塔上部沿切线方向进入干燥塔,室内温度一般在120℃以下,待达到该温度数分钟后,再将药液自导管经流量计输送到喷头,在进入喷头的压缩空气($392\sim490~kPa$)作用下,药液由喷头形成雾滴喷入干燥室,再与热气流混合后很快被干燥。已干燥的细粉落入收集桶内,部分干燥的粉末随含水分的热气流进入旋风分离器后集于布袋内,热废气从排气口排出。

4. 沸腾干燥

沸腾干燥又称流化床干燥,是流化技术的新发展,它是利用热空气流使湿颗粒悬浮,呈流态化,似"沸腾状",热空气在湿颗粒间通过,在动态下进行热交换,带走水蒸气而达到干燥目的的一种方法。该方法具有物料磨损较轻、干燥速率快、效率高、干燥均匀、产量大,干燥时不需翻料,且能自动出料,节省劳动力,操作方便,占地面积小,适于大规模生产等优点。但热能消耗大,清扫设备较麻烦,尤其是有色颗粒干燥时给清洁工作带来困难。沸腾干燥主要用于湿颗粒性物料(如片剂及颗粒剂)的湿颗粒和水丸。

5. 微波干燥

微波干燥是指将物料置于高频交变电场内,从物料内部均匀加热,实现迅速干燥的一种方法。微波是一种高频波,其波长为 $1~mm\sim1~m$,频率为 $300~MHz\sim300~GHz$。制药工业上微波干燥只用915

MHz 和 2450 MHz 两个频率,后者在一定条件下兼有灭菌作用。

微波干燥的特点:穿透力强,可以使物料的表面和内部同时吸收微波,使物料受热均匀,因而加热效率高,干燥时间短,干燥速率快,产品质量好;有杀虫和灭菌的作用;设备投资和运行的成本高。微波干燥适用于含有一定水分而且对热稳定的药物,中药中较多应用于饮片、药物粉末、丸剂等。

6. 红外线干燥

红外线干燥是利用红外线辐射器产生的电磁波被含水物料吸收后,直接转变为热能,使物料中水分受热汽化而干燥的一种方法,属于辐射加热干燥。红外线干燥的原理是红外线辐射器所产生的电磁波以光的速度辐射到被干燥的物料上,由于红外线光子的能量较小,被物料吸收后,不能引起分子与原子的电离,只能增加分子热运动的动能,使物料中的分子强烈振动,温度迅速升高,将水等液体分子从物料中驱出而达到干燥的目的。红外线有近红外线和远红外线之分。很多物料尤其是有机物、高分子物料及水分等在远红外区域有很宽的吸收带,远红外线的干燥速率是近红外线干燥速率的 2 倍,是热风干燥速率的 10 倍。由于远红外线干燥法具有干燥速率快、产品外观好、质量高、能量利用率高等优点,目前在制药工业中被广泛应用。

7. 冷冻干燥

冷冻干燥是先将被干燥液态物料冷冻成固体,再在低温减压条件下,使固态的冰直接升华为水蒸气排出而达到干燥目的的一种方法。其特点如下:物料在高真空和低温条件下被干燥,尤其适用于热敏性物料;干品多孔、疏松,易于溶解;含水量低,有利于药品长期贮存。抗生素、血浆、疫苗等生物制品以及中药粉针剂和止血海绵剂等均采用冷冻干燥法。

8. 吸湿干燥

吸湿干燥是将干燥剂置于干燥柜或干燥室的架盘下层,将湿物料置于架盘上层进行干燥的一种方法。该法适用于含湿量较少的药品及某些含有芳香性成分的药材,如糖衣片剂、中药浸膏散剂等。吸湿干燥器可分为常压干燥器和减压干燥器,小型的多由玻璃制成。常用的干燥剂有无水氧化钙(生石灰)、无水氯化钙、硅胶等,大多数干燥剂可经高温解吸再生而回收利用。

(谢 琳)

项目四　浸出制剂制备技术

[学习过程]

1. 实训项目

实训项目四　浸出制剂的制备
　　项目1　糖浆剂的制备
　　项目2　口服液的制备

2. 相关知识

(1) 概述；
(2) 合剂与口服液；
(3) 糖浆剂；
(4) 煎膏剂；
(5) 酒剂与酊剂；
(6) 流浸膏剂与浸膏剂。

[预期成果]

1. 预期学习成果

(1) 能够描述浸出制剂的基本概念、特点和常见制备工艺；
(2) 能够根据浸出制剂的处方和制法，按照工艺流程完成小量制备，并完成实训报告；
(3) 能够查阅《中国药典》，获取浸出制剂的药品标准、检验方法等专业信息；
(4) 能够根据不同浸出制剂的特点、临床应用与注意事项合理指导用药。

2. 课后提交成果

(1) 完成达标检测题；
(2) 分组完成电子版实训报告(含相关横向知识介绍/实训过程图片/结果分析)；
(3) 结合浸出制剂的相关知识，通过查找资料、整理归纳，分组完成微课或视频制作(选做)。

达标
检测题

实训项目四　浸出制剂的制备

项目1　糖浆剂的制备

一、实训目的

(1) 熟悉糖浆剂制备的原理。
(2) 掌握糖浆剂的制备方法和操作过程。

(3) 掌握单糖浆的用法用量。

二、器材与试剂

(1) 器材：电磁炉、烧杯、量筒、滤纸、漏斗、100 mL 容量瓶。
(2) 试剂：蔗糖、蒸馏水等。

三、实训原理

单糖浆为蔗糖的近饱和水溶液，其浓度为 85%(g/mL)或 64.71%(g/g)，不含任何药物。单糖浆一般作为矫味剂用于制备含药糖浆，通常用量为 20%，小儿用药为 20%~40%，此外单糖浆还可以作为助悬剂、片剂、丸剂等的黏合剂。

四、实训内容

单糖浆的制备

［处方］ 蔗糖 85 g，蒸馏水适量。

［制法］ 取蒸馏水 45 mL，煮沸，加入蔗糖 85 g，搅拌溶解后，加热至 100 ℃，趁热滤过，将滤液置于 100 mL 容量瓶中，加入蒸馏水定容，摇匀，即得。将实验过程及结果记录下来。

项目 2　口服液的制备

一、实训目的

(1) 掌握口服液制备的原理。
(2) 掌握口服液的制备流程和方法。

二、器材与试剂

(1) 器材：电磁炉、不锈钢锅、量筒、滤过筛。
(2) 试剂：黄芪、党参、单糖浆、山梨酸钾、蒸馏水等。

三、实训原理

合剂指中药用水或其他溶剂，采用适宜方法提取制成的内服液体制剂。单剂量包装者又称"口服液"。中药合剂的制备工艺源于汤剂，但不完全与汤剂相同，一般制备工艺流程为浸提→分离→纯化→浓缩→分装→灭菌→成品。采用适宜的浸提方法可浸出中药中的多种有效成分，常用浸提溶剂一般为水，与传统煎煮汤剂类似；通过分离纯化除去杂质或药物中的无效成分，再经过浓缩，加入适量防腐剂、矫味剂等制成。

四、实训内容

(一) 参芪口服液的制备

［处方］ 党参 37.5 g，黄芪 37.5 g，山梨酸钾 0.4 g，蒸馏水适量。

［制法］ 以上二味，加 10 倍量蒸馏水煎煮二次，每次 1 h，合并煎液，滤过，滤液浓缩至约 160 mL，静置，滤过，滤液中加入单糖浆 30 g、山梨酸钾 0.4 g，搅拌使之溶解，加蒸馏水调整总量至 200 mL，搅匀，滤过，灌装，封口，灭菌，即得。将实验过程及结果记录下来。

(二) 质量检查

外观性状：澄清、色泽一致，包装严密，只允许有少量轻摇易散的沉淀。

五、思考题

(1) 糖浆剂和煎膏剂有什么区别？
(2) 合剂与口服液的主要特点是什么？
(3) 单糖浆的用途有哪些方面？

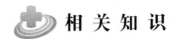

相 关 知 识

一、概述

(一) 浸出制剂的含义和特点

1. 含义

浸出制剂是指采用适当的浸提溶剂和方法，从中药材中浸提出有效成分，直接制得或再经一定的制备工艺过程而制得的一类制剂的总称。汤剂与药酒是最早的浸出制剂，随着人们医药实践经验的积累，浸出制剂又出现了合剂、煎膏剂、糖浆剂等剂型。药材的浸提物采取了提纯除杂的制备工艺，因此浸出制剂也可作为制备其他中药制剂的中间产品，如流浸膏剂与浸膏剂。

2. 特点

浸出制剂是在保留传统工艺的基础上采用现代科学方法和技术制成的一类制剂，是中药各类新剂型的基础。浸出制剂保留了处方中各种中药材的有效成分，除去某些无效成分或大分子物质，提高了药物的有效浓度，不仅可以增强疗效，还降低了服用量，改善了中药服用不便的缺点。此外，对于一些毒性成分，浸提纯化等工艺可以降低其毒性，确保药物的安全性。

除上述优点外，浸出制剂也具有一定缺点，如随着贮存条件（如温度、光线、pH值等）的变化，或贮存时间过长，浸出制剂易产生沉淀、霉变、水解等质量问题。因此，在设计浸出工艺、选择剂型时，要注意恰当处理，以保证制剂成品的质量。

(二) 浸出制剂的分类

常用的浸出制剂，按浸提过程及成品可分为以下几类。

1. 水浸出制剂

水浸出制剂是指在一定的加热条件下，用水为溶剂浸出药材成分，制得的含水制剂。如汤剂、合剂等。

2. 含醇浸出制剂

含醇浸出制剂是指在一定的条件下，用适当浓度的乙醇或酒为溶剂浸出药材成分，制得的含醇制剂。如酊剂、酒剂、流浸膏等。有些流浸膏剂虽然以水为溶剂浸提药材成分，但在成品中仍加有适量的乙醇。

3. 含糖浸出制剂

含糖浸出制剂是指在水浸出制剂的基础上，进一步浓缩处理，加入适量的蔗糖（蜂蜜）或其他辅料制成的制剂。如煎膏剂、糖浆剂、颗粒剂等。

4. 精制浸出制剂

精制浸出制剂是指采用适宜的溶剂浸出药材成分，然后将浸提液用适当方法精制而成的制剂。如滴丸、注射剂、片剂、气雾剂等。

知识链接

中药材成分

中药大多来源于自然界的动物或植物,其防病治病的药效物质是其所含的化学成分。这些化学成分结构复杂、数量繁多,多为生物体内的二次代谢产物。通常我们将其中具有生物活性、能起防病治病作用的单一化学成分称为有效成分,如青蒿素(arteannuin)、麻黄碱(ephedrine)、利血平(reserpine)等。而不具有生物活性、不能起防病治病作用的化学成分称为无效成分,如普通的蛋白质、碳水化合物、油脂等。并非单一化合物但具有生物活性的中药提取分离部分称为有效部位,有效部位通常含有一组结构相近的有效成分,如人参总皂苷、银杏总黄酮、苦参总碱等。中药的化学成分十分复杂,一种中药具有多方面的药效,通常含有多种有效成分,且发挥某一方面的药效通常与一种以上的有效成分有关。中药既有各种有效成分,又有许多无机成分和杂质,其化学成分具有种类繁多、结构和含量差别大、理化性质迥异等特点。因此,中药化学成分的提取分离是一项十分艰巨而细致的工作。

二、合剂与口服液

(一) 合剂与口服液的含义与特点

1. 含义

中药合剂是指药材或饮片用水或其他溶剂,采用适宜方法提取制成的口服液体制剂,单剂量灌装者也可称"口服液"。

2. 特点

中药合剂与口服液是在汤剂的基础上改进发展起来的一种新剂型。合剂与汤剂相比,既保持了汤剂综合浸出方药的多种成分,保证制剂的综合疗效,吸收快、奏效迅速的特点,又克服了汤剂临用前煎药的麻烦,将各次煎出液合并后经浓缩至规定浓度,可减少患者服用量,服用剂量更加准确可靠,在适当加入矫味剂后,气味得到改善,更容易被患者接受。但合剂放置时间过长易产生沉淀,服用时应注意摇匀或观察产品是否变质。

(二) 合剂与口服液的制备

合剂制备的一般工艺流程:药材准备→浸提→净化→浓缩→分装→灭菌→成品。

1. 药材准备

首先应对药材的来源、品种、理化指标等方面进行鉴别或检测,按照《中国药典》(2020年版)相关标准检测合格后方可投料使用。

2. 浸提

一般按汤剂的煎煮法进行浸提。将药材置于适宜的煎煮容器中,加水浸没药材,浸泡适当时间后,加热至沸,保持微沸一定时间,分离煎出液,药渣依法煎煮数次(通常2~3次),合并各次煎出液,备用。如果处方中有挥发性成分,先用蒸馏法收集挥发性成分,单独放置,药渣再与方中其他药材一同煎煮。药材的浸提也可以根据其有效成分的特性,选用不同浓度乙醇或其他溶剂,采用渗漉法、回流法等方法浸提。

3. 净化

大多数中药合剂与口服液的制备采用水提醇沉法净化处理。此外,近年来薄膜滤过、生物酶净化、明胶单宁或甲壳素作为絮凝剂净化处理等方法也有报道用于口服液的生产制备中,净化效果比传统方法好,但成本较高。

4. 浓缩

合剂或口服液的服用量一般以每日 30~60 mL 为宜。经乙醇净化处理的中药合剂与口服液,应回收乙醇再浓缩,每日服用量控制在 20~40 mL。汤剂处方改进为中药合剂与口服液者,每日服用量以含生药量计,应当剂量相等。

5. 分装

中药合剂与口服液在分装前加入一定量的矫味剂与防腐剂后,搅拌均匀,按照制备工艺的要求,灌装于无菌、洁净、干燥的容器中,或按单剂量灌装于适宜的容器中,密封。

6. 灭菌

中药合剂与口服液分装后,可采用煮沸灭菌法、流通蒸汽灭菌法或热压灭菌法进行灭菌。

(三) 合剂与口服液的质量要求

按照《中国药典》(2020 年版)四部相关项检查,合剂的相对密度、pH 值、装量及微生物限度等,应符合规定。

(1) 外观性状:澄清,色泽一致,包装严密,只允许有少量轻摇易散的沉淀。

(2) 附加剂:根据需要可加入适宜的附加剂。除另有规定外,在制剂确定处方时,该处方的抑菌效力应符合抑菌效力检查法(通则1121)的规定。山梨酸和苯甲酸的用量不得超过 0.3%(其钾盐、钠盐的用量分别按酸计),羟苯酯类的用量不得超过 0.05%,如加入其他附加剂,其品种与用量应符合国家标准的有关规定,不影响成品的稳定性,并应避免对检验产生干扰。必要时可加入适量的乙醇。

(3) 合剂若加蔗糖,除另有规定外,含蔗糖量一般不高于 20%(g/mL)。

(4) 除另有规定外,合剂应澄清。在贮存期间不得有发霉、酸败、异物、变色、产生气体或其他变质现象,允许有少量摇之易散的沉淀。

(5) 一般应检查相对密度、pH 值等。

(6) 装量:单剂量灌装的合剂检查方法如下。取供试品 5 支,将内容物分别倒入经标化的量入式量筒内,在室温下检视,每支装量与标示量相比较,少于标示量的应不得多于 1 支,并不得少于标示量的 95%。多剂量灌装的合剂,按照最低装量检查法(通则0942)检查,应符合规定。

(7) 微生物限度:具体按照微生物限度检查法(通则1105、通则1106 及通则1107)检查,应符合规定。

(8) 贮藏:除另有规定外,合剂应密封,置阴凉处贮存。

(四) 合剂与口服液的制备举例

例 1:归脾合剂

[处方] 党参 68 g　　　　　炒白术 136 g
　　　　炙黄芪 68 g　　　　炙甘草 348 g
　　　　茯苓 136 g　　　　 制远志 136 g
　　　　炒酸枣仁 68 g　　　龙眼肉 136 g
　　　　当归 136 g　　　　 木香 34 g
　　　　大枣(去核)34 g　　 生姜 17 g

[制法] 以上十二味,炒白术、木香和当归分别蒸馏提取挥发油;当归药渣用 50% 乙醇作溶剂进行渗漉,收集渗漉液,回收乙醇;炒白术和木香的药渣与其余党参等九味加水煎煮 3 次,第一次 2 h,第二次 1.5 h,第三次 1 h,合并煎液,滤过,滤液浓缩至适量,与上述渗漉液合并,静置,滤过,滤液浓缩至接近 1000 mL。加入苯甲酸钠 3 g,放冷,加入上述挥发油,加水至 1000 mL,混匀,即得。

[性状] 本品为红棕色至棕黑色的液体,气芳香,味微甘、微苦。

[检查] 相对密度应不低于 1.08。

[功能与主治] 益气健脾,养血安神。用于心脾两虚,气短心悸,失眠多梦,头昏头晕,肢倦乏力,食欲不振,崩漏便血。

[用法与用量] 口服,一次 10~20 mL;一日 3 次;用时摇匀。

例2：玉屏风口服液

[处方]　黄芪600 g　　　　　　　防风200 g
　　　　炒白术200 g

[制法]　防风切碎用水蒸气蒸馏法提取挥发油，蒸馏液另器收集；黄芪、炒白术用水煎煮2次，第一次1.5 h，第二次1 h，合并煎液，滤过，滤液浓缩至适量，加乙醇适量使其沉淀，取上清液减压回收乙醇，加水搅匀，静置。取上清液滤过，滤液浓缩；另取蔗糖400 g制成糖浆，与浓缩液合并，再加入挥发油及蒸馏液，调整总量至1000 mL，搅匀，滤过，灌装，每支10 mL，灭菌，即得。

[性状]　本品为棕红色至棕褐色液体；味甜、微苦涩。

[检查]　相对密度应不低于1.16。

[功能与主治]　益气，固表，止汗。用于表虚不固，自汗恶风，面色㿠白，或体虚易感风邪者。

[用法与用量]　口服，一次10 mL，一日3次；用时摇匀。

三、糖浆剂

(一) 糖浆剂的含义与特点

1. 含义

糖浆剂是含有药物、药材提取物或芳香物质的浓蔗糖水溶液。中药糖浆剂中含糖量不得低于45%（g/mL）。

2. 特点

糖浆剂的主要优点是改善药物口感，尤其对于儿科用药具有良好的用药依从性。高糖浓度的糖浆剂具有一定的防腐作用，能抑制微生物繁殖；糖浆剂中含糖量不够高时，应当添加防腐剂，以阻止或延缓微生物的增殖。此外，当糖浆剂中所含浸出制剂存在杂质或配伍不当时，其在贮藏过程中容易产生沉淀，影响口感和药物质量。

(二) 糖浆剂的分类

1. 单糖浆

单糖浆是蔗糖的近饱和水溶液，其浓度为85%（g/mL）或64.72%（g/g），不含任何药物。单糖浆常用于制备含药糖浆、矫味剂，用作不溶性成分的助悬剂、片剂与丸剂的黏合剂。

2. 含药糖浆

含药糖浆是含有药物或药材提取物的浓蔗糖水溶液，具有相应的治疗作用。如复方川贝枇杷糖浆具有清热宣肺、化痰止咳的功效。

3. 芳香糖浆

芳香糖浆是含有芳香性物质或果汁的浓蔗糖水溶液，主要作为液体药剂的矫味剂，如橙皮糖浆等。

(三) 糖浆剂的制备

中药糖浆剂的制备工艺流程：物料准备→浸提→净化→浓缩→配制→滤过→分装→成品。

1. 物料准备

除中药材按中药合剂的要求处理外，制备糖浆所用的蔗糖必须符合《中国药典》（2020年版）规定，其应是经精制的无色或白色干燥的结晶，极易溶于水，水溶液较稳定。在加热时特别是在酸性条件下，易水解转化为葡萄糖和果糖，葡萄糖和果糖为单糖，二者混合物称为转化糖，其甜度比蔗糖高，具有还原性，可延缓某些易氧化药物的变质。

其他附加剂如防腐剂、矫味剂等的品种和用量应符合国家标准的有关规定，不影响成品稳定性，且应避免对检验产生干扰。

2. 浸提、净化、浓缩

药物成分的浸提、净化、浓缩与合剂制备工艺相同。

3. 配制

根据药物性状的不同,糖浆剂的配制方法有三种。

(1) 热溶法:将蔗糖加入沸腾蒸馏水或中药浸提浓缩液中,加热使其溶解,再加入可溶性药物,混合溶解后,滤过,从滤器上加适量蒸馏水至规定容量,即得。热溶法适用于单糖浆、不含挥发性成分的糖浆、受热较稳定的含药糖浆和有色糖浆的制备。此法的优点是蔗糖易于溶解,糖浆易滤过澄清,蔗糖中所含少量蛋白质及微生物可被加热凝固而滤除,使糖浆易于保存。但加热时间不宜太长(一般沸后 5 min),温度不宜超过 100 ℃,否则转化糖含量过高,可导致制剂的颜色变深。最好在水浴或蒸汽浴上溶解,趁热滤过。

(2) 冷溶法:在室温下将蔗糖溶解于蒸馏水或含药物的溶液中,完全溶解后,滤过即得。冷溶法适用于含挥发油或挥发性药物的糖浆、受热不稳定的糖浆的制备,也可用于单糖浆的制备。此法的优点是转化糖少,制得的糖浆色泽较浅或呈无色。但蔗糖溶解时间较长,生产过程容易受微生物污染,故可用密闭容器或渗漉筒溶解。

(3) 混合法:药物与单糖浆直接混合而成。根据药物状态和性质,混合方式有以下几种:①药物如为水溶性固体,可先用少量蒸馏水制成浓溶液后再与单糖浆混匀;②在水中溶解度较小的药物,可酌情加少量其他适宜的溶剂使其溶解,然后加入单糖浆中混匀;③药物为含乙醇的制剂(如酊剂、流浸膏剂等),与单糖浆混合时往往发生浑浊而不易澄清,可加适量助溶剂或助滤剂,如甘油、滑石粉;④药物为干浸膏时,应先粉碎后加少量甘油或其他适宜稀释剂,在研钵中研匀后再与单糖浆混匀。

4. 滤过

向配制好的糖浆剂中加入适量的防腐剂、矫味剂等搅匀,滤过,从滤器上添加适量的新煮沸过的蒸馏水至处方规定量,即得。

5. 分装

在清洁环境中及时灌装于已灭菌的洁净、干燥的容器中,即可。

(四) 糖浆剂的质量要求

(1) 外观性状:除另有规定外,糖浆剂应澄清,在贮存期间不得有发霉、酸败、产生气体或其他变质现象,允许有少量轻摇易散的沉淀。

(2) 含糖量:除另有规定外,含蔗糖量应不低于 45%(g/mL)。

(3) 将原料药物用新煮沸过的水溶解(饮片应按各品种项下规定的方法提取、纯化、浓缩至一定体积),加入单糖浆;如直接加入蔗糖配制,则需煮沸,必要时滤过,并自滤器上添加适量新煮沸过的水至处方规定量。

(4) 附加剂:根据需要可加入适宜的附加剂。如需加入抑菌剂,除另有规定外,在制剂确定处方时,该处方的抑菌效力应符合抑菌效力检查法(通则 1121)的规定。山梨酸和苯甲酸的用量不得过 0.3%(其钾盐、钠盐的用量分别按酸计),羟苯酯类的用量不得过 0.05%。如需加入其他附加剂,其品种与用量应符合国家标准的有关规定,且不应影响成品的稳定性,并应避免对检验产生干扰。必要时可加入适量的乙醇、甘油或其他多元醇。

(5) 一般应检查相对密度、pH 值等。

(6) 装量:同合剂与口服液。

(7) 微生物限度:同合剂与口服液。

(8) 贮藏:除另有规定外,糖浆剂应密封,避光,置干燥处贮存。

(五) 糖浆剂的制备举例

川贝枇杷糖浆

[处方]　川贝母流浸膏 45 mL　　　　桔梗 45 g
　　　　枇杷叶 300 g　　　　　　　　薄荷脑 0.34 g

[制法]　以上四味,川贝母流浸膏系取川贝母 45 g,粉碎成粗粉,用 70% 乙醇作溶剂,浸渍 5 天后,缓缓渗漉,收集初漉液 38 mL,另器保存,继续渗漉,至可溶性成分完全漉出,续漉液浓缩至适量,与初漉

液混合,继续浓缩至 45 mL,滤过。桔梗和枇杷叶加水煎煮 2 次,第一次 2.5 h,第二次 2 h,合并煎液,滤过,滤液浓缩至适量,加入蔗糖 400 g 及防腐剂适量,煮沸使溶解,滤过,滤液与川贝母流浸膏混合,放冷,加入薄荷脑和含适量杏仁香精的乙醇溶液,加水至 1000 mL,搅匀,即得。

[性状] 本品为棕红色的黏稠液体;气香,味甜、微苦,性凉。

[检查] 相对密度应不低于 1.13(通则 0601)。

[功能与主治] 清热宣肺,化痰止咳,用于风热犯肺、痰热内阻所致的咳嗽痰黄或咳痰不爽、咽喉肿痛、胸脘胀痛;感冒、支气管炎见上述证候者。

[用法与用量] 口服。一次 10 mL,一日 3 次。

四、煎膏剂

(一) 煎膏剂的含义与特点

1. 含义

煎膏剂是指药材用水煎煮、去渣浓缩后,加糖或炼蜜制成的稠厚状半流体剂型,俗称膏滋。有的教材将加糖的煎膏称为糖膏,加蜂蜜的煎膏称为蜜膏。

2. 特点

煎膏剂经药液浓缩并含较多的糖或蜜等辅料,故具有药物浓度高、体积小、稳定性好、便于服用等优点。由于含糖浓度高,渗透压大,微生物不易繁殖,密封贮藏可保持较长时间,但受热易变质,以挥发性成分为主的中药不宜制成煎膏剂。

煎膏剂的效用以滋补为主,兼有缓和的治疗作用,药性滋润,故又称膏滋,多用于慢性疾病。如枇杷叶膏具有清肺润燥、止咳化痰的功效,用于肺热燥咳、痰少咽干等症状。

(二) 煎膏剂的制备

煎膏剂的制备,除炼蜜与炼糖外,工艺流程如下:药材准备→煎煮→浓缩→收膏→分装→成品。

1. 药材准备

同合剂与口服液。

2. 煎煮

根据药材性质加水煎煮 2~3 次,每次 1.5~3 h,滤过保留煎液,压榨药渣,合并滤液与压榨液,静置。若有鲜药材入药,宜先洗净,压榨鲜药材取汁,取汁后的药渣与其他药一并煎煮,滤汁与煎煮液合并备用。

3. 浓缩

将上述滤液加热浓缩至规定的相对密度,用波美计测量,或以搅拌棒趁热蘸取浓缩液滴于牛皮纸上,以液滴周围无渗出水迹为度,即得"清膏"。

4. 收膏

取清膏加入规定量的炼糖或炼蜜。收膏时随稠度的增加,加热温度可相应降低,并需不断搅拌和除去液面上的泡沫。收膏的稠度视品种而定,一般其相对密度在 1.4 左右。实际生产中,一般用波美计测定浓度来判断收膏终点。此外,经验判断方法:用搅拌棒趁热蘸取膏液滴于桑皮纸上,不现水迹;或膏液出现挂旗状时即可。但对工业化大生产而言,经验判断方法所得煎膏密度不稳定,重复性较差,不建议采用。

5. 分装

煎膏剂的盛装应用大口容器,方便取用和散热。容器应洗净、干燥、灭菌后使用。分装时应待煎膏充分冷却后再装入容器,然后加盖。切勿在热时加盖,以免水蒸气冷凝回到煎膏中,使煎膏在贮存中发生霉败变质。

(三) 炼蜜与炼糖

(1) 蜂蜜:制备煎膏剂所用的蜂蜜须经炼制处理,蜂蜜的选择与炼制详见蜜丸的制备。

(2) 蔗糖:除另有规定外,应使用《中国药典》(2020年版)收载的蔗糖。

常用的糖有冰糖、白糖、红糖、饴糖。由于糖的品质不同,制成的煎膏剂质量及效用也有差异。冰糖是结晶型蔗糖,质量优于白糖;白糖味甘,性寒,有润肺生津、和中益肺、舒缓肝气的功效;红糖又称红砂糖、黄糖,是一种未经提纯的糖,其营养价值比白糖高,每100 g红糖中,约含钙90 mg、铁4 mg,为白糖的3倍,还含有多种维生素及微量元素,具有补血、破瘀、舒肝、祛寒等功效,尤其适合产妇、儿童及贫血者食用,具有矫味、营养和辅助治疗作用,故中医多用红糖制备煎膏剂,如益母草膏;饴糖也称麦芽糖,是由淀粉或谷物经大麦芽浆作催化剂,使淀粉水解转化,然后浓缩制成的稠厚液态糖。以上各种糖都含有水分,会发生不同程度的发酵变质,因此使用前应炼制,使糖的晶体熔化,去除水分,净化杂质,杀死微生物,使糖部分转化,防止煎膏剂发生"返砂"。

(3) 炼糖的方法:根据各种糖含水量、杂质的不同,加入适量的水,用高压蒸汽或直火加热熬炼,同时控制熬炼的时间与温度。一般冰糖所含杂质与水分较少,炼制时间宜短,以免烧焦;白糖可加水50%左右,熬制过程中不断搅拌,糖液逐渐呈金黄色,出现泡发亮光及微有青烟时,即可;红糖杂质较多,转化后一般加2倍于糖量的水稀释,静置,除去沉淀备用;饴糖含水量较多,炼制时间较长,可不加水。

 知识链接

返砂现象

有些煎膏剂在贮藏一段时间后,有糖的结晶析出,俗称"返砂"。返砂的原因与煎膏剂所含总糖量和转化糖量有关。当总糖量超过单糖浆的浓度,因过饱和度大,结晶核生成的速度和结晶长大速度快,从而析出,形成结晶,因此总糖含量一般控制在85%以下。糖的转化程度并非越高越好,以等量的葡萄糖和果糖作为转化糖的糖液,转化率在10%~35%范围内,有蔗糖晶体析出,转化率在60%~90%范围内,显微镜或肉眼可见葡萄糖晶体,而转化率为40%~50%时,未检出蔗糖和葡萄糖结晶。蔗糖在酸性或高温条件下转化时,果糖的损失较葡萄糖大,为防止在收膏时蔗糖的进一步转化和果糖的损失,应尽量缩短加热时间,降低加热温度,还可适当调高pH值。如果煎膏剂已出现大量结晶,可将下面层析出的糖分离出来,经重新溶解后再与煎膏相混匀;如析出结晶少,则可连容器一起置水浴上加热,使析出的糖溶解。

(四) 煎膏剂的质量要求

(1) 外观性状:色泽均匀、稠度适宜的半流体,应无焦臭、异味,无糖的结晶析出。
(2) 如需加入药粉,除另有规定外,一般应加入细粉。
(3) 清膏按规定量加入炼蜜或糖(或转化糖)收膏;若需加饮片细粉,待冷却后加入,搅拌混匀。除另有规定外,加炼蜜或糖(或转化糖)的量,一般不超过清膏量的3倍。
(4) 煎膏剂应无焦臭、异味,无糖的结晶析出。
(5) 除另有规定外,煎膏剂应进行相对密度和不溶物的检查。
(6) 装量:同合剂与口服液。
(7) 微生物限度:同合剂与口服液。
(8) 贮藏:除另有规定外,煎膏剂应密封,置阴凉处贮存。

(五) 煎膏剂的制备举例

强力枇杷膏

[处方]　枇杷叶 69 g　　　　罂粟壳 50 g
　　　　百部 15 g　　　　　白前 9 g
　　　　桑白皮 6 g　　　　　桔梗 6 g
　　　　薄荷脑 0.15 g

[制法] 以上七味，除薄荷脑外，其余枇杷叶等六味加水煎煮 2 次，每次 2 h，合并煎液，滤过，滤液浓缩至约 100 mL，加苯甲酸钠 2.5 g，搅拌使溶解，加炼蜜约 100 mL、饴糖 300 mL，继续加热至沸，保持 20 min，滤过，放冷，加入枸橼酸 0.5 g、用乙醇溶解的枇杷香精适量及薄荷脑，搅拌，混匀，加炼蜜至 1000 mL，混匀，即得。

[性状] 本品为黄棕色稠厚的半流体，气香，味甜。

[功能与主治] 养阴敛肺，镇咳祛痰。用于久咳劳嗽、支气管炎。

[用法与用量] 口服。一次 20 g，一日 3 次，小儿酌减。

[贮藏] 密封，置阴凉处。

五、酒剂与酊剂

(一) 酒剂与酊剂的含义与特点

1. 含义

酒剂又名药酒，系药材用蒸馏酒浸提后制成的澄清液体剂型。酒剂多供内服，少数作外用，也有供内服兼能外用者。可加入适量的糖或蜂蜜以矫味和着色。酊剂是指药物用规定浓度的乙醇浸出或溶解而制成的澄清液体制剂；亦可用流浸膏稀释制成。酊剂多供内服，少数作外用。

2. 特点

酒是一种良好的浸提溶剂，药材的多种成分皆易溶解于酒。而酒自身也具有一定的治疗功效，其味甘、辛，性大热，能通血脉，行药势，散寒。酒剂祛风活血、散瘀止痛，适用于风寒湿痹。但儿童、孕妇及心脏病、高血压患者不宜服用。

酊剂的溶剂为乙醇，由于乙醇对药材中各成分的溶解能力因乙醇的浓度不同而有不同的选择性，因此用不同浓度的乙醇有选择地浸出，药液内杂质较少，有效成分含量较高，故剂量缩小，服用方便，且成品不易霉变。但酊剂与酒剂一样，不适合儿童、孕妇及心脏病、高血压患者应用。

知识链接

药酒的历史

在古代长期的医疗活动中，饮酒治病比较普遍。到后来，不局限于单纯用酒治病，人们借助其溶剂性，将药物浸泡在酒中，因而发明了酒剂，也就是药酒。我国最早的医药典籍《黄帝内经》中有《汤液醪醴论》，专门论述了汤液醪醴的制法和作用。"醪醴"是指治病的药酒。作为中医剂型之一，药酒在中医中药中有广泛的使用，形成了丰富多彩的药酒文化。药酒的制作，是配伍合适的中药，经过必要的加工，用适宜的白酒或黄酒为溶剂，浸出中药有效成分而制成的澄明液体。也有在酿酒过程中，加入适宜的中药酿制而成的。到了隋唐时期，药酒得到极大的发展和广泛的应用。孙思邈的《备急千金要方》中也记载了极为丰富的药酒，有药酒方八十余首，涉及养生、预防和各科疾病治疗等多个方面，有治疗风癫的地黄门冬酒，治疗头面风的鸱头酒，治疗虚劳不足的五加酒等。药酒的发展伴随着中医药理论的发展和完善，如汤剂、丸剂同样是中医药物剂型的一种，其制备和应用，也应遵守中医的理法方药体系和辨证论治原则。

(二) 酒剂与酊剂的制备

1. 酒剂的制备方法

酒剂可用浸渍法、渗漉法、回流法等方法制备。酒剂所用蒸馏酒的浓度与用量、浸渍的温度和时间、渗漉的速度、制剂的含醇量，因品种而异。

(1) 浸渍法：分为冷浸法和热浸法两种。

①冷浸法：将药材加工炮制后，置于适宜的容器中，加规定量的白酒，密闭浸渍，每日搅拌 1～2 次，1

周后每周搅拌1次;共浸渍1个月,取上清液,压榨药渣,榨出液与上清液合并,加适量蜂蜜或糖,搅拌溶解,密封,静置半个月以上,滤过,灌装即得。

②热浸法:将药材切碎或粉碎,置于有盖容器中,加入规定量的白酒,用水浴或蒸汽加热,待酒微沸后,立即取出药材,倾入另一有盖的容器中浸泡1个月以上,每日搅拌1~2次,滤过,压榨药渣,榨出液与滤液合并,加入炼蜜或糖,搅拌溶解,静置数日,滤过即得。

(2)渗漉法:以蒸馏酒为溶剂,照渗漉法操作,收集渗漉液。若处方中需加入炼蜜或糖矫味,在渗漉完成后将炼蜜或糖加入渗漉液中,搅匀,静置适当时间,滤过即得。

(3)回流法:以白酒为溶剂,按回流法操作,连续操作多次,至白酒无色。合并回流液,加入炼蜜或糖,搅拌溶解,密闭静置适当时间,滤过即得。

2. 酊剂的制备方法

酊剂除可用浸渍法、渗漉法、回流法等方法制备外,还可用溶解法或稀释法。

(1)浸渍法:取适当粉碎的药材,置于有盖的容器中,加入溶剂适量,盖上盖子,搅拌或振摇,浸渍3~5日或规定的时间,倾取上清液,再加入溶剂适量,依法浸渍至有效成分充分浸出,合并浸出液,加溶剂至规定量后,静置24 h,滤过,即得。

(2)溶解法:将处方中药物直接加入规定浓度的乙醇中溶解至需要量,即得。此法适用于化学药物、中药的有效部位或提纯物酊剂的制备。

(3)稀释法:以药物的流浸膏或浸膏为原料,加入规定量的乙醇稀释至需要量,混合后,静置至澄清,虹吸上清液,残渣滤过,合并上清液与滤液,即得。

(4)渗漉法:照渗漉法用适量溶剂渗漉,至渗漉液达到规定量后,静置,滤过,即得。

(三)酒剂与酊剂的质量控制

1. 酒剂的质量要求

(1)外观性状:澄清,在贮藏期间允许有少量轻摇易散的沉淀。

(2)生产酒剂所用的饮片,一般应适当粉碎。

(3)生产内服酒剂应以谷类酒为原料。

(4)乙醇量测定:照乙醇量测定法(通则0711)测定,应符合各品种项下的规定。

(5)甲醇量检查:照甲醇量检查法(通则0871)检查,应符合规定。

(6)总固体含量:含糖、蜂蜜的酒剂照下述第一法检查,不含糖、蜂蜜的酒剂照下述第二法检查,应符合规定。

①第一法:精密量取供试品上清液50 mL,置于蒸发皿中,水浴上蒸至稠膏状,除另有规定外,加无水乙醇搅拌提取4次,每次10 mL,滤过,合并滤液,置已干燥至恒重的蒸发皿中,蒸至近干,精密加入硅藻土1 g(经105 ℃干燥3 h,移至干燥器中冷却30 min),搅匀,在105 ℃干燥3 h,移至干燥器中,冷却30 min,迅速精密称定重量,扣除加入的硅藻土量,遗留残渣应符合各品种项下的有关规定。

②第二法:精密量取供试品上清液50 mL,置于已干燥至恒重的蒸发皿中,水浴上蒸干,在105 ℃干燥3 h,移至干燥器中,冷却30 min,迅速精密称定重量,遗留残渣应符合各品种项下的有关规定。

(7)装量:照最低装量检查法(通则0942)检查,应符合规定。

(8)微生物限度:照非无菌产品微生物限度检查:微生物计数法(通则1105)和非无菌产品微生物限度检查:控制菌检查法(通则1106)及非无菌药品微生物限度标准(通则1107)检查和判断,除需氧菌总数每1 mL不得过500 cfu,霉菌和酵母菌总数每1 mL不得过100 cfu外,其他应符合规定。

(9)贮藏:除另有规定外,酒剂应密封,置阴凉处贮藏。

2. 酊剂的质量要求

(1)外观性状:除另有规定外,酊剂应澄清,久置允许有少量摇之易散的沉淀。

(2)药物含量:每100 mL相当于原饮片20 g。含有毒剧药品的中药酊剂,每100 mL应相当于原饮片10 g;其有效成分明确者,应根据其半成品的含量加以调整,使药物含量符合各酊剂项下的有关规定。有效成分含有毒性药的酊剂,其有效成分明确者,应根据其半成品的含量加以调整,使之符合该制剂的相关规定。

(3) 乙醇量、甲醇量、装量测定：同酒剂。

(4) 微生物限度：照非无菌产品微生物限度检查：微生物计数法(通则1105)和非无菌产品微生物限度检查：控制菌检查法(通则1106)及非无菌药品微生物限度标准(通则1107)检查和判断，应符合规定。

(5) 贮藏：除另有规定外，酊剂应遮光，密封，置阴凉处贮存。

(四) 酒剂与酊剂的制备举例

例1：三两半药酒

[处方] 当归 100 g　　　　　炙黄芪 100 g
　　　　牛膝 100 g　　　　　防风 50 g

[制法] 以上四味，粉碎成粗颗粒，用白酒 2400 mL 与黄酒 8000 mL 的混合液作溶剂，浸渍 48 h 后，缓缓渗漉，收集渗漉液，加入蔗糖 840 g，搅拌使溶解后静置，滤过，即得。

[性状] 本品为黄棕色的澄清液体；气香，味微甜、微辛。

[检查] 乙醇量：应为 20%～25%(通则0711)。

总固体：不得少于 1.0%(通则0185 第一法)。

其他：应符合酒剂项下有关的各项规定(通则0185)。

[功能与主治] 益气活血，祛风通络。用于气血不和、感受风湿所致的痹病，症见四肢疼痛、筋脉拘挛。

[用法与用量] 口服，一次 30～60 mL，一日 3 次。

[注意] 高血压患者慎服；孕妇忌服。

[贮藏] 密封，置阴凉处。

例2：骨痛灵酊

[处方] 雪上一枝蒿 80 g　　　干姜 110 g
　　　　龙血竭 1 g　　　　　乳香 5 g
　　　　没药 5 g　　　　　　冰片 1.5 g

[制法] 以上六味，将雪上一枝蒿、干姜、没药、乳香粉碎成粗粉，混匀，用 50% 的乙醇作溶剂，浸渍，渗漉，收集渗漉液接近 950 mL；另将龙血竭、冰片溶于 50 mL 乙醇中，与上述渗漉液合并，用水和(或)乙醇调至 1000 mL，混匀，静置 48 h，滤过，即得。

[性状] 本品为橙红色的液体，久置有浑浊或轻微沉淀；气香。

[检查] 乙醇量：应为 45%～55%(通则0711)。

总固体：精密量取本品 10 mL，置于已干燥至恒重的蒸发皿中，水浴上蒸干，在 105 ℃ 干燥 3 h，移至干燥器中，冷却 30 min，迅速精密称定重量。每 1 mL 遗留残渣应不得少于 12 mg。

其他：应符合酊剂项下有关的各项规定(通则0120)。

[功能与主治] 温经散寒，祛风活血，通络止痛。用于腰椎、颈椎骨质增生，骨性关节炎，肩周炎，风湿性关节炎。

[用法与用量] 外用。一次 10 mL，一日 1 次。将药液浸于敷带上贴敷患处 30～60 min；20 日为一个疗程。

[注意] 孕妇及皮肤破损处禁用；本品只供外用，不可内服；用药后 3 h 内用药部位不得吹风，不得接触冷水。

[贮藏] 密封，避光。

六、流浸膏剂与浸膏剂

(一) 流浸膏剂与浸膏剂的含义与特点

1. 含义

流浸膏剂是指药材用适宜的溶剂浸出有效成分，蒸去部分溶剂，调整浓度至规定标准而制成的液体制剂。流浸膏剂除另有规定外,每 1 mL 流浸膏与原药材 1 g 相当。浸膏剂是指药材用适宜的溶剂浸出有效成分,蒸去部分溶剂或全部溶剂,调整浓度至规定标准而制成的膏状或粉状制剂。浸膏剂除另有规定外,每 1 g 浸膏相当于原药材 2~5 g。浸膏剂又分干浸膏剂和稠浸膏剂,干浸膏剂含水量约为 5%,稠浸膏剂含水量一般为 15%~20%。

2. 特点

流浸膏剂与浸膏剂制备所用的溶剂(如乙醇)具有防腐作用,此类制剂具有贮存时间长的优点。制剂的药物含量有明确规定,因此有效成分含量准确,服药量减少,更易于被患者接受。除供临床应用外,此类制剂尚能配制成其他剂型:流浸膏剂一般多用于配制酊剂、合剂、糖浆剂等,浸膏剂一般多用于配制片剂、散剂、胶囊剂、颗粒剂、丸剂等。但流浸膏剂贮存条件要求较高,需要在遮光密闭条件下贮存,在贮存过程中乙醇含量降低,可导致其制剂沉淀、分层;浸膏剂由于含水量低,易吸潮变质。

(二)流浸膏剂与浸膏剂的制备

1. 流浸膏剂的制备方法

流浸膏剂,除有规定外,多用渗漉法制备,其制备工艺流程如下:药材粉碎→浸渍→渗漉→浓缩→调整含量→成品。

渗漉时应先收集药材量 85% 的初漉液,另器保存;续漉液低温浓缩成稠膏状,与初漉液合并,搅匀。有效成分明确者,需进行含量测定及乙醇量测定;有效成分不明确者只进行乙醇含量测定,然后按测定结果将浸出浓缩液加适量溶剂稀释,或低温浓缩使其符合规定,静置 24 h 以上,滤过,即得。

制备流浸膏剂时所用溶剂的量,一般为药材量的 4~8 倍。原料中含有油脂者,应先脱脂,再进行浸提。

渗漉溶剂为水,且有效成分受热不变化者,可不必收集初漉液,将全部渗漉液常压或减压浓缩后,加入适量乙醇作防腐剂。

此外,某些以水为溶剂的中药流浸膏,也可用煎煮法制备,如益母草流浸膏等;也有用浸膏按溶解法制成的,如甘草流浸膏等。

2. 浸膏剂的制备方法

浸膏剂的制备一般采用渗漉法、煎煮法,有的也采用回流法或浸渍法。在实际生产时,应根据具体设备条件和品种,选用浸出率高、耗能少、成本低、质量佳的方法。

干浸膏剂制备过程中,干燥操作往往比较烦琐,可将浸膏摊铺在涂油或撒布一层药粉的烘盘内,在 80 ℃以下干燥,制成薄片状物,也可在浸膏中掺入适量原药细粉或药渣粉、淀粉稀释后干燥。如要直接制得干浸膏粉,既能缩短时间,又能防止药物的分解或失效,最好采用喷雾干燥法。

(三)流浸膏剂与浸膏剂的质量要求

(1)除另有规定外,每 1 mL 流浸膏剂相当于原药材 1 g;每 1 mL 浸膏剂相当于原药材 2~5 g。

(2)流浸膏剂久置产生沉淀,在乙醇和有效成分含量符合该品种项下有关规定的情况下,可滤过除去沉淀;或除去沉淀,测定含量后适当调整,使之符合规定。

(3)乙醇量、甲醇量、装量测定:同酒剂。

(4)微生物限度:照非无菌产品微生物限度检查:微生物计数法(通则 1105)和非无菌产品微生物限度检查:控制菌检查法(通则 1106)及非无菌药品微生物限度标准(通则 1107)检查和判断,应符合规定。

(5)贮藏:除另有规定外,应置遮光容器内密封,流浸膏剂应置于阴凉处贮存。

(四)流浸膏剂与浸膏剂的制备举例

例 1:大黄流浸膏

本品为大黄经加工制成的流浸膏。

[制法] 取大黄(最粗粉)1000 g,照渗漉法提取,用 60% 乙醇作溶剂,浸渍 24 h 后,以每分钟 1~3 mL 的速度缓缓渗漉,收集初漉液 850 mL,另器保存,继续渗漉,至渗漉液色淡为止,收集续漉液,浓缩至稠膏状,加入初漉液,混合后,用 60% 乙醇稀释至 1000 mL,静置,澄清后滤过,即得。

[性状] 本品为棕色的液体;味苦而涩。

[检查] 大黄苷:取本品适量,加甲醇 2 mL,温浸 10 min,放冷,取上清液 10 μL,点于滤纸上,以 45%乙醇展开,取出,晾干,放置 10 min,置紫外灯(365 nm)下观察,不得显示持久的亮紫色荧光。

乙醇含量:应为 40%~50%(通则 0711)。

总固体:取本品约 1 g,置于称定重量的蒸发皿中,精密称定,置于水浴上蒸干后,在 105 ℃干燥 3 h,迅速称定重量,遗留残渣不得少于 30.0%。

[功能与主治] 刺激性泻药,苦味健胃药。用于便秘及食欲不振。

[用法与用量] 口服,一次 0.5~1 mL,一日 1~3 次。

例 2:甘草浸膏

本品为甘草经加工制成的浸膏。

[制法] 取甘草,润透,切片,加水煎煮 3 次,每次 2 h,合并煎液,放置过夜使其沉淀,取上清液浓缩至稠膏状,取出适量,测定甘草酸含量,调节使之符合规定,即得;或干燥,使成细粉,即得。

[性状] 本品为棕褐色的块状固体或粉末;有微弱的特殊臭气和持久的特殊甜味。

[检查] 水分:照水分测定法(通则 0832 第二法)测定,块状固体不得过 13.5%;粉末不得过 10.0%。

总灰分:不得过 12.0%(通则 2302)。

水中不溶物:精密称取本品 1 g,加水 25 mL 搅拌溶解后,离心 1 h(转速为 1000 r/min;或 2000 r/min,离心 30 min),弃去上清液,沉淀加水 25 mL,搅匀,再照上法离心洗涤,至洗液无色澄明为止,沉淀用少量水洗入已干燥至恒重的蒸发皿中,置于水浴上蒸干,在 105 ℃干燥至恒重,遗留残渣不得过 5.0%。

[贮藏] 密封,置阴凉干燥处。

(谢 琳)

项目五　液体制剂制备技术

[学习过程]

1. 实训项目

实训项目五　液体制剂的制备

　　项目1　溶液型液体制剂的制备

　　项目2　胶体型液体制剂的制备

　　项目3　混悬剂的制备

　　项目4　乳剂的制备

2. 相关知识

（1）概述；

（2）药物的分散；

（3）液体制剂的制备；

（4）溶液剂；

（5）高分子溶液剂和溶胶剂；

（6）混悬剂；

（7）乳剂；

（8）液体制剂的包装与贮存。

[预期成果]

1. 预期学习成果

（1）能够描述溶液剂、醑剂、芳香水剂、胶体型液体制剂、混悬剂及乳剂的概念、特点、分类、辅料特点，以及溶液剂、混悬剂和乳剂的制备工艺流程；

（2）能够分析溶液剂、混悬剂及乳剂的处方，按照工艺流程完成小量制备，得到成品，并完成实训报告；

（3）能够查阅《中国药典》（2020年版），获取溶液剂、醑剂、芳香水剂、胶体型液体制剂、混悬剂及乳剂的药品标准、检验方法等专业信息；

（4）能够根据各种液体制剂特点、临床应用与注意事项合理指导用药。

2. 课后提交成果

（1）完成达标检测题；

（2）分组完成电子版实训报告（含相关横向知识介绍/实训过程图片或小视频）；

（3）结合学习的液体制剂的相关知识，通过查找资料，整理归纳，分组完成微课或视频制作（选做）。

达标检测题

Note

实训项目五 液体制剂的制备

项目1 溶液型液体制剂的制备

一、实训目的

(1) 能进行溶液型液体制剂的制备。
(2) 能进行液体制剂制备过程中的各项基本操作。

二、器材与试剂

(1) 器材:研钵,烧杯,锥形瓶,碘量瓶,试剂瓶,玻璃漏斗,量筒,量杯,天平等。
(2) 试剂:碘,碘化钾,薄荷油,蒸馏水,滑石粉,樟脑,乙醇等。

三、实训原理

溶液型液体制剂是指小分子药物以分子或离子(直径在 1 nm 以下)状态分散在溶剂中所形成的液体制剂。常用的溶剂有水、乙醇、甘油、丙二醇、液状石蜡、植物油等。属于溶液型液体制剂的有溶液剂、糖浆剂、甘油剂、芳香水剂和醑剂等,这些剂型是基于溶质和溶剂的差别而命名的。从分散体系来看,它们都属于低分子溶液(真溶液),从制备工艺来看,这些剂型的制法虽然不完全相同,并各有其特点,但作为溶液剂的基本制法是溶解法、稀释法和化学反应法。其制备步骤如下:称量药物→溶解及加入药物→滤过→质量检查→分装及贴标签。

四、实训内容

(一) 制备溶液剂

制备复方碘溶液

[处方]　碘 2.5 g　　　　　　　　碘化钾 5.0 g
　　　　蒸馏水加至 50 mL

[制法]　取碘化钾 5 g,置于容器内,加蒸馏水 5 mL,搅拌使其溶解,再将碘 2.5 g 加入容器中,溶解后加蒸馏水至全量,混匀,即得。

[注解]

(1) 复方碘溶液可调节甲状腺功能,用于缺碘引起的疾病,如用于甲状腺肿和甲状腺功能亢进症等的辅助治疗。

(2) 碘具有腐蚀性和挥发性,称量时可用玻璃器皿或蜡纸,不宜用纸,并不得接触皮肤与黏膜,在空气中暴露时间不宜过长。

(3) 处方中碘化钾起助溶剂和稳定剂作用,碘具有挥发性又难溶于水(1∶2950),碘化钾(或碘化钠)可与碘生成易溶性配合物而使碘溶解,同时此配合物可减小刺激性。

(4) 在制备时,为使碘能迅速溶解,先将碘化钾加适量蒸馏水(1∶1),配成近饱和溶液。

(5) 碘溶液具有氧化性,应贮存于磨口玻璃塞瓶内,不得直接与木塞、橡胶塞及金属塞接触。为避免被腐蚀,可加一层玻璃纸衬垫。

(二) 制备芳香水剂

制备薄荷水

[处方]　薄荷油 0.2 mL　　　　　　精制滑石粉 1.5 g

蒸馏水加至 100 mL

[制法] 向 0.2 mL 薄荷油中加精制滑石粉 1.5 g,在研钵中研匀,加少量蒸馏水,移至 150 mL 锥形瓶中,加入蒸馏水(约 80 mL),加盖振摇 10 min 后用润湿的滤纸滤过,初滤液如浑浊,应反复滤过至滤液澄清,再自滤器上添加适量蒸馏水使成 100 mL,即得。

[注解]

(1) 本品为芳香矫味药与祛风药,或可作为分散剂使用。

(2) 薄荷油中含薄荷脑及薄荷酮等成分,其在水中的溶解度为 0.05%(mL/mL),处方用量为溶解量的 4 倍,配制时不能完全溶解。

(3) 分散溶解法是制备芳香水剂的常用方法,处方中精制滑石粉为分散剂,应与薄荷油充分研匀,以利于溶解。

(4) 本品可加适量非离子型表面活性剂,如吐温 80,作为增溶剂。

(三) 制备醑剂

制备樟脑醑

[处方] 樟脑 5 g   乙醇适量
         共制成 50 mL

[制法] 取樟脑 5 g,加乙醇约 40 mL 溶解后滤过,再自滤器上方加乙醇使成 50 mL,即得。

[注解]

(1) 本品用于瘙痒性皮肤病,纤维组织炎,神经痛。局部外用,取适量涂搽于患处,并轻轻揉搓,每日 2~3 次。

(2) 本品含醇量应为 80%~87%,樟脑与乙醇均系易挥发性物质,包装应密封,并置于冷处贮藏,以防挥发损失。

(3) 本品遇水易析出结晶,故滤材用乙醇润湿,所用器具应干燥。

(四) 质量检查

1. 外观

(1) 溶液型液体制剂的外观应均匀、透明,无可见微粒和纤维等异物。

(2) 复方碘溶液应为深棕色的澄明液体,有碘臭味。

(3) 薄荷水应为无色澄明或几乎澄明的液体,有薄荷味。

2. 鉴别

按《中国药典》(2020 年版)或有关制剂手册各制剂项下检查方法检查,应符合规定。

(五) 实训结果

将溶液型液体制剂的质量检查结果记录于表 5-1 中。

表 5-1 溶液型液体制剂的质量检查结果

品 名	色 泽	气 味	澄 明 度
复方碘溶液			
薄荷水			
樟脑醑			

五、思考题

(1) 碘化钾在复方碘溶液处方中有何作用?

(2) 制备薄荷水时,使成品澄清的关键是什么?

项目 2 胶体型液体制剂的制备

一、实训目的

（1）掌握高分子溶液与溶胶剂的性质及制备方法。
（2）熟悉胶体型液体制剂的质量评价方法。

二、器材与试剂

（1）器材：烧杯，量筒，量杯，水浴锅，天平等。
（2）试剂：植物油，单硬脂酸甘油酯，氢氧化钠，甲酚，钾肥皂（或钠肥皂），羧甲基纤维素钠，甘油，5%羟苯乙酯醇溶液，蒸馏水等。

三、实训原理

胶体型液体制剂可分为亲水胶体溶液（高分子溶液剂）和疏水胶体溶液（溶胶剂）。高分子溶液剂是指高分子化合物溶解于溶剂中形成的均匀分散的液体制剂。以水为溶剂时，称为亲水性高分子溶液，又称为亲水胶体溶液或胶浆。制备高分子溶液时首先要经过溶胀过程，包括有限溶胀和无限溶胀。

溶胶剂是指固体药物微细粒子分散在水中形成的非均匀状态的液体分散体系，又称疏水胶体溶液。溶胶剂中分散的微细粒子直径为 1~100 nm，胶粒是多分子聚集体，有极大的分散度，属热力学不稳定体系。溶胶剂的制备方法有分散法（包括机械分散法、胶溶法、超声分散法）和凝聚法（包括物理凝聚法和化学凝聚法）。

四、实训内容

（一）制备手工皂（胶体）

[处方]　植物油 30 g　　　　　　单硬脂酸甘油酯 3 g
　　　　氢氧化钠 4.2 g

[制法]
（1）取氢氧化钠加水 10 mL 溶解后，放冷至室温，加入 95%乙醇 10 mL，稍搅拌，待用。
（2）另取一烧杯倒入植物油与单硬脂酸甘油酯，水浴上加热使其溶解，混合均匀。
（3）待温度降至约 60 ℃，不断搅拌下加入氢氧化钠溶液使均匀乳化，持续搅拌 10~20 min，搅拌结束后即可装入模具内，并置于阴凉通风处，等待几天后肥皂干燥完成，即可脱模使用了。

[注解]
（1）油脂中的脂肪酸和氢氧化钠溶液混合时发生的皂化反应如下：

$$C_{17}H_{34}COOH + NaOH \longrightarrow C_{17}H_{34}COONa + H_2O$$

（2）油脂中的脂肪酸和氢氧化钠溶液在混合时，氢氧化钠与混合油中的游离脂肪酸发生反应生成乳化剂，在持续搅拌的过程中也需要保证温度控制在 50~60 ℃。
（3）氢氧化钠是强碱，腐蚀性极强，称量、溶解操作中要戴手套，防止其溅到皮肤上。

（二）制备甲酚皂溶液

[处方]　甲酚皂溶液的处方见表 5-2。

表 5-2　甲酚皂溶液处方

处　方　一		处　方　二	
甲酚	25 mL	甲酚	25 mL
植物油	8.65 g	钾肥皂（或钠肥皂）	25 g

续表

处 方 一		处 方 二	
氢氧化钠	1.35 g	蒸馏水	加至 50 mL
蒸馏水	加至 50 mL		

[制法]

处方一：取氢氧化钠 1.35 g，加蒸馏水 10 mL 溶解后，放冷至室温，不断搅拌下加入植物油中，使植物油皂化；放置约 20 min 后置于水浴上慢慢加热，当颜色加深呈透明状时，再进行搅拌，并检查是否皂化完全（方法：取溶液 1 滴，加蒸馏水 9 滴，混匀，如溶液澄清且无油滴析出，即为皂化完全）。若皂化完全，趁热加甲酚搅拌，混合均匀，放冷，最后补加蒸馏水至全量，摇匀即得。

处方二：将甲酚、钾肥皂（或钠肥皂）加入适量蒸馏水中，搅拌均匀（必要时可在水浴中加热），即得。

[注解]

(1) 本品为消毒防腐药，皮肤消毒一般用其 1%～2% 的水溶液；消毒敷料、器械和处理排泄物时，常用其 5%～10% 的水溶液。具体处方见表 5-2。

(2) 甲酚（亦称煤酚）与酚的性质相似，但杀菌力较酚强。

(3) 甲酚在水中溶解度小（1∶50），实验中利用钾肥皂（或钠肥皂）的增溶作用，制成 50% 甲酚皂溶液。所以该溶液是肥皂的缔合胶体。

（三）制备羧甲基纤维素钠胶浆

[处方] 　羧甲基纤维素钠 1.0 g　　　　　甘油 12 mL

　　　　　5% 羟苯乙酯醇溶液 0.5 mL　　蒸馏水加至 40 mL

[制法] 　取羧甲基纤维素钠撒布于盛有适量蒸馏水的烧杯中，先让其自然溶胀，然后稍加热使其完全溶解，将 5% 羟苯乙酯醇溶液与甘油加入烧杯中，最后补加蒸馏水至全量，搅拌均匀，即得。

[注解]

(1) 本品为润滑剂，用于腔道、器械检查时，起润滑作用。

(2) 配制羧甲基纤维素钠胶浆时，应使羧甲基纤维素钠在适量冷水中充分溶胀，然后稍加热促溶。

(3) 羧甲基纤维素钠遇阳离子型药物及碱土金属、重金属盐会发生沉淀，故不宜用季铵盐类和汞类防腐剂。

(4) 甘油（或丙二醇）可以起到保湿、增稠和润滑的作用。本品在 pH 值为 5～7 时黏度最高。

（四）实训结果

(1) 将胶体型液体制剂的质量检查结果记录于表 5-3 中。

表 5-3　胶体型液体制剂的质量检查结果

品　名	色　泽	性　状	pH 值
手工皂			—
甲酚皂溶液（处方一）			
甲酚皂溶液（处方二）			
羧甲基纤维素钠胶浆			

(2) 用处方一与处方二分别制得的甲酚皂溶液能否加水任意稀释而得到澄明溶液？

五、思考题

(1) 简述亲水胶体制备过程及制备特点。

(2) 何谓增溶？试以甲酚皂溶液为例说明增溶的原理。

(3) 制备羧甲基纤维素钠胶浆时应注意哪些问题？

项目3 混悬剂的制备

一、实训目的

(1) 掌握混悬剂的一般制备方法。
(2) 熟悉稳定剂的作用及选择。
(3) 熟悉混悬剂的质量评价方法。

二、器材与试剂

(1) 器材:研钵,量筒,量杯,具塞试管,烧杯,天平等。
(2) 试剂:炉甘石,沉降硫黄,氧化锌,硫酸锌,甘油,羧甲基纤维素钠,吐温80,5%苯扎溴铵溶液,樟脑醑,纯化水等。

三、实训原理

混悬液为不溶性固体药物微粒分散在液体分散溶剂中形成的非均相体系,可供口服、局部外用和注射。一般制备原则:①粉碎药物或加液研磨时,先干研至一定程度,再加液体研磨。亲水性药物加入蒸馏水或亲水胶体,疏水性药物可加入亲水性胶体或表面活性剂。定量加入是关键,通常取药物1份加液体0.4~0.6份研磨,同时,加入适量润湿剂能产生很好的分散效果。②改变溶剂或浓度时,溶剂改变的速度越剧烈,析出的沉淀越细,所以常在以含醇制剂为原料时应用。多将酊剂等含醇制剂以细流状加到水中,并不断搅拌,防止析出大块沉淀。③采用高分子助悬剂作稳定剂,应先将这些高分子物质配制成一定浓度的胶浆使用。④处方中如有盐类,宜先制成稀溶液加入,防止发生脱水作用。

四、实训内容

(一) 制备炉甘石洗剂

[处方] 炉甘石 7.5 g　　　　　氧化锌 2.5 g
　　　　甘油 2.5 mL　　　　　羧甲基纤维素钠 0.125 g
　　　　纯化水适量　　　　　　共制成 50 mL

[制法]
(1) 取炉甘石、氧化锌于研钵中研细,加甘油和10 mL纯化水共研成糊状。
(2) 羧甲基纤维素钠置于烧杯中,加纯化水10 mL溶解。
(3) 将步骤(2)制得的液体分次加入步骤(1)制得的糊状物中,边加边搅拌。
(4) 将步骤(3)制得的液体倒入量筒中,加纯化水至50 mL,搅匀,即得。

[注解]
(1) 本品有轻度收敛止痒作用,局部涂搽常用于急性湿疹、亚急性皮炎。
(2) 炉甘石是指含有适量(0.5%~1%,g/g)氧化铁(着色剂)的碱式碳酸锌或氧化锌,略带微红色,用前应和氧化锌混合过120目筛。
(3) 炉甘石和氧化锌为亲水性药物,可被水润湿;加适量的分散剂研磨成糊状,可使其分散。
(4) 炉甘石洗剂是一种混悬剂,若配制方法不当或选用的助悬剂不适宜,就不易保持混悬状态,涂用时会有沙粒感。久贮沉淀的颗粒易聚结,振摇亦难再分散。
(5) 炉甘石洗剂的处方拟定时,应注意稳定剂的使用。如:应用高分子物质(如纤维素衍生物等)作助悬剂;还可应用三氯化铝作絮凝剂,吐温80在混悬颗粒周围形成电性保护膜,枸橼酸钠作反絮凝剂等来提高混悬剂的稳定性。

(二) 制备复方硫洗剂

[处方] 复方硫洗剂的处方见表 5-4。

表 5-4 复方硫洗剂处方

原 料	处 方 一	处 方 二	处 方 三
沉降硫黄	3.0 g	3.0 g	3.0 g
硫酸锌	3.0 g	3.0 g	3.0 g
樟脑醑	25 mL	25 mL	25 mL
甘油	10 mL	10 mL	10 mL
5%苯扎溴铵溶液	0.4 mL	—	—
吐温 80	—	—	0.25 mL
蒸馏水加至	100 mL	100 mL	100 mL

[制法]

处方一:取沉降硫黄置于研钵中加甘油研匀,缓缓加入硫酸锌水溶液(将硫酸锌溶于 25 mL 水中),滤过即得,研匀,然后缓缓加入樟脑醑,边加边研,最后转移至量杯中加蒸馏水至全量,搅拌均匀即得。

处方二:取沉降硫黄置于研钵中加甘油和 5%苯扎溴铵溶液研匀,缓缓加入硫酸锌水溶液研匀,再缓缓加入樟脑醑,边加边研,最后转移至量杯中,加蒸馏水至全量,搅拌均匀即得。

处方三:同处方二的操作方法,只将 5%苯扎溴铵溶液改为吐温 80 即可。

[注解]

(1) 本品具有保护皮肤与抑制皮脂分泌的作用,适用于皮脂溢出、痤疮及酒渣鼻等。处方见表 5-4。

(2) 硫黄为典型的疏水性药物,但能被甘油润湿,所以在制备时应先加入甘油与之充分研磨,使其充分润湿后再与其他液体混合,以利于硫黄的分散。

(3) 由于软皂与硫酸锌可生成不溶性的锌皂,所以在复方硫黄洗剂中不宜选用软皂作稳定剂。

(4) 樟脑醑为樟脑的乙醇溶液,应缓缓加入,并快速搅拌,使樟脑不致析出大颗粒。

(三) 实训结果

将混悬剂的质量检查结果记录于表 5-5 中。

表 5-5 混悬剂的质量检查结果

品 名	色 泽	性 状	pH 值
炉甘石洗剂			
复方硫洗剂			

五、思考题

(1) 炉甘石洗剂和复方硫洗剂在制备方法上有何不同?

(2) 比较 3 种处方制备的复方硫洗剂在质量上的不同,并分析其原因。

(3) 混悬剂的稳定性与哪些因素有关?

项目 4　乳剂的制备

一、实训目的

(1) 掌握乳剂的一般制备方法及乳剂类型的鉴别。

(2) 掌握混合乳化剂的使用及 HLB 值的计算。

二、器材与试剂

（1）器材：研钵，量杯，具塞试剂瓶，具塞试管，刻度离心管，离心机，显微镜，恒温水浴锅，天平等。

（2）试剂：液状石蜡，阿拉伯胶（细粉），植物油，5％羟苯乙酯醇溶液，氢氧化钙溶液等。

三、实训原理

乳剂（也称乳浊液）是指两种互不相溶的液体混合，其中一种液体以液滴的形式分散在另一种液体中形成的非均相分散体系。分散的液滴称为分散相、内相或不连续相，一般直径为 0.1～100 nm；包在液滴外面的液相称为分散介质、外相或连续相。乳剂类型有单乳剂（O/W 型，W/O 型）和复合乳剂（W/O/W 型，O/W/O 型）。乳剂类型的鉴别方法有稀释法（水）和染色镜检法（水/油性染料）。

少量制备乳剂时，可采用在乳钵中研磨或瓶中振摇等方法；大量生产乳剂时，采用搅拌机、乳匀机和胶体磨来制得。用一种乳化剂往往难以达到乳化要求，故通常将两种及两种以上的乳化剂混合使用。HLB 值是指表面活性剂分子中亲水、亲油基团对水和油的综合亲和力。每种乳化剂都有其固定的 HLB 值，一般 HLB 值为 8～18 的乳化剂适合制备 O/W 型乳剂，HLB 值为 3～8 的乳化剂适合制备 W/O 型乳剂。

四、实训内容

（一）制备液状石蜡乳

［处方］　液状石蜡 12 mL　　　　　　阿拉伯胶（细粉）4 g

　　　　　5％羟苯乙酯醇溶液 0.1 mL　　蒸馏水加至 30 mL

［制法］

1. 干胶法

向干燥研钵中加入 12 mL 液状石蜡，分次加入阿拉伯胶（细粉），研匀，加蒸馏水 8 mL，迅速沿同一方向研磨，直至发出"噼啪"声，即成初乳。再加入适量蒸馏水研磨，转移至量杯中，加入 5％羟苯乙酯醇溶液，并补加蒸馏水至全量，搅匀即得。

2. 湿胶法

取 8 mL 蒸馏水置于烧杯中，加 4 g 阿拉伯胶（细粉）配成胶浆，置于研钵中，作为水相；再将 12 mL 液状石蜡分次加入水相中，边加边研，使之成初乳。再加适量蒸馏水研磨，转移至量杯中，加入 5％羟苯乙酯醇溶液，最后加水至 30 mL，搅匀即得。

［注解］

（1）本品为轻泻剂，用于治疗便秘，尤其适用于高血压、动脉瘤、痔、疝气及手术后便秘的患者，可以减轻此类患者排便的痛苦。

（2）干胶法简称干法，适用于乳化剂为细粉者。湿胶法简称湿法，所用的乳化剂可以不是细粉，但应能制得胶浆，湿法所用的胶浆（胶与水的比例为 1∶2）应提前制好，备用。

（3）制备初乳时，干法应选用干燥乳钵，油相与胶粉（乳化剂）充分研匀后，按油∶胶∶水为 3∶1∶2 一次性加水，迅速沿同一方向旋转研磨，否则不易形成 O/W 型乳剂，或乳剂形成后不稳定。

（4）在制备初乳时添加水量过多，则外相水液的黏度较低，不利于油分散成油滴，制得的乳剂也不稳定，易破乳。

（5）在制备时，必须待初乳形成后，方可加水稀释。

（6）使用合成乳化剂（如吐温 80，或司盘 80）制备乳剂时，可不考虑混合顺序，即将油相、水相、乳化剂混合，用振摇法或其他器械制成。

（二）制备石灰搽剂

［处方］　植物油 10 mL　　　　　　氢氧化钙溶液 10 mL

［制法］　量取植物油及氢氧化钙溶液各 10 mL，置于具塞的试剂瓶中，用力振摇至乳剂形成。

[注解]

(1) 本品用于轻度烫伤,具有收敛、止痛、润滑、保护等作用。

(2) 石灰搽剂是由氢氧化钙与植物油中所含的少量游离脂肪酸进行皂化反应形成钙皂(新生皂)作乳化剂,再乳化植物油而制成的 W/O 型乳剂。植物油可为菜油、麻油、花生油、棉籽油等。

(三) 乳剂类型鉴别

1. 稀释法

取试管 2 支,分别加入液状石蜡乳和石灰搽剂各 1 滴,再加入蒸馏水 5 mL,振摇混合,观察混匀情况,能在水中分散均匀融为一体者为 O/W 型乳剂,否则为 W/O 型乳剂。

2. 染色镜检法

用玻璃棒蘸取液状石蜡乳和石灰搽剂少许分别涂于载玻片上,用亚甲蓝溶液(水溶性染料)和苏丹Ⅲ溶液(油溶性染料)分别染色一次,并在显微镜下观察着色情况,使亚甲蓝均匀分散者为 O/W 型乳剂,使苏丹Ⅲ溶液均匀分散者为 W/O 型乳剂,由此可判断乳剂所属类型。

(四) 实训结果

将液状石蜡乳和石灰搽剂乳剂类型鉴别结果记录于表 5-6 中。

表 5-6 乳剂类型鉴别结果

比较项目	液状石蜡乳		石灰搽剂	
	内相	外相	内相	外相
亚甲蓝溶液				
苏丹Ⅲ溶液				
乳剂类型				

五、思考题

(1) 影响乳剂稳定性的因素有哪些?

(2) 乳剂类型主要取决于什么因素?有哪些方法可判断乳剂的类型?

(3) 石灰搽剂制备的原理是什么?它属于何种类型乳剂?

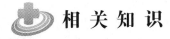

相 关 知 识

一、概述

(一) 液体制剂的含义与特点

液体制剂是指药物分散在适宜的分散介质中制成的液体形态的制剂。通常是将药物以不同的分散方法和不同的分散程度分散在适宜的分散介质中制成的液体分散体系,可供内服或外用。液体制剂品种多,临床应用广泛,它们的性质、理论和制备工艺在药剂学中占有重要地位。

液体制剂有以下优点:①药物以分子或微粒状态分散在介质中,分散度大,吸收快,能较迅速地发挥药效;②给药途径多,可以内服,也可以外用,如用于皮肤、黏膜和人体腔道等;③易于分剂量,服用方便,特别适用于婴幼儿和老年患者;④能减少某些药物的刺激性,如调整液体制剂浓度而减少刺激性,避免溴化物、碘化物等固体药物口服后由于局部浓度过高而引起的胃肠道刺激作用;⑤某些固体药物制成液体制剂后,有利于提高药物的生物利用度。

液体制剂有以下不足之处:①药物分散度大,又受分散介质的影响,易发生化学降解,使药效降低甚至失效；②液体制剂体积较大，携带、运输、贮存都不方便；③水性液体制剂容易霉变，需加入防腐剂；④非均匀性液体制剂，药物的分散度大，分散粒子具有很大的比表面积，易产生一系列的物理稳定性问题。

（二）液体制剂的分类

1. 按分散体系分类

（1）均相液体制剂：药物以分子或离子状态均匀分散的澄明溶液，是热力学稳定体系，有以下两种。

①溶液型液体制剂：低分子药物分散在分散介质中形成的液体制剂，也称溶液剂。

②高分子溶液剂：高分子药物分散在分散介质中形成的液体制剂。

（2）非均相液体制剂：不稳定的多相分散体系，包括以下几种。

①溶胶剂：又称疏水胶体溶液。

②乳剂：不溶性液体药物分散在分散介质中形成的不均匀分散体系。

③混悬剂：不溶性固体药物以微粒状态分散在分散介质中形成的不均匀分散体系。

按分散体系分类，微粒大小决定了分散体系的特征，见表 5-7。

表 5-7 分散体系中微粒大小与特征

液体制剂类型	微粒大小/nm	特　征	稳　定　性	制备方法
溶液剂	<1	分子或离子分散的澄明溶液	体系稳定	溶解法
溶胶剂	1～100	胶态分散形成多相体系	聚结不稳定性	胶溶法
乳剂	>100	液体微粒分散形成多相体系	聚结和重力不稳定性	分散法
混悬剂	>500	固体微粒分散形成多相体系	聚结和重力不稳定性	分散法和凝聚法

2. 按给药途径分类

（1）内服液体制剂：如合剂、糖浆剂、乳剂、混悬剂、滴剂等。

（2）外用液体制剂。

①皮肤用液体制剂：如洗剂、搽剂、涂剂等。

②五官科用液体制剂：如洗耳剂、滴耳剂、滴鼻剂、含漱剂、滴牙剂等。

③直肠、阴道、尿道用液体制剂：如灌肠剂、灌洗剂等。

（三）表面现象与表面活性剂

自然界中物质相与相之间的交界面称为界面，其中气-液、气-固界面又称为表面。在界面或表面上所发生的一系列物理化学现象称为界面现象，而习惯上又将固-气或液-气之间发生的界面现象称为表面现象。界面或表面并非一种纯几何的平面，而是存在于相与相之间的具有一定厚度的界面层。界面层与其紧邻的体相（bulk phase）内部在组成、结构和物质分子能量状态及受力等各方面都有不同的特征。而在药剂的生产和研究过程中，界面现象非常普遍。乳剂、混悬剂的制备和稳定，药物的润湿与溶解，药物在体内通过生物膜转运和皮肤用药时的浸润及吸收等，都与界面现象有密切的关系。

1. 表面张力的概念

液体表面层的分子四周受力不对称，受垂直于表面向内的吸引力较大，因此液体自身产生了一种使表面分子向内运动的趋势，使表面自动收缩至最小面积，这种力就称为表面张力，用 σ 表示。

20 ℃时，水的表面张力为 7.275×10^{-2} N/m。当溶剂中溶入溶质时，溶液的表面张力因溶质的加入而发生变化，如一些无机盐可以使水的表面张力略增加，一些低级醇则使水的表面张力略下降，而肥皂和洗衣粉可使水的表面张力显著下降，能使液体表面张力降低的性质即为表面活性。

2. 表面活性剂（surfactants 或 surface active agents）

表面活性剂是指具有很强的表面活性、能使溶液的表面张力显著下降的物质。作为表面活性剂，还应具有增溶、乳化、润湿、去污、杀菌、消泡或起泡等性质，这是与一般表面活性物质的重要区别。

3. 表面活性剂的结构特点

表面活性剂之所以能显著降低表面（界面）张力，主要取决于其结构，即分子中同时具有亲水基团和亲油基团,这种性质称为双亲性或两亲性。表面活性剂分子一端为亲水的极性基团,可以是羧酸及其盐、磺酸及其盐、硫酸酯及其可溶性盐、磷酸酯基、氨基或胺基及其盐,也可以是羟基、酰胺基、醚键、羧酸酯基等;另一端为亲油的非极性基团,多为饱和或不饱和的烃链,烃链长度一般在 8 个碳原子以上。如肥皂是脂肪酸类($RCOO^-$)表面活性剂,其结构中的脂肪酸碳链($R—$)为亲油基团,解离的脂肪酸根($—COO^-$)为亲水基团。图 5-1 为肥皂的结构示意图。

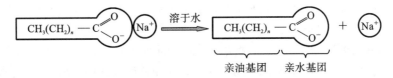

图 5-1　表面活性剂的化学结构(肥皂的结构示意图)

将表面活性剂加入水中,低浓度时可被吸附在溶液表面,亲水基团朝向水中,亲油基团朝向空气中,在表面(或界面)定向排列。由于表面活性剂分子存在于水表面,而改变了水的表面性质,使表面张力降低。此时表面活性剂在溶液表面达到饱和浓度,表面活性剂分子即转入溶液内部,因其具备的两亲性,致使表面活性剂分子亲油基团之间相互吸引、缔合形成胶团。

4. 表面活性剂的分类

表面活性剂按其解离情况可分为离子型和非离子型两大类,其中离子型表面活性剂又分为阴离子型、阳离子型和两性离子型三类。常用表面活性剂介绍如下。

(1) 阴离子型表面活性剂:起表面活性作用的是阴离子,主要包括肥皂类、硫酸化物和磺酸化物。

①肥皂类。肥皂类表面活性剂为高级脂肪酸的盐,其分子结构通式为$(RCOO^-)_n M^{n+}$。常用脂肪酸的烃链在 C_{11}~C_{18} 之间,硬脂酸、油酸、月桂酸等较常用。根据其金属离子 M^{n+} 的不同,可分为碱金属皂,如硬脂酸钠、硬脂酸钾等;碱土金属皂,如硬脂酸钙等;有机胺皂,如三乙醇胺皂等。本类表面活性剂的共同特点是具有良好的乳化能力,容易被酸所破坏,碱金属皂还可被钙盐、镁盐等破坏,电解质可使之盐析,具有一定的刺激性,一般用于外用制剂。

②硫酸化物。硫酸化物为硫酸化油和高级脂肪醇硫酸酯类,其分子结构通式为 $ROSO_3^- M^+$,其中 R 的 C 原子数在 12~18 之间。常用硫酸化物:硫酸化蓖麻油,俗称土耳其红油,为黄色或橘黄色黏稠液体,有微臭味,可与水混合,为无刺激性的去污剂和润湿剂,可代替肥皂洗涤皮肤,也可作载体使挥发油或水不溶性杀菌剂溶于水中;高级脂肪醇硫酸酯类,如十二烷基硫酸钠(月桂硫酸钠)、十六烷基硫酸钠(鲸蜡醇硫酸钠)、十八烷基硫酸钠(硬脂醇硫酸钠)等,其乳化能力很强,较肥皂类表面活性剂稳定,用作外用软膏的乳化剂。

③磺酸化物。磺酸化物主要有脂肪族磺酸化物、烷基芳基磺酸化物、烷基萘磺酸化物等,其分子结构通式为 $RSO_3^- M^+$,其水溶性和耐钙盐、镁盐的能力虽比硫酸化物稍差,但其不易水解,特别是在酸性水溶液中稳定。常用磺酸化物:脂肪族磺酸化物,如二辛基琥珀酸磺酸钠(商品名为阿洛索-OT)等;烷基芳基磺酸化物,如十二烷基苯磺酸钠。它们均为目前广泛应用的洗涤剂。

(2) 阳离子型表面活性剂:起表面活性作用的是阳离子部分。分子结构中含有一个五价的氮原子,也称为季铵盐型阳离子型表面活性剂,其水溶性大,在酸性与碱性溶液中均较稳定,具有良好的表面活性和杀菌作用,但对人体有害,因此,本类表面活性剂主要用于杀菌和防腐,常用作抑菌剂。常用的有苯扎氯铵(洁尔灭)、苯扎溴铵(新洁尔灭)等。

(3) 两性离子型表面活性剂:这类表面活性剂的分子结构中同时具有阴、阳离子基团,在不同 pH 值介质中可表现出阳离子或阴离子型表面活性剂的性质,在碱性水溶液中呈现阴离子型表面活性剂的性质,具有起泡性、去污的作用;在酸性水溶液中则呈现阳离子型表面活性剂的性质,具有杀菌能力。这类表面活性剂有天然的,也有人工合成的。

①天然的两性离子型表面活性剂:主要有卵磷脂,其主要来源是大豆和蛋黄,根据来源不同,又可称大豆卵磷脂或蛋黄卵磷脂。其分子结构由磷酸酯型的阴离子部分和季铵盐型阳离子部分组成,卵磷脂有两个疏水基团,故不溶于水,但对油脂的乳化能力很强,可制成油滴很小不易被破坏的乳剂。常用于

注射用乳剂及脂质体的制备。

②合成的两性离子型表面活性剂：本类表面活性剂的阴离子部分主要是羧酸盐，阳离子部分主要是铵盐或季铵盐。由铵盐构成者即为氨基酸型，由季铵盐构成者即为甜菜碱型。氨基酸型在等电点（一般微酸性）时，亲水性减弱，可产生沉淀；甜菜碱型不论在酸性、碱性还是中性溶液中均易溶解，在等电点时也无沉淀，适用于任何pH值环境。

(4) 非离子型表面活性剂：本类表面活性剂在水中不解离，其分子结构中的亲水基团多为甘油、聚乙二醇和山梨醇等多元醇，亲油基团多为长链脂肪酸或长链脂肪醇以及烷基或芳基等，它们以酯键或醚键相结合，因而有许多不同的品种。由于不解离，本类表面活性剂具有不受电解质和溶液pH值影响、毒性和溶血性小、能与大多数药物配伍、在药剂上应用广泛的特点，常用作增溶剂、分散剂、乳化剂、混悬剂。这类表面活性剂可供外用或内服，个别品种可作注射剂的附加剂。

①脂肪酸山梨坦类（司盘）：脱水山梨醇脂肪酸酯类，即山梨醇与各种不同的脂肪酸所组成的酯类化合物，商品名为司盘（Span）。由于山梨醇羟基脱水位置不同，故有各种异构体，脂肪酸山梨坦类一般用以下通式表示：

注：
(1) $RCOO^-$ 为脂肪酸根；
(2) 山梨醇为六元醇，因脱水而环化。

脂肪酸山梨坦类的亲油性较强，HLB值为1.8~8.6，为油溶性，一般用作W/O型乳剂的乳化剂或O/W型乳剂的辅助乳化剂。司盘20和司盘40与吐温类配伍常作O/W型乳剂的混合乳化剂。

根据所结合的脂肪酸种类和数量的不同，本类表面活性剂有以下常用品种：司盘20（月桂酸山梨坦）、司盘40（棕榈酸山梨坦）、司盘60（硬脂酸山梨坦）、司盘80（油酸山梨坦）、司盘85（三油酸山梨坦）等。

②聚山梨酯类（吐温）：聚氧乙烯脱水山梨醇脂肪酸酯类，这类表面活性剂是在脂肪酸山梨坦类的剩余—OH的基础上，再结合聚氧乙烯基而制得的醚类化合物，商品名为吐温（Tween）。聚山梨酯类是黏稠的黄色液体，对热稳定，但在酸、碱或酶作用下也会水解。由于分子中含有大量亲水性的聚氧乙烯基，故其亲水性显著增强，为水溶性表面活性剂。它主要用作增溶剂、O/W型乳剂的乳化剂、润湿剂和助分散剂。聚山梨酯类一般用以下通式表示：

注：$(C_2H_4O)_nO$—为聚氧乙烯基。

根据所结合脂肪酸种类和数量的不同，本类表面活性剂有如下几种：吐温20（单月桂酸酯）、吐温40（单棕榈酸酯）、吐温60（单硬脂酸酯）、吐温80（单油酸酯）、吐温85（三油酸酯）等。

③聚氧乙烯脂肪酸酯类（卖泽）：聚乙二醇与长链脂肪酸缩合而成，商品名为卖泽（Myrij），通式为$RCOOCH_2(CH_2OCH_2)_nCH_2OH$，其中，$—(CH_2OCH_2)_n—$是聚乙二醇形成的聚氧乙烯基，$n$是聚合度。该类表面活性剂的水溶性和乳化性均很强，常用作O/W型乳剂的乳化剂。

④聚氧乙烯脂肪醇醚类（苄泽）：聚乙二醇与脂肪醇缩合而成的醚类，通式为$R(CH_2OCH_2)_nH$，商品名为苄泽（Brij）。因聚氧乙烯基聚合度和脂肪醇的不同而有不同的品种。药剂上常将其用作乳化剂或增溶剂。常用的有西土马哥（由聚乙二醇与十六醇缩合而成）、平平加O（15个单位聚乙烯与油醇形成的缩合物）、埃莫尔弗（20个单位以上的氧乙烯与油醇形成的缩合物）等。

⑤聚氧乙烯-聚氧丙烯共聚物（泊洛沙姆）：聚氧乙烯与聚氧丙烯聚合而成，又称泊洛沙姆（Poloxamer）。聚氧乙烯具有亲水性，而聚氧丙烯基随着分子量的增大而亲油性增强，具有亲油性。常用的有泊洛沙姆188，商品名称为普流罗尼克（Pluronic）F68。该类表面活性剂对皮肤无刺激性和致敏性，对黏膜刺激性极小，毒性也比其他非离子型表面活性剂小，泊洛沙姆188可用作静脉注射剂的乳

化剂。

5. 表面活性剂的基本性质

(1) 胶团的形成。

①临界胶团浓度：表面活性剂溶于水形成正吸附达到饱和后，溶液表面不能再吸附，表面活性剂分子即转入溶液内部，因其具备的两亲性，致使表面活性剂分子亲油基团之间相互吸引、缔合形成胶团，即亲水基团朝外、亲油基团朝内、大小不超过胶体粒子范围（1～100 nm），并在水中稳定分散的聚合体。表面活性剂分子缔合形成胶团的最低浓度称为临界胶团浓度（CMC）。单位体积内胶团数量几乎与表面活性剂的总浓度成正比。达到临界胶团浓度时，分散体系由真溶液变成胶体溶液，同时会发生表面张力降低，增溶作用增强，起泡性能和去污能力增强，渗透压、导电度、密度和黏度等突变，出现丁铎尔现象。形成胶团的临界浓度通常为 0.02%～0.05%。

②胶团的结构：当表面活性剂在一定浓度范围时，胶团为球状结构，其表面为亲水基团，亲油基团上与亲水基团相邻的一些次甲基排列整齐形成栅状层，而亲油基团则紊乱缠绕形成内核，有非极性液态性质。水分子通过与亲水基团相互作用可深入栅状层内。随着表面活性剂浓度的增大，胶团结构还可呈现棒状、束状、板状及层状等（图5-2）。

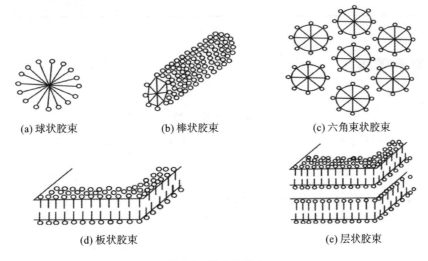

图 5-2 胶束的形态

(2) 亲水亲油平衡值。

表面活性剂亲水亲油的强弱取决于其分子结构中亲水基团和亲油基团的多少。表面活性剂亲水亲油的强弱，可以用亲水亲油平衡值（HLB值）表示。表面活性剂的 HLB 值越高，其亲水性越强；HLB 值越低，其亲油性越强。现在一般非离子型表面活性剂的 HLB 值限定在 0～40。不同 HLB 值的表面活性剂具有不同的用途，HLB 值在 15 以上的表面活性剂适合用作增溶剂，HLB 值在 8～16 的表面活性剂适合用作 O/W 型乳剂的乳化剂，HLB 值在 3～8 的表面活性剂适合用作 W/O 型乳剂的乳化剂，HLB 值在 7～9 的表面活性剂适合用作润湿剂。

非离子型表面活性剂的 HLB 值有加和性，混合表面活性剂的 HLB 值计算公式：

$$\mathrm{HLB_{AB}} = \frac{\mathrm{HLB_A} \times W_A + \mathrm{HLB_B} \times W_B}{W_A + W_B}$$

式中，$\mathrm{HLB_A}$ 为 A 乳化剂的 HLB 值，W_A 为 A 乳化剂的重量，$\mathrm{HLB_B}$ 为 B 乳化剂的 HLB 值，W_B 为 B 乳化剂的重量，$\mathrm{HLB_{AB}}$ 为混合乳化剂的 HLB 值。注意：此式不能用于混合离子型表面活性剂的 HLB 值的计算。

常用表面活性剂的 HLB 值见表 5-8。

表 5-8 常用表面活性剂的 HLB 值

表面活性剂	HLB 值	表面活性剂	HLB 值	表面活性剂	HLB 值
十二烷基硫酸钠	40.0	乳化剂 OP	15.0	司盘 20	8.6
阿特拉斯 G-263	25～30	吐温 60	14.9	阿拉伯胶	8.0
油酸钾（软皂）	20.0	吐温 21	13.3	司盘 40	6.7
油酸钠	18.0	乳白灵 A	13.0	单油酸二甘油酯	6.1
苄泽 35	16.9	西黄蓍胶	13.0	蔗糖酯	5～13
苄泽 52	16.9	聚氧乙烯烷基酚	12.8	司盘 60	4.7
吐温 20	16.7	油酸三乙醇胺	12.0	司盘 80	4.3
西马士哥	16.4	卖泽 45	11.1	单硬脂酸甘油酯	3.8
聚氧乙烯月桂酸醚	16.0	吐温 85	11.0	司盘 83	3.7
卖泽 51	16.0	吐温 65	10.5	单硬脂酸丙二油酯	3.4
泊洛沙姆 188	16.0	吐温 81	10.0	卵磷脂	3.0
吐温 40	15.6	明胶	9.8	司盘 65	2.1
吐温 80	15.0	吐温 61	9.6	司盘 85	1.8
卖泽 49	15.0	苄泽 30	9.5	二硬脂酸乙二油酯	1.5

实例解析

HLB 值的计算

例：用司盘 80（HLB 值为 4.3）和吐温 20（HLB 值为 16.7）制备 HLB 值为 9.5 的混合乳化剂 100 g，两者应各用多少？该混合物可作何用？

解：

$$9.5 = \frac{4.3 \times W_A + 16.7 \times (100 - W_A)}{100}$$

$$W_A = 58.1$$

应使用司盘 80 58.1 g，吐温 20 41.9 g。该混合物可用作 O/W 型乳剂的乳化剂、润湿剂等。

(3) 表面活性剂的毒性。

表面活性剂的毒性大小顺序为阳离子型表面活性剂＞阴离子型表面活性剂＞非离子型表面活性剂。两性离子型表面活性剂的毒性和刺激性均小于阳离子表面活性剂。非离子型表面活性剂口服一般认为无毒性，例如成人每日口服 4.5～6.0 g 吐温 80，连服 28 日，有的人服用达 4 年之久，都未见明显的毒性反应。表面活性剂用于静脉给药的毒性大于口服给药。

阳离子型表面活性剂和阴离子型表面活性剂不仅毒性较大，而且还具有较强的溶血作用。非离子型表面活性剂的溶血作用较轻微，其中吐温类的溶血作用通常比其他含聚氧乙烯基的表面活性剂小。溶血作用大小的顺序为聚氧乙烯烷基醚＞聚氧乙烯芳基醚＞聚氧乙烯脂肪酸酯＞吐温 20＞吐温 60＞吐温 40＞吐温 80。外用时表面活性剂呈现较小的毒性。非离子型表面活性剂对皮肤和黏膜的刺激性最小。

知识链接

影响增溶的因素——温度

1. 克氏点（Krafft 点）

离子型表面活性剂随温度的升高，其溶解度和增溶剂在胶团中的溶解度增大。当温度升高到一定值时,离子型表面活性剂的溶解度会急剧升高,该温度点即克氏点。其对应的溶解度即为该离子型表面活性剂的临界胶团浓度。

克氏点是离子型表面活性剂的特征值,临界胶团浓度随克氏点的升高而降低,应用表面活性剂只有在温度高于克氏点时才能产生更大的作用。如十二烷基磺酸钠的克氏点约为70 ℃,故其表面活性在室温时发挥不够充分。

2. 昙点(浊点)

某些含聚氧乙烯基的非离子型表面活性剂的溶解度,随温度的升高而增大,当达到某一温度时,其溶解度急剧下降,溶液变浑浊或分层,但冷却后又恢复澄明,这种溶液由澄明变浑浊的现象称为起昙,起昙的温度称为昙点(浊点)。

起昙是由于含聚氧乙烯基的表面活性剂(如聚山梨酯)在水中,其亲水基团(聚氧乙烯基)能与水发生氢键缔合,从而与溶液发生分离的状态,当温度升高到昙点时,聚氧乙烯链与氢键断裂,使表面活性剂溶解度急剧下降并析出,溶液出现浑浊。在聚氧乙烯链相同时,碳氢链越长,昙点越低;在碳氢链相同时,聚氧乙烯链越长,昙点越高。大多数此类表面活性剂的昙点在70~100 ℃,但有的含聚氧乙烯基的表面活性剂没有昙点,如聚氧乙烯聚氧丙烯共聚物(如普流罗尼克)极易溶于水,在达到沸腾点时也没有起昙现象。

含有可能产生起昙现象的表面活性剂的制剂,由于加热灭菌等影响而导致表面活性剂的增溶或乳化能力下降,使被增溶物质析出。因此,含此类表面活性剂的制剂应注意加热灭菌温度的影响。

6. 表面活性剂在药物制剂中的应用

表面活性剂在药物制剂中有广泛的应用,常用于难溶性药物的增溶、油的乳化、混悬剂的润湿和助悬,表面活性剂可以增加药物的稳定性,促进药物的吸收,是制剂中常用的附加剂。其中,阳离子型表面活性剂还可用于消毒、防腐及杀菌等。

(1) 增溶剂:在药物制剂中,一些难溶性维生素、甾体激素、挥发油等难溶性药物在水中的溶解度很小,达不到治疗所需浓度,可利用表面活性剂的增溶作用提高药物的溶解度而增加药物治疗浓度。这种起增溶作用的表面活性剂称为增溶剂。

(2) 乳化剂:一般来说,亲水亲油平衡值(HLB值)为3~8的表面活性剂适合用作W/O型乳剂的乳化剂;HLB值为8~16的表面活性剂适合用作O/W型乳剂的乳化剂。阳离子型表面活性剂由于其毒性和刺激性比较大,故不作为内服乳剂的乳化剂使用;阴离子型表面活性剂一般作为外用制剂的乳化剂;两性离子型表面活性剂,如琼脂、阿拉伯胶等可作为内服制剂的乳化剂;非离子型表面活性剂不仅毒性低,且生物相容性好,不易发生配伍变化,对pH值的改变及电解质均不敏感,可用于外用制剂和内服制剂。

(3) 润湿剂:促进液体在固体表面铺展或渗透的作用称为润湿作用,能起润湿作用的表面活性剂为润湿剂。润湿剂的最适HLB值为7~9,并且其只有在合适的温度下才能起到润湿作用。

(4) 起泡剂和消泡剂:具有产生泡沫作用和稳定泡沫作用的物质称为起泡剂和稳定剂。表面活性剂可降低液体表面张力,使泡沫稳定,因而可作为起泡剂和稳定剂使用。表面活性剂作为起泡剂主要用于腔道给药及皮肤给药。与起泡剂相反,可以消除泡沫的物质为消泡剂。一些含有表面活性剂或具有表面活性物质的溶液,如中草药的乙醇或水浸出液,含有皂苷、蛋白质、树胶以及其他高分子化合物的溶液,当剧烈搅拌或蒸发浓缩时,可产生稳定的泡沫,给操作带来困难,这时为了破坏泡沫,可加入一些减小液体表面张力且水溶性小的表面活性剂,其HLB值通常为1~3,表面活性剂与泡沫液层的起泡剂争夺膜面,并可吸附于泡沫表面,取代原来的起泡剂,而其本身碳链短不能形成坚固的液膜,从而使泡沫破裂。

(5) 去污剂:用于去除污垢的表面活性剂称为去污剂。去污剂的最适HLB值通常为13~16,去污能力以非离子型表面活性剂最强,其次是阴离子型表面活性剂。常用的去污剂有钠肥皂、钾肥皂、油酸钠、十二烷基硫酸钠及其他烷基磺酸钠等。

（6）消毒剂和杀菌剂：大多数阳离子型表面活性剂和两性离子型表面活性剂都可以用作消毒剂，少数阴离子型表面活性剂也有类似作用。根据需要使用不同浓度的表面活性剂，可分别用于手术前的皮肤消毒、伤口或黏膜消毒、器械消毒和环境消毒等。

二、药物的分散

液体制剂的分散体系多种多样，分散体系不同，药物在分散介质中的分散状态也就不同。对溶液剂来说，药物是溶解的状态，其分散介质可以称为溶剂。而对溶胶剂、混悬剂和乳剂来说，药物并非溶解，而是分别以胶溶、混悬、乳化的形式分散在分散介质中。虽然上述三种液体制剂中的药物并非溶解在分散介质中，但在习惯上仍将它们称作液体制剂。

药物粒子分散度的大小与液体制剂的理化性质、稳定性、药效等均具有密切的关系，因此，不同类型和品种的液体制剂要求药物具有不同的分散程度。药物的性质不同，分散的难易程度也不同，因此在液体制剂的生产中，需要根据具体情况采用适宜的分散方法。

下面分别介绍液体制剂中药物在分散介质中的四种不同的分散形式。

（一）溶解

溶解是指溶剂（分散介质）对溶质（分散相）分子的吸引力大于溶质内部分子间的吸引力，使固体、液体或气体的溶质以分子或离子形式分散在溶剂中的过程。溶解是一种常见的分散形式，常用的溶剂为水、乙醇、矿物油、脂肪油或其他非水溶剂，它们的混合物亦有应用。在这种状态下，药物均匀分散在分散介质中，没有相界面的存在，一般将这种状态的液体称为溶液（真溶液）。这种分散体系的制剂称为真溶液型制剂或低分子溶液剂。这种分散体系在热力学上是稳定的体系。

属于真溶液的剂型有溶液剂、芳香水剂（露剂）、糖浆剂、醑剂和甘油剂等。以上剂型均在"溶液剂的制备"相关内容中介绍。

药物的分子或离子在溶液中会进行溶解和结晶两种相反的运动，当溶解速度和结晶速度相等即达到平衡状态时，溶液的浓度维持恒定不变，此时的溶液称为饱和溶液。在一定的温度和压力下，饱和溶液的浓度称作药物的溶解度。《中国药典》（2020年版）将药物的溶解度划分为七种状态，即极易溶解、易溶、溶解、略溶、微溶、极微溶解、几乎不溶或不溶。

药物与溶剂的性质、温度、第三方物质（如助溶剂、增溶剂等）是否存在等都会影响药物的溶解度。如果要制备出药物以溶解状态分散的制剂，就需要将上述因素纳入考虑范围。

对于溶解性好的药物，溶解过程较为简单。但对于难溶的药物，在溶解过程中就需要根据药物的性质，采用不同的方法来促使药物溶解，如将药物微粉化、加热溶解、加入增溶剂或助溶剂、采用混合溶剂、调节溶液的pH值等。

（二）胶溶

胶溶是指一定大小（1～500 nm）的固体颗粒药物或高分子化合物分散在分散介质内的过程。胶溶所形成的液体称为胶体溶液或胶体溶液型制剂。分散介质多数为水，少数为非水溶剂。固体颗粒多以聚合体（胶体颗粒或胶团）形式分散成多相不均匀的分散体系，高分子化合物以单分子（如多糖、蛋白质等）形式分散成单相均匀分散体系。因为它们的理化性质有很多相似之处，因此在药剂学上将两者合并讨论。

胶体溶液在药剂上应用广泛，中药合剂、中药汤剂、中药糖浆剂等均为胶体溶液。各类剂型所用的辅料（如淀粉浆、胶浆等）也为胶体溶液。因此，掌握胶体溶液的性质、特点、种类和制备方法等很有必要。

1. 胶体溶液的种类

胶体溶液按其胶粒与分散介质之间的亲和力不同，可分为亲液胶体与疏液胶体两大类。当分散介质为水时，则称为亲水胶体或疏水胶体。

（1）亲水胶体：多为高分子化合物，其结构中含有大量亲水基团，如—COOH、—NH$_2$和—OH等，与水分子以分子间氢键的形式形成水化物,故易溶于水,生成胶体溶液,如阿胶浆、白及胶浆和淀粉浆等。

(2) 疏水胶体:多为金属或金属氧化物、金属硫化物,是由多分子聚合而成的微粒分散在水中,因微粒与水分子之间的亲和力很弱,同时又存在界面,所以为多相分散体系,具有聚结不稳定性。

(3) 保护胶体:因疏水胶体溶液具有聚结成大颗粒而产生沉淀的不稳定性,当向疏水胶体溶液中加入一定量的亲水胶体溶液时,疏水胶体表面吸附一层亲水胶体,阻碍了疏水胶体颗粒间相互碰撞的聚结,增加了疏水胶体溶液的稳定性。这种作用称为胶体的保护作用,所形成的胶体称为保护胶体。

(4) 凝胶:某些亲水胶体溶液如阿胶溶液,在温热条件下为黏稠性流动液体。当温度下降至一定程度时,由于胶核形成链状分散的网状结构,水或溶剂被包围在网状结构中,形成不能随意流动的半固体,这种半固体的胶状溶液称为"凝胶",形成凝胶的过程称为"胶凝过程"。当凝胶受热失去网状结构中的水或溶剂时,即成"干胶"。它们之间存在可逆性变化,故干胶加水后仍可变成胶体溶液,凝胶加热后也可变为胶体溶液。如中药胶剂制备的全过程,实际上就是胶原或变性产物溶解于水中,形成亲水胶体溶液,浓缩到一定程度,放冷后形成凝胶,将凝胶切成片状晾干后形成干胶的过程。

(5) 触变胶体溶液:某些胶体溶液在静止条件下,逐渐从液体变为半固体状态的"凝胶",当振摇时,这种"凝胶"又变成液体,具有这种特性的胶体溶液称为"触变胶体溶液",这种胶体称为"触变胶"。如硬脂酸铝的油溶液就有这种性质,常用作混悬液型制剂的稳定剂。

2. 胶体溶液的特性

胶体溶液既不同于粗分散系,又不同于小分子分散系,具有独特的性质。亲水胶体与疏水胶体性质也不尽相同,了解它们的特性对制备稳定的胶体型液体制剂有重要意义。

(1) 可滤过性:因胶体溶液中的质点大小介于真溶液和混悬液之间,胶体溶液可以通过滤纸而不能通过半透膜,所以胶体溶液中的可见性杂质可用滤纸滤过除去,而盐类杂质则可用电渗析法或半透膜透析法除去。

(2) 布朗运动:胶体溶液属于动力学稳定体系,其胶粒沉降速度慢,可在较长时间内不发生沉淀。但是由于胶粒分散度大、比表面积与表面自由能大,有趋于合并从而使表面自由能降低的倾向,因此在长期贮存过程中有粒子聚结的"陈化现象"。所以胶体溶液属于热力学不稳定体系。

(3) 对光线的散射作用:在透射光线下胶体溶液的外观是透明的,当一束强光从狭缝中射入暗室中的胶体溶液时,则可以观察到一条由无数闪光点组成的光柱,这种现象称为丁铎尔现象。这是胶体微粒略小于入射光波长而对光线产生散射作用的结果。从是否存在散射现象,可以观察胶体粒子是否存在;从散射光强度的变化可推知胶体溶液分散度的变化,以研究胶体溶液的稳定性。

(4) 带有电荷:胶体溶液在电场的作用下,胶粒向着与自身所带电荷相反的电极移动,而溶剂则向另一电极移动,这一事实充分证明胶粒带有电荷。胶体溶液型制剂中带正电荷的胶体有酸性溶液中的蛋白质、甲紫、金属氧化物等,带负电荷的胶体有碱性溶液中的蛋白质、蕨蓝、淀粉浆、金属硫化物等。

(三) 混悬

混悬是指难溶性固体药物分散于液体分散介质中的过程,所形成的分散体系称为混悬液或混悬型液体制剂。分散相的质点较大,通常为500~20000 nm,有的粒子可达50000 nm,属粗分散体系。分散介质大多数为水,少数为植物油等。

混悬在药剂学中与许多剂型有关,不仅与合剂、洗剂、搽剂等混悬型液体制剂有关,而且在混悬的滴眼剂、注射剂、气雾剂、软膏剂、栓剂、冲剂中均有应用,但有毒药物不得制成混悬型液体制剂,以策安全。

混悬型液体制剂有如下特点:起效较丸剂、片剂快;作用维持时间较溶液剂长;外用时易均匀涂布,并能保护和覆盖创面;用作肌内注射剂时,可延缓吸收。混悬型液体制剂为临床常用制剂之一。一个良好的混悬型液体制剂应具备下述条件:①药物本身性质稳定,在使用、贮存期内质量应符合《中国药典》(2020年版)要求;②混悬液中的颗粒应细腻、均匀,其直径应符合混悬型液体制剂的要求;③沉降的颗粒应不结块,用时经振摇后仍能均匀分散;④黏度应符合要求,不妨碍倾倒和量取;⑤内服混悬液应有良好的色、香、味;⑥外用混悬液应易于涂布,不会流散,且能较快干燥,并能遗留一层不易擦掉又有弹性的含药保护膜。

混悬型液体制剂发给患者时,应在药瓶标签上注明"用时振摇"。

制备一个稳定、良好的混悬液,往往需要加入稳定剂,常见的有助悬剂、润湿剂、絮凝剂和反絮凝剂。

1. 助悬剂

常用的助悬剂多为亲水胶体溶液、单糖浆和某些无机化合物等。它们具有一定的黏性,能增加混悬液的黏稠度,又能被混悬液中的微粒吸附而形成保护膜,可增加混悬液的稳定性。有的还具有触变胶的性质,可以保持混悬液微粒的均匀分散,防止凝聚和沉降。

(1) 糖浆、甘油和山梨醇为小分子助悬剂。糖浆和山梨醇味甜,故多作内服制剂的助悬剂。甘油除有助悬作用外,还有引湿作用,常作为外用制剂的助悬剂。

(2) 阿拉伯胶、西黄芪胶、白及胶、桃胶、淀粉和琼脂均为高分子亲水胶体,为最常用的助悬剂,但易染菌或被酶解而降低黏性,故宜灭菌后与防腐剂合并使用。阿拉伯胶的黏性较弱,且易被阿拉伯胶氧化酶分解,故使用前应加热至80℃以上以破坏阿拉伯胶氧化酶。此外阿拉伯胶浆干燥后易生成无弹性的薄膜,故不宜用作外用制剂的助悬剂;作内服混悬液的助悬剂时,常用量为5%～15%。西黄芪胶黏性大,适用于各类混悬液,常用量为0.1%～0.3%。淀粉用量为2%～4%。琼脂用量为0.2%～0.3%。

(3) 纤维素衍生物:常用的有甲基纤维素和羧甲基纤维素钠,它们化学性质稳定,配伍变化少。如甲基纤维素仅与鞣酸、盐酸有配伍变化,羧甲基纤维素钠也只与三氯化铁、硫酸铅有配伍变化。常用量为0.25%～0.5%。

(4) 硅皂土为含水硅酸铝胶体,分散在水中可形成带负电荷、具有高黏度的胶体溶液,配伍禁忌少,不需要加入防腐剂,并有润湿性、可塑性和触变性(浓度达5%以上时)。制成的混悬液具有不黏瓶和易于倾倒的特点,故常在各混悬液中用作助悬剂,常用量为2%。

2. 润湿剂

润湿剂主要用于改善疏水性微粒与水的亲和力,促使微粒形成水化层,以增加混悬液的稳定性。常用的有乙醇、甘油和表面活性剂等,但乙醇和甘油等润湿作用不强,故不常用。阴离子型表面活性剂多用作外用制剂的润湿剂,但在使用时要注意微粒带电荷的情况,否则易产生电中和而加速混悬微粒的沉降;内服制剂多用非离子型表面活性剂(如吐温80等)作润湿剂,因其毒性小、配伍变化少。

3. 絮凝剂与反絮凝剂

混悬微粒表面由于游离基团的存在或吸附溶液中的离子而带有同性离子,同时相反的离子分布在其周围,因而同时受到微粒静电引力与斥力的作用。倘若微粒间引力与斥力保持平衡,则形成疏松的絮状沉淀,称为絮凝。絮凝一般不结块,一经振摇即可重新分散。若加入适量电解质使絮凝程度增加,则该电解质称为絮凝剂。反之,使絮凝程度降低的电解质称为反絮凝剂。同一电解质可因用量不同而成为絮凝剂或反絮凝剂。常用的絮凝剂与反絮凝剂有枸橼酸盐、酒石酸盐、磷酸盐、三氯化铝等。

(四) 乳化

乳化是指一种液体在第三种物质的存在下,以微粒形式分散在另一种互不相溶的液体中成为不均匀分散体系的过程。所形成的分散体系称为乳浊液或乳浊液型制剂(简称乳剂)。前一种液体称为分散相(也称内相、间隔相),另一种液体称为分散媒(也称外相、连续相),加入的第三种物质称为乳化剂。乳化剂多为表面活性剂或黏度较大的亲水胶体,乳浊液中的分散相直径一般为100～2500 nm,若直径小于10 nm则称为"微型乳剂",因其溶液呈透明状,故亦称为"透明乳剂"。

乳浊液中水或水性溶液称水相(用W表示),与水不混溶的相则称为油相(用O表示)。

1. 乳浊液的分类

乳浊液因分散相和分散媒的不同,常分为水包油型(O/W型)乳浊液和油包水型(W/O型)乳浊液,还有一种乳浊液,是油或水以微小的液滴分散在乳浊液的分散相中,形成O/W/O型或W/O/W型乳浊液,这种乳浊液称为"复乳剂"。

O/W型乳浊液的鉴别特征:O为乳白色液体,用大量水稀释时无油滴析出,乳浊液亦不被破坏;当加入水溶性染料时仅分散媒被染色,在显微镜的视野中可见到发亮的油滴;通入直流电时有导电性。

W/O 型乳浊液的鉴别特征:O 为淡黄色蜡状液体,加油稀释时无水滴析出,乳浊液亦不被破坏;当加入脂溶性染料时分散媒被染色,在显微镜的视野中可见到圆形的水滴;通入直流电时无导电性。(表 5-9)

表 5-9 乳浊液类型的鉴别

鉴别方法	O/W 型	W/O 型
外观	乳白色	与油颜色相近
皮肤触感	无油腻感	有油腻感
稀释法	被水稀释	被油稀释
导电法	导电	几乎不导电
染色法(水性染料)	外相染色	内相染色
染色法(油性染料)	内相染色	外相染色

如果按乳滴大小来分类,乳浊液还可分为普通乳、亚微乳及纳米乳,其中纳米乳和亚微乳总称为微乳。

(1) 普通乳:粒子直径为 1~100 μm,乳白色不透明液体,属于热力学不稳定体系,受热等因素的影响易出现破乳、分层等现象。

(2) 亚微乳:粒子直径为 0.1~1 μm(不含 1 μm),外观不透明,呈浑浊状或乳状,稳定性不如纳米乳,可热压灭菌,但灭菌时间太长或重复灭菌,也会分层,属于热力学不稳定体系。

(3) 纳米乳:粒子直径为 10~100 nm(不含 100 nm),其乳滴多为球形,大小比较均匀,透明或半透明,属于热力学稳定体系,应热压灭菌,离心也不会分层。

2. 乳浊液的特点

乳浊液具有下列优点:①药物液滴分散程度大,人体吸收快,能发挥速效作用,生物利用度高;②O/W 型乳浊液能掩盖油类药物的异味,添加色、香、味较佳的矫味剂后,患者易于服用;③乳浊液能改善皮肤、黏膜对药物的通透性并减低刺激性,可增加药物的局部作用;④乳浊液可改善油类药物的附壁现象,使服用剂量准确、疗效明显;⑤静脉注射乳剂,可使药物具有靶向作用,提高疗效。

正因为乳浊液具有许多独特的优点,所以许多剂型要应用乳化技术来实现,如内服的乳剂和乳剂型的搽剂、洗剂、软膏、栓剂、静脉乳、碳氟乳剂代血浆等。因此,对乳化的理论与技术应很好掌握和运用。

但乳浊液也存在一些不足,因大部分属于热力学不稳定体系,在贮存过程中易受影响,出现分层、破乳或酸败等现象。

3. 乳化剂

乳化剂是指乳浊液制备时,除油相与水相外,尚需要加入能促使分散相乳化并保持稳定的物质。它是乳浊液的重要组成部分,在乳浊液的形成、稳定及药效的发挥等方面均具有重要的作用。

(1) 优良乳化剂应具备以下条件。

①乳化能力强,能显著降低油水两相之间的界面张力,并能在液滴周围形成牢固的乳化膜。

②乳化剂本身应稳定,乳化剂对不同的 pH 值、电解质、温度的变化等应具有一定的耐受性。

③对人体无害,不应对身体产生近期或远期的毒副作用,无刺激性,来源广,价廉。

(2) 乳化剂可分为以下几种。

①天然乳化剂:天然乳化剂多为高分子化合物,具有较强的亲水性,能形成 O/W 型乳浊液。由于黏性较大,天然乳化剂能增加乳浊液的稳定性。天然乳化剂容易被微生物污染,故宜新鲜配制或加入适宜防腐剂。

阿拉伯胶:主要含阿拉伯胶酸的钾盐、钙盐、镁盐,可形成 O/W 型乳浊液。适用于乳化植物油、挥发油,因阿拉伯胶羧基离解,形成的多分子膜带负电荷,可形成物理屏障和静电斥力而阻止乳滴的集聚,多用于制备内服乳剂。阿拉伯胶的常用浓度为 10%~15%,稳定 pH 值为 2~10。因内含氧化酶,易使阿拉伯胶腐败或与一些药物有配伍禁忌,故使用前应在 80 ℃下加热 30 min 使之被破坏。在阿拉伯胶作乳化剂的产品中,西黄蓍胶和琼脂通常被用作增稠剂。

西黄蓍胶:此种物质为西黄蓍胶树的树胶干燥而得,本称西黄芪,后写作西黄蓍。西黄蓍胶为O/W型乳化剂,其水溶液黏度大,pH值为5时黏度最大。由于西黄蓍胶乳化能力较差,一般不单独作乳化剂,而是与阿拉伯胶合并使用。

明胶:可作为O/W型乳化剂使用,用量为油量的1%～2%。明胶为两性化合物,使用时需注意pH值的变化及其他乳化剂(如阿拉伯胶等)的电荷,防止产生配伍禁忌。使用时需添加防腐剂。

磷脂:由卵黄提取的卵磷脂或由大豆提取的豆磷脂,能显著降低油水界面张力,乳化能力强,为O/W型乳化剂。可供内服或外用,精制品可供静脉注射用。常用量为1%～3%。如果直接用未精制过的卵磷脂,则需添加防腐剂。

其他:如果胶、杏胶、桃胶、海藻酸钠、琼脂、酪蛋白、胆固醇等,有些在乳浊液中作为辅助乳化剂。

②合成乳化剂:主要是表面活性剂,其种类多,乳化能力强,性质稳定,应用范围广,逐渐替代天然乳化剂。

阴离子型表面活性剂:常用的有一价碱金属皂(O/W型)、二价金属皂(W/O型)、有机胺皂(O/W型)、十六烷基硫酸钠和十二烷基硫酸钠等,后两者常与鲸蜡醇合用。

阳离子型表面活性剂:因毒性大,不如阴离子型表面活性剂应用广泛。但这类表面活性剂很多具有抗菌活性,如溴化十六烷基三甲铵或溴化十四烷基三甲铵,与鲸蜡醇合用,同时具有防腐作用。

非离子型表面活性剂:常用的有聚山梨醇类(即吐温类,如吐温20、40、60、80等,O/W型)和脂肪酸山梨坦类(即司盘类,如司盘20、40、60、80等,W/O型)。这类物质毒性、刺激性均较小,性质稳定,应用广泛;且这类乳化剂可单独使用,也可与其他离子型乳化剂合用。HLB值决定乳化剂的类型,HLB值为3～8的表面活性剂适合用作W/O型乳化剂;HLB值为8～16的表面活性剂适合用作O/W型乳化剂。

③固体微粒乳化剂:这类乳化剂为不溶性固体微粉,可聚集于液液界面上形成固体微粒膜而起乳化作用。此类乳化剂形成的乳浊液类型是由接触角θ决定的。当$\theta<90°$时,易被水润湿,形成O/W型乳浊液,如氢氧化镁、氢氧化铝、二氧化硅、皂土等;当$\theta>90°$时,易被油润湿,则形成W/O型乳浊液,如氢氧化钙、氢氧化锌、硬脂酸镁等。固体微粒乳化剂不受电解质影响,与非离子型表面活性剂合用的效果更好。

④辅助乳化剂:与乳化剂合并使用能增加乳浊液稳定性的乳化剂。辅助乳化剂的乳化能力一般很弱或无乳化能力,但能提高乳浊液的黏度,并能增强乳化膜的强度,防止乳滴合并。

增加水相黏度的辅助乳化剂:甲基纤维素、羧甲基纤维素钠、羟丙基纤维素、海藻酸钠、琼脂、西黄蓍胶、阿拉伯胶、黄原胶、瓜尔胶、果胶、骨胶原、硅皂土等。

增加油相黏度的辅助乳化剂:鲸蜡醇、蜂蜡、单硬脂酸甘油酯、硬脂酸、硬脂醇等。

(3) 乳化剂的选择依据如下。

乳化剂的种类很多,应根据乳浊液的使用目的、药物的性质、处方的组成、制备乳浊液的类型、乳化方法等综合考虑,适当选择。

①根据乳浊液的类型选择:在乳浊液的处方设计时应先确定乳浊液类型,根据乳浊液类型选择所需的乳化剂。O/W型乳浊液应选择O/W型乳化剂,W/O型乳浊液应选择W/O型乳化剂。乳化剂的HLB值为该选择提供了重要的依据。

②根据乳浊液给药途径选择:口服乳浊液应选择无毒的天然乳化剂或某些亲水性高分子乳化剂,如阿拉伯胶、西黄蓍胶、白及胶、吐温类、卵磷脂、琼脂、果胶等。外用乳浊液应选择对局部无刺激性、长期使用无毒性的乳化剂,如肥皂类及各种非离子型表面活性剂等。一般不用高分子溶液作乳化剂,因其易于结成膜。一般表面活性较强的物质,可以引起刺激性,产生过敏和皮炎。外用乳浊液可以有不同的稠度,可以是O/W型或W/O型。注射用乳浊液应选择磷脂、泊洛沙姆等乳化剂。

③根据乳化剂性能选择:乳化剂的种类很多,其性能各不相同,应选择乳化性能强、性质稳定、受外界因素(如酸、碱、盐、pH值等)影响小、无毒、无刺激性的乳化剂。

④混合乳化剂的选择:乳化剂混合使用有许多特点,可改变HLB值,以改变乳化剂的亲水亲油性,使其有更大的适应性,如磷脂与胆固醇混合比例为10∶1时,可形成O/W型乳浊液,混合比例为6∶1时则形成W/O型乳浊液;可增加乳化膜的牢固性,如油酸钠为O/W型乳化剂,与鲸蜡醇、胆固醇等亲油性乳化剂混合使用,可形成络合物,增强乳化膜的牢固性,并增加乳浊液的黏度和稳定性。非离子型乳化剂可以混合使用,如聚山梨酯、脂肪酸山梨坦等。非离子型乳化剂可与离子型乳化剂混合使用,但阴离子型乳化剂和阳离子型乳化剂不能混合使用。乳化剂混合使用,必须符合油相对HLB值的要求,若油相的HLB值未知,可通过实验加以确定。

4. 乳浊液的稳定性

乳浊液属于热力学不稳定的非均相分散体系,其不稳定现象主要表现在以下几个方面。

(1)分层:也称乳析,内相液滴的聚集体比其单个颗粒具有更大的上浮到乳浊液顶部或下沉到底部的趋势。这种聚集体的形成称为乳浊液的分层。乳浊液分层的部分可通过振摇使其分散均匀,但在给定剂量前,聚集体很难被再分散,或振摇不充分时,可导致内相中剂量的不准确。而且,药物乳浊液的分层使其产品变得不美观,不易被消费者接受。更重要的是,它增加了液滴合并的危险。根据Stokes方程,乳浊液中分散相的分层速度与某些因素有关,如分散相的粒子大小、各相间的密度差以及外相的黏度。重要的是必须意识到内相粒子大小的增加、较大的两相密度差以及外相黏度的降低会导致分层速度增快。因此,要增加乳浊液的稳定性,其液滴或粒子的大小必须尽可能地降低到最低程度,内、外相的密度差应最小,外相的黏度在合理范围内应最大。增稠剂如西黄蓍胶和微晶纤维素,经常被用于乳浊液以增加外相的黏度。内相密度小于外相密度的不稳定W/O型或O/W型乳浊液易在上部发生分层;在乳浊液底部的分层则发生在与之相反的不稳定乳浊液中。

(2)絮凝:乳浊液中内相的乳滴发生的可逆聚集现象称为絮凝。但由于乳滴电荷以及乳化膜的存在,阻止了絮凝时乳滴的合并。发生絮凝的条件:乳滴的电荷减少,使ξ电位降低,乳滴发生聚集而絮凝。絮凝状态仍保持乳滴及其乳化膜的完整性。乳浊液中的电解质和离子型乳化剂的存在是产生絮凝的主要原因,同时絮凝与乳浊液的黏度、相容积比以及流变性有密切关系。乳浊液的絮凝作用,限制了乳滴的移动并产生网状结构,可使乳浊液处于高黏度状态,有利于乳浊液稳定。絮凝与乳滴的合并是不同的,但絮凝状态进一步变化也会引起乳滴的合并。

(3)转相:由于某些条件的变化而改变乳浊液的类型称为转相。由W/O型转变为O/W型或O/W型转变为W/O型,转相主要是由乳化剂的性质改变引起的。如油酸钠是O/W型乳化剂,遇氯化钙后生成油酸钙,变为O/W型乳化剂,乳浊液则由O/W型变为W/O型。向乳浊液中加入相反类型的乳化剂也可使乳浊液转相,特别是两种乳化剂的量接近相等时,更容易转相。转相时两种乳化剂的量的比值称为转相临界点。在转相临界点上,乳浊液不属于任何类型,处于不稳定状态,可随时向某种类型乳浊液转变。

(4)合并与破裂:比分层更具有破坏性的是乳浊液内相液滴的合并,从而产生相分离形成不同的液层。乳浊液中内相的分离称为乳剂的"破坏"。此时乳剂则被描述成"破裂"。这是不可逆的变化,因为对内相液滴具有保护性的液层已不复存在,即使对分离的两相进行搅拌一般也无法重新制成乳浊液。要重新将其制成乳浊液,通常必须另外加入乳化剂,再通过适当的设备重新进行处理。通常乳浊液需要小心保存,避免过冷或过热。冷冻和解冻会导致乳浊液粒子的合并,有时会造成乳浊液的破裂。过热也会产生相同的后果。

(5)酸败:乳浊液在放置过程中,受外界因素(如光、热、空气等)及微生物的作用,乳浊液中的油或乳化剂发生变质的现象称为酸败。乳浊液中添加抗氧剂或防腐剂可防止酸败的发生。

三、液体制剂的制备

在制备液体制剂的时候,需要根据剂型和具体制剂的需要,对处方中所用的溶剂、附加剂进行选择后,再进行制备。

(一)液体制剂的溶剂

液体制剂的制备方法、稳定性及所产生的药效等,都与溶剂有密切关系。液体制剂的溶剂对溶液剂来说可称为溶剂;对溶胶剂、混悬剂、乳剂来说药物并不溶解而是分散,因此称作分散介质。溶剂对液体制剂的性质和质量影响很大,故制备时应选择优良的溶剂。选择溶剂的原则:①对药物应具有较好的溶解性和分散性;②化学性质应稳定,不与药物或附加剂发生反应;③不应影响药效的发挥和含量测定;④毒性小、无刺激性、无不适的臭味。完全符合这些条件的溶剂很少,所以需要根据药物的性质及用途选择适宜的溶剂,尤其应注意混合溶剂的应用。

药物的溶解或分散状态与溶剂的极性有密切关系。溶剂按介电常数大小分为极性溶剂、半极性溶剂和非极性溶剂。

(二)液体制剂的附加剂

1. 增溶剂(solubilizer)

增溶是指某些难溶性药物在表面活性剂的作用下,在溶剂中溶解度增加并形成溶液的过程。具有增溶能力的表面活性剂称增溶剂,被增溶的物质称为增溶质。对于以水为溶剂的药物,增溶剂的最适HLB值为15~18。每1 g增溶剂能增溶药物的克数称为增溶量。常用的增溶剂为聚山梨酯类和聚氧乙烯脂肪酸酯类等。

2. 助溶剂(hydrotropy agent)

助溶是指难溶性药物与加入的第三种物质在溶剂中形成可溶性络合物、复盐或缔合物等,以增加药物在溶剂(主要是水)中的溶解度。其中的第三种物质称为助溶剂。助溶剂多为小分子化合物(不是表面活性剂),与药物形成络合物,如碘在水中溶解度为1∶2950,如加适量的碘化钾,可明显增加碘在水中的溶解度,能配成含碘5%的水溶液。碘化钾为助溶剂,增加碘溶解度的机理是碘化钾与碘形成络合物KI_3。

3. 潜溶剂(cosolvent)

为了提高难溶性药物的溶解度,常使用两种或多种溶剂组成的混合溶剂。在混合溶剂中各溶剂达到某一比例时,药物的溶解度出现极大值,这种现象称潜溶(cosolvency),这种溶剂称潜溶剂。与水形成潜溶剂的有乙醇、丙二醇、甘油、聚乙二醇等。甲硝唑在水中的溶解度为10%(W/V),如果使用水-乙醇混合溶剂,则溶解度提高5倍。醋酸去氢皮质酮注射液是以水-丙二醇为潜溶剂制备的。

4. 防腐剂(preservative)

《中国药典》(2020年版)关于药品微生物限度标准,对液体制剂规定了染菌数的限量要求:口服药品1 g或1 mL不得检出大肠杆菌,不得检出活螨;化学药品1 g含细菌数不得超过1000个,真菌数不得超过100个;液体制剂1 mL含细菌数不得超过100个,霉菌、酵母菌数不超过100个;外用药品1 g或1 mL不得检出铜绿假单胞菌和金黄色葡萄球菌。

常用防腐剂如下。

(1)对羟基苯甲酸酯类:对羟基苯甲酸甲酯、对羟基苯甲酸乙酯、对羟基苯甲酸丙酯、对羟基苯甲酸丁酯,亦称尼泊金类。这类防腐剂的抑菌作用随烷基碳数增加而增强,溶解度却随之减小,对羟基苯甲酸丁酯抗菌力最强,溶解度却最小。本类防腐剂混合使用有协同作用。通常是对羟基苯甲酸乙酯和对羟基苯甲酸丙酯(1∶1)或对羟基苯甲酸乙酯和对羟基苯甲酸丁酯(4∶1)合用,浓度均为0.01%~0.25%。这是一类很有效的防腐剂,化学性质稳定。本类防腐剂在酸性、中性溶液中均有效,在酸性溶液中作用较强,对大肠杆菌作用最强;在弱碱性溶液中作用减弱,这是由酚羟基解离所致。

(2)苯甲酸及其盐:在水中溶解度为0.29%,乙醇中为43%(20 ℃),通常配成20%醇溶液备用。用量一般为0.03%~0.1%。苯甲酸未解离的分子抑菌作用强,所以在酸性溶液中抑菌效果较好,最适pH值是4。溶液pH值增大时,苯甲酸解离度增大,防腐效果降低。苯甲酸防霉作用较尼泊金类弱,而防发酵能力则较尼泊金类强。苯甲酸0.25%和尼泊金0.05%~0.1%联合应用对防止发霉和发酵最为理想,特别适用于中药液体制剂。

(3)山梨酸:本品为白色至黄白色结晶性粉末,熔点为133 ℃。溶解度:水中0.125%(30 ℃),丙二醇中为5.5%(20 ℃),无水乙醇或甲醇中为12.9%;甘油中为0.13%。对细菌最低抑菌浓度为0.02%~0.04%,对酵母菌、真菌最低抑菌浓度为0.8%~1.2%。本品的防腐作用是靠未解离的分子发挥的,在 pH 值为 4 的水溶液中防腐效果较好。山梨酸与其他抑菌剂联合使用产生协同作用。苯甲酸钠在酸性溶液中的防腐作用与苯甲酸相当。山梨酸钾、山梨酸钙作用与山梨酸相同,水中溶解度更大。本品需在酸性溶液中使用。

(4) 苯扎溴铵:又称新洁尔灭,为阳离子型表面活性剂;淡黄色黏稠液体,低温时形成蜡状固体,极易潮解,有特臭,味极苦;无刺激性;溶于水和乙醇,微溶于丙酮和乙醚。本品在酸性和碱性溶液中稳定,耐热压。作为防腐剂使用的浓度为 0.02%~0.2%。

(5) 醋酸氯己定:又称醋酸洗必泰,微溶于水,溶于乙醇、甘油、丙二醇等溶剂中,为广谱杀菌剂,使用浓度为 0.02%~0.05%。

(6) 其他防腐剂:邻苯基苯酚微溶于水,使用浓度为 0.005%~0.2%;桉叶油使用浓度为 0.01%~0.05%;桂皮油使用浓度为 0.01%;薄荷油使用浓度为 0.05%。

5. 矫味剂

(1) 甜味剂:包括天然的和合成的两大类。天然甜味剂中的蔗糖和单糖浆应用最广泛,具有芳香味的果汁糖浆,如橙皮糖浆及桂皮糖浆等,不但能矫味,也能矫臭。甘油、山梨醇、甘露醇等也可作甜味剂。天然甜味剂甜菊苷为微黄白色粉末,无臭,有清凉甜味,甜度比蔗糖高约 300 倍,在水中溶解度为 1∶10 (25 ℃),pH 值为 4~10 时加热也不被水解。常用量为 0.025%~0.05%。本品甜味持久且不被吸收,但甜中带苦,故常与蔗糖和糖精钠合用。合成的甜味剂有糖精钠,甜度为蔗糖的 200~700 倍,易溶于水,但水溶液不稳定,长期放置甜度降低。常用量为 0.03%。常与单糖浆、蔗糖和甜菊苷合用,常用作咸味的矫味剂。阿司帕坦,也称蛋白糖,为二肽类甜味剂,又称天冬甜精。甜度比蔗糖高 150~200 倍,不致龋齿,可以有效地降低热量,适用于糖尿病、肥胖症患者。

(2) 芳香剂:在制剂中有时需要添加少量香料和香精以改善制剂的气味和香味,这些香料与香精称为芳香剂。香料分天然香料和人造香料两大类。天然香料有植物中提取的芳香性挥发油如柠檬、薄荷挥发油等,以及它们的制剂如薄荷水、桂皮水等。人造香料也称调和香料,是由人工香料添加一定量的溶剂调和而成的混合香料,如苹果香精、香蕉香精等。

(3) 胶浆剂:胶浆剂具有黏稠缓和的性质,因可以干扰味蕾的味觉而能矫味,如阿拉伯胶、羧甲基纤维素钠、琼脂、明胶、甲基纤维素等的胶浆。如在胶浆剂中加入适量糖精钠或甜菊苷等甜味剂,则可增加其矫味作用。

(4) 泡腾剂:有机酸与碳酸氢钠一起,遇水后由于产生大量二氧化碳,二氧化碳能麻痹味蕾起矫味作用。对盐类的苦味、涩味、咸味有改善作用。

6. 着色剂

有些药物制剂本身无色,但为了心理治疗上的需要或某些目的,有时需加入调色物质进行调色,这类调色物质称为着色剂。着色剂能改善制剂的外观颜色,可用来识别制剂的浓度、区分应用方法和减轻患者对服药的厌恶感。尤其是选用的颜色与矫味剂能够配合协调,更易为患者所接受。着色剂分为天然色素和合成色素两类,具体如下。

(1) 天然色素:常用的有植物性色素和矿物性色素,作食品和内服制剂的着色剂。植物性色素:红色的有巴西苏木素、苋菜红、胭脂虫红等;黄色的有姜黄素、胡萝卜素等;蓝色的有松叶兰、乌饭树叶色素;绿色的有叶绿酸铜钠盐;棕色的有焦糖等。矿物性色素有氧化铁(棕红色)等。

(2) 合成色素:人工合成色素的特点是色泽鲜艳,价格低廉,大多数毒性比较大,用量不宜过多。我国批准的内服用合成色素有苋菜红、柠檬黄、胭脂红、胭脂蓝和日落黄,通常配成 1% 储备液使用,用量不得超过万分之一。外用色素有伊红、品红、美蓝、苏丹黄 G 等。

7. 其他附加剂

为了增加稳定性,有时需要在液体制剂中加入抗氧剂、pH 值调节剂、金属离子络合剂等。

四、溶液剂

溶液剂(又称真溶液型液体制剂)是指小分子药物以分子或离子(直径在 1 nm 以下)状态分散在溶

剂中形成的均匀的可供内服或外用的液体制剂。常用的溶剂有水、乙醇、甘油、丙二醇、液状石蜡、植物油等。属于溶液型液体制剂的有溶液剂、芳香水剂、醑剂和甘油剂等。这些剂型是基于溶质和溶剂的差别而命名的。从分散体系来看，它们都属于低分子溶液(真溶液)，从制备工艺来看，这些剂型的制法不完全相同，并各有其特点。

(一) 溶液剂

1. 溶液剂的含义和特点

溶液剂是指药物溶解于溶剂中形成的澄明液体制剂。溶液剂的溶质一般为不挥发性化学药物，溶剂多为水，也可用不同浓度的乙醇或油作为溶剂，根据需要可以加入增溶剂、助溶剂、防腐剂等附加剂。

2. 溶液剂的制备

常见溶液剂制备方法有三种，即溶解法、稀释法和化学反应法。

①溶解法：此法适用于较稳定的化学药物，多数溶液剂都采用此法制备。制备时，一般将药物用溶剂总体积的1/2～3/4溶解，滤过，自滤器上添加溶剂至全量，搅匀，滤过后的药液应进行质量检查。制得的药物溶液及时分装、密封、贴标签及进行外包装，即得。制备流程：药物的称量→溶解→滤过→混合→调整容量→质量检查→包装。

②稀释法：本法适用于高浓度溶液或易溶性药物的浓储备液等原料。临用前需用稀释法调至所需浓度。如浓氨水含25%～35%(质量分数)的NH_3，而医疗上常用的氨溶液浓度为0.095～0.105 g/mL，因而只能用稀释法制备。又如工业上生产的浓过氧化氢溶液含过氧化氢(H_2O_2)26%～28%(质量分数)，而临床常用浓度为0.025～0.035 g/mL。用稀释法制备溶液剂时，应弄清原料浓度和所需稀释溶液的浓度，计算时应细心，还应注意浓度单位。

对有较大挥发性和腐蚀性的浓溶液如浓氨水，稀释操作要迅速，操作完毕应立即密闭，以免过多挥发造成损失，影响浓度的准确性。此外，还应注意量取操作的准确性。

③化学反应法：此法适用于原料药缺乏或质量不符合要求的情况。将两种或两种以上的药物，通过化学反应制成新的药物溶液的方法，待化学反应完成后，滤过，自滤器上添加溶剂至全量，即得。如复方硼砂溶液等。

3. 溶液剂的质量要求

(1) 溶液剂应保持澄清，不得有沉淀、浑浊、异物等。

(2) 药物制成溶液剂后可以用量取代替称取，使剂量准确，服用方便，特别对小剂量或毒性大的药物更为重要。

(3) 有些性质稳定的常用药物，为了便于调配处方，亦可制成高浓度的储备液(又称倍液)，如50%硫酸镁溶液、50%溴化钠溶液等，供临床调配应用。

4. 实例分析

例1：复方碘口服溶液

[处方]　碘 5 g　　　　　　　　碘化钾 10 g

　　　　蒸馏水适量　　　　　　共制 100 mL

[制法]　取碘化钾，加蒸馏水溶解后，加入碘搅拌溶解，再加适量蒸馏水使成 100 mL，搅拌均匀，即得。

[注解]　①碘在水中溶解度为 1:2950，加碘化钾作助溶剂，生成的络合物易溶于水中，并能使溶液稳定。其反应式为 $KI+I_2 \rightleftharpoons KI_3$。先将碘化钾加适量蒸馏水配成浓溶液，有助于增大碘的溶解速率。②本品具有刺激性，口服时宜用冷开水稀释后服用。

[功能与主治]　本品具有调节甲状腺功能的作用，主要用于甲状腺功能亢进症的辅助治疗。外用作黏膜消毒药。口服：一次 0.1～0.5 mL，一日 0.3～0.8 mL。极量为每次 1 mL，3 mL/d。

例2：风油精

[处方]　薄荷脑 320 g　　　　　　桉叶油 30 g

　　　　丁香酚 30 g　　　　　　　樟脑 30 g

香油精 100 mL　　　　　　氯仿 30 g
叶绿素适量　　　　　　　冬绿油 360 g
液状石蜡加至 1000 mL

[制法]　取薄荷脑和樟脑,加适量液状石蜡溶解,再加入桉叶油、丁香酚、香油精、冬绿油和叶绿素的氯仿溶液,添加液状石蜡至 1000 mL,混匀,静置 24 h,取澄清液,分装,即得。

[功能与主治]　消炎、镇痛、清凉、止痒和驱虫。用于伤风感冒引起的头痛、头晕、牙痛和蚊虫叮咬。外用,涂于患处。口服,一次 4～6 滴。

(二) 芳香水剂

1. 芳香水剂的含义

芳香水剂是指芳香挥发性药物(多为挥发油)的饱和或近饱和水溶液,亦可用水与乙醇的混合溶剂制成浓芳香水剂。芳香性植物药材经水蒸气蒸馏法制得的内服澄明液体制剂称为露剂。

2. 芳香水剂的制备

芳香水剂的制法有溶解法、稀释法及水蒸气蒸馏法。制法因原料不同而异。纯净的挥发油或化学药物多用溶解法或稀释法,含挥发性成分的植物药材则多用水蒸气蒸馏法。

(1) 溶解法:采用溶解法制备芳香水剂时,应使挥发性药物与水的接触面积增大,以促进其溶解。一般可用以下两种方法:①振摇溶解法:取挥发性药物 2 mL(或 2 g)于容器中,加入蒸馏水 1000 mL,强力振摇一定时间使之溶解成饱和溶液,用蒸馏水湿润的滤纸滤过,初滤液如浑浊,应重滤至澄清,自滤器上添加蒸馏水至足量即得。②加分散剂溶解法:取挥发性药物 2 mL(或 2 g)置于乳钵中,加入精制滑石粉 15 g(或适量的滤纸浆),混研均匀,移至容器中,加入蒸馏水 1000 mL,振摇一定时间,用湿润的滤纸滤至澄清,自滤器上添加蒸馏水至足量,即得。

加入滑石粉(或滤纸浆)作为分散剂,目的是使挥发性药物被分散剂吸附,增加挥发性药物的表面积,促进其分散与溶解;此外,滤时分散剂在滤过介质上形成滤床,吸附剩余的溶质和杂质,起助滤作用,利于溶液的澄清。所用的滑石粉不应过细,以免通过滤材而使溶液浑浊。

(2) 稀释法:取浓芳香水剂 1 份,加蒸馏水若干份稀释即得。

(3) 水蒸气蒸馏法:取适量含挥发性成分的植物药材拣洗处理,适当粉碎后,置蒸馏器中,加适量的蒸馏水浸泡一定时间,通入蒸汽蒸馏,至馏液达到规定量。一般为药材重量的 6～10 倍,除去过量未溶解的挥发油,必要时滤过澄清,使成澄明溶液,即得。

3. 芳香水剂的质量要求

(1) 芳香水剂应澄清,必须具有与原料药物相同的气味,不得有异臭、沉淀或杂质。

(2) 芳香水剂大多易分解、变质甚至霉变,所以不宜大量配制和久贮。

(3) 一般药物浓度低,常作矫味剂、矫臭剂和分散剂使用。

4. 实例分析

例 1:薄荷水

[处方]　薄荷油 2 mL　　　　　滑石粉 15 g
　　　　蒸馏水加至 1000 mL

[制法]　取薄荷油加滑石粉 15 g,在乳钵中研匀。加少量蒸馏水,移至有盖的容器中,加蒸馏水 1000 mL,振摇 10 min 后用湿润的滤纸滤过,初滤液如浑浊,应重滤至滤液澄清,自滤器上方加适量蒸馏水使成 1000 mL,即得。

处方分析:薄荷油为主药,滑石粉作为薄荷油的分散剂,与薄荷油共研使其被吸附在滑石粉颗粒周围,加水振摇时,易使挥发油均匀分布于水中以增大溶解速率。

[注解]　滑石粉还具有吸附作用,过量的挥发油滤过时因吸附在滑石粉表面而被滤除,起到助滤作用,因此,滑石粉不宜过细。

[功能与主治]　本品具有提神解郁,治感冒头痛,疏热解毒、消炎止痒、防腐去腥的功效。

例2：地骨皮露

［处方］　地骨皮 125 g

［制法］　取地骨皮，加水蒸馏，收集蒸馏液 1000 mL，加防腐剂适量，混匀，灌封，灭菌，即得。

［功能与主治］　本品为无色的澄清溶液，气香。凉营血，解肌热。用于体虚骨蒸，虚热口渴。口服，一次 60～120 mL，一日 2 次。

（三）醑剂

1. 醑剂的含义

醑剂是指挥发性药物（多为挥发油）的浓乙醇溶液。凡用以制备芳香水剂的药物一般都可以制成醑剂。

2. 醑剂的制备方法

醑剂的制备方法有溶解法和蒸馏法。

（1）溶解法：将挥发性药物直接溶解于乙醇中制得，如樟脑醑、氯仿醑的制备。

（2）蒸馏法：将挥发性药物溶于乙醇后进行蒸馏，或将经化学反应制得的挥发性药物加以蒸馏而制得，如芳香氨醑。

3. 醑剂的质量要求

（1）醑剂中药物浓度一般为 5%～20%，乙醇浓度一般为 60%～90%，当醑剂与水性制剂混合或制备过程中与水接触时，会因乙醇浓度降低而出现浑浊现象。

（2）因醑剂中挥发油易氧化、酯化或聚合，久贮会变色，甚至出现黏性树脂物沉淀，故应贮存于密闭容器中，且不宜久贮。

4. 实例分析

复方樟脑醑

［处方］　樟脑 10 g　　　　　　乙醇适量

　　　　　共制 100 mL

［制法］　取樟脑加乙醇约 80 mL，溶解后滤过，自滤器上方滴加乙醇使成 100 mL，即得。

处方分析：樟脑为主药，乙醇为溶剂。

［注解］　①本品含醇量应为 80%～87%。在常温下易挥发，故需密封，并在阴凉处保存。②本品遇水易析出结晶，所用器材及包装材料均应干燥。

［功能与主治］　本品为局部刺激药。适用于神经痛、关节痛、肌肉痛及未破冻疮等。外用可局部涂搽。

课堂互动

讨论醑剂与芳香水剂的异同点。

五、高分子溶液剂和溶胶剂

（一）高分子溶液剂

1. 高分子溶液剂的含义和特点

高分子溶液剂是指高分子化合物溶解于溶剂中制成的均匀分散的液体制剂。高分子溶液剂以水为溶剂，则称为亲水性高分子溶液剂或胶浆剂；以非水溶剂制备的高分子溶液剂，称为非水性高分子溶液剂。高分子溶液剂属于热力学及动力学稳定体系。

高分子溶液剂有如下特点。

（1）带电性：很多高分子化合物在溶液中带有电荷，其带电主要是由高分子化合物结构中的某些基团解离所致。由于高分子化合物的种类不同,溶液中所带的电荷也不一样,如带正电荷的壳聚糖,带负电荷的阿拉伯胶、海藻酸钠,带两性电荷的蛋白质等。带两性电荷的蛋白质分子随溶液 pH 值不同,可带正电荷或负电荷。当溶液的 pH 值等于等电点时,其分子呈电中性,此时溶液的黏度、渗透压、溶解度等最小,导电性最弱。当溶液的 pH 值大于等电点时,蛋白质带负电荷;当溶液的 pH 值小于等电点时,蛋白质带正电荷。由于高分子化合物在溶液中带有电荷,所以具有电泳现象。利用电泳法可测得高分子化合物所带电荷的种类。

(2) 渗透压:亲水性高分子溶液剂具有较高的渗透压,其渗透压大小与浓度有关。

(3) 黏度:高分子溶液剂为黏稠性流动液体。但一些高分子溶液剂,如明胶和琼脂的水溶液等,在温热条件下,为黏稠性流动的液体,但当温度降低时,呈链状分散的高分子形成网状结构,把分散介质水全部包在网状结构中,形成了不流动的半固体状物,称为凝胶。如软胶囊的囊壳就是这种凝胶,形成凝胶的过程称为胶凝。凝胶失去网状结构中的水分时,体积缩小,形成的干燥固体称干胶。如阿胶、龟板胶、鹿角胶及硬胶囊等都是干胶的存在形式。

(4) 稳定性:高分子溶液剂的稳定性主要由高分子化合物水化作用和电荷两方面决定。高分子化合物含有大量亲水基团,如—OH、—COOH、—NH$_2$ 等,能与水形成牢固的水化膜,水化膜能阻碍高分子化合物分子之间的相互凝聚,这是高分子溶液稳定的主要原因。

2. 高分子溶液剂的制备方法

制备高分子溶液剂首先要经过溶胀过程。溶胀是指水分子渗入高分子化合物分子间的空隙中,与高分子化合物中的亲水基团发生水化作用而使体积膨胀,结果是高分子化合物空隙间充满了水分子,这一过程称为有限溶胀。由于高分子空隙间存在的水分子降低了高分子化合物分子间的作用力(范德华力),溶胀过程继续进行,最后高分子化合物完全分散在水中形成高分子溶液,这一过程称为无限溶胀。无限溶胀常需搅拌或加热等才能完成。形成高分子溶液剂的这一过程称为胶溶。

3. 高分子溶液剂的质量特点

(1) 高分子溶液剂不如小分子溶液剂稳定,在放置过程中,会自发地聚集而沉淀或漂浮在表面,称为陈化现象。

(2) 高分子溶液剂由于其他因素(如光线、空气、盐类、pH 值、絮凝剂、射线等)的影响,先聚集成大粒子而后沉淀或漂浮在表面的现象,称为絮凝现象。这种现象在液体浸出制剂的放置过程中也经常发生。

(3) 起稳定作用的水化膜容易被破坏,如亲水胶体溶液中加入大量脱水剂(如乙醇、丙酮等),可使胶粒失去水化层而沉淀;加入大量电解质(如盐类及其浓溶液),不仅能中和胶粒的电荷,而且更由于电解质的强烈水化作用,夺去了高分子质点中水化膜的水分而使其沉淀。这一过程称为盐析。

(4) 高分子化合物所带电荷也影响其稳定性,如带相反电荷的两种高分子溶液剂混合时,由于相反电荷中和而产生凝结并沉淀。

4. 实例分析

羧甲基纤维素钠胶浆

[处方]　羧甲基纤维素钠 25 g　　　　甘油 300 mL
　　　　羟苯乙酯溶液(5%)20 mL　　香精适量
　　　　共制 1000 mL

[制法]　取羧甲基纤维素钠分次加入 500 mL 热蒸馏水中,轻轻搅拌使其溶解,然后加入甘油、羟苯乙酯溶液(5%)、香精,最后添加蒸馏水至 1000 mL,搅匀,即得。

[附注]　①羧甲基纤维素钠为白色纤维状粉末或颗粒,无臭,在冷、热水中均能溶解,但在冷水中溶解缓慢,不溶于一般有机溶剂。配制时,羧甲基纤维素钠如先用少量乙醇润湿,再按上法溶解则更为方便。②羧甲基纤维素钠遇阳离子型药物及碱土金属、重金属盐能发生沉淀,故不能采用季铵类和汞类防腐剂。③羧甲基纤维素钠在 pH 值为 5～7 时黏度最高,当 pH 值低于 5 或高于 10 时黏度迅速下降,一般调节 pH 值为 6～8 为宜。④甘油可起保湿、增稠和润滑作用。

[功能与主治]　本品为润滑剂。用于腔道、器械检查或查肛时,起润滑作用。

（二）溶胶剂

1. 溶胶剂的含义和特点

胶体型液体制剂可分为亲水胶体（高分子溶液剂）和疏水胶体（溶胶剂）。溶胶剂是指固体药物微细粒子分散在水中形成的非均匀状态的液体分散体系，又称疏水胶体溶液。溶胶剂中分散的微细粒子直径在1～100 nm之间，胶粒是多分子聚集体，有极大的分散度，属热力学不稳定体系。

溶胶剂具有双电层结构。溶胶剂中的固体微粒由于本身某些基团的解离或吸附溶液中的某种离子而带有电荷，带电的固体微粒由于电性的作用，必然吸引带相反电荷的离子，称为反离子，部分反离子密布于固体微粒的表面，并随之运动，形成所谓胶粒。胶粒上的吸附离子与反离子构成吸附层。另一部分反离子散布于胶粒的周围，离胶粒越近，反离子越密集，形成了与吸附层电荷相反的扩散层。带相反电荷的吸附层与扩散层构成了双电层。双电层之间的电位差称为ξ电位，双电层之间的电位差只有在胶粒与其周围的分散介质做相对运动时才表现出来，故又称为动电位。ξ电位的高低，决定于反离子在吸附层和扩散层分布量的多少：吸附层中反离子越多则扩散层的反离子越少，ξ电位越低；相反，进入吸附层的反离子越少，ξ电位就越高，故ξ电位的高低与分散介质中的电解质浓度密切相关。由于双电层中的离子具有水化作用，使胶粒外形成水化膜，胶粒的电荷越多，扩散层就越厚，水化膜也就越厚。水化膜的存在和胶粒电荷之间的排斥作用，可防止胶粒发生聚结而沉淀，使溶胶稳定。ξ电位越大，溶胶剂越稳定。

2. 溶胶剂的制备

溶胶剂的制备方法包括分散法（机械分散法、胶溶法、超声分散法）和凝聚法（物理凝聚法和化学凝聚法）。

（1）分散法。

①机械分散法：常采用胶体磨进行制备。分散药物、分散介质以及稳定剂从加料口加入胶体磨中，胶体磨以1000 r/min转速高速旋转，将药物粉碎，使其达到胶体粒子范围。机械分散法可以制成质量很好的溶胶剂。

②胶溶法：它是使新生的粗分散粒子重新分散的方法。如新生的氯化银粗分散粒子加稳定剂，经再分散可制得氯化银溶胶剂。

③超声分散法：用20000 Hz以上超声波所产生的能量使分散粒子分散成溶胶剂的方法。超声波进入粗分散体系后，可产生相同频率的振动波，而使粗分散相粒子分散成胶体粒子。

（2）凝聚法。

①物理凝聚法：改变分散介质的性质使其溶解的药物凝聚成溶胶剂。

②化学凝聚法：借助氧化、还原、水解、复分解等化学反应制备溶胶的方法。如硫代硫酸钠溶液与稀盐酸作用，产生新生态的硫分散于水中，形成溶胶剂。这种新生态硫具有很强的杀菌作用。

3. 溶胶剂的质量特点

（1）溶胶剂对电解质极其敏感，加入电解质中和胶粒的电荷，使ξ电位降低，同时也因电荷的减弱而使水化层变薄，使溶胶剂发生凝聚而沉淀。

（2）将带相反电荷的溶胶剂混合，也会产生沉淀。但与电解质作用不同之处是只有当两种溶胶剂的用量恰好使电荷相反的胶粒所带的总电荷量相等时，才会完全沉淀，否则可能部分沉淀，甚至不会沉淀。

（3）向溶胶剂中加入亲水性高分子溶液，使溶胶剂具有亲水胶体的性质而增加稳定性，加入的亲水性高分子溶液称为保护胶。如制备氧化银胶体时，加入血浆蛋白作为保护胶而制成稳定的蛋白银溶液。

4. 实例分析

纳米银溶胶

［处方］　$1×10^{-3}$ mol/L $AgNO_3$ 溶液 500 mL　　1%柠檬酸钠溶液 13 mL

［制法］　将装有$1×10^{-3}$ mol/L $AgNO_3$溶液的烧杯放于磁力加热搅拌器上，在剧烈的搅拌下加热至沸腾，同时量取1%柠檬酸钠溶液 13 mL。并在硝酸银溶液加热至沸腾时迅速倒入其中，在剧烈搅拌

下加热 20 min，然后在室温下自然冷却，制得红棕色纳米银溶胶。

处方分析：AgNO₃ 为主药，柠檬酸钠为还原剂。

［注解］ 本处方中，还原剂量的多少直接影响生成的纳米银质量，一般反应温度为 50 ℃，反应时间为 60 min。

［功能与主治］ 本品为光谱抗菌、增效抗菌剂。以纳米银溶胶为抗菌剂可制得纳米银抗菌内墙涂料。

六、混悬剂

（一）混悬剂的含义和特点

混悬液型液体制剂是指难溶性固体药物以微粒状态分散于分散介质中形成的非均相液体制剂，又称混悬剂。混悬剂中药物微粒一般为 0.5～10 μm，但也有小至 0.1 μm、大至 50 μm 的微粒。混悬剂是一种热力学和动力学均不稳定的粗分散体系。制备混悬剂的分散介质大多为水，也可用植物油作为水溶性固体药物的分散介质。制成混悬剂的原因：①难溶性药物的溶解度不能满足剂量要求时；②临床所需药物的剂量超过了溶解度而不能以溶液剂形式应用时；③两种溶液混合时药物的溶解度降低而析出固体药物时；④为了使药物产生缓释作用。

（二）混悬剂的制备

混悬剂制备时应使固体药物有适当的分散度，微粒分散均匀，并加入适当的稳定剂，使混悬剂处于稳定状态。制备方法有分散法和凝聚法。

1. 分散法 将固体药物粉碎成符合混悬剂要求的微粒，再分散于分散介质中制成混悬剂。小量制备时可用乳钵，大量生产时可用乳匀机、胶体磨等机械。

2. 凝聚法 凝聚法是借助物理方法或化学方法使离子或分子状态的药物在分散介质中聚集制成混悬剂的方法。

（1）物理凝聚法（微粒结晶法）：此法一般是选择适当溶剂将药物制成热饱和溶液，在快速搅拌下加到另一种不同性质的冷溶剂中，使之快速结晶，可以得到 10 μm 以下（占 80%～90%）的微粒，再将微粒分散于适宜介质中制成混悬剂。如醋酸可的松滴眼剂的制备。

（2）化学凝聚法：将两种药物的稀溶液，在低温下相互混合，使之发生化学反应生成不溶性药物微粒，悬浮于分散介质中制成混悬剂的一种方法。为使微粒细小且均匀，反应中应快速搅拌。如用于胃肠道透视的钡餐的制备。

（三）混悬剂的质量要求

混悬剂除具有一般制剂的质量要求外，还应符合如下规定。

（1）药物本身的化学性质应稳定，在使用或贮存期间含量应符合要求。

（2）粒子的沉降速率应缓慢，沉降后不应有结块现象，经振摇后有良好的再分散性。

（3）混悬剂应有一定的黏度。

（4）外用混悬剂应容易涂布。

混悬剂中药物的分散度较大，经胃肠道给药吸收迅速，有利于提高药物的生物利用度。考虑到药物分散的均匀性问题，为了安全起见，剂量小和毒性大的药物不宜制成混悬剂。混悬剂多为液体制剂，但为了解决混悬剂的稳定性问题，也可将药物制成干混悬剂，临用前用水冲服。

（四）实例分析

炉甘石洗剂

［处方］ 炉甘石 150 g　　　　　　氧化锌 50 g
　　　　甘油 50 mL　　　　　　　羧甲基纤维素钠 2.5 g
　　　　蒸馏水加至 1000 mL

［制法］ 取炉甘石、氧化锌，加甘油和适量蒸馏水共研成糊状，另取羧甲基纤维素钠加蒸馏水溶胀后，分次加入上述糊状液中，边加边搅拌，再加蒸馏水至 1000 mL，摇匀，即得。

[规格] 每瓶 100 mL,含炉甘石 15%,氧化锌 5%,甘油 5%。

[功能与主治] 用于急性瘙痒性皮肤病,如湿疹、皮炎、荨麻疹、痱子、皮肤瘙痒等。局部外用,用时摇匀,取适量涂于患处,一日 2～3 次。

[注解] 《中国药典》(2020 年版)规定,按干燥品计,炉甘石含氧化锌不得少于 40%。因此,炉甘石洗剂中含锌化合物量以氧化锌计不少于 11%(15%×40%+5%)。炉甘石与氧化锌均为水中不溶的亲水性药物,能被水润湿。故先加甘油研成细糊状,再与羧甲基纤维素钠水溶液混合,使粉末周围形成水的保护膜,以阻碍颗粒的聚合,振摇时易悬浮。

七、乳剂

(一) 乳剂的含义和特点

乳状液型液体制剂是指互不相溶的两相液体混合,其中一相液体以液滴状态分散于另一相液体中形成的非均相液体分散体系,又称乳剂。通常将前者称为分散相、内相或不连续相,后者称为分散介质、外相或连续相。一般分散相液滴的直径为 0.1～100 μm。

(二) 乳剂的制备

根据所需乳剂的要求及乳化剂的性质,可以选用以下方法制备。

1. 干胶法

干胶法又称油中乳化剂法。本法先取油与胶粉的全量,同置于干燥乳钵中研匀,然后一次加入一定比例的水,迅速沿同一方向旋转研磨,至稠厚的乳白色初乳形成为止,再逐渐加水稀释至全量,研匀,即得。

2. 湿胶法

湿胶法又称水中乳化剂法。采用本法时,油、水、胶的比例与干胶法相同,但混合的次序不同,并且在制备初乳过程中各成分的比例可根据操作者的需要而修改。通常可将阿拉伯胶颗粒与两倍于其重量的水在研钵中研碎来形成胶浆剂,然后按比例将油缓慢加入,研磨使油乳化。如果在此过程中混合物黏度太大,可在继续加入油之前补充一些水。当所有的油都加完后,将所得的混合物完全混合几分钟,以保证其均匀性。然后同干胶法,将乳剂转移至量筒中,加水至一定体积。

知识链接

干胶法与湿胶法的制备要点

1. 先制备初乳

初乳中油、水、胶三者的比例根据油的不同应分别如下:植物油：水：胶为 4：2：1;液状石蜡：水：胶为 3：2：1;挥发油：水：胶为 2：2：1。

2. 干胶法

干胶法适用于乳化剂为细粉者。注意:用干燥乳钵,一次加入适当比例的水,应向同一方向研磨。

3. 湿胶法

湿胶法乳化剂不必是细粉,可制成胶浆(水、胶比例为 2：1)即可,油相分次加入胶浆中。

3. 新生皂法

将油水两相混合时,两相界面上生成的新生皂类产生乳化的方法称为新生皂法。植物油中含有硬脂酸、油酸等有机酸,加入氢氧化钠、氢氧化钙、三乙醇胺等,在高温(70 ℃以上)下,生成的新生皂为乳化剂,经搅拌即形成乳剂。生成的一价皂则为 O/W 型乳化剂,生成的二价皂则为 W/O 型乳化剂。本法多用于乳膏剂的制备。

4. 两相交替加入法

向乳化剂中每次少量交替地加入水或油,边加边搅拌,即可形成乳剂。天然胶类、固体微粒乳化剂等可用本法制备乳剂。当乳化剂用量较多时,本法是一个很好的方法。

5. 机械法

将油相、水相、乳化剂混合后用乳化机械制备乳剂的方法称机械法。机械法制备乳剂时可不考虑混合顺序,借助于机械提供的强大能量,很容易制成乳剂。乳化机械主要有高速搅拌机、乳匀机、胶体磨、超声波乳化装置等。

6. 纳米乳(微乳)的制备

纳米乳除含有油相、水相和乳化剂外,还含有辅助成分。薄荷油、丁香油及维生素 A、维生素 D、维生素 E 等均可制成纳米乳。纳米乳的乳化剂,主要是表面活性剂,其 HLB 值应在 15～18 范围内,乳化剂和辅助成分应占乳剂的 12%～25%,通常选用吐温 60 和吐温 80 等。制备时取 1 份油加 5 份乳化剂混合均匀,然后加入水中,如不能形成澄明乳剂,可增加乳化剂的用量。如能很容易地形成澄明乳剂,可减少乳化剂的用量。

7. 复合乳剂的制备

采用两步乳化法制备,第一步先将水、油、乳化剂制成一级乳,再以一级乳为分散相与含有乳化剂的水或油乳化制成二级乳。如制备 W/O/W 型复合乳剂,先选择亲油性乳化剂制成 W/O 型一级乳剂,再选择亲水性乳化剂分散于水相中,在搅拌下将一级乳剂加入水相中,充分分散即得 W/O/W 型复合乳剂。

八、液体制剂的包装与贮存

1. 液体制剂的包装

液体制剂的包装关系到产品的质量、运输和贮存。通常液体制剂由于有体积大、易流出、稳定性差、易被微生物污染等缺点,即便产品质量合格,但一旦包装不当,运输与贮存就会比较困难,且容易引起药物变质或损失。因此,包装容器的选择(包括容器的材料、种类、形状及封闭的严密性等)极为重要。液体制剂包装的选择,除应符合《中华人民共和国药品管理法》中有关包装的规定外,还应考虑液体制剂的特点、化学稳定性、隔光性及运输与贮存的方便性等。

液体制剂包装材料主要有容器(如玻璃瓶、塑料瓶等)、瓶塞(如软木塞、塑料塞、橡胶塞等)、瓶盖(如金属盖、塑料盖等)、标签、说明书、塑料盒、纸盒、纸箱、木箱等。

2. 液体制剂的贮存

液体制剂(尤其是以水为分散介质者)在贮存过程中,易受外界因素(如温度、光线、空气、微生物等)的影响,发生溶解度降低、粒子聚结或水解、氧化等变化,而产生沉淀、变色、药物含量下降或酸败等现象。因此,液体制剂在贮存中,应注意控制贮存室的温度、光线及卫生条件等。

液体制剂一般应密闭贮存于洁净、阴凉、干燥处;一些量少、对热敏感的液体制剂,可置于冰箱冷藏;对光敏感者,应避光贮存。液体制剂的贮存期,可根据制剂说明书中的规定实施。医院液体制剂应尽量临用临配或减少生产批量,以缩短存放时间,有利于保证液体制剂的质量。

知识链接

常用液体制剂包装的选择

口服液体制剂、乳剂、含醇制剂及含芳香挥发性成分制剂等,常采用琥珀色玻璃瓶包装;洗剂、滴眼剂等,较多选用塑料瓶包装。另外,医院液体制剂的药瓶上还根据其用途贴上不同颜色的标签,习惯上内服液体制剂标签为白底蓝字或黑字,外用液体制剂标签为白底红字或黄字。

拓 展 知 识

一、液体制剂的临床应用与注意事项

（一）溶液剂
溶液剂主要适用于化学药物或非挥发性药物制成澄明液体制剂，属于均相分散体系。可供内服或外用。

（二）芳香水剂
芳香水剂主要适用于挥发性药物（多为植物挥发油）制成澄清饱和水溶液制剂，属于均相液体分散体系。可供矫味、内服或外用，具有祛痰止咳、平喘和解热镇痛等治疗作用。

（三）醑剂
醑剂主要适用于挥发性药物，多为植物挥发油，制成含酒精的液体制剂，属于均相分散体系。可供内服和外用。

（四）甘油剂
甘油剂主要适用于溶于甘油的化学药物制成液体制剂，属于均相分散体系。专供外用，特别是口腔、耳鼻喉科疾病。

（五）高分子溶液
高分子溶液主要适用于高分子药物制成液体制剂，属于均相分散体系，所用分散介质大多为水。在药物制剂中，几乎所有的剂型都与高分子溶液有关。例如：液体制剂中的胃蛋白酶合剂；血浆代用品中的右旋糖酐注射液、聚氧乙烯吡咯烷酮注射液、羧甲基淀粉钠注射液；滴眼剂中的荧光素钠滴眼剂；作助悬剂的如明胶溶液、甲基纤维素溶液、甲基纤维素钠溶液等；片剂辅料中的黏合剂如淀粉浆、片剂的薄膜衣、肠溶衣材料，以及栓剂、软膏剂、胶囊剂、缓释与控释制剂、膜剂等剂型的制备均需应用大量各种高分子溶液。

（六）溶胶剂
溶胶剂主要适用于固体药物制成液体制剂，属于非均相分散体系。药物制成溶胶剂后可改善吸收，使药效出现增大或异常，对药物的刺激性也会产生影响。如粉末状的硫不被肠道吸收，但制成胶体则极易被吸收，可产生毒性反应甚至使机体中毒死亡。具有特殊刺激性的银盐制成具有杀菌作用的胶体蛋白银、氯化银、碘化银则刺激性降低。

（七）混悬剂
混悬剂主要适用于难溶性药物制成液体制剂，属于粗分散体系，所用分散介质多数为水，也可用植物油。在药物制剂中，搽剂、洗剂、注射剂、滴眼剂、气雾剂、软膏剂和栓剂等都有混悬剂的存在。

（八）乳剂
乳剂主要适用于两种互不相溶液体药物制成液体制剂，多数属于热力学不稳定体系。由于微粒的粒径大小不同，乳剂可分为普通乳、亚微乳及纳米乳。其中普通乳在临床上可供内服或外用；亚微乳常作为胃肠外给药的载体，也可作为静脉注射乳剂（粒径控制在 0.25~0.4 μm 之间）；纳米乳属于热力学稳定体系，常用作脂溶性药物和对水解敏感性药物的载体。纳米乳可促进药物经皮吸收及靶向作用，常制成经皮给药制剂及靶向制剂。

二、不同给药途径用液体制剂

（一）搽剂

搽剂一般是指专供皮肤表面用的液体制剂。其分散介质一般为乙醇或油。搽剂有镇痛、收敛、保护、消炎、防腐及抗刺激作用。起镇痛、抗刺激作用的搽剂多以乙醇为溶剂，使用时用力揉搓，可增加药物的穿透性。起保护作用的搽剂多以油、液状石蜡为溶剂，搽用时润滑、无刺激性、使用时涂于皮肤后搓搽或涂于敷料上再贴于患处。一般不用于破损或擦伤的皮肤表面，因为其可引起高浓度刺激。搽剂有溶液型、乳浊液型及混悬液型制品。乳浊液型的搽剂多以肥皂为乳化剂，搽用时润滑且能乳化皮脂而有利于药物的穿透。

（二）涂剂

涂剂是指用纱布、棉花蘸取涂搽皮肤或喉部黏膜的液体制剂，多为消毒、消炎药物的甘油溶液，也有用其他溶剂者。甘油可使药物滞留在局部，且有滋润作用。涂剂对喉头炎、扁桃体炎等均能起辅助治疗作用。

（三）涂膜剂

涂膜剂是指涂于口腔、喉部黏膜的液体制剂，多为消毒、消炎药物的甘油溶液，也有用其他溶剂者。甘油可使药物滞留于局部，并且有滋润作用，涂膜剂对喉炎、扁桃体炎等均能起辅助治疗作用。

（四）洗剂

洗剂一般指专供涂、敷于皮肤或冲洗用的外用液体制剂，其分散剂多为水和乙醇，应用时涂于皮肤患处或涂于敷料上再施于患处，亦可用于冲洗皮肤伤患处或腔道等。洗剂一般有清洁、消毒、消炎、止痒、收敛及保护等局部作用。

根据分散体系不同，洗剂包括溶液型、乳浊液型、混悬液型及它们的混合液，其中以混悬液型的洗剂居多。混悬液型洗剂中所含水分在皮肤上蒸发时，有冷却及收缩血管的作用，能减轻急性炎症。留下的干燥粉末有保护皮肤免受刺激的作用。洗剂中常加乙醇，目的是促进蒸发、增加冷却作用，且能增加药物的穿透性。有时加入甘油，目的是待水分蒸干后，剩余的甘油能使药物粉末不易脱落。由于助悬剂和界面活性剂等的发展和应用，洗剂的质量也得到了进一步的提高，如复方硫黄洗剂、苯甲酸苄酯洗剂。

（五）灌肠剂

灌肠剂是指灌肠器从肛门将药液注于直肠的一类液体制剂。其根据应用目的不同可分为以下三类。

1. 泻下灌肠剂

泻下灌肠剂又称清除灌肠剂，主要目的是清除粪便，减低肠压，使肠恢复正常功能，这类制剂使用后必须排出。如生理盐水、5%软肥皂溶液、1%碳酸氢钠溶液等。一次用量为250～1000 mL，使用时必须温热并缓慢灌入。

2. 含药灌肠剂

含药灌肠剂又称保留灌肠剂，是指较长时间保留在直肠，起局部作用或吸收发挥全身作用的液体制剂，可加入适量附加剂以增加其黏度。如0.1%醋酸溶液、0.1%～0.5%鞣酸溶液、10%水合氯醛溶液等。

3. 营养灌肠剂

营养灌肠剂也称保留灌肠剂，是指患者不能经口摄取营养而应用的含有营养成分的液体制剂。如葡萄糖、鱼肝油及蛋白质等液体制剂。

（六）滴鼻剂

滴鼻剂是指专供滴入鼻腔使用的液体制剂。滴鼻剂常以水、丙二醇、液状石蜡和植物油为溶剂。一般为溶液，也有乳剂和混悬液者，水溶液易与鼻腔黏液相混合，易分散于鼻黏膜表面，但维持作用时间短。为促进吸收并防止黏膜水肿,应适当调节其渗透压、pH值及黏度。油溶液与液状石蜡刺激性小,作用持久,但不易与鼻腔黏液混合,药物不易透入,用量过多,易被吸入肺部而引起肺炎。正常人鼻腔黏液的pH值一般为5.5～6.5,炎症或病变时呈碱性,pH值甚至高达9,有利于细菌增殖,影响鼻腔分泌物的溶菌作用及纤毛正常活动,所以有些滴鼻剂如蛋白银溶液,因呈碱性,不宜久用。

（七）滴耳剂

滴耳剂是指供滴入耳腔使用的外用液体制剂。一般以水、乙醇和甘油为溶剂,也有以丙二醇、聚乙二醇为溶剂。以乙醇为溶剂的溶液,穿透性及杀菌作用较强,但有刺激性,用于鼓膜穿孔时,常能引起疼痛。以甘油为溶剂的制剂,作用缓和,药效持久,并有吸湿性,但穿透性较差,且易使患处堵塞。以水为溶剂者,作用缓和,但穿透性差,因此往往使用混合溶剂。

滴耳剂一般具有消毒、止痒、收敛、消炎及润滑作用。患慢性中耳炎时,由于黏稠分泌物的存在,药物很难到达中耳部,但若与溶菌酶、透明质酸酶、纤维致活酶等酶类并用,能使分泌物液化,促进药物的分散,加速肉芽组织再生。外耳道发炎时,分泌物pH值多为7.1～7.8,所以外耳道所用的药物最好呈弱酸性。

（八）含漱剂

含漱剂是指清洁口腔用的液体制剂,用于口腔,具有清洗、防腐、去臭、杀菌、消毒及收敛等作用,多为水溶液,也有含少量乙醇及甘油的溶液。含漱剂中常加适量着色剂,表示外用漱口,不可咽下。含漱剂的pH值要求在弱碱性范围。有利于除去微酸性分泌物和溶解黏液蛋白。为了方便,有时配成浓溶液,临用时稀释。个别品种可发给患者粉末,临用时加水溶解。

（九）滴牙剂

滴牙剂是指用于局部牙孔的液体制剂,其特点是药物浓度较大,往往不用溶剂或仅用少量的溶剂稀释。其因刺激性和毒性较大,应用时不能接触黏膜。滴牙剂一般不发给患者,由医护人员施于患者。

（尹嵩杰）

项目六　注射剂制备技术

[学习过程]

1. 实训项目

实训项目六　制备注射剂

2. 相关知识

(1) 概述；

(2) 注射剂中热原的控制与去除技术；

(3) 注射剂的制备；

(4) 输液剂；

(5) 粉针剂；

(6) 眼用液体制剂。

[预期成果]

1. 预期学习成果

(1) 能够描述注射剂的概念、特点、分类、辅料特点，以及注射剂的制备工艺流程；

(2) 能够分析注射剂的处方，按照工艺流程完成小量制备，得到成品，并完成实训报告；

(3) 能够查阅《中国药典》(2020年版)，获取注射剂的药品标准、检验方法等专业信息；

(4) 能够根据注射剂的制剂特点、临床应用与注意事项合理指导用药。

2. 课后提交成果

(1) 完成达标检测题；

(2) 分组完成电子版实训报告(含相关横向知识介绍/实训过程图片或小视频)；

(3) 结合学习的灭菌技术和无菌制剂的相关知识，通过查找资料，整理归纳，分组完成微课或视频制作(选做)。

达标检测题

实训项目六　制备注射剂

一、实训目的

(1) 能进行注射剂的处方分析和小试制备。

(2) 会可见异物检查(灯检)操作。

(3) 能正确使用熔封器、澄明度检测仪等设备。

二、器材与试剂

(1) 器材：熔封器、安瓿瓶、微孔滤膜、灯检机；

(2) 试剂：维生素C、碳酸氢钠、依地酸二钠（EDTA-2Na）、焦亚硫酸钠、亚硫酸氢钠、注射用水。

三、实训原理

注射剂是指药物与适宜的溶剂或分散介质制成的供注入体内的溶液、乳浊液或混悬液，及供临用前配制或稀释成溶液或混悬液的粉末或浓溶液的无菌制剂。注射剂是一类供皮下、肌内、静脉、脊髓等注射的灭菌制剂，具有奏效迅速等优点。注射剂的要求比其他制剂更为严格，以保证用药安全、有效。

制备工艺：原辅料的准备→配液→滤过→灌注→熔封→灭菌→质量检查→印字包装→成品。

制备应尽量在避菌、避尘的条件下进行，原料药及溶剂应严格要求，灭菌操作应准确掌握温度、时间以达到完全灭菌的要求。

四、实训内容

（一）制备维生素C（V_C，抗坏血酸）注射液

[处方]　　维生素C 6.25 g　　　　碳酸氢钠 2.42 g
　　　　　EDTA-2Na 0.05 g　　　焦亚硫酸钠 0.2 g
　　　　　注射用水加至 50 mL

[制法]　取维生素C加注射用水约35 mL，搅拌使完全溶解，另将焦亚硫酸钠和EDTA-2Na溶于适量注射用水中，将两液合并，搅匀，分次缓缓加入碳酸氢钠调pH值至6.0～6.2，加注射用水到50 mL。先用三角漏斗粗滤后，再用膜滤器滤过（精滤），灌注于2 mL安瓿中，熔封，用100 ℃流通蒸汽灭菌15 min，检漏，灯检。

[注解]

(1) 维生素C分子中有烯二醇结构，易被氧化。其水溶液与空气接触，自动氧化成脱氢抗坏血酸，后者再经水解生成2,3-二酮-L-古洛糖失去疗效，此化合物再被氧化成草酸及L-丁糖酸，成品分解后呈黄色。影响本品稳定性的因素主要是空气中的氧、溶液的pH值和金属离子，因此生产上采取通惰性气体、调节药液pH值、加抗氧剂和金属离子螯合剂等措施来使产品稳定。

(2) 维生素C注射剂稳定性与温度有关。100 ℃蒸汽灭菌30 min，含量减少3%，而100 ℃蒸汽灭菌15 min只减少2%，故以100 ℃蒸汽灭菌15 min为好。

(3) 维生素C酸性强，注射时刺激性大，故加入碳酸氢钠使之中和成盐，以减轻注射部位疼痛。同时碳酸氢钠起调节pH值的作用。

(4) 维生素C注射液在临床上用于防治坏血病，也可用于各种急慢性传染性疾病及紫癜等的辅助治疗、慢性铁中毒的治疗，及特发性高铁血红蛋白血症的治疗等。肌内或静脉注射，成人一次0.1～0.25 g，每日1～3次。

（二）检查可见异物

将检漏合格之安瓿或输液瓶冲洗干净后用干布擦净，放在灯检机下，按照《中国药典》（2020年版）附录中可见异物检查法目视检查，不得有易见到的玻璃屑、纤维、白点等。结果记录于表6-1中。

表6-1　可见异物检查结果记录

总检支数	废品支数							合格成品支数	合格成品率
	玻璃屑	纤维	白点	黑点	白块	焦头	其他		

[注解]

溶液型注射液、注射用浓溶液均不得检出可见异物;混悬液型注射液不得检出色块、纤毛等可见异物。溶液型注射液、注射用浓溶液可见异物检查符合规定后,还需进行不溶性微粒检查。

注射剂、滴眼剂可见异物检查方法:将安瓿外壁擦干净,1~2 mL 安瓿每次拿取 6 支,于伞棚边处,手持安瓿颈部使药液轻轻翻转,用眼睛检视,每次检查 18 s。50 mL 或 50 mL 以上的注射液按直立、倒立、平视三步法旋转检视。按规定方法检查,除特殊规定品种外,未发现有异物或仅带微量白点者为合格品。

五、思考题

(1) 用 $NaHCO_3$ 调节维生素 C 注射液的 pH 值,应注意什么问题?为什么?
(2) 影响药物氧化性的因素有哪些?如何防止?
(3) 分析维生素 C 注射液处方,说明其临床应用与注意事项。

相关知识

一、概述

(一) 注射剂的含义与特点

注射剂是指药物经提取、纯化制成的专供注入机体内的一种无菌制剂,包括灭菌或无菌溶液、乳浊液、混悬液,以及供临用前配制成溶液的无菌粉末或浓缩液等类型。

注射剂是当前临床尤其是急救诊疗应用广泛的剂型。由饮片经提取、纯化后制成的注射剂,其原液成分复杂,杂质难以除尽,质量较难控制,因此,研究这类注射剂的制备工艺,制订符合注射剂特点的质量标准,确保注射剂的安全、有效、稳定、质量可控,是注射剂的重点和难点。

注射剂的主要优点如下。

(1) 药效迅速,作用可靠。注射给药可直接以液体形式注入人体的组织、血管或器官内,药物吸收快,作用迅速。尤其是静脉注射,药液直接进入血液循环,不存在吸收过程,更适用于抢救危重患者。同时,注射给药不经胃肠道,也可避免消化道中的消化液及食物等众多因素对药物作用的影响,因此剂量准确,作用可靠。

(2) 适合不宜口服给药的药物。对于胃肠道不易吸收、易被消化液所破坏或对胃肠道有刺激性的药物,制成注射剂可避免上述问题。

(3) 适用于不能口服给药的患者。昏迷、抽搐、惊厥状态或者由于消化系统疾病而丧失吞咽功能或者吞咽有障碍的患者,可选择注射给药。

(4) 可使药物发挥定位定向的局部作用。注射剂可通过关节腔、穴位等部位的注射给药,使药物产生局部作用,达到预期的治疗目的。

注射剂的不足:①使用不便,注射时有较强的疼痛感;②生产环境洁净级别要求高,原辅料质量要求高,制备过程复杂,需要特定的条件与设备,生产费用较高,价格较高;③一旦注入机体,其对机体的作用难以逆转,若使用不当,则极易发生危险等。

(二) 注射剂的分类

注射剂按照临用前的物理状态,可分为如下三类。

1. 注射液

注射液是指原料药物制成的供注入人体内的无菌溶液型注射液、乳浊液型注射液或混悬液型注射液,可用于皮下注射、皮内注射、肌内注射、静脉注射、静脉滴注、鞘内注射、椎管内注射等。其中,供静脉滴注用的大容量注射液(除另有规定外,一般不小于 100 mL,生物制品一般不小于 50 mL)也可称为输液剂。注射液一般不宜制成混悬液型注射液。

2. 注射用无菌粉末

注射用无菌粉末亦称粉针剂,是指采用无菌操作法或冷冻干燥法制成的注射用无菌粉末或块状制剂,可用适宜的注射用溶剂配制后注射,也可用静脉输液配制后静脉滴注。以冷冻干燥法制备的生物制品注射用无菌粉末,也可称为注射用冻干制剂。遇水不稳定的药物,通常可制备成粉针剂,如双黄连粉针剂等。

3. 注射用浓溶液

注射用浓溶液是指原料药物与适宜辅料制成的供临床前稀释后静脉滴注用的无菌浓溶液。

此外,注射剂还可以按照分散体系,分成溶液型注射剂、乳浊液型注射剂和混悬液型注射剂等。

知识链接

中药注射剂的发展史

中药注射剂是传统中医药理论与现代工艺技术相结合的产物,突破了中药传统给药方式,是目前医疗机构临床用药的常用剂型之一。20 世纪 40 年代,柴胡注射液的创制成功,标志着中药注射剂的诞生。20 世纪 50—60 年代板蓝根注射液、茵栀黄注射液等品种相继研制成功。20 世纪 70 年代中药注射剂品种数量达 700 多种,其中 23 种被《中国药典》(1977 年版)一部收载。20 世纪 80 年代研制的品种已增至 1400 种左右,但因其缺乏相应的监管,多数质量不过关,不良反应报道较多。因此,《中国药典》(1985 年版)只收载了一个品种,1990 年版删除了所有的中药注射剂,1995 年版和 2000 年版均收载两个中药注射剂品种,2005 年版收载了 4 种,2010 年版和 2015 年版均收载了 5 种,分别是止喘灵注射剂、清开灵注射液、灯盏细辛注射液、注射用双黄连(冻干)以及注射用灯盏花素,《中国药典》(2020 年版)收载中药注射剂品种与 2010 年版、2015 年版相同。

随着中药制剂技术的发展,新型中药注射剂的研究取得了较大的突破,如可将中药制成脂质体、乳剂、毫微球、毫微囊和粉针剂等新剂型,供静脉注射用。如此一来,不仅提高了疗效,还为制备缓释、控释制剂和靶向制剂奠定了基础。目前,一些新型中药注射剂已实现商品化,如注射用紫杉醇脂质体等。

目前中药注射剂的研制不仅在选用的新工艺新技术上,而且在制剂分析技术和方法上都已形成了较为完善的质量保证体系。但临床治疗用药水平的提高给中药注射剂的发展提出了更高、更迫切的要求,中药注射剂的研究与开发,为中药实现现代化的重要内容之一,发展潜力巨大,应当给予充分的重视。依靠现代科学技术手段,从整体上推动中药注射剂的进步,使之提高到一个新的水平已成为当务之急。

(三)注射剂的质量要求及检查

由于注射剂直接注入机体,故而必须严格控制注射剂的质量,要求药效确切,使用安全,质量稳定。产品在生产、贮藏及使用过程中,除制剂中主药含量应合格外,还应符合下列质量要求。

(1)无菌:注射剂成品中不得含有任何活的微生物,必须符合《中国药典》(2020 年版)无菌检查的要求。

(2)无热原:无热原是注射剂的重要质量指标,特别是供静脉及脊椎注射的制剂,均需进行热原检查,合格后方能使用。

(3)可见异物检查:或称澄明度检查,是检查存在于注射剂和滴眼剂中,在规定条件下目视可以观察到的不溶性物质,这些物质粒径或长度通常大于 50 μm。鉴于微粒进入机体所造成的危害,目前对澄明度的要求更加严格,检查方法也在不断改进。

(4)安全性:注射剂不能引起对组织的刺激或产生毒性反应,特别是一些非水溶剂及一些附加剂,必须经过必要的动物实验,以确保安全。

(5)渗透压:注射剂渗透压要求尽量与血浆的渗透压相等或接近。供静脉注射的大剂量注射剂还需配成与血液等张的溶液。

(6)pH 值:注射剂的 pH 值要求尽量与人体血液 pH 值(约 7.4)相等或接近,但一般情况下根据药物性质 pH 值可以控制在 4~9 的范围内。

(7)稳定性:注射剂多为水溶液,稳定性问题较固体剂型更为突出,故要求注射剂具有必要的物理稳定性和化学稳定性,以确保产品在贮存期内安全、有效。

(8)其他:有些注射剂的制备,由于原料、附加剂或制备方法的特殊性,还应根据实际情况,规定特殊的质量要求。如中药注射剂中蛋白质、鞣质等杂质的限量等应符合要求,以保证用药安全。

在注射剂的生产过程中常遇到的问题是可见异物、化学稳定性、染菌及热原等问题,在生产过程中应注意产生上述问题的原因及解决办法。

(四)注射剂的包装与贮藏技术

注射剂经质量检验合格后即可进行印字包装。每支注射剂上应标明品名、规格、批号等。印字可用手工或印字机。用印字机可使印刷质量提高,也加快了印字速率。目前,药厂大批量生产时,广泛采用印字、装盒、贴签及包装等联成一体的印包联动机,大大提高了印包工序效率。注射剂一般用纸盒,内衬瓦楞纸分隔成行包装。塑料包装是近年来发展起来的一种新型包装形式,安瓿塑料包装一般有热塑包装和发泡包装。

注射剂的标签或说明书中应标明其所用辅料的名称,如有抑菌剂还应标明抑菌剂的种类及浓度;注射用无菌粉末应标明配制溶液所用的溶剂种类,必要时还应标注溶剂量。

除另有规定外,注射剂应当避光贮存。

(五)注射剂的溶剂和附加剂

1. 注射剂的溶剂

注射剂所用溶剂应安全无害,并与其他药用成分兼容性良好,不得影响活性成分的疗效和质量。一般分为水性溶剂和非水性溶剂。

水性溶剂最常用的为注射用水。非水性溶剂则常用植物油,主要为供注射用的大豆油,其他还有乙醇、丙二醇和聚乙二醇等。供注射用的非水性溶剂,应严格限制其用量,并应在各品种项下进行相应的检查。

(1)注射用水:《药品生产质量管理规范》确定的工艺用水,包括饮用水、纯化水、注射用水及灭菌注射用水。《中国药典》(2020 年版)规定:①注射用水为纯化水经蒸馏所得的蒸馏水;②灭菌注射用水为经灭菌后的注射用水;③纯化水为原水经蒸馏法、离子交换法、反渗透法或其他适宜的方法制得的供药用的水。

只有注射用水才可配制注射剂,注射用水可作为配制注射剂的溶剂或稀释剂及直接接触药品的设备、器具的最后清洗用水,也可作为配制滴眼剂的溶剂,还可用于无菌原料药的精制。灭菌注射用水主要用作注射用无菌粉末的溶剂或注射液的稀释剂。纯化水不得用于注射剂的配制,可作为配制普通药剂的溶剂或实验用水。

(2)注射用非水溶剂:注射用非水溶剂中,最常用的为注射用油。注射用油有麻油、大豆油、茶油等植物油,主要使用的是供注射用的大豆油。《中国药典》(2020 年版)规定,注射用油的质量要求:无异臭,无酸败味;色泽不得深于黄色 6 号标准比色液;在 10 ℃时应保持澄明;碘值为 79~128;皂化值为 185~200;酸值不得大于 0.56。碘值、皂化值、酸值是评价注射用油质量的重要指标。矿物油和碳水化合物因不能被机体代谢吸收,故不能供注射用。油性注射剂只能供肌内注射。

除注射用油外,其他注射用非水性溶剂还包括丙二醇、聚乙二醇、二甲基乙酰胺、乙醇、甘油、苯甲醇等,由于能与水混溶,一般可与水混合使用,以增加药物的溶解度或稳定性。

2. 注射剂的附加剂

为确保注射剂的安全、有效和稳定,除主药和溶剂外还可加入其他物质,这些物质统称为附加剂。附加剂在注射剂中的主要作用:①增加药物的理化稳定性;②增加主药的溶解度;③抑制微生物生长,尤其对多剂量注射剂更要注意;④减轻疼痛或对组织的刺激等。注射剂常用附加剂主要有缓冲剂、增溶剂、抑菌剂、等渗调节剂、局麻剂、抗氧剂等。常用的附加剂见表6-2。所用的附加剂不应影响药物疗效,并避免对检验产生干扰,使用浓度不得引起毒性或明显的刺激性。

表6-2 注射剂常用附加剂

附加剂类型	附加剂名称	附加剂类型	附加剂名称	附加剂类型	附加剂名称	附加剂类型	附加剂名称
缓冲剂	醋酸,醋酸钠 枸橼酸,枸橼酸钠 乳酸 酒石酸,酒石酸钠 磷酸氢二钠,磷酸二氢钠 碳酸氢钠,碳酸钠	等渗调节剂	氯化钠 葡萄糖 甘油	螯合剂	EDTA-2Na	填充剂	乳糖 甘氨酸 甘露醇
		局麻剂	利多卡因 盐酸普鲁卡因 苯甲醇 三氯叔丁醇	增溶剂/润湿剂/乳化剂	聚氧乙烯蓖麻油 吐温20 吐温40 吐温80 聚维酮 聚乙二醇-40蓖麻油 卵磷脂	稳定剂	肌酐 甘氨酸 烟酰胺 辛酸钠
抑菌剂	苯甲醇 羟丙甲酯 羟丙丁酯 苯酚 三氯叔丁醇 硫柳汞	抗氧剂	亚硫酸钠 亚硫酸氢钠 焦亚硫酸钠 硫代硫酸钠	助悬剂	明胶,果胶 甲基纤维素 羧甲基纤维素	保护剂	乳糖 蔗糖 麦芽糖 人血白蛋白

课堂互动

分析如下注射剂处方,说明处方中各附加剂分别起什么作用。

1. 维生素C注射液

[处方] 维生素C 6.25 g   碳酸氢钠 2.42 g
       EDTA-2Na 0.05 g   焦亚硫酸钠 0.2 g
       注射用水加至 50 mL

2. 柴胡注射液

[处方] 北柴胡 1000 g   氯化钠 8.5 g
       吐温80 10 mL   注射用水适量

二、注射剂中热原的控制与去除技术

(一) 热原的含义及特点

1. 热原的含义

热原(pyrogen)是指能引起恒温动物体温异常升高的致热物质。它包括细菌性热原、内源性高分子热原、内源性低分子热原及化学热原等。药剂学里所说的"热原",是指细菌性热原,是某些细菌的代谢产物、细菌尸体及内毒素。大多数细菌都能产生热原,致热能力最强的是革兰阴性杆菌。霉菌、酵母菌,甚至病毒也能产生热原。

微生物代谢产物中内毒素是产生热原反应最主要的致热物质。内毒素(endotoxin)是由磷脂、脂多糖和蛋白质所组成的复合物,存在于细菌的细胞膜与固体膜之间,其中脂多糖是内毒素的主要成分,具有特别强的致热活性。不同的菌种,脂多糖的化学组成也有差异,一般脂多糖的分子量越大其致热作用也越强。含有热原的注射剂,特别是输液剂注入人体时,有30~90 min的潜伏期,然后,就会出现发冷、寒战、体温升高、身痛、发汗、恶心、呕吐等不良反应,有时体温可升至40 ℃左右,严重者还会出现昏迷、虚脱,甚至危及生命,临床上称上述现象为热原反应。有人认为细菌性热原自身并不引起发热,而是由于热原进入体内后使体内多形性核白细胞及其他细胞释放一种内源性热原,作用于视丘下部体温调节中枢,可能引起5-羟色胺的升高而导致发热。

2. 热原的性质

(1) 耐热性:热原在60 ℃加热1 h不受影响,100 ℃加热也不降解,但在250 ℃、30~45 min,200 ℃、60 min或180 ℃、3~4 h条件下可被彻底破坏。一般热压灭菌法不易破坏注射剂中的热原。

(2) 滤过性:热原体积小,直径为1~5 nm,一般的滤器均可通过,微孔滤膜也不能截留,但能被活性炭吸附。

(3) 水溶性:因磷脂结构上连接有多糖,所以热原能溶于水。

(4) 不挥发性:热原本身不挥发,但蒸馏时可随水蒸气中的雾滴带入蒸馏水,故应设法防止。

(5) 其他:热原能被强酸强碱破坏,也能被强氧化剂(如高锰酸钾或过氧化氢等)破坏,超声波及某些表面活性剂(如去氧胆酸钠)也能使之失活。

(二) 注射剂污染热原的途径

热原是微生物的代谢产物,注射剂污染热原的途径与微生物的污染直接相关。

1. 由溶剂带入

这是注射剂出现热原的主要原因。注射剂的溶剂主要是注射用水及注射用油。注射用水制备时操作不当或蒸馏水器结构不合理,都有可能使蒸馏水中带有热原。即使原有的注射用水或注射用油不带有热原,但如果贮存时间较长或存放容器不洁,也有可能由于污染微生物而产生大量热原。因此,注射剂的配制,要注意溶剂的质量,最好是新鲜制备的溶剂。

2. 由原辅料带入

原辅料本身质量不佳、贮藏时间过长或包装不符合要求甚至破损,均能受到微生物污染而导致热原产生。有些以中药为原料的制剂,原料中带有大量微生物,提取处理的条件不当以及用微生物方法制造的药品如右旋糖酐、水解蛋白、抗生素等,都容易产生热原,应用时更应当加以注意。

3. 由容器或用具带入

注射剂制备时所用的用具、管道、装置、灌装注射剂的容器,在使用前如没有按规定严格清洗和灭菌,均易使药液污染而导致热原产生。因此,注射剂制备时,在相关工艺过程中涉及的用具、器皿、管道以及容器,均应按规定的操作规程进行清洁或灭菌处理,符合要求后方能使用。

4. 由制备过程带入

注射剂制备过程中由于生产环境达不到规定要求,工作人员未能严格执行操作规程,产品原料投入到成品产出的时间过长,产品灌封后没有及时灭菌或灭菌不彻底,这些原因都会增加微生物污染的机会而产生热原。因此,在注射剂制备的各个环节,都必须注意避菌操作,并尽可能缩短生产周期。

5. 由使用过程带入

有时注射剂本身不含热原,但使用后仍出现热原反应,这往往是由注射器具的污染造成的不良后果。注射剂尤其是输液剂在临床使用时所用的相关器具,必须做到无菌无热原,这是防止热原反应不能忽视的措施。

(三) 热原的去除方法

1. 高温法

能经受高温加热处理的容器与用具,如针头、针筒或其他玻璃器皿,在洗净后,一般于250 ℃加热30 min以上,可破坏热原。

2. 酸碱法

玻璃容器、用具(如配液用玻璃、搪瓷器皿等)用重铬酸钾硫酸清洗液或稀氢氧化钠溶液处理,可将热原破坏,热原亦能被强氧化剂破坏。

3. 吸附法

活性炭性质稳定、吸附性强兼具助滤和脱色作用，活性炭可以吸附部分热原，故广泛用于注射剂生产过程，常用量为0.1%~0.5%，将0.2%活性炭与0.2%硅藻土合用于处理20%甘露醇注射液，除热原效果较好。应注意吸附可能造成的主药的损失。

4. 离子交换法

国内有用301#弱碱性阴离子交换树脂（10%）与122#弱酸性阳离子交换树脂（8%），成功地除去丙种胎盘球蛋白注射液中的热原的报道。临床使用的一次性注射器、输液器都普遍使用该方法，效果可靠、产品具有较长的有效期。

5. 凝胶滤过法

热原分子量为1×10^6左右，采用二乙氨基乙基葡聚糖凝胶（分子筛）可除去部分热原，从而制备无热原去离子水。

6. 反渗透法

用反渗透法通过三醋酸纤维素膜除去热原，这是近几年发展起来的有使用价值的新方法。

7. 超滤法

一般用3.0~15 nm孔径的超滤膜除去部分热原。如超滤膜滤过10%~15%的葡萄糖注射液可除去热原。国内报道，采用醋酸纤维素超滤膜处理含有热原的溶液，结果显示，除去热原的效果可靠。

8. 其他方法

采用离子交换法、反渗透法、微波法等也可破坏热原，通过吸附或滤过作用可除去部分热原。

（四）热原的检查方法

1. 热原检查法

热原检查法亦称家兔法，属于体内检查法，是将一定剂量的供试品，静脉注入家兔体内，在规定的时间内，观察家兔体温升高的情况，以判断供试品中所含热原限度是否符合规定。具体方法和结果判断标准见《中国药典》(2020年版)。

2. 细菌内毒素检查法

细菌内毒素检查法亦称鲎试剂法，是利用鲎试剂来检测或量化由革兰阴性菌产生的细菌内毒素，以判断供试品中热原的限度是否符合规定的一种方法。细菌内毒素检查法包括两种方法，即凝胶测定法和光度测定法。供试品检测时可使用其中任何一种方法进行试验，当测定结果有争议时，除另有规定外，以凝胶法结果为准。具体实验方法和结果判断见《中国药典》(202年版)。

该法是利用鲎试剂与细菌内毒素产生凝集反应，来判断供试品细菌内毒素的限量是否符合规定。鲎试剂为鲎科动物东方鲎的血液变形细胞溶解物的无菌冷冻干燥品，含有能被微量细菌内毒素激活的凝固酶原和凝固蛋白质。凝固酶原经内毒素激活转化成具有活性的凝固酶，进一步促使凝固蛋白原转变为凝固蛋白而形成凝胶。

该法灵敏度高，最低检测限为0.001 μg，操作简单，试验费用低，可迅速获得结果，尤其适用于生产过程中热原的检测控制。但容易出现"假阳性"，且对革兰阴性菌产生的细菌内毒素不够灵敏，故不能完全取代家兔法。

三、注射剂的制备

（一）制备工艺流程

注射剂为无菌制剂，不仅要按照生产工艺流程进行生产，还要严格按照GMP进行生产管理，以保证注射剂的质量和用药安全。注射剂的生产过程包括原辅料的准备与处理、配制、灌封、灭菌、质量检查和包装等步骤。制备不同类型的注射剂，其具体操作方法和生产条件有区别，一般生产工艺流程见图6-1。

注射剂生产厂房设计时，应根据实际生产流程，对生产车间布局、上下工序衔接、设备及材料性能进行综合考虑，总体设计要符合国家药品监督管理局制定的《药品生产质量管理规范》的规定。

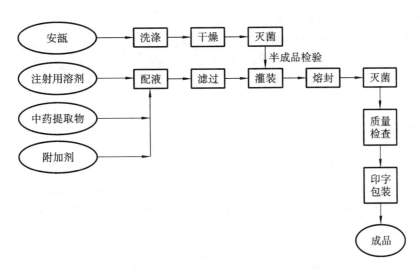

图 6-1 注射剂制备工艺流程示意图

(二) 注射用水的制备

1. 蒸馏法

蒸馏法是《中国药典》(2020 年版)规定的制备注射用水的方法,供制备注射用水的原水必须是纯化水。

制备注射用水的蒸馏水器,其原理是利用热交换管中的高压蒸汽在热交换中,作为蒸发进料原水的能源,而本身同时冷凝成为一次蒸馏水,将此一次蒸馏水导入蒸发锅中作为进料原水,然后又被热交换管中的高压蒸汽加热汽化再冷凝成二次蒸馏水。因此,实际所出之水已是二次蒸馏水。生产上制备注射用水的设备主要包括塔式蒸馏水器、多效蒸馏水器、气压式蒸馏水器。塔式蒸馏水器因能耗高、效率低、出水质量不稳定,已停止生产。气压式蒸馏水器是利用离心泵对蒸汽加压,以提高蒸汽的利用率,且无需冷却水,但能耗高,现已较少使用。目前多采用多效蒸馏水器。

多效蒸馏水器是近年发展起来制备注射用水的主要设备,其特点是能耗低、产量高、出水质量优。多效蒸馏水器可视为多个单效蒸馏水器(由圆柱形蒸馏塔、冷凝器及一些控制元件组成蒸发锅与冷凝器)相互串联,目的是提高生产能力,充分利用热能。多效蒸馏水器的性能取决于加热蒸汽的压力和级数,压力越大,则产量越高,效数越多,热利用率越高。以三效塔为例介绍如下。去离子水先进入冷凝器预热后再进入各效塔内,一效塔内去离子水经高压蒸汽加热(130 ℃)而蒸发,蒸汽经隔沫装置进入二效塔内的加热室作为热源加热塔内蒸馏水,塔内的蒸馏水经过加热产生的蒸汽再进入三效塔作为三效塔的加热蒸汽加热塔内蒸馏水产生水蒸气。二效塔、三效塔的加热蒸汽冷凝和三效塔内的水蒸气冷凝后汇集于蒸馏水收集器而成为蒸馏水。效数更多的蒸馏水器的原理与三效塔相同。

2. 反渗透法

《美国药典》已收载本法为制备注射用水的法定方法,但《中国药典》(2020 年版)仍未收载。

(三) 注射剂容器的处理

1. 安瓿的洗涤

安瓿属于二类药包材,除去外包装并洗涤后使用,粗洗用水应是纯化水,精洗用水应是新鲜注射用水。安瓿一般使用离子交换水灌瓶蒸煮,质量较差的安瓿须用 0.5% 的醋酸水溶液灌瓶蒸煮(100 ℃、30 min)处理。一方面是为了洗涤干净,另一方面也是一种化学处理,让玻璃表面的硅酸盐水解,微量的游离碱和金属盐溶解,提高安瓿的化学稳定性。目前国内使用的安瓿洗涤方法常用的有甩水洗涤法、加压气水喷射洗涤法和超声洗涤法。其中超声洗涤法是将超声波洗涤与气水喷射洗涤相结合的一种方法,具清洗洗净度高、速度快等特点。

目前国内药厂使用的安瓿洗涤设备有三种。

(1) 喷淋式安瓿洗涤机组:这种机组由喷淋机、甩水机、蒸煮箱、水滤过器及水泵等机件组成。喷淋式安瓿洗涤机组主要由传送带、淋水板及水循环系统组成,其生产效率高,设备简单,曾被广泛采用。但这种方式存在占地面积大、耗水量大且洗涤效果欠佳等缺点。

(2) 气水喷射式安瓿洗涤机组:这种机组适用于大规格安瓿和曲颈安瓿的洗涤,是目前水针剂生产上常用的洗涤方法。气水喷射式安瓿洗涤机组主要由供水系统、压缩空气及其滤过系统、洗瓶机等三大部分组成。洗涤时,利用洁净的洗涤水及经滤过的压缩空气,通过喷嘴交替喷射安瓿内、外部,将安瓿洗净。整个机组的关键设备是洗瓶机,而关键技术是洗涤水和空气的滤过。

(3) 超声波安瓿洗涤机组:利用超声技术清洗安瓿是国外制药工业近 20 年发展起来的一项新技术。在液体中传播的超声波能对物体表面的污物进行清洗。它具有清洗洁净度高、清洗速度快等特点。特别是对盲孔和各种几何状物体,洗净效果独特。目前国内已有引进和仿制的超声波安瓿洗涤机组。但有报道认为,超声波在水浴槽中易造成边缘安瓿的污染或损坏玻璃内表面而造成脱片,应注意。

2. 安瓿的干燥和灭菌

一般安瓿洗净后要在烘箱内 120～140 ℃下进行干燥,以避免存放时滋生微生物。用于无菌操作或低温灭菌的安瓿还需于 180 ℃干热灭菌 1.5 h。安瓿干燥与灭菌常用的设备有两大类:一类是间歇式干热灭菌设备,即烘箱;另一类是连续式干热灭菌设备,即隧道式烘箱。大生产中多采用后者。隧道式烘箱的整个输送隧道在密封系统内,可避免空气中微粒的污染,设有 100 级层流净化空气以保持空气的洁净。它们前端可与洗瓶机相连,后端可设在 C 级洁净区,与灌封机相连,组成联动生产线。隧道式烘箱有隧道式干热灭菌烘箱(图 6-2)和隧道式红外线干燥箱(图 6-3)两种,干燥和灭菌后的安瓿存放时间不应超过 24 h。

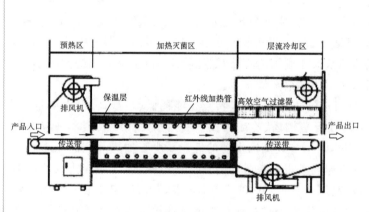

图 6-2 隧道式干热灭菌烘箱

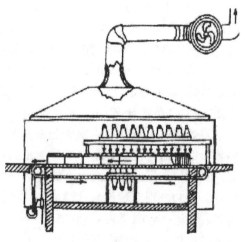

图 6-3 隧道式红外线干燥箱

3. 安瓿的检查

为了保证注射剂的质量,安瓿必须按药典要求进行检查,包括物理检查、化学检查和装药试验检查。物理检查主要包括安瓿外观、尺寸、应力、清洁度、热稳定性检查等;化学检查主要有容器的耐酸性、耐碱性和耐中性检查等。装药试验检查主要是检查安瓿与药液的相容性,无影响方能使用。

知识链接

注射剂容器及其质量要求

1. 注射剂容器

注射剂容器一般是指由硬质中性玻璃制成的安瓿或西林小瓶,亦有塑料容器。

(1) 安瓿:安瓿的式样包括曲颈安瓿和粉末安瓿两种,其有 1 mL、2 mL、5 mL、10 mL、20 mL 等规格。粉末安瓿用于分装注射用固体粉末或结晶性药物,现已基本淘汰。国家药品监督管理局已强制推行使用曲颈易折安瓿。该种安瓿目前多为无色,有利于检查药液的可见异物。对需要遮光的药物,可采用琥珀色玻璃安瓿。曲颈易折安瓿有点刻痕易折安瓿和色环易折安瓿两种。现执行国家标准 GB/T 2637—2016 和 YBB00332002。

（2）西林小瓶:包括管制瓶与模制瓶两种。管制瓶的瓶壁较薄,厚薄比较均匀,而模制瓶正好相反,西林小瓶常见规格为 10 mL 和 20 mL,应用时都需配有橡胶塞,外面有铝盖压紧,有时铝盖上再外加一个塑料盖,这种小瓶主要用于分装注射用无菌粉末,如青霉素等抗生素类粉针剂多采用此容器盛装。

2. 注射剂容器的质量要求

注射剂玻璃容器应达到以下质量要求:①无色透明,以利于检查药液的澄明度、杂质以及变质情况;②具有低的膨胀系数、优良的耐热性,不易冷爆破裂;③熔点低,易于熔封;④不得有气泡、麻点及砂粒;⑤有足够的物理强度,能耐受热压灭菌时产生的较高压力差,并避免在生产、装运和贮存过程中所造成的破损;⑥具有高度的化学稳定性,不与注射液发生物质交换。

（四）中药注射剂原液的配制

《中国药典》（2020 年版）四部通则规定:注射剂所用的原辅料应从来源及生产工艺等环节进行严格控制并应符合注射用辅料的质量要求。除另有规定外,制备中药注射剂的饮片等原料药物应严格按各品种项下规定的方法提取、纯化,制成半成品、成品,并应进行相应的质量检查。

1. 原料投料量的计算

以中药的有效成分或有效部位投料时,可按规定浓度或限(幅)度计算投料量;以总提取物投料时,可按提取物中指标成分含量限(幅)度计算投料量。在注射剂配制后,因受灭菌条件的影响,其中可测成分的含量若下降,则应根据实际需要,适当增加投料量。

以前当原料中有效成分不明确或无指标成分可测定时,可用中药比量法表示注射剂浓度,即以每毫升相当于原中药多少克表示,但这种表示方法不能用于新开发的注射剂品种。

2. 配液用具的选择与处理

配液用具必须采用化学稳定性好的材料制成,如玻璃、搪瓷、不锈钢、耐酸耐碱陶瓷及无毒聚氯乙烯、聚乙烯塑料等。一般塑料不能耐热,高温易变形软化,铝质容器稳定性差,均不宜使用。

配液用具在使用前要用洗涤剂或清洁液处理,洗净并沥干。临用时,再用新鲜注射用水荡涤或灭菌后备用。每次配液用具使用后,均应及时清洗,玻璃容器中也可加入少量硫酸清洗液或75%乙醇放置,以免长菌,临用前再按规定方法洗净。

3. 配液方法

小量配制注射液时,一般可在中性硬质玻璃容器或搪瓷桶中进行。大量生产时,常以带有蒸汽夹层装置的配液锅为容器配制注射液。

配液方式有两种。一种是稀配法,即将原料加入所需的溶剂中一次配成注射剂所需浓度,本法适用于原料质量好,小剂量注射剂的配制;另一种是浓配法,即将原料先加入部分溶剂配成浓溶液,加热溶解滤过后,再将全部溶剂加入滤液中,使其达到注射剂规定浓度,本法适用于原料质量一般,大剂量注射剂的配制。为保证质量,浓配法配成的药物浓溶液也可用热处理冷藏法处理(即先加热至100 ℃,再冷却至0~4 ℃,静置),经处理后的浓溶液滤过后,再加入全部溶剂量。

若处方中几种原料的性质不同,溶解要求有差异,配液时也可分别溶解后再混合,最后加溶剂至规定量。

有些注射液由于色泽或澄明度的原因,配制时需加活性炭(供注射用)处理,活性炭有较好的吸附、脱色、助滤及除杂质作用,能提高药液澄明度和改善色泽。应用时,常将针剂用活性炭加入药液中加热煮沸一定时间,并适当搅拌,稍冷后滤过。但必须注意,活性炭(供注射用)使用前应在150 ℃下干燥3~4 h,进行活化处理,用量一般为0.1%~1%,同时也不能忽视活性炭可能对有效成分的吸附,从而影响药物含量的问题,要经过实验比较研究,才能评价其使用效果。

配液所用注射用水,贮存时间不得超过 12 h。配液所用注射用油,应在使用前经 150~160 ℃ 灭菌 1~2 h,待冷却后即刻进行配制。

药液配制后,应进行半成品质量检查,检查项目主要包括 pH 值、相关成分含量等,检验合格后才能进一步滤过和灌封。

(五) 注射剂原液的滤过

注射剂的滤过一般分两步完成,即先初滤再精滤。操作时应根据不同的滤过要求,结合药液中沉淀物的多少,选择合适的滤器与滤过装置。

注射剂的初滤常以滤纸或绸布等为滤材,用布氏滤器减压滤过,大量生产时则常采用板框压滤器或砂滤棒。精滤通常用 G_4 垂熔玻璃滤器和微孔滤膜。

注射剂的滤过通常有高位静压滤过、减压滤过及加压滤过等方法,其具体装置有以下几种。

1. 高位静压滤过装置

此种装置是在生产量不大,缺乏加压或减压设备的情况下应用。特别是在楼房里生产更为合适,配制药液在楼上,灌封在楼下,利用药液本身的静压差在管道中进行滤过,该法压力稳定,滤过质量好,但滤速较慢。

2. 减压滤过装置

此种装置适用于各种滤器,设备要求简单,但压力不够稳定,操作不当,易引起滤层松动,直接影响滤过质量。一般可采用减压连续滤过装置。

该装置的整个系统都处于密封状态,滤过的药液不易被污染,但必须注意,进入滤过系统中的空气也应当经滤过处理。

3. 加压滤过装置

此种装置在药厂大生产时普遍采用,其特点是压力稳定、滤速快,由于全部装置保持正压,操作过程对滤层的影响较小,外界空气不易漏入滤过系统,滤过质量好而且稳定。加压滤过装置采用离心泵和压滤器等耐压设备,适用于配液、滤过及灌封等工序在同一平面时。操作时,注射液经砂滤棒或垂熔玻璃滤器预滤后,再经微孔滤膜精滤。工作压力一般为 98.1~147.15 kPa(1~1.5 kg/cm^2)。

(六) 注射剂的灌封

灌封是将滤净的药液,定量地灌装到安瓿中并加以熔封的过程,包括灌注药液和熔封两个步骤,是注射剂生产中保证无菌的最关键操作。

药液灌封要求做到剂量准确,药液不沾瓶口,以防熔封时发生焦头或爆裂,注入容器的量要比标示量稍多,以抵偿在给药时由于瓶壁黏附和注射器及针头的吸留而造成的损失,一般易流动液体可增加少些,黏稠性液体宜增加多些。

1. 灌注药液

药液的灌注力求做到剂量准确,药液不沾瓶口,不受污染。灌注标示装量不大于 50 mL 的注射剂时,应按规定适当增加装量,如标示装量为 2 mL 的注射液,灌装易流动液体时应增加装量 0.15 mL,灌装黏稠液体时应增加装量 0.25 mL。除另有规定外,多剂量包装的注射液,每一容器的装量不得超过 10 次注射量,增加装量应能保证每次注射量。

接触空气易变质的药物,在灌装过程中,应排出容器内的空气,可填充二氧化碳和氮气等气体,并立即用适宜的方法熔封或严封。

2. 熔封

安瓿的熔封应严密,无缝隙,不漏气,顶端圆整光滑,无尖锐易断的尖头及易破碎的球状小泡。

(七) 注射剂的灭菌与检漏

1. 灭菌

除无菌操作生产的注射剂外,所有的注射剂灌封后都应及时灭菌。一般 1~5 mL 安瓿多用流通蒸汽 100 ℃、30 min 灭菌;10~20 mL 安瓿采用 100 ℃ 蒸汽灭菌 45 min;对热不稳定的产品,可适当缩短灭菌时间;对热稳定的品种、输液剂,均应采用热压灭菌。以油为溶剂的注射剂,选用干热灭菌。

2. 检漏

检漏一般应用灭菌检漏两用的灭菌器,一般于灭菌后待温度稍降,抽气至真空度为 85.3～90.6 kPa,再放入有色溶液及空气,由于漏气安瓿中的空气被抽出,当空气放入时,有色溶液即借大气压力进入漏气安瓿内而被检出。

四、输液剂

(一) 输液剂的含义和特点

大容量注射剂通常称为大输液或输液剂,是由静脉滴注输入体内的大剂量注射液,其剂量除另有规定外,一般不小于 100 mL。通常包装于玻璃或塑料的输液瓶或袋中,不含防腐剂或抑菌剂。使用时通过输液器调整滴速,持续而稳定地进入静脉,用以补充体液、电解质或提供营养物质。

(二) 输液剂的分类

(1) 电解质输液剂:主要用以补充体内水分、电解质,纠正体内酸碱平衡紊乱。如氯化钠注射液(俗称生理盐水)、乳酸钠注射液等。

(2) 营养输液剂:主要用于不能口服吸收营养的患者,分为糖类输液剂、氨基酸输液剂、脂肪乳输液剂等,糖类输液剂中最常见的是葡萄糖注射液。

(3) 胶体输液剂:主要用于调节体内渗透压。胶体输液剂有多糖类、明胶类、高分子聚合物类等,如右旋糖酐、淀粉衍生物、明胶、聚乙烯吡咯烷酮(PVP)等输液剂。

(4) 含药输液剂:含有药物的输液剂,静脉滴注给药,起效迅速、血药浓度平稳,且能减轻对血管的刺激。可用于临床治疗,如氧氟沙星、黄芪、苦参碱等输液剂。

(三) 输液剂的制备

因输液剂用量大且直接进入血液,故质量要求高,生产工艺等也与小剂量注射剂有一定差异。

输液剂虽有玻璃容器与塑料容器两种包装,但其制备工艺流程大致相同,见图 6-4。

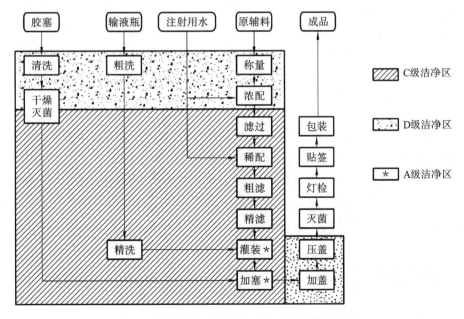

图 6-4 输液剂生产流程及洁净区域划分示意图

1. 输液容器及其他包装材料的处理

(1) 输液瓶处理。输液瓶洗涤工艺的设计应与容器的洁净程度有关。一般有直接水洗法、酸洗法、碱洗法等方法。一般洗瓶是水洗法与碱洗法相结合,碱洗法是用2%氢氧化钠溶液(50～60 ℃)冲洗,也可用1%～3%的碳酸钠溶液,碱洗法操作简便,易组织流水线生产,也能消除细菌与热原。目前,使用滚动式洗瓶机和箱式洗瓶机,提高了洗涤效率和洗涤质量。在药液灌装前,必须用微孔滤膜滤过的注射用水倒置冲洗。如果生产输液瓶的车间达到规定净化级别要求,瓶子出炉后,立即密封,使用时用滤过的注射用水冲洗即可。塑料袋采用无菌材料直接压制,不必洗涤。

(2) 胶塞、隔离膜处理。输液剂使用的丁基胶塞,采用全自动胶塞清洗机,将原来胶塞的洗涤、硅化、烘干等人工独立操作的多道工序,改在全自动胶塞清洗机中,从进料到出料,分工序连续一机操作完成。同时整个操作过程由可编程序控制,全自动操作,也可手动操作。胶塞的洗涤、灭菌及出料,由于在一机内连续完成,无中间转序环节,避免了交叉污染,洗涤时又采用了先进的超声技术,清洗质量十分可靠,可直接用于生产。

药用丁基胶塞在使用时应注意在洁净区域打开包装。药品生产企业应在十万级洁净区打开外包装,在一万级洁净区打开内包装。采用注射用水进行清洗,清洗次数不宜超过 2 次,最好采用超声波清洗,清洗过程中切忌搅拌,应尽可能地减少胶塞间的摩擦。干燥灭菌最好采用湿热灭菌法,121 ℃、30 min 即可。如果条件不允许湿热灭菌,只能干热灭菌,则时间最好不要超过 2 h。在胶塞干燥灭菌的过程中,应尽量设法减少胶塞间的摩擦。

涤纶膜使用前用乙醇浸泡或于纯化水中于 112~115 ℃下热处理 30 min,临用前用滤过的注射用水动态漂洗。

2. 输液剂的配制和滤过

输液剂配液多用浓配法,即先配成浓溶液,滤过后再加新鲜注射用水稀释至所需浓度。输液剂配制时,通常加入针剂用活性炭,活性炭有吸附热原、杂质和色素的作用,并在滤过时作为助滤剂。输液剂配液具体操作方法和工艺要求与小容量注射剂基本相同,以确保无热原。输液剂配液过程应尽量缩短时间,一般从配液到灌装结束不宜超过 4 h。

输液剂的滤过装置常采用加压三级滤过,即按照板框式滤过器、垂熔玻璃滤器、微孔滤膜滤器的顺序进行粗滤、精滤和终端滤过。加压滤过既可以提高滤过速度,又可以防止滤过过程中产生的杂质或碎屑污染滤液,高黏度药液可采用较高温度滤过。

配制用容器、滤过装置及输送管道,必须认真清洗。使用后应立即清洗干净,并定期进行灭菌。

3. 输液剂的灌封和灭菌

输液剂灌注设备有多种形式,常用的有量杯式负压灌装机、计量泵注射式灌装机、恒压式灌装机等。玻璃瓶输液剂的灌封包括灌注、塞胶塞、轧铝盖等操作。灌封要按照操作规程连续完成,即药液灌装至符合装量要求后,立即塞入丁基胶塞,轧紧铝盖。灌封要求装量准确,铝盖封紧。滤过和灌装均应在持续保温(50 ℃)条件下进行,防止细菌粉尘的污染。目前多采用自动灌封、放塞、落盖轧口联动机组机械化生产。灌封完成后,应进行检查,剔除轧口不严的输液剂,以免灭菌时冒塞或贮存时变质。

灭菌要及时,输液剂从配制到灭菌的时间,一般不超过 4 h。输液剂灭菌开始应逐渐升温,一般预热 20~30 min,否则温度骤升,易引起输液瓶爆炸,待达到灭菌温度(115 ℃)、灭菌压力(68.64 kPa(0.7 kg/cm^2))时维持 30 min,然后停止升温,待柜内压力降到零,放出柜内蒸汽,至柜内压力与大气相等后,温度降至 80 ℃以下才可缓慢打开灭菌柜门,严禁带压操作,以避免造成严重的人身安全事故,对于塑料袋装输液剂,应于 109 ℃热压灭菌 45 min。

知识链接

输液剂生产中常出现的问题及解决办法

1. 染菌

输液剂生产过程中严重污染、灭菌不彻底、瓶塞松动、漏气等原因,致使输液剂出现染菌现象。

2. 热原反应

关于热原的污染途径和防止办法见前述相关内容。但使用过程中的污染引起的热原反应,所占比例不容忽视,因此尽量使用全套或一次性输液器,包括插管、导管、调速、加药装置、末端滤过、排出气泡装置及针头等,并在输液器出厂前进行灭菌,为使用过程中避免热原污染创造有利条件。

3. 可见异物与微粒问题的解决办法

(1) 按照输液用的原辅料质量标准,严格控制原辅料的质量。

(2) 提高丁基胶塞及输液容器质量。

(3) 尽量减少制备生产过程中的污染,严格灭菌条件,严密包装。

(4) 合理安排工序,加强工艺过程管理,采取多种措施,及时除去制备过程中产生的污染微粒。

(5) 在输液器中安置终端滤过器(0.8 μm 孔径的薄膜),可解决使用过程中的微粒污染。

(四) 输液剂的质量检查

《中国药典》(2020 年版)规定,输液剂需进行以下检查。

(1) 可见异物及不溶性微粒检查:按《中国药典》(2020 年版)附录规定进行检查,应符合规定。

(2) 热原及无菌检查:按《中国药典》(2020 年版)附录规定进行检查,应符合规定。

(3) 最低装量:标示装量为 50 mL 及以上的注射液及注射用浓溶液,按《中国药典》(2020 年版)附录中最低装量检查法检查,应符合规定。

(4) 其他:如 pH 值、含量测定及其他特定的检查项目,应按各品种项下规定进行检查。

(五) 实例分析

例 1:复方氨基酸输液(amino acid compound infusion)

〔处方〕 L-赖氨酸盐酸盐 19.2 g   L-缬氨酸 6.4 g
　　　　 L-精氨酸盐酸盐 10.9 g   L-苯丙氨酸 8.6 g
　　　　 L-组氨酸盐酸盐 4.7 g   L-苏氨酸 7.0 g
　　　　 L-半胱氨酸盐酸盐 1.0 g   L-色氨酸 3.0 g
　　　　 L-异亮氨酸 6.6 g   L-蛋氨酸 6.8 g
　　　　 L-亮氨酸 10.0 g   甘氨酸 6.0 g
　　　　 亚硫酸氢钠(抗氧剂)0.5 g 注射用水加至 1000 mL

〔制法〕 取约 800 mL 热注射用水,按处方量投入各种氨基酸,搅拌使其全溶,加抗氧剂,并用 10% 氢氧化钠溶液调 pH 值至 6.0 左右,加注射用水适量,再加 0.15% 的活性炭脱色,滤过至澄明,灌封于 200 mL 输液瓶内,充氮气,加塞,轧盖,于 100 ℃灭菌 30 min 即可。

〔功能与主治〕 用于大型手术前改善患者的营养,补充创伤、烧伤等蛋白质严重损失的患者所需的氨基酸;纠正肝硬化和肝病所致的蛋白质紊乱,治疗肝昏迷;为慢性、消耗性疾病,急性传染病,恶性肿瘤患者提供营养。

例 2:静脉注射用脂肪乳(intravenous fat emulsion)

〔处方〕 精制大豆油(油相)150 g   精制大豆磷脂(乳化剂)15 g
　　　　 注射用甘油(等渗调节剂)25 g 注射用水加至 1000 mL

〔制法〕 称取精制大豆磷脂 15 g,高速组织捣碎机内捣碎后,加注射用甘油 25 g 及注射用水 400 mL,在氮气流下搅拌至形成半透明状的磷脂分散体系;放入二步高压匀化机,加入精制大豆油与注射用水,在氮气流下匀化多次后经出口流入乳剂收集器内;乳剂冷却后,于氮气流下经垂熔玻璃滤器滤过,分装于玻璃瓶内,充氮气,瓶口加盖涤纶薄膜、橡胶塞密封后,加轧铝盖;水浴预热至 90 ℃左右,于 121 ℃ 灭菌 15 min,浸入热水中,缓慢冲入冷水,逐渐冷却,置于 4~10 ℃下贮存。

〔功能与主治〕 静脉注射用脂肪乳是一种浓缩的高能量肠外营养制剂,可供静脉注射用,能完全被机体吸收,它具有体积小、能量高、对静脉无刺激性等优点。因此本品可满足不能经口进食和严重缺乏营养的(如外科手术后或大面积烧伤或肿瘤等患者)患者的需要。

例3：右旋糖酐输液（血浆代用品）（dextran infusion）

［处方］　右旋糖酐（中分子量）60 g　　　氯化钠 9 g
　　　　　注射用水加至 1000 mL

［制法］　将注射用水加热至沸，加入处方量的右旋糖酐（中分子量），搅拌使其溶解，配制成12%～15%的溶液，加入1.5%的活性炭，保持微沸1～2 h，加压滤过脱炭，加注射用水稀释成6%的浓度，然后加入氯化钠使其溶解，冷却至室温，测定含量和pH值，pH值应控制在4.4～4.9，再加活性炭0.5%，加热至70～80 ℃，滤过至药液澄明后灌装，112 ℃、30 min灭菌即得。

［功能与主治］　右旋糖酐是蔗糖发酵后生成的葡萄糖聚合物，分子量越大，体内排泄速率越慢。目前临床上主要使用中分子量和低分子量右旋糖酐。中分子量右旋糖酐与血浆具有相同的胶体特性，可以提高血浆渗透压，增加血浆容量，维持血压，用于治疗血容性休克，如外伤性出血性休克。低分子量右旋糖酐有扩容作用，但作用时间短。本品还能改变红细胞电荷，可避免血管内红细胞凝聚，减少血栓形成，增加毛细血管的流量，改善微循环。

五、粉针剂

（一）粉针剂的含义和特点

粉针剂又称注射用无菌粉末，是指供临用前用适宜的无菌溶液配制成溶液的无菌粉末或无菌块状物，临用前用灭菌注射用水溶解后注射，是一种较常用的注射剂型。无菌粉末用冷冻干燥法或喷雾干燥法制得；无菌块状物用冷冻干燥法制得。制成粉针剂后，制剂稳定性大大提高，便于携带，适用于对热敏感或在水中不稳定的药物，特别是对湿热敏感的抗生素及生物制品。将某些注射剂制成粉针剂，其稳定性与疗效得到保障，如双黄连粉针剂、茵栀黄粉针剂等。

粉针剂的生产必须在无菌室内进行。其质量检查应符合《中国药典》（2020年版）的各项规定。

（二）粉针剂的制备

1. 无菌粉末直接分装法

（1）原料无菌粉末及容器的处理：无菌粉末可采用灭菌溶剂结晶、喷雾干燥等方法制备，必要时进行粉碎和过筛。容器的处理及相应质量要求同注射剂和输液剂，各种容器均需进行灭菌处理，灭菌一般采用干热灭菌法或红外线灭菌法。

（2）分装：必须在高度洁净的无菌室中按无菌操作法进行，分装后应立即加塞并用铝盖密封。目前分装的机械设备有插管分装机、螺旋自动分装机、真空吸粉分装机等。

（3）灭菌和异物检查：耐热品种，一般可按照热压灭菌法进行补充灭菌，以确保用药安全；不耐热品种，应严格无菌操作。异物检查一般在传送带上目视检查。

（4）贴签（印字）包装：贴印有药物名称、规格、批号、用法等的标签，并装盒。

2. 灭菌水溶液冷冻干燥法

一般操作步骤：先将药物配制成注射溶液，再按规定方法除菌、滤过，滤液在无菌条件下立即灌入相应的容器中，经冷冻干燥后得干燥粉末，最后在灭菌条件下封口即得。采用冷冻干燥法制备粉针剂，若条件控制不好，会出现含水量过高、喷瓶、产品外观萎缩或成团等问题，可通过改进工艺条件或添加适量填充剂加以解决。常用的填充剂有葡萄糖、甘露醇、氯化钠等。

（三）实例分析

例1：注射用双黄连（冻干）

［处方］　连翘 500 g　　　　　　金银花 250 g
　　　　　黄芩 250 g　　　　　　注射用水加至 1000 mL

［制法］　黄芩加水煎煮二次，每次1 h，滤过，合并滤液，用2 mol/L盐酸调节pH值至1.0～2.0，在80 ℃保温30 min，静置12 h，滤过，沉淀加8倍量水，搅拌，用10%氢氧化钠溶液调节pH值至7.0，加入等量乙醇，搅拌使沉淀溶解，滤过，滤液用2 mol/L盐酸调节pH值至2.0，在60 ℃保温30 min，静置12

h,滤过,沉淀用乙醇洗至 pH 值为 4.0,加 10 倍量水,搅拌,用 10％氢氧化钠溶液调节 pH 值至 7.0,每 1000 mL 加入 5 g 活性炭,充分搅拌,在 50 ℃保温 30 min,加入等量乙醇,搅拌均匀,滤过,滤液用 2 mol/L 盐酸调节 pH 值至 2.0,在 60 ℃保温 30 min,静置 12 h,滤过,沉淀用少量乙醇洗涤,于 60 ℃以下干燥,备用。金银花、连翘分别用温水浸 30 min 后煎煮二次,每次 1 h,滤过,合并滤液,浓缩至相对密度为 1.20～1.25(70 ℃),冷却至 40 ℃,缓缓加入乙醇使含醇量达 75％,充分搅拌,静置 12 h,滤取上清液,回收乙醇至无醇味,加入 4 倍量水,静置 12 h 以上,滤取上清液,浓缩至相对密度为 1.10～1.15(70 ℃),放冷至 40 ℃,加乙醇使含醇量达 85％,静置 12 h 以上,滤取上清液,回收乙醇至无醇味,备用。取黄芩提取物,加入适量的水,加热,用 10％氢氧化钠溶液调节 pH 值至 7.0,使溶解,加入上述金银花、连翘提取物,加水至 1000 mL,加入活性炭适量,调节 pH 值至 7.0,加热至沸,并保持微沸 15 min,冷却,滤过,加注射用水至 1000 mL,灭菌,冷藏,滤过,浓缩,冷冻干燥,制成粉末,分装,即得。

[性状] 本品为黄棕色无定形粉末或疏松固体状物;有引湿性。

[功能与主治] 清热解毒,疏风解表。用于外感风热所致的发热、咳嗽、咽痛;上呼吸道感染、轻型肺炎、扁桃体炎见上述症候者。

[用法与用量] 静脉滴注。每次每千克体重 60 mg,每日 1 次;或遵医嘱。临用前,先以适量灭菌注射用水充分溶解,再用生理盐水或 5％葡萄糖注射液 500 mL 稀释。

[注解] ①配制注射剂所用金银花、连翘提取物以水提醇沉法制得;配制注射剂所用黄芩苷粉末,用水煎法提取,并经酸碱法纯化处理制得。②《中国药典》(2020 年版)规定,用高效液相色谱法测定注射用双黄连成品中绿原酸、黄芩苷、连翘苷的含量,并建立了制剂的指纹图谱,作为质量控制指标。

例 2:注射用灯盏花素

[处方] 灯盏花素   甘露醇适量
        碳酸钠适量   注射用水适量

[制法] 取灯盏花素,加适量注射用水,用碳酸钠溶液调 pH 值至 7.5±0.5,搅拌使其溶解,再加注射用甘露醇适量,滤过,分装,冻干,即得。

[性状] 本品为淡黄色至黄色的疏松块状物。

[功能主治] 活血化瘀,通络止痛。用于中风及其后遗症,冠心病,心绞痛。

[用法用量] 肌内注射,一次 5～10 mg,一日 2 次。临用前,用 2 mL 注射用水溶解后使用。静脉注射一次 20～50 mg,一日 1 次。用 250 mL 生理盐水或 500 mL 5％或 10％葡萄糖注射液溶解后使用。

[注解] ①灯盏花素是以鲜灯盏花为原料,经粉碎、提取、浓缩、pH 值调节等工序后先得到灯盏花素的粗结晶,然后进一步分离、提纯,最后得到所需的精制灯盏花素。灯盏花素具有增加血流量、改善微循环、扩张血管、降低血黏度、降血脂、促纤溶、抗血栓、抗血小板聚集等作用。②本品与 pH 值低于 4.2 的溶液使用时,可使药物析出,故不得与酸性较高的输液剂或药物合用;本品与氨基糖苷类药物(如硫酸庆大霉素)反应产生沉淀,使用本品时所用的注射器、输液器不得与氨基糖苷类药物有接触。③出血性疾病和脑溢血出血期患者禁用。

六、眼用液体制剂

(一)眼用液体制剂的含义和特点

眼用液体制剂是指用以治疗或诊断眼部疾病的液体药剂,以水溶液为主,少数为混悬液或油溶液。

(二)眼用液体制剂的分类

眼用液体制剂按用法不同可分为滴眼剂、洗眼剂和眼用注射剂三类。

1. 滴眼剂

滴眼剂是指将药物制成供滴眼用的水性、油性澄明溶液和水性混悬液。滴眼剂起局部的杀菌、消炎、散瞳、麻醉等作用,也可起润滑作用,还可代替泪液。滴眼剂主要发挥局部治疗作用,有的也可发挥全身治疗作用。如氯霉素滴眼液、醋酸氢化可的松滴眼液等。

2. 洗眼剂

洗眼剂指供冲洗眼部异物或分泌液、中和外来化学物质的眼用灭菌液体制剂。如2%硼酸溶液等。

3. 眼用注射剂

眼用注射剂指供眼周围组织或眼内注射用的无菌液体制剂,可用于球结膜下、筋膜下、球后、前房、玻璃体内等局部,以提高眼内的药物浓度,提高疗效。

眼用液体制剂的吸收途径

作用于眼的药物多采用局部给药,药物溶液滴入结膜囊内后主要经过角膜和结膜两条途径吸收。药物尚可通过眼以外的部位给药后分布到眼球,如有些药物能透过血管与眼球间的血-水屏障,作用于眼。

一般认为,常用的滴入方法使大部分药物在结膜的下穹隆中,借助毛细血管、扩散或眨眼等进入角膜前的薄膜层,渗入角膜。当滴入给药吸收太慢时,可将其注射入结膜下或眼角后的眼球囊(特农氏囊),药物可通过巩膜进入眼内,对睫状体、脉络膜和视网膜起作用。若将药物注射于球后,则药物进入眼后段,对球后神经及其他结构起作用。

(三) 滴眼剂的制备

1. 滴眼剂的原辅料

滴眼剂的原辅料包括原料、溶剂和附加剂。

(1) 滴眼剂的原料:无杂质、纯度高,最好用注射用原料,或在使用前进行精制,使所用原料符合注射用标准。

(2) 滴眼剂的溶剂:注射用水必须符合《中国药典》(2020年版)对注射用水的质量要求;注射用非水溶剂必须符合注射用标准,一般用花生油、芝麻油、橄榄油、蓖麻油等。

(3) 滴眼剂的附加剂:设计滴眼剂处方时,在考虑发挥滴眼剂的最佳疗效时,也要考虑减少滴眼剂对眼的刺激,因此必要时可添加附加剂,但选用的附加剂的品种与用量应符合《中国药典》(2020年版)标准,常用滴眼剂的附加剂见表6-3,根据需要,滴眼剂还可以添加抗氧剂、增溶剂、助溶剂等附加剂。

表6-3 常用滴眼剂的附加剂

附加剂种类	附 加 剂
pH值调节剂	巴氏硼酸盐缓冲溶液 硼酸缓冲溶液 沙氏磷酸盐缓冲溶液
抑菌剂	硝酸苯汞、硫柳汞 苯扎氯铵、苯扎溴铵、氯己定(洗必泰) 对羟基苯甲酸甲酯、对羟基苯甲酸乙酯、对羟基苯甲酸丙酯 山梨酸 三氯叔丁醇
渗透压调节剂	氯化钠 葡萄糖 硼酸

续表

附加剂种类	附加剂
助悬剂与增稠剂	甲基纤维素 羟丙基甲基纤维素（HPMC） 羧甲基纤维素 聚乙烯醇（PVA）

2. 滴眼剂制备工艺

滴眼剂的制备与注射剂基本相同。药物性质稳定者一般在无菌环境中配制、分装，可加抑菌剂。包装容器为可直接滴药的塑料瓶，最终产品根据主药的热耐受性决定是否采用热压灭菌法补充灭菌；用于眼部手术或眼外伤的滴眼剂按小容量注射剂生产工艺进行操作，单剂量包装者，保证完全无菌，不加抑菌剂或缓冲剂。洗眼液用输液瓶包装，按输液工艺制备。滴眼剂的具体制备过程如下。

（1）容器的处理。

滴眼剂有塑料瓶和玻璃瓶两种包装形式，洗涤和灭菌方法亦不同。

大多数滴眼剂采用塑料瓶包装。塑料滴眼瓶是用聚烯烃塑料经吹塑制成，即时封口，不易污染。塑料瓶的洗涤可按下法进行：切开封口，按安瓿洗涤法处理，然后用环氧乙烷气体灭菌，避菌保存备用。有些药厂在同一洁净度环境中自己生产塑料瓶，以减轻容器清洗、干燥、灭菌等处理工序的负担。玻璃滴眼瓶一般用于易氧化药物的滴眼剂，一般为中性玻璃瓶，以橡胶帽塞、铝盖密封，并配有滴管。玻璃滴眼瓶、塞的洗涤灭菌方法与小容量注射剂容器的洗涤灭菌方法相同，用前再用纯化水及新鲜的注射用水洗净。

（2）配制。

眼用溶液的配制可采用稀配法，即将药物与附加剂加入所需要的溶剂中，一次配成所需要的浓度。现多采用浓配法，即将药物、附加剂依次加入适量溶剂中溶解，配成浓溶液，必要时可加 0.05%～0.3% 药用活性炭加热滤过，加溶剂至全量，此法适用于需加热助溶的滴眼剂。

眼用混悬液的配制：可先将药物微粉化处理后灭菌，另取表面活性剂、助悬剂与适量注射用水配成黏稠液，再与主药用乳匀机搅匀，添加注射用水至全量。

配制完成后，要进行半成品检验，包括 pH 值、含量等，合格后才能滤过、灭菌、分装。

（3）滤过。

滴眼剂的滤过与注射剂滤过操作几乎相同，经滤棒、垂熔玻璃滤器与膜滤器三级滤过至澄明。如需除菌滤过，宜选用 0.22～0.45 μm 孔径滤膜，如工艺仅要求单纯除去异物，则可选用 0.8 μm 孔径滤膜。

（4）无菌灌装。

滴眼剂生产中药液的灌装大多采用减压灌装。将已洗净灭菌的空滴眼瓶，瓶口向下，排列在一平底盘中，将盘放入真空箱内，由管道将药液从贮液瓶定量地放入盘中（稍多于实际灌装量），密闭箱门，抽气并调节真空度，即可调节灌装量，瓶中空气从液面下的小口逸出，然后通入洁净空气，恢复常压，药液即灌入滴眼瓶中，取出盘子，立刻封口即可。一般滴眼剂，每一容器的装量，除另有规定外应为 5～8 mL，不应超过 10 mL。

3. 滴眼剂的质量要求

滴眼剂虽是外用制剂，但质量要求类似于注射剂。《中国药典》（2020 年版）规定，滴眼剂应符合下列要求。

（1）无菌：供角膜创伤或手术用的滴眼剂，必须无菌，以无菌操作法制成单剂量制剂，且不得加抑菌剂；其他滴眼剂为多剂量滴眼剂，必须加抑菌剂，不得检出绿脓杆菌和金黄色葡萄球菌。

（2）可见异物：滴眼剂应为澄明的溶液，要求比注射剂稍低；肉眼观察应无玻璃屑、较大纤维和其他不溶性异物。混悬液型滴眼剂不得有直径超过 50 μm 的粒子，15 μm 以下的颗粒不得少于 90%。

（3）pH 值：pH 值不当可产生刺激性，增加泪液的分泌，导致药物流失，甚至损伤角膜。pH 值应控制在5.0~9.0。

(4) 渗透压：应尽量与泪液相近，但一般眼睛能适应相当于浓度为0.5%~1.6%的氯化钠溶液。

(5) 稳定性：应具有一定的稳定性，可加入适宜的稳定剂以保证在使用期限内稳定。

(6) 黏度：以4.0~5.0 cP为宜，适当的黏度使滴眼液在眼内停留时间延长，并减少对眼的刺激。

（四）实例分析

千里光眼药水

[处方]　千里光 500 g　　　　　蒸馏水适量
　　　　对羟基苯甲酸乙酯 0.5 g　氯化钠 8.5 g
　　　　活性炭 5 g

[制法]　取千里光（拣净杂草，洗净，切成约1 cm小段）500 g，加入75%乙醇4000 mL左右，加盖密闭浸渍52 h，取出上清液，然后将残渣压榨至干，将榨出液与上清液合并，滤过，回收乙醇，并浓缩至350 mL左右，趁热滤过，滤液放冷置于冰箱中过夜。取出浓缩液，加蒸馏水适量使成500 mL，再加入纯净白蜡15 g，同法再处理1次。将所得已除去白蜡的母液，置冰箱中冷却过夜后，取出滤过，得澄明千里光提取液约500 mL，测定其pH值并调整至7左右，备用。

取蒸馏水适量溶解氯化钠、对羟基苯甲酸乙酯，再与千里光提取液混合，加蒸馏水至1000 mL，加入活性炭5 g，水浴加热脱色，滤过，滤液热压灭菌（105 ℃，30 min），冰箱放置24 h以上，滤过，用无菌操作法将滤液分装于经灭菌的5 mL眼药水瓶中，即得。

[功能与主治]　清肝明目，凉血消肿，清热解毒，抑菌消炎。用于急性目赤肿痛、急慢性结膜炎、角膜溃疡、角膜炎、急性期沙眼等。

[用法用量]　滴眼。一次1~2滴，一日3~4次。

[注解]

(1) 千里光眼药水采用醇提取，同时用白蜡处理提取液去油脂，不仅可解决刺激性问题，而且提高了纯度。白蜡去油脂的处理，一般是在提取液中加入适量（均为提取液体积的3%）的纯净白蜡，水浴加热搅拌至白蜡全部液化，继续搅拌混匀后，静置放冷，待白蜡完全凝结，将已凝结含有杂质的白蜡除去即可。本品也可采用水提法制备，但制得的成品刺激性较大。

(2) 本品灭菌前可调pH值至7.2~7.4，灭菌后pH值略有下降，对溶液澄明度影响较小，而且容易保存。

(3) 本处方中的氯化钠也可以用硼砂0.3 g、硼酸1.5 g所组成的缓冲溶液，或单用硼砂3 g代替。硼砂除可调节渗透压外，尚可增加制品的稳定性。

拓展知识

一、注射剂的临床应用与注意事项

（一）临床应用

注射剂在临床上的给药途径如下。

(1) 皮内注射（intradermal injection）：注射于表皮与真皮之间，一次剂量在0.2 mL以下，常用于过敏性试验或疾病诊断。

(2) 皮下注射（subcutaneous injection）：注射于真皮与肌肉之间的松软组织内，一般用量为1~2 mL。主要是水溶液，药物吸收速度稍慢。由于人体皮下感觉比肌肉敏感，故具有刺激性的药物混悬液，一般不宜皮下注射。

(3) 肌内注射（intramuscular injection）：注射于肌肉组织中，一次剂量为1~5 mL。该部位药物的吸收较皮下注射快,刺激性亦较小,注射油溶液、混悬液及乳浊液具有一定的延效作用,且乳浊液有一定的淋巴靶向性。

(4) 静脉注射(intravenous injection):注入静脉内,一般剂量在 50 mL 以下,范围可从几毫升至几十毫升,且多为水溶液。油溶液和混悬液或乳浊液易引起毛细血管栓塞,一般不宜静脉注射,但平均直径小于 1 μm 的乳浊液,可静脉注射。凡能导致红细胞溶解或使蛋白质沉淀的药液,均不宜静脉给药。大剂量静脉注射时应严格控制药液的 pH 值、不溶性微粒及渗透压,静脉给药不得加抑菌剂。

(5) 脊椎腔注射(vertebral injection):注入脊椎四周蛛网膜下腔内,一次剂量一般不得超过 10 mL。由于神经组织比较敏感,且脊椎液缓冲容量小、循环慢,故脊椎腔注射剂必须严格控制渗透压与脊椎液相等,pH 值在 5.0~8.0 之间,不得添加抑菌剂,注入时应缓慢。

(6) 动脉内注射(intra-arterial injection):注入靶区动脉末端,如诊断用动脉造影剂、肝动脉栓塞剂等。

(7) 其他:此外,还包括心内注射、关节内注射、滑膜腔内注射、穴位注射、鞘内注射,以及脑池内注射等。

通常在以下情况下需使用注射剂。

(1) 患者存在吞咽困难或明显的吸收障碍(如呕吐、严重腹泻、胃肠道病变、手术后不能进食等),一般要注射给药。

(2) 口服生物利用度低的药物,如庆大霉素口服吸收较差,除治疗胃肠道相关疾病外,一般要注射给药。

(3) 患者在病情严重、病情进展迅速的紧急情况下,注射给药一般能较好地发挥药效。

(4) 没有合适口服剂型的药物,如氨基酸或胰岛素,只能进行注射给药。

(二) 注意事项

(1) 因药物配成溶液后的稳定性受很多因素影响,所以注射剂一般要临用前配制以保证疗效和减少不良反应,且应注意 pH 值对注射剂稳定性的影响。

(2) 当其他给药途径能够达到治疗效果时就尽量不注射给药。

(3) 应尽量减少注射次数,应根据病情采取序贯疗法(即急性或禁忌情况下先用注射剂,病情控制后马上改为口服给药)。

(4) 应尽量减少注射剂联合使用的种类,以避免不良反应和配伍禁忌的出现。

(5) 在不同注射途径的选择上,能够肌内注射的就不静脉注射。

(6) 应严格掌握注射剂量和疗程。

二、中药注射剂不良反应问题

随着中药注射剂种类的增加和临床应用的不断扩大,不良反应也有逐渐增多的趋势。2006 年国家药品监督管理局下发了关于葛根素注射剂引起急性血管内溶血的通知,2006 年 6 月国家药品监督管理局通知暂停鱼腥草等 7 个中药注射剂的临床使用。2008 年原国家卫生部出台了《关于进一步加强中药注射剂生产和临床使用管理的通知》,国家药品监督管理局于 2007 年制定了《中药、天然药物注射剂基本技术要求》,2009 年下发了《关于开展中药注射剂安全性再评价工作的通知》,2010 年下发了《中药注射剂指纹图谱研究的技术要求(暂行)》等文件,以监督中药注射剂的安全应用。

中药注射剂不良反应主要表现:①过敏反应:表现为突发的心慌、胸闷、呼吸困难、喉头水肿。皮肤过敏反应均表现为皮疹及皮肤瘙痒。②发热:以中度热及高热为主,伴或不伴寒战。③消化道反应:主要表现为恶心、呕吐、腹痛、腹泻、黄疸、转氨酶升高等。④血液系统损害:表现为出血、溶血性贫血、白细胞减少、血小板减少、过敏性紫癜等。⑤心血管系统损害:以心律失常多见,亦可见心绞痛、心肌损伤、血压骤升或骤降等。⑥中枢神经系统反应:以头痛、头晕、眩晕、兴奋、烦躁等为主。⑦运动系统反应:包括腰背剧痛、肌肉震颤、关节肿胀疼痛等。⑧其他:急性肾衰竭、急性肺水肿、静脉炎等。

中药注射剂的不良反应需要从药材来源、制备工艺、质量标准、配伍使用等方面来进行控制,为提高中药注射剂的安全性,首先需要加强药材生产全过程的质量控制,使用现代化鉴定手段,有效鉴别药材的真伪优劣,控制最初药材的品质;其次,采用新技术、新设备完善中药注射剂的制备工艺,保证产品质量的均一稳定;注射剂所用辅料无药用标准的,应研究建立符合注射用要求的质量标准;根据GMP要求进行生产,严格执行工艺规程,以减少外来异物污染制剂的机会;同时,针对中药注射剂的特点开展相应的质量研究,加强产品的风险分析、评估与控制,建立全面、系统的质量研究与风险控制网络,从而保证中药注射剂的质量均一、稳定、安全、有效。如《中国药典》(2015年版)一部对清开灵注射液增加了指纹图谱的测定。对于已上市的中药注射剂,研发的重点应是质量更可控、活性成分更明确,提高其安全性和生物利用度。

总之,中药注射剂安全性问题涉及诸多方面,是个复杂的系统工程,需要引起我们的高度重视。中药注射剂采用现代化提取工艺、高科技控制手段从药材、辅料、中间体到终产品,建立一整套生产及质量控制体系,完善中药注射剂质量标准,来评价最终产品的安全性与有效性。并在临床使用中采用合理配液方法,控制滴注速度,加强用药观察,以确保中药注射剂的安全、有效、合理用药。

(尹嵩杰)

项目七 散剂制备技术

[学习过程]

1. 实训项目

实训项目七　制备散剂

2. 相关知识

(1) 固体制剂概述；

(2) 制粉技术；

(3) 散剂概述；

(4) 散剂的制备；

(5) 实例分析。

[预期成果]

1. 预期学习成果

(1) 能够描述散剂的概念、基质、特点、制备工艺等；

(2) 能够分析散剂的处方，正确操作制剂设备，按照工艺流程完成小量制备，并完成实训报告；

(3) 能够查阅《中国药典》(2020年版)，获取散剂药品标准、检验方法等专业信息；

(4) 能够根据散剂特点、临床应用与注意事项合理指导用药。

2. 课后提交成果

(1) 完成达标检测题；

(2) 分组完成电子版实训报告(含相关横向知识介绍/实训过程图片或小视频)；

(3) 结合学习的散剂相关知识，通过查找资料，整理归纳，分组完成微课或视频制作(选做)。

达标检测题

实训项目七　制备散剂

一、实训目的

(1) 能分析散剂的处方并完成散剂的制备。

(2) 学会用配研法混合药物的操作。

(3) 学会散剂的质量评定方法。

二、器材与药品

(1) 器材：研钵、五号筛、六号筛、七号筛。

(2) 药品：冰片、硼砂(炒)、朱砂、玄明粉、薄荷脑、樟脑、硼酸、氧化锌、滑石粉。

三、实训原理

散剂是指原料药物或与适宜辅料经粉碎、均匀混合而制成的干燥粉末状制剂,供内服或外用。按药物性质分为一般散剂、含毒性成分散剂、含液体成分散剂、含共熔成分散剂。散剂应干燥、疏松、混合均匀、色泽一致,且装量差异限度、水分及微生物限度应符合规定。

散剂制备工艺流程:处方拟定→物料准备→粉碎→混合→分剂量→质检→包装。

混合操作是制备散剂的关键。目前常用的混合方法有研磨混合法、搅拌混合法和过筛混合法。若药物比例相差悬殊,应采用等量递增法混合;若各组分的密度相差悬殊,应将密度小的组分先加入研磨器中,再加入密度大的组分进行混合;若组分的色泽相差悬殊,一般先将颜色深的组分加入研磨器内,再加入颜色浅的组分进行混合;若含低共熔成分,一般先使之产生共熔,再用其他成分吸收混合制剂。

散剂应为干燥、疏松、混合均匀、色泽一致的粉末。其外观均匀度检查方法:取供试品适量,置于光滑纸上,平铺约 5 cm²,将其表面压平,在亮处观察,应呈现均一色泽,无花纹与色斑。

四、实训内容

(一)冰硼散的制备

[处方]　　冰片 1.25 g　　　　硼砂(炒)12.5 g
　　　　　朱砂 1.5 g　　　　　玄明粉 12.5 g

[制法]　以上四味,朱砂水飞或粉碎成极细粉,硼砂粉碎成细粉,将冰片研细,与上述粉末及玄明粉配研,过筛,混合,即得。

[注解]

(1)朱砂主要含硫化汞,为粒状或块状集合体,色鲜红或暗红,具光泽,质重而脆,水飞法可获极细粉。玄明粉系芒硝经风化干燥而得,含硫酸钠不少于 99%。

(2)朱砂有色,易于观察混合的均匀性。本品用乙醚提取,重量法测定,冰片含量不得少于 3.5%。

(3)方中朱砂质重色深,且有毒、量少,而滑石粉色浅、量大,宜采用打底套色法混合。

(二)痱子粉的制备

[处方]　　薄荷脑 0.2 g　　　　樟脑 0.2 g
　　　　　硼酸 5.0 g　　　　　氧化锌 0.4 g
　　　　　滑石粉加至 30 g

[制法]　第一步,取樟脑、薄荷脑研磨至全部液化;第二步,另将硼酸、氧化锌、滑石粉研磨混合均匀,过七号筛;第三步,将第一步共熔混合物与第二步混合的细粉用等量递增法混合过七号筛即得。

[注解]

(1)处方中薄荷脑、樟脑为共熔组分,研磨混合时形成共熔混合物并产生液化现象。共熔成分在全部液化后,再用混合粉末或滑石粉吸收,并过筛 2~3 次,检查均匀度。

(2)局部用散剂应为极细粉,一般以能通过八号至九号筛为宜。敷于创面及黏膜的散剂应经灭菌处理。

(3)制备过程中需采用等量递增法(配研法),以利于药物细粉混合均匀。

(三)散剂的质量检查

散剂的制备和外观检查结果填写于表 7-1。

表 7-1　散剂质量检查结果

制　剂	外　观　性　状	外观均匀度
冰硼散		
痱子粉		

五、思考题

（1）小剂量药物散剂为保证剂量准确、含量均匀，应采用什么方法配制？
（2）含共熔组分的散剂，制备时有哪些处理方法？

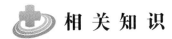

相 关 知 识

一、固体制剂概述

（一）常用固体制剂及其共同特点

常用的固体制剂有散剂、颗粒剂、片剂、胶囊剂、滴丸、膜剂等，在药物制剂中约占70%。
固体制剂的共同特点如下：
（1）与液体制剂相比，物理、化学稳定性好，生产制造成本较低，服用与携带方便；
（2）制备过程的前处理经历相同的单元操作，以保证药物的均匀混合与准确剂量，而且剂型之间有密切的联系；
（3）药物在体内溶解后才能透过生理膜、被吸收进入血液循环。

（二）固体制剂的分类和固体制剂中药物的溶出与体内吸收

1. 固体制剂的分类

（1）按不同的剂型分类：固体制剂可分为散剂、颗粒剂、胶囊剂、片剂、丸剂等。
（2）按照药物释放速度的快慢分类：固体制剂可以分为速释固体制剂（如速崩片、速溶片、固体分散片等）、缓控释固体制剂（如渗透泵片、缓控释片、缓控释胶囊等）和普通固体制剂。

2. 固体制剂中药物的溶出与体内吸收

药物从用药部位进入血液循环的过程称为吸收。固体制剂共同的吸收路径：固体制剂口服给药后，经过药物的崩解或分散，然后溶解，经胃肠道上皮细胞膜吸收进入血液循环。对一些难溶性药物来说，药物的溶出过程就是药物吸收的限速过程。若溶出速率小，吸收慢，则血药浓度难以达到治疗的有效浓度。固体制剂和不同剂型在体内的吸收路径分别见图 7-1 和表 7-2。

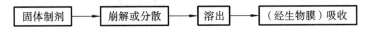

图 7-1 固体制剂在体内的吸收路径

表 7-2 不同剂型在体内的吸收路径

剂 型	崩解或分散	溶 出	吸 收
片剂	○	○	○
胶囊剂	○	○	○
颗粒剂	×	○	○
散剂	×	○	○
混悬剂	×	○	○
溶液剂	×	×	○

注：○——需要此过程；×——不需要此过程。

片剂和胶囊剂口服后首先崩解成细颗粒状，然后药物分子从颗粒中溶出，药物通过胃肠黏膜吸收进入血液循环。颗粒剂或散剂口服后没有崩解过程，迅速分散后具有较大的比表面积，因此药物的溶出、吸收和奏效较快。混悬剂的颗粒较小，因此药物的溶出与吸收过程更快，而溶液剂口服后没有崩解与溶出过程，药物可直接被吸收入血液循环，从而使药物的起效时间更短。口服制剂吸收的快慢顺序一般是溶液剂＞混悬剂＞散剂＞颗粒剂＞胶囊剂＞片剂＞丸剂。

固体制剂在体内首先分散成细颗粒是提高溶解速率以加快吸收的有效措施之一。

知识链接

Noyes-Whitney 方程

各种口服固体制剂在到达生物膜被吸收之前，都需要经过溶出过程，对多数固体制剂来说，药物的溶出速率直接影响药物的吸收速率，溶出过程可用 Noyes-Whitney 方程描述：

$$dc/dt = kS(c_s - c) \tag{7-1}$$

式中，dc/dt 为溶出速率；k 为溶出速率常数；S 为药物粒子的表面积；c_s 为固体表面药物的饱和浓度；c 为溶液主体中药物的浓度。

在受溶出速率限制的吸收过程中，由于溶出了的药物往往立即被吸收，即为漏槽状态，当 c 趋近于 0 时，则上式可以简化为

$$dc/dt = kSc_s \tag{7-2}$$

Noyes-Whitney 方程解释了影响药物溶出速率的各个因素，表明药物从固体制剂中的溶出速率与溶出速率常数 k、药物粒子的表面积 S、药物的饱和浓度 c_s 成正比。故可采取以下措施来增大药物的溶出速率：①增大药物粒子的表面积：通过粉碎减小粒径以促进崩解。②增大溶解速率常数：加强搅拌，以减少药物扩散边界层厚度或增大药物的扩散系数。③增大药物的溶解度：提高温度，改变晶型，制成固体分散物等。

粉碎技术、药物的固体分散技术、药物的包合技术等可以有效地提高药物的溶解度或药物粒子的表面积。

二、制粉技术

在固体制剂的制备过程中，将药物进行粉碎与过筛后才能加工成各种剂型。如粉碎、过筛后与其他组分均匀混合后直接分装，可获得散剂；如将混合均匀的物料进行造粒、干燥后分装，即可得到颗粒剂；如将制备的颗粒压缩成型，可制备成片剂；如将混合的粉末或颗粒分装入胶囊中，可制备成胶囊剂。对固体制剂来说，物料的混合度、流动性、充填性显得非常重要，故粉碎、过筛、混合是保证药物含量均匀的主要单元操作，是几乎所有固体制剂都要经历的制备过程，现介绍如下。

（一）粉碎技术

粉碎主要是指借助机械力将大块固体药物破碎成适宜程度的颗粒或粉末的操作过程，但现代粉碎技术也可借助其他方法（如超声波、超声气流等）将固体药物破碎成微粉的程度。粉碎操作对制剂过程有一系列的意义：①增加药物粒子的表面积，促进药物的溶解与吸收，提高药物的生物利用度；②便于制成多种剂型，如散剂、颗粒剂、丸剂、片剂、浸出制剂等；③加速药材中有效成分的溶解；④便于各成分混合均匀和服用。

通常把粉碎前药物颗粒的平均直径(ϕ)与粉碎后药物颗粒的平均直径(ϕ_1)的比值称为粉碎度(n)。

$$n = \frac{\phi}{\phi_1} \tag{7-3}$$

由此可知，粉碎度与粉碎后药物颗粒的平均直径成反比，即粉碎度越大，颗粒越小。粉碎度的大小，取决于药物本身的性质、制备的剂型及临床使用要求。如内服散剂中不溶性或难溶性药物用于治疗胃溃疡时，必须将药物制成细粉，以利于分散，充分发挥药物的保护和治疗作用；而易溶于胃肠液的药物则

不必粉碎成细粉。浸出中药材时过细的粉末易于形成糊状物而达不到浸出目的。用于眼黏膜的外用散剂需用极细粉,以减小刺激。

1. 粉碎的方法

根据物料的性质和产品粒度的要求,结合实际的设备条件,可采用下列不同的粉碎方法,其以能达到粉碎效果及便于操作为选用原则。

(1) 循环粉碎与开路粉碎。粉碎的产品中,如含有未充分粉碎的物料,一般通过筛分或分级后,粗颗粒重新返回到粉碎机中进行二次粉碎,称为循环粉碎。开路粉碎则是物料只通过粉碎设备一次,即将产品排出。循环粉碎得到的粒子粒径分布更为均一,更适合药物制剂的加工。

(2) 混合粉碎。混合粉碎是指两种或两种以上药物放在一起同时粉碎的操作方法。若处方中某些药物的性质及硬度相似,可将它们掺和在一起进行粉碎,混合粉碎可避免一些黏性药物单独粉碎的困难,又可将粉碎与混合操作结合进行。

知识链接

混合粉碎前的特殊处理

若处方中含有大量油性、黏性较大的药物或含有新鲜动物药,应进行特殊处理。特殊处理的主要方法有以下几种。

1. 串油法

处方中含有大量油性药物,如桃仁、枣仁、柏子仁等,粉碎时先将处方中易粉碎的药物粉碎成细粉,再将油性药物研成糊状,然后与已粉碎的药物掺研粉碎,让药粉充分吸收油脂,以便于粉碎和过筛。

2. 串料法

处方中含有大量黏液质、糖分等的黏性药物,如熟地黄、黄精、玉竹、天冬、麦冬等,粉碎时先将处方中黏性小的药物混合粉碎成粗粉,然后陆续掺入黏性大的药物,粉碎成不规则的粉块或颗粒,60 ℃以下充分干燥后再粉碎。

3. 蒸罐法

处方中含有新鲜动物药,如乌鸡、鹿肉等,粉碎时将药物加入黄酒及其他药汁等液体辅料蒸煮后,与其他药物混合、干燥、再粉碎。

(3) 单独粉碎。单独粉碎是指将一种药物单独进行粉碎的操作方法。此法既可按待粉碎物料的性质选择合适的粉碎设备,又可避免粉碎时因不同物料损耗不同而引起含量不准确的现象出现。宜单独粉碎的药物:①氧化性药物与还原性药物:若混合粉碎,可引起爆炸,如氯酸钾、高锰酸钾、碘等氧化性物料忌与硫、淀粉、甘油等还原性物料混合粉碎。②贵重细料药物:为减少损耗,宜单独粉碎,如麝香、牛黄等。③毒性药物、刺激性大的药物:为便于劳动保护,防止中毒和交叉污染,宜单独粉碎,如雄黄、蟾酥、马钱子等。

(4) 干法粉碎。干法粉碎是指物料处于干燥状态下进行粉碎的操作方法。在药物制剂生产中大多数物料采用干法粉碎。

(5) 湿法粉碎。湿法粉碎是指在药物中加入适量液体(水或有机溶剂)进行研磨粉碎的方法。根据粉碎时加入液体种类和体积的不同,湿法粉碎可分为加液研磨法和水飞法。①加液研磨法:药物中加入少量液体进行研磨粉碎的方法。液体用量以能使药物湿润成糊状为宜。此法粉碎度高,可避免粉尘飞扬,减轻毒性或刺激性药物对人体的危害,减少贵重药物的损耗,如樟脑、冰片、薄荷脑、牛黄等加入少量挥发性液体(乙醇等)研磨粉碎。②水飞法:药物与水共置于乳钵或球磨机中研磨,使细粉漂浮于液面或混悬于水中,倾出此混悬液,余下的药物再加水反复研磨,至全部药物研磨完毕,将所得混悬液合并,静置沉降,倾去上清液,将湿粉干燥即得极细粉。此法适用于矿物药、动物贝壳的粉碎,如朱砂、炉甘石、滑石、雄黄等。

(6) 低温粉碎。低温粉碎是指将药物或粉碎机进行冷却的粉碎方法。此法适用于弹性大的药物或高温下不稳定的药物的粉碎,如动物药(甲鱼、蛇)、树脂、树胶、干浸膏、含挥发性成分的物料及抗生素类药物等。低温粉碎一般有下列四种方法:①物料先行冷却,迅速通过高速冲击式粉碎机粉碎,物料在粉碎机内停留的时间短暂;②粉碎机壳通入低温冷却水,在循环冷却下进行粉碎;③将干冰或液化氮气与物料混合后进行粉碎;④组合应用上述三种方法进行粉碎。

(7) 流能粉碎。流能粉碎是利用高压气流(空气、水蒸气或惰性气体)使药物的粗粒之间相互碰撞而产生强烈的粉碎作用。本法适用于抗生素、酶、低熔点药物或其他对热敏感的药物的粉碎。在粉碎的同时就可进行分级,所以可得到 5 μm 以下的微粉。

2. 粉碎设备

为了达到良好的粉碎效果,应根据药物的性质和所要求的粉碎度选择适宜的粉碎设备,常用的粉碎设备简述如下。

(1) 万能粉碎机。万能粉碎机是一种应用较广的冲击式粉碎机,如图 7-2 所示,万能粉碎机适用范围广,宜于粉碎各种干燥的非组织性的药物及中药的根、茎、皮等,故有"万能"之称。但由于粉碎过程发热,故万能粉碎机不宜用于含有大量挥发性成分、低熔点及黏性药物的粉碎。

(2) 柴田式粉碎机。柴田式粉碎机是目前中药厂普遍应用的冲击式粉碎机,如图 7-3 所示,在粉碎机的水平轴上装有打板、挡板、风扇,由电机带动旋转。药物由加料斗进入粉碎室,在转轴高速旋转时,药物受到打板的打击、剪切和挡板的撞击作用而粉碎,经风扇将细粉吹至出粉口排出。此法在中药的粉碎加工中已经广泛应用。

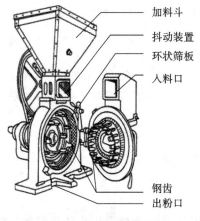

图 7-2 万能粉碎机结构示意图

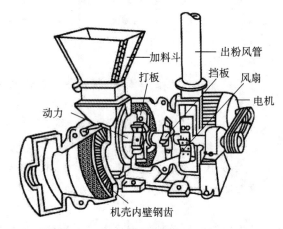

图 7-3 柴田式粉碎机结构示意图

(3) 球磨机。球磨机是兼有冲击力和研磨力的粉碎设备,如图 7-4 所示。由不锈钢或瓷制的圆筒和内装有一定数量和大小的圆形钢球或瓷球构成,球磨机转速示意图如图 7-5 所示。球磨机结构简单、密闭操作、粉尘少,适用于毒性药物、贵重药物以及刺激性药物的粉碎,还可在通入惰性气体的条件下,密闭粉碎易氧化药物或爆炸性药物。球磨机除广泛用于干法粉碎外,还可用于湿法粉碎。

(4) 流能磨。流能磨亦称气流粉碎机,流能磨粉碎药物的过程中,由于气流在粉碎室中膨胀时的冷却效应抵消了粉碎时产生的热量,因此特别适用于抗生素、酶、低熔点药物或其他对热敏感的药物的粉碎。应用流能磨粉碎药物的同时进行了分级,所以可得 5 μm 以下均匀的极细粉末。

(5) 乳钵。乳钵是以研磨力为主的粉碎设备,主要用于小量药物的粉碎。乳钵以瓷制和玻璃制为常用。用乳钵进行粉碎时,每次所加药量一般不超过乳钵容积的四分之一,以防研磨时药物溅出或影响粉碎效能。研磨时,杵棒由乳钵中心按螺旋方式逐渐向外旋转,到达最外层后再逆向旋转至中心,如此反复以提高研磨效率。

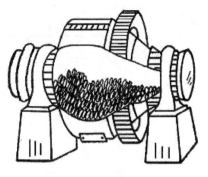

图 7-4 球磨机

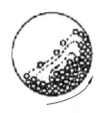
(a) 转速太慢

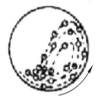
(b) 转速适当

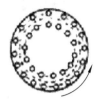
(c) 转速太快

图 7-5 球磨机转速示意图

3. 粉碎操作注意事项

各种粉碎设备的性能不同,作用力不同,可以根据被粉碎药物的性质和粒度要求选择适宜的粉碎设备。在使用和保养粉碎设备时应注意以下几点:

(1) 通常高速旋转的粉碎机开动后,待其转速稳定时再加料。否则因药物先进入粉碎室后,机器难以启动,引起发热,会损坏电机或因过热而停机。

(2) 药物中不应夹杂硬物,以免卡塞转子而引起电机发热或烧坏。粉碎前应对物料进行精选以除去夹杂的硬物(如铁钉等)。应在粉碎机的加料斗上附有电磁除铁装置,当物料通过电磁区时,所含铁块即被吸除。

(3) 各种粉碎机在每次使用后,应检查机件是否完整,且清洗内外各部,添加润滑油后罩好。

(4) 操作时注意安全,要严格遵守操作规程,严禁在开机的情况下向机器中伸手,以免发生安全事故。

(5) 粉碎毒性药物、刺激性较强药物时,应特别注意劳动保护,以免中毒,同时也要做好防止药物交叉污染的预防工作。

> **课堂互动**
>
> 说一说下列药物应如何粉碎:珍珠、板蓝根、冰片、龙眼肉、山萸肉、乳香、没药。

(二) 过筛技术

过筛是指粉碎后的物料通过一种网孔工具以使粗粉与细粉分离的操作。这种网孔工具称为药筛。药物粉碎后所得粉末的粒度是不均匀的,过筛的目的主要是将粉碎后的物料按粒度大小加以分等,从而获得较均匀的粉末,以适应医疗和制备制剂的需要。

1. 药筛及粉末的分等

(1) 药筛的分等:药筛按制作方法不同分为冲制筛和编织筛两种。冲制筛又称模压筛,是在金属板上冲压出圆形的筛孔而制成。此筛坚固耐用,筛孔不易变形,多用作粉碎机上的筛板。编织筛是以金属丝(不锈钢丝、铜丝等)或非金属丝(尼龙丝、绢丝等)编织而成的。用尼龙丝制成的筛网具有一定的弹性,比较耐用,且对一般药物较稳定,在制剂生产中应用较多,但使用时筛线易移位致筛孔变形,分离效率下降。

药筛的分等有两种方法,一种是以筛孔内径大小(μm)为依据,共规定了九种筛号,一号筛的筛孔内径最大,九号筛的筛孔内径最小;另一种是以每一英寸(2.54 cm)长度上所含筛孔的数目来表示,即用"目"表示,例如,每一英寸有 100 个孔的筛称为 100 目筛,筛目数越大,筛孔内径越小。具体规定见表 7-3。

(2) 粉末的分等:药物粉末的分等是按通过相应规格的药筛而定的。《中国药典》(2020 年版)规定了六种粉末等级,具体见表 7-4。

表 7-3 《中国药典》(2020 年版)药筛分等标准

筛 号	筛孔内径(平均值)	目 号
一号筛	(2000±70)μm	10 目
二号筛	(850±29)μm	24 目
三号筛	(355±13)μm	50 目
四号筛	(250±9.9)μm	65 目
五号筛	(180±7.6)μm	80 目
六号筛	(150±6.6)μm	100 目
七号筛	(125±5.8)μm	120 目
八号筛	(90±4.6)μm	150 目
九号筛	(75±4.1)μm	200 目

表 7-4 《中国药典》(2020 年版)粉末分等标准

等 级	分 等 标 准
最粗粉	能全部通过一号筛,但混有能通过三号筛不超过 20% 的粉末
粗粉	能全部通过二号筛,但混有能通过四号筛不超过 40% 的粉末
中粉	能全部通过四号筛,但混有能通过五号筛不超过 60% 的粉末
细粉	能全部通过五号筛,并含能通过六号筛不少于 95% 的粉末
最细粉	能全部通过六号筛,并含能通过七号筛不少于 95% 的粉末
极细粉	能全部通过八号筛,并含能通过九号筛不少于 95% 的粉末

2. 过筛设备

过筛设备种类很多,应根据对粉末粗细要求、粉末性质和数量选择。在药厂大量生产中,多用粉碎、筛分、风选、集尘联动装置,对提高粉碎与过筛效率,保证产品质量尤为重要,亦可单用筛分设备进行过筛。生产上常用漩涡式振荡筛,实验室中用手摇筛。

(1) 漩涡式振荡筛。漩涡式振荡筛是现代生产中常用的筛分粗细不等粉状物料、颗粒物料的设备,由料斗、振荡室、联轴器、电机组成。可设几层筛网,实现两级、三级甚至四级分离。漩涡式振荡筛适用于筛分无黏性的植物药、化学药,毒性、刺激性及易风化或潮解的药物粉末。

(2) 手摇筛。手摇筛是由筛网固定在圆形的金属圈上制成的,并按筛号大小依次叠成套,最底层为接收器,最上为筛盖。手摇筛适用于少量、毒性、刺激性或质轻药粉的筛分,亦常用于粉末粒度分析。

3. 过筛操作注意事项

影响过筛效率的因素有很多,为了提高过筛效率,过筛操作时应注意以下几点。

(1) 加强振动。在静止情况下,由于药粉相互摩擦及表面能的影响,药粉易形成粉堆而不易通过筛孔。当外加力振动迫使药粉移动时,各种力的平衡受到破坏,小于筛孔的粉末能通过筛孔,故过筛时需要不断振动。粉末运动速度不宜过快,这样可使更多的粉末有落于筛孔的机会,但运动速度过慢会降低过筛效率。

(2) 粉末应干燥。粉末的湿度越大,越易黏结成团而堵塞筛孔,故含水量大的物料应事先适当干燥后过筛。易吸潮的物料应及时过筛或在干燥环境中过筛。黏性、油性较强的药粉应掺入其他药粉一同过筛。

(3) 粉层厚度要适中。药筛内的药粉不宜堆积过厚,让粉末有足够的余地在较大范围内移动,有利于过筛;但粉层太薄又影响过筛效率。

(三) 混合技术

混合是将两种或两种以上组分的物料均匀混合的操作。混合的目的是使制剂中各组分分布均匀、含量均一,以保证用药剂量准确、安全有效。

1. 混合方法

(1)搅拌混合:将各药粉置于适当大小容器中搅匀的操作。此法简便但不易混匀,多作为初步混合之用。

(2)研磨混合:将各药粉置乳钵中,边研磨边混合的操作。此法适用于少量、结晶性药物的混合。

(3)过筛混合:将各药粉先搅拌进行初步混合,再通过适宜孔径的药筛使之混匀的操作。由于较细、较重的粉末先通过筛网,故在过筛后仍须进行适当的搅拌,才能混合均匀。

大生产中,多采用搅拌或容器旋转方式使物料产生整体或局部移动的对流运动的混合方式而达到混合目的。

2. 混合设备

大生产中,混合过程一般在混合筒中完成。混合筒的形状及运动轨迹直接影响到药粉的混合均匀度,混合筒的形状从最初的滚筒形发展到目前常用的槽形、V形、双锥形,运动轨迹从简单的单向旋转发展到空间立体旋转,混合设备得到了较大的发展,出现了一批混合均匀度高、效率高、能耗小的新型混合机。

(1)槽形混合机:亦称捏合机,如图7-6所示,其主要部分有混合槽、搅拌桨、水平轴。搅拌桨呈S形装于槽内轴上,开机使搅拌桨转动以混合物料。此机除适合于混合各种粉料外,还常用于片剂、丸剂的制软材。

(2)V形混合机:如图7-7所示,V形混合机由两个圆柱形筒相交成一个尖角状,并安装在一个与两筒体对称垂直的圆轴上,两个圆柱形筒一长一短。使用时圆柱形筒围绕轴旋转,带动物料向上运动,物料在重力作用下自上向下翻滚进行混合。容器不停转动时物料经多次分开、掺和,能在较短时间内混合均匀。筒口经盖密闭,有利于生产流程安排和改善劳动环境。

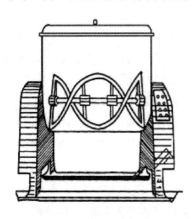

图7-6 槽形混合机结构示意图

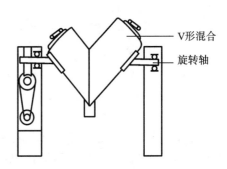

图7-7 V形混合机结构示意图

(3)三维混合机:由筒体和机身两部分组成,如图7-8所示。装料的筒体在主动轴的带动下做平行移动及翻滚等复合运动,促使物料沿着筒体做环向、径向和轴向的三向复合运动,从而实现多种物料的相互流动扩散、掺杂,以达到高均匀度混合的目的。该混合机特点是筒体各处为圆弧过渡,经过精密抛光处理,物料装料率大(最高可达80%,普通混合机仅为40%),效率高,混合时间短,物料无离心力作用,无密度偏析及分层、积聚现象,各组分可有悬殊的密度差,混合率达99.9%以上,是目前各种混合机中一种较理想的产品。

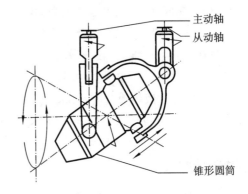

图7-8 三维混合机结构示意图

3. 影响混合均匀性的因素

药粉混合均匀性与各组分的比例、粒度、密度,是否含低共熔组分、混合时间等均有关。

(1)各组分的比例。各组分含量相差过大时,不易混合均匀,此时应采用配研法(又称等量递增法)

进行混合,即先用量大的组分饱和混合容器,倾出,然后取量小的组分,加入等体积量大的组分混匀后,再加入与此混合物等量的量大组分混匀,如此倍量增加量大的组分,直至全部混合均匀。此法尤其适用于含毒性药物、贵重药物和小剂量药物的混合。

知识链接

倍散

含小剂量药物的散剂,毒性药品、麻醉药品、精神药品等一般用药剂量小,称取、使用不方便,且易损耗。为便于临时配方和服用,常在这些特殊药品中添加一定比例的稀释剂制成稀释散,亦称倍散。常用的稀释散有五倍散、十倍散、百倍散和千倍散等。十倍散由1份药物加9份稀释剂均匀混合制成。

倍散的比例可由药物的剂量定,如剂量在0.01~0.1 g者,可配成十倍散,如剂量在0.01 g以下者,则可配成百倍散或千倍散。配制倍散时,应采用配研法将药物和稀释剂混合均匀。为了保证倍散的均匀性,常加入一定量的着色剂如胭脂红、亚甲蓝等着色,十倍散着色应深一些,百倍散稍浅些,这样可以根据倍散颜色的深浅判断倍散的浓度。

倍散常用的稀释剂有乳糖、淀粉、糊精、蔗糖、葡萄糖及一些无机物,如沉降碳酸钙、沉降磷酸钙、碳酸镁、白陶土等,其中以乳糖较为常用。

取用倍散时,应按倍散的倍数与处方所需的药物总量,经折算后称取。

(2) 各组分的粒度与密度。各组分粒度相差较大时,先加粒径大的物料,后加粒径小的物料则易混合均匀。各组分密度相差较大时,在混合过程中存在自然分离的趋势,一般宜将质轻的组分先放入混合容器中,再加入质重组分混合,这样可避免轻质组分浮于上部或飞扬,而重质组分沉于底部则不易混匀。

(3) 含共熔组分。当两种或两种以上药物按一定比例混合后,产生熔点降低而出现润湿和液化的现象称为共熔现象(简称共熔)。常见产生共熔的药物有樟脑与苯酚、麝香草酚、薄荷脑,乙酰水杨酸与对乙酰氨基酚、咖啡因等。共熔现象在研磨混合时通常出现较快,其他方式的混合有时需若干时间后才能出现。

含共熔组分的制剂是否需混合使其共熔,应根据共熔后对药理作用的影响而采用不同的措施,一般原则:①若药物共熔后,药理作用增强,则宜采用共熔混合,例如氯霉素与尿素,灰黄霉素与聚乙二醇6000等,形成共熔混合物比其单独成分吸收快、疗效高;②若药物共熔后,药理作用减弱,应设法避免共熔混合,如阿司匹林、对乙酰氨基酚和咖啡因三种药物混合制粒及干燥时,易产生共熔现象,应采取分别制粒的方法;③若药物共熔后,药理作用几乎无变化,可将共熔组分先共熔,再用处方中其他组分或待加入的适量赋形剂吸收混合,使分散均匀。

(4) 混合时间。并非混合时间越长,混合的均匀性越好,要通过实验确定合适的混合时间。

(5) 其他。含液体成分时,可采用处方中其他固体成分吸收;若液体量较大,可另加赋形剂吸收;若液体为无效成分且量过大,可采取先蒸发再加赋形剂吸收的方法。

课堂互动

讨论:如何将1 g朱砂与20 g滑石粉混合均匀?

要求:①分组讨论混合方法;②将讨论结果与全班分享;③按照通过的讨论方案进行混合操作;④比较混合结果;⑤写出结论。

三、散剂概述

(一) 散剂的定义

散剂是指一种或数种药物均匀混合而制成的粉末状制剂。根据散剂的用途不同,其粒径要求有所不同:一般的散剂,能通过六号筛(100目,150 μm)的细粉含量不少于95%;难溶性药物、收敛剂、吸附剂、儿科或外用散,能通过七号筛(120目,125 μm)的细粉含量不少于95%;眼用散应全部通过九号筛(200目,75 μm)等。

(二) 散剂的特点

古人曰"散者散也,去急病用之",指出了散剂容易分散和奏效快的特点。散剂是古老而传统的固体剂型,广泛应用于临床,在中药制剂中的应用比西药更为广泛。

散剂具有以下特点:

(1) 散剂粉状颗粒的粒径小,比表面积大,容易分散,起效快;

(2) 外用散的覆盖面积大,可同时发挥保护和收敛等作用;

(3) 贮存、运输、携带比较方便;

(4) 制备工艺简单,剂量易于控制,便于婴幼儿服用。但也要注意由于分散度大而造成的吸湿性、化学活性、气味、刺激性等方面的影响。

知识链接

传统散剂——云南白药

云南白药是专门用于伤科治疗的中成药散剂,至今已有一百多年历史,其处方至今仍然是中国政府经济知识产权领域的机密。1902年,云南郎中曲焕章研制成功云南白药的前身"百宝丹",这种白色的药末具有很强的消炎止血、活血化淤功能。人们根据它的外观把它称为白药。

(三) 散剂的分类

散剂通常按以下三种方法分类。

(1) 按用途分类:可分为内服散剂和外用散剂。内服散剂可直接吞服,亦可用水或其他液体冲服或调服;外用散剂可直接撒布于患处,亦可吹入耳、鼻、喉等腔道,亦可用酒等调敷于患处。

(2) 按组成分类:可分为单散剂和复方散剂。单散剂由一种药物组成,复方散剂由两种或两种以上药物组成。

(3) 按剂量分类:可分为分剂量散剂和不分剂量散剂。分剂量散剂是按一次剂量包装,由患者按包服用,此类散剂内服者较多;不分剂量散剂是以多次使用的总剂量包装,由患者按医嘱自取,此类散剂外用者较多。

(四) 散剂的质量要求及检查

除另有规定外,散剂应进行以下相应检查。

(1) 粒度:除另有规定外,化学药局部用散剂和用于烧伤或严重创伤的中药局部用散剂及儿科用散剂,照下述方法检查,应符合规定。

取供试品10 g,精密称定,置七号筛,照粒度和粒度分布测定法(《中国药典》(2020年版)通则单筛分法)测定,精密称定通过筛网的粉末重量,不得少于95%。

(2) 外观均匀度:取供试品适量,置于光滑纸上平铺约5 cm²,将其表面压平,在亮处观察,应色泽均匀、无花纹与色斑。

（3）水分：中药散剂照水分测定法（《中国药典》(2020年版)通则)测定，除另有规定外，不得超过9.0%。

（4）干燥失重：化学药和生物制品散剂，除另有规定外，取供试品，照《中国药典》(2020年版)通则干燥失重测定法测定，在105℃干燥至恒重，减失重量不得超过2.0%。

（5）装量差异：单剂量包装的散剂，应符合相关的规定。

（6）装量：除另有规定外，多剂量包装的散剂，照《中国药典》(2020年版)通则最低装量检查法检查，应符合规定。

（7）无菌：除另有规定外，用于烧伤、严重创伤或临床必须无菌的局部用散剂，照《中国药典》(2020年版)通则无菌检查法检查，应符合规定。

此外，还应按《中国药典》(2020年版)通则中的微生物限度检查法做卫生学检查。

四、散剂的制备

散剂的制备工艺流程见图7-9。

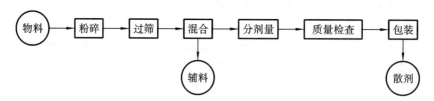

图7-9 散剂的制备工艺流程图

（一）备料

制备散剂的固体药物均需粉碎，药物粉碎的粒度应根据药物的性质、作用及给药途径而定。在内服散剂中，易溶于水的药物不必粉碎得太细；在胃中不稳定的药物、有不良气味的药物及刺激性强的药物也不必粉碎得太细；难溶性药物为加速其溶解和吸收，应粉碎成极细粉或微粉；用于治疗胃溃疡的不溶性药物，必须粉碎成最细粉，以利于发挥其保护作用及药效；用于皮肤或伤口的外用散剂，一般要求粉碎成最细粉，以减轻对组织或黏膜的机械刺激作用，利于药效的发挥。

（二）粉碎、过筛与混合

粉碎时视药物的性质和粒度要求选择适宜的粉碎方法和设备，并及时过筛，保证产品的细度和均匀性。

有些散剂因成分或数量不同，可将其中的几步操作结合进行。一般情况下将固体物料进行粉碎前先对物料进行前处理，所谓物料的前处理是指将物料加工成符合粉碎所要求的粒度和干燥程度等。化学药品应将原辅料充分干燥，以满足粉碎要求；中药材应根据其性质进行处理，使之干燥成净药材以供粉碎。

混合是制备散剂的重要工艺过程之一，其目的是使散剂中各组分分散均匀，色泽一致，以保证剂量准确，用药安全有效。混合时要注意设备能力、加料顺序、混合时间等，保证混合效率。详见本项目"固体制剂概述"。

（三）分剂量

分剂量是将混合均匀的药粉按需要的剂量分成等重份数的过程。分剂量后装入合适的内包装材料中。常用的分剂量方法有以下几种。

（1）容量法：用固定容量的容器进行分剂量的方法。此法效率较高，但准确性稍差，在操作过程中，要注意保持操作条件的一致性，以减小误差。目前大量生产散剂使用的散剂定量分包机和医院制剂室大量配制散剂所用的散剂分量器都采用容量法分剂量。

（2）目测法（估分法）：将一定重量的散剂用目测分成若干等份的方法。此法操作简便，但准确性差。医院药房临时调配少量一般药物散剂和中药调配可用此法。

(3) 重量法：用衡器(天平为主)逐份称重的方法。此法分剂量准确，但操作比较麻烦，效率低，难以机械化，主要用于含毒性药物、贵重药物散剂的分剂量。该法必须严格控制散剂的含水量，否则容易造成误差。

(四) 散剂的包装与贮存

1. 散剂的包装

散剂的表面积较大，故容易吸湿、风化及挥发，若由于包装不当而吸湿，则常发生潮解、结块、变色、分解、霉变等一系列变化，严重影响散剂的质量及用药的安全性。所以，散剂在包装与贮存中主要应解决好防潮的问题，包装时应选择适宜的包装材料和包装方法。

(1) 包装材料：散剂的包装材料主要有塑料薄膜袋、铝塑复合膜袋、塑料瓶(管)、玻璃瓶(管)等。

①塑料薄膜袋：质软透明，有透气、透湿性，应用受到一定限制。

②铝塑复合膜袋：防气、防湿性能较好，硬度较大，密封性、避光性好，目前应用广泛。

③玻璃瓶(管)：性质稳定，阻隔性好，特别适用于含芳香挥发性成分、毒性药物以及吸湿性成分的散剂。

(2) 包装方法：分剂量散剂一般用袋包装，包装后需热封严密。不分剂量散剂多用瓶(管)包装，应将药物填满压紧，避免在运输过程中因组分密度不同而分层，以致破坏了散剂的均匀性。

2. 散剂的贮存

散剂在生产和贮存期间应符合以下规定。

(1) 供制散剂的原料药物均应粉碎。除另有规定外，内服散剂应为细粉，儿科用及外用散剂应为最细粉。

(2) 散剂应干燥、疏松、混合均匀、色泽一致。制备含毒性药、含贵重药或药物剂量小的散剂时，应采用配研法混合并过筛。

(3) 散剂可单剂量包装，也可多剂量包装，多剂量包装者应附分剂量的用具。含毒性药的口服散剂应单剂量包装。

(4) 散剂中可含或不含辅料，根据需要可加矫味剂、芳香剂和着色剂等。

(5) 除另有规定外，散剂应密闭贮存，含挥发性原料药物或吸潮原料药物的散剂应密封贮存。生物制品应采用防潮材料包装。

(6) 为防止胃酸对生物制品散剂中活性成分的破坏，散剂稀释剂中可调配中和胃酸的成分。

(7) 散剂用于烧伤治疗如为非无菌制剂，应在标签上标明"非无菌制剂"；产品说明书中应注明"本品为非无菌制剂"，同时在适应证下应明确"用于程度较轻的烧伤(Ⅰ或浅Ⅱ)"；注意事项下规定"应遵医嘱使用"。

五、实例分析

例1：脚气粉

[处方]　硼酸 140 g　　　　　　枯矾 30 g
　　　　氧化锌 140 g　　　　　水杨酸 60 g
　　　　樟脑 10 g　　　　　　　滑石粉加至 1000 g

[制法]

(1) 预处理：①樟脑用 50 mL 95% 乙醇溶解，备用；②其余 5 种药物分别过 80~100 目筛，备用；

(2) 先将樟脑醇溶液与氧化锌混合均匀，再与其余药物混合均匀，分装即得。

[注解]

(1) 硼酸、枯矾、氧化锌、水杨酸、樟脑均为药用成分，滑石粉为稀释剂。

(2) 枯矾是明矾($KAl(SO_4)_2 \cdot 12H_2O$)的烘干去水物。

[功能与主治]　本品对脚气有收敛、吸湿、止痒等作用。外用，一日1~2次，将药物撒布于患处。

例2：冰硼散

[处方]　冰片50 g　　　　　硼砂（煅）500 g
　　　　朱砂60 g　　　　　玄明粉500 g

[制法]　以上四味药，朱砂水飞成极细粉，硼砂粉碎成细粉，并与研细的冰片、玄明粉混匀，将朱砂与上述混合粉末以配研法混匀，过筛即得。

[注解]
（1）朱砂主要含硫化汞，为粒状或块状集合体，色鲜红或暗红，有光泽，质重而脆，水飞法可获极细粉。玄明粉是芒硝经风化干燥所得产物，含硫化钠99%。
（2）本品朱砂有色，易于观察混合的均匀性。本品用乙醚提取，重量法测定，冰片含量为3.5%。

[功能与主治]　本品具有清热解毒、消肿止痛作用，适用于热毒蕴结所致的咽喉疼痛、牙龈肿痛、口舌生疮。吹敷患处，每次少量，一日数次。

例3：益元散

[处方]　滑石30 g　　　　　甘草（炙）5 g
　　　　朱砂1.5 g

[制法]　称取以上三味药，朱砂水飞成极细粉；滑石、甘草粉碎成细粉。将少量滑石粉放于乳钵内先行研磨，再称取朱砂极细粉1.5 g置乳钵中，逐渐加入等体积滑石粉研匀，倒出。取甘草粉末置乳钵中再加入上述混合物研匀。按每包3 g分装。

[注解]
（1）将少量滑石粉放于乳钵内先行研磨，是为了饱和乳钵的表面能。
（2）因滑石、朱砂组分比例相差过大，不易混合均匀，故采用配研法（又称等量递增法）进行混合。

[功能与主治]　本品清暑利湿，用于感受暑湿、身热心烦、口渴喜饮、小便短赤。调服或煎服，一次6 g，一日1~2次。

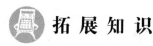 拓 展 知 识

一、散剂的临床应用与注意事项

（一）临床应用

外用或局部外用散剂适合溃疡、外伤的治疗；内服散剂一般为细粉，以便儿童及老人服用，服用时不宜过急，单次服用剂量适量，服药后不宜过多饮水，以免药物过度稀释导致药效差等。

（二）注意事项

外用散剂的使用主要有撒敷法和调敷法。撒敷法是将外用散剂直接撒布于患处，调敷法则需用茶、黄酒、香油等液体将散剂调制成糊状敷于患处。内服散剂应温水送服，服用后半小时内不可进食，服用剂量过大时应分次服用以免引起呛咳；服用不便的中药散剂可加蜂蜜调和送服或装入胶囊吞服。对于温胃止痛的散剂不需用水送服，应直接吞服以利于延长药物在胃内的滞留时间。

二、粉体学简介

（一）概述

制备散剂、颗粒剂与胶囊剂的原料多为粉体状态。固体细小粒子的集合体称为粉体，粉体中的粒子直径一般为0.1~100 μm。由于组成粉体的每个粒子的大小、粒度分布以及粒子形状不同，粉体整体的性质也不同。粉体学是研究固体粒子集合体性质及其应用的科学。

粉体学对固体制剂的处方设计、制备、质量控制以及产品包装等提供重要的理论依据和技术方法。

如粉体的可压性会影响片剂成型及崩解的难易,粉体粒子的大小会影响溶出度和生物利用度,粉体的流动性、相对密度等性质会影响散剂、颗粒剂、胶囊剂等分剂量的准确性,粉体的分散度、密度、形态等会影响药物混合的均匀性。

（二）粉体的流动性

粉体的流动性(flowability)与粒子的形状、大小、表面状态、密度、孔隙率等因素有关,加上颗粒之间的内摩擦力和黏附力等的复杂关系,粉体的流动性无法用单一指标来表达。然而粉体的流动性对颗粒剂、胶囊剂、片剂等制剂的装量差异或重量差异影响较大。粉体的流动性常用休止角、流出速度和压缩度来表示。

1. 粉体流动性的表示方法

（1）休止角:静止状态粉体堆积层的自由斜面与水平面所形成的最大角,用 θ 表示。常用的测定方法有注入法、排出法、容器倾斜法等,如图 7-10 所示。休止角不仅可以直接测定,而且可以测定粉体层的高度和圆盘半径后计算而得,即 $\tan\theta$＝粉体层高度/圆盘半径。

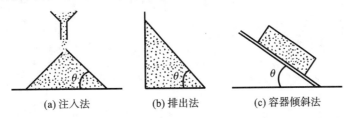

(a)注入法　　(b)排出法　　(c)容器倾斜法

图 7-10　休止角的测定方法

休止角是表示粉体流动性的最简便的方法。休止角越小,粉体流动性越好,一般认为 $\theta \leqslant 30°$ 时,流动性好;$\theta \leqslant 40°$ 时,可以满足生产过程中流动性的要求。黏性粉体(sticky powder)或粒径为 100～200 μm 的粉体粒子间相互作用力较大而流动性差,相应地,所测休止角较大。值得注意的是,测量方法不同,所得数据有所不同,重现性差,所以不能把它看作粉体的一个物理常数。

（2）流出速度:将粉体加入漏斗中,用全部粉体流出所需的时间来描述,测定装置如图 7-11 所示。如果粉体的流动性很差而不能流出,可加入粒径为 100 μm 的玻璃球助流,测定自由流动所需玻璃球的量,来表征流动性。加入量越多流动性越差。

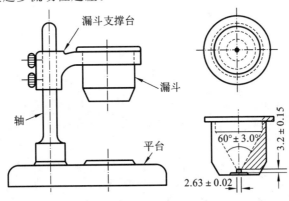

图 7-11　粉体的流出速度测定装置

2. 影响粉体流动性的因素

影响粉体流动性的主要因素有粉粒大小、粉粒形状与表面粗糙性、含湿量等。

（1）粉粒大小:粉粒流动性与粉粒大小有关,一般来说,粒径大于 200 μm,休止角较小,流动性较好;粒径在 200～100 μm 之间,随着粒径的减小,粉粒间的内聚力和摩擦力逐渐增大,流动性随之减小;粒径小于 100 μm 时,粉粒间的内聚力和摩擦力大于重力,粉粒易聚集,流动性变差。因此,增大粒径可减小粉粒间的内聚力,通常是将粉末制成颗粒,增大其流动性,以满足制剂生产的需要。

（2）粉粒形状及表面粗糙性:粉粒若呈球形或接近球形,表面光滑,在流动时多发生滚动,粒子间的摩擦力小,流动性好;粉粒形状越不规则,表面越粗糙,流动性越差。为改善粉体流动性,可加入助流剂,如 0.5%～2%滑石粉、微粉硅胶等,在粉体的粒子表面填平粗糙面而形成光滑表面,减小阻力,减小静电力等,但过多的助流剂反而增大阻力。

(3) 含湿量:粉体含湿量高,粒子表面吸附的水分会增加粒子间黏着力,从而减小粉体流动性。因此可根据需要控制粉粒含湿量,减弱粒子间作用力,保证其流动性,同时防止粉粒过干引起粉尘飞扬、分层等。

(李梅丽)

项目八　颗粒剂制备技术

[学习过程]

1. 实训项目
实训项目八　制备颗粒剂
2. 相关知识
（1）概述；
（2）颗粒剂的制备。

[预期成果]

1. 预期学习成果
（1）能够描述颗粒剂的定义、特点；
（2）能够按不同分类方法进行颗粒剂的分类；
（3）能够分析颗粒剂处方中辅料的作用；
（4）能够描述水溶性颗粒剂制备工艺流程；
（5）能够熟悉颗粒剂质量要求及检查。
2. 课后提交成果
（1）完成达标检测题；
（2）分组完成电子版实训报告（含相关横向知识介绍/实训过程图片/结果分析）；
（3）结合学习的颗粒剂相关知识，通过查找资料，整理归纳，分组完成微课或视频制作（选做）。

达标检测题

实训项目八　制备颗粒剂

一、实训目的

（1）能够掌握湿法制粒操作过程，根据物料的性质选择制粒方法。
（2）学会颗粒剂质量检查。
（3）能够分析颗粒剂常见的质量问题。
（4）初步具有良好的安全意识、质量控制和清场意识。

二、器材与试剂

（1）器材：水浴加热装置、槽形混合机、摇摆式颗粒机、烘箱、天平等。
（2）试剂：板蓝根清膏、糖粉、50%乙醇。

三、实训原理

颗粒剂是指药材提取物与适量赋形剂或与部分药材细粉制成的具有一定粒度的干燥颗粒状制剂。粉末或细粒状制剂称为细粒剂。颗粒剂属于固体剂型,既可以直接吞服,也可以分散或溶解在水中或其他适宜的液体中服用。

制备颗粒剂的关键是控制软材的质量,一般要求手握成团,轻压即散,此种软材压过筛网后,可制成均匀的湿颗粒,无长条、块状物及细粉。软材的质量要通过调节辅料的用量及合理的搅拌与过筛条件来控制。如果稠膏黏性太强,可加入适量70%～80%的乙醇来降低软材的黏性。挥发油应均匀喷入干燥颗粒中,混匀,并密闭一定时间。湿颗粒制成后,应及时干燥。干燥温度应逐渐上升,一般控制在60～80 ℃。

制得的颗粒剂应按《中国药典》(2020年版)颗粒剂通则中有关规定进行质量检查。

四、实训内容

（一）板蓝根颗粒的制备

[处方]　板蓝根清膏 1.0 kg　　　糖粉 15.0～16.0 kg
　　　　50%乙醇适量

[制法]　取板蓝根清膏置于槽形混合机内,加入适量糖粉混合均匀,再加入适量50%乙醇制成软材,过14目尼龙筛制粒,70 ℃左右干燥,干粒用16目和60目振动分筛机整粒,颗粒送检合格后,包装即得。

[注解]
(1) 板蓝根颗粒具有清热解毒、凉血利咽作用。
(2) 制软材时,要求软材在混合机中能"翻滚成浪",并"手握成团,轻压即散"。

（二）质量检查

(1) 粒度:取本品5袋,置于药筛内,过筛时,药筛保持水平状态,左右往返轻轻筛动,每号筛过筛3 min,不能通过一号筛和能通过五号筛的颗粒和粉末总和,不得超过15%。

(2) 水分:照烘干法测定,本品含水量不得超过6.0%。

(3) 溶化性:取本品10 g,加热水20 mL,搅拌5 min,应全部溶化(允许有轻微浑浊)。

（三）实训结果

实训结果记录于表8-1中。

表8-1　实训结果记录表

项　目	结　果
粒度	
水分	
溶化性	
结论	

五、思考题

(1) 颗粒剂的质量要求与散剂有何异同？
(2) 制备颗粒剂时应注意哪些问题？
(3) 中药颗粒剂制备过程中容易出现哪些问题？该如何解决？

相 关 知 识

一、概述

(一) 颗粒剂的含义与特点

1. 颗粒剂的含义

颗粒剂是指药材提取物与适量赋形剂或与部分药材细粉制成的具有一定粒度的干燥颗粒状制剂。粉末或细粒状制剂称细粒剂。颗粒剂属于固体剂型，既可以直接吞服，也可以分散或溶解在水中或其他适宜的液体中服用。

颗粒剂发展史

中药颗粒剂是在汤剂、酒剂和糖浆剂基础上发展起来的一种剂型。它开始出现于20世纪70年代，由于辅料中蔗糖占有相当高的比例，又被称为干糖浆。后由于出现了块状形式但与颗粒剂一样可冲服，故在《中国药典》(1990年版)中称为冲剂。该剂型携带、服用方便，在20世纪80年代的中药工业生产中曾以年递增41.9%的速度发展。《中国药典》(1995年版)将1990年版"冲剂"重新定义为"颗粒剂"，使颗粒剂定义更为科学化。随着提取、纯化和制粒技术与设备的进步及新辅料、包装材料的应用，中药颗粒剂的质量和药效有了较大改善，成为近年来发展较快的剂型之一。

2. 颗粒剂的特点

中药颗粒剂是在汤剂、散剂、糖浆剂和酒剂等基础上发展起来的一种剂型，具有以下特点。

(1) 属于固体制剂，质量较液体制剂稳定。

(2) 药物分散度大，溶出速度快，有利于药物的吸收和发挥药效。

(3) 飞散性、附着性、团聚性等较小。

(4) 与片剂、胶囊剂等其他固体制剂一样，体积较小，运输、携带、贮藏均较方便。

(5) 服用方便，患者容易接受，适合小儿、老人服用。

(6) 可以根据需要加入着色剂、芳香剂、矫味剂等制成色、香、味俱全的颗粒剂，必要时可对颗粒进行包衣，根据包衣材料的性质可使颗粒具有防潮性、缓释性或肠溶性等。

(7) 由于颗粒大小不一，有时分剂量不易准确，尤其组分间密度不同、数量不同时，容易出现分层或离析现象。

但颗粒剂仍存在需要加入较多辅料、吸湿性强等问题，因此应注意在包装材料的选择、贮存与运输条件上加以控制。

(二) 颗粒剂的分类

颗粒剂可分为可溶颗粒剂、混悬颗粒剂、泡腾颗粒剂、肠溶颗粒剂、缓释颗粒剂和控释颗粒剂等。

(1) 可溶颗粒剂：绝大多数为水溶性颗粒，用水冲服，如板蓝根颗粒、感冒颗粒等；另外还有酒溶性颗粒，加一定量的饮用酒溶解后服用，如木瓜颗粒等。

(2) 混悬颗粒剂：将处方中部分药材提取制成稠膏，加入粉碎成极细粉的其他部分药材而制成的颗粒剂，或是药材提取物加入不溶性赋形剂制成的混悬性液体，用水冲后不能全部溶解。临用前加水或其他适宜的液体振摇即可分散成混悬液，供口服，如头孢拉定颗粒、小儿感冒颗粒等。

除另有规定外，混悬颗粒剂应进行溶出度检查。

（3）泡腾颗粒剂：碳酸氢钠和有机酸作泡腾崩解剂，遇水可放出大量气体而呈泡腾状的颗粒剂。泡腾颗粒剂中的药物应是可溶的，加水产生气泡后应能溶解，有机酸一般用枸橼酸、酒石酸等。泡腾颗粒应溶解或分散于水中后服用，如维生素C泡腾颗粒、阿胶速补泡腾颗粒等。

（4）肠溶颗粒剂：采用肠溶材料包裹颗粒或其他适宜方法制成的颗粒剂。肠溶颗粒剂耐胃酸而在肠液中释放活性成分，可防止药物在胃内分解失效，避免对胃的刺激或控制药物在肠道内定位释放。

肠溶颗粒剂应进行释放度检查。

（5）缓释颗粒剂：在规定的释放介质中缓慢地非恒速释放药物的颗粒剂。

缓释颗粒剂应符合缓释制剂的有关要求并应进行释放度检查。

（6）控释颗粒剂：在规定的释放介质中缓慢地恒速释放药物的颗粒剂。

控释颗粒剂应符合控释制剂的有关要求并应进行释放度检查。

（三）颗粒剂的质量要求及检查

1. 颗粒剂的质量要求

根据《中国药典》(2020年版)有关规定，颗粒剂在生产与贮藏期间应符合以下要求。

（1）药物与辅料应均匀混合。含药量小或含剧毒药的颗粒剂，应根据原料药物的性质采用适宜方法使其分散均匀。

除另有规定外，中药材应按各品种项下规定的方法进行提取纯化、浓缩成规定相对密度的清膏或干燥制成细粉，加入适量辅料或药材细粉，混合制成颗粒。应控制辅料用量，一般辅料不得超过干膏量的2倍，不得超过清膏量的5倍。

（2）除另有规定外，挥发油应均匀喷入干颗粒中或用β-环糊精包合后加入。

（3）可加入矫味剂和芳香剂，为防潮、掩盖药物不良气味也可包薄膜衣，必要时包衣颗粒剂应检查残留溶剂。

（4）按规定进行外观性状、粒度、水分、溶化性、装量差异或装量、微生物限度等检查，应符合要求。

（5）颗粒剂应干燥、颗粒均匀、色泽一致，无吸潮、结块、潮解等现象。

2. 颗粒剂的质量检查

根据《中国药典》(2020年版)有关规定，颗粒剂应做以下检查。

（1）外观性状：颗粒剂应干燥、颗粒均匀、色泽一致，无吸潮、结块、潮解等现象。

（2）粒度：除另有规定外，取供试品30 g，称定重量，置药筛中，保持水平状态过筛，左右往返，边筛动边轻叩3 min，不能通过一号筛与能通过五号筛的颗粒和粉末总和不得超过15%。

（3）水分：中药颗粒剂照《中国药典》(2020年版)水分测定法测定，除另有规定外，水分不得超过6.0%。

（4）干燥失重：除另有规定外，化学药品和生物制品颗粒剂照《中国药典》(2020年版)干燥失重测定法测定，于105 ℃干燥（含糖颗粒应在80 ℃减压干燥）至恒重，减失重量不得超过2.0%。

（5）溶化性：除另有规定外，颗粒剂照下述方法检查，溶化性应符合规定。

①可溶性颗粒剂检查法：取供试品10 g（中药单剂量包装取1袋），加热水200 mL，搅拌5 min，立即观察，可溶性颗粒剂应全部溶解，允许有轻微浑浊。

②泡腾性颗粒剂检查法：取供试品1袋，将内容物分别转移至盛有200 mL水的烧杯中，水温为15～25 ℃，应迅速产生二氧化碳气体并呈泡腾状，5 min内颗粒均应完全分散或溶解在水中。

颗粒剂按上述方法检查，均不得有异物，中药颗粒剂还不得有焦屑。

混悬颗粒剂以及已规定检查溶出度或释放度的颗粒剂，可不进行溶化性检查。

（6）装量差异：单剂量包装的颗粒剂按下述方法检查，应符合规定。

检查方法：取供试品10袋（瓶），除去包装，分别精密称定每袋（瓶）内容物的重量，求出每袋（瓶）内容物的装量与平均装量。每袋(瓶)装量与平均装量做比较(凡无含量测定要求的颗粒剂或有标示装量的颗粒剂,每袋(瓶)装量应与标示装量比较),按表 8-2 中规定,超出装量差异限度的颗粒剂不得多于 2 袋(瓶),并不得有 1 袋(瓶)超出装量差异限度 1 倍。

表 8-2　颗粒剂的装量差异限度

标 示 装 量	装量差异限度
1.0 g 及 1.0 g 以下	±10%
1.0 g 以上至 1.5 g	±8%
1.5 g 以上至 6.0 g	±7%
6.0 g 以上	±5%

凡规定检查含量均匀度的颗粒剂,一般不再进行装量差异检查。

(7) 装量:多剂量包装的颗粒剂,按照《中国药典》(2020 年版)四部最低装量检查法检查,应符合规定。

(8) 微生物限度:按照《中国药典》(2020 年版)四部微生物限度检查法检查,应符合规定。

(四) 颗粒剂的包装与贮存

颗粒剂的包装和贮存重点在于防潮,颗粒剂的比表面积较大,其吸湿性与风化性都比较显著,若由于包装与贮存不当而吸湿,则极易出现潮解、结块、变色、分解、霉变等一系列不稳定现象,严重影响制剂的质量以及用药的安全性。另外应注意保持其均匀性。宜密封包装,并保存于干燥处,防止受潮变质。在包装和贮存中应解决好防潮问题。包装时应注意选择包装材料和方法,贮存中应注意选择适宜的贮存条件。

二、颗粒剂的制备

(一) 颗粒剂的辅料

颗粒剂制备过程中常用辅料有填充剂、黏合剂与润湿剂、甜味剂、芳香剂和泡腾剂等。应根据饮片提取物的性质、制粒方法、颗粒剂质量要求、制备工艺、辅料价格等因素来选择合适的辅料。颗粒剂常用辅料见表 8-3。

表 8-3　颗粒剂常用辅料

辅　　料	用途与特点
蔗糖粉	填充剂与矫味剂,有吸湿性和黏合性;不宜用于酸性碱性药物
可溶性淀粉	填充剂,不宜与酸性、碱性药物配伍
甘露醇	填充剂与矫味剂,水溶性好
糊精	填充剂,也有一定的黏合作用
乳糖	填充剂,无吸湿性,水溶性好
木糖醇	填充剂与矫味剂,水溶性好
水、乙醇	润湿剂
羧甲基纤维素钠	黏合剂,具有水溶性
聚维酮	黏合剂,具有水溶性
羟丙基淀粉	填充剂,适宜用作喷雾制粒赋形剂
羟丙基甲基纤维素、乙基纤维素、丙烯酸树脂等	黏合剂与薄膜包衣材料
枸橼酸、酒石酸、苹果酸与碳酸氢钠、碳酸钠	泡腾崩解剂
甜菊素、蛋白糖	矫味剂
β-环糊精	挥发性成分的包合或吸附、分散作用
香精	矫臭剂

（二）水溶性颗粒剂的制备

水溶性颗粒剂制备工艺流程如图 8-1 所示。

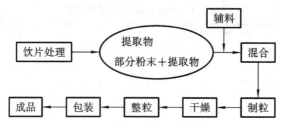

图 8-1　水溶性颗粒剂制备工艺流程示意图

1. 饮片处理

制备颗粒剂所用饮片必须根据药材及其有效成分的性质要求进行预处理，多采用煎煮法提取，对于含有挥发性成分的药材常用"双提法"。为保证制剂的溶解性，减少颗粒剂的服用量，降低引湿性，常用水提醇沉法、吸附澄清法、超速离心法或超滤法除去大分子杂质。其中吸附澄清法、超速离心法和超滤法的应用，使成分保留较为完全，有利于保证药效，提高制剂质量。同时，为防止有效成分受热破坏和适应制粒工艺的要求，纯化后的药液常用减压或薄膜浓缩工艺浓缩成清膏，清膏的相对密度一般控制在 1.10～1.35；或者采用减压干燥、喷雾干燥或远红外干燥技术制成干浸膏备用。

制粒用辅料应经过粉碎、过筛处理，粒度一般要求控制在 80～120 目之间。

2. 制粒

制粒指将粉末、熔融液、水溶液等状态的物料经加工制成具有一定形状与大小粒状物的操作，即使细小物料聚成较大粒度产品的操作过程。制粒是中药制剂制备过程中的关键技术，几乎与所有固体制剂相关，在颗粒剂的生产中直接包装即可得到成品，而在片剂生产中一般作为中间体，通过制粒改善药物粉末的流动性，以减少片剂的重量差异，保证颗粒的压缩成型性，在胶囊剂生产中也可作为中间体，将药物粉末制成颗粒，增加药物的流动性，便于将药物填充于胶囊壳。

制粒的目的：①改善流动性：药物粉末制成颗粒后粒径增大，减少粒子间的黏附性、凝集性，从而大大改善颗粒的流动性。②防止各成分的离析：由于处方中各成分粒度、密度存在差异时容易出现离析现象，将药物混合后制粒或制粒后混合可有效防止离析。③防止粉尘飞扬及黏附在器壁上：通过制粒，克服粉尘飞扬及粉尘的黏附性，有效防止环境污染及原料的损失，达到 GMP 要求。④调整堆密度，改善药物溶解性能。⑤改善片剂生产中压力的均匀传递。⑥便于服用，携带方便，提高商品价值等。

制粒方法有多种，同一处方，制备方法不同时，所制得颗粒的形状、大小、强度不同，崩解性、溶解性也会不同。因此，制粒时应根据处方中药物的特性选择适宜的制粒方法。在中药制剂生产中广泛使用的制粒方法有干法制粒、湿法制粒、流化床制粒和喷雾制粒。

1）干法制粒　干法制粒是将适宜的辅料（如干燥黏合剂）加入药物粉末（干浸膏粉）中混匀，直接加压压缩成较大片剂或片状物后，重新粉碎成所需大小颗粒的方法。该方法不加入任何液体，仅依靠压缩力的作用，使粒子间产生结合力。干法制粒分为压片法制粒和滚压法制粒。干法制粒机结构示意图如图 8-2。

压片法制粒系利用重型压片机将物料粉末压制成直径为 20～50 mm 的胚片，然后粉碎成一定大小颗粒的方法。该法的优

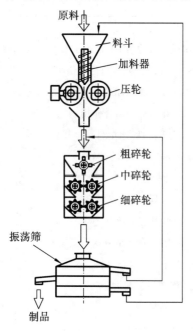

图 8-2　干法制粒机结构示意图

点在于可使物料免受湿度及温度的影响,所得颗粒密度高;但产量小、生产效率低、工艺可控性差。

滚压法制粒系利用转速相同的两个滚动圆筒之间的缝隙,将物料粉末滚压成板状物,然后破碎成一定大小颗粒的方法。滚压法制粒与压片法制粒相比,具有生产能力大、工艺可操作性强,润滑剂使用量较小等优点,这些优点使其成为一种较为常用的干法制粒方法。

干法制粒工艺不受溶剂和温度的影响,易于成型,所制颗粒均匀、崩解性与溶出性良好、质量稳定,特别适用于热敏性物料、遇水易分解药物及易压缩成型药物的制粒,制粒方法简单、效率高,操作过程可实现自动化。但干法制粒设备结构复杂,转动部件多,维修护理工作量大,造价较高。

2) 湿法制粒 湿法制粒系在混合均匀的物料中加入润湿剂或液态黏合剂进行制粒的方法,此法在药品生产企业中应用最为广泛。根据制粒所用设备不同,湿法制粒有以下几种。

(1) 挤压制粒:系先将处方中原辅料经粉碎过筛、混合均匀后,加入黏合剂或润湿剂,制成软材,然后将软材挤压通过一定大小的筛孔而成湿颗粒,湿颗粒经干燥、整粒而制得所需的颗粒。这类制粒设备常用的有螺旋挤压式、旋转挤压式、摇摆挤压式等,如图 8-3 所示。

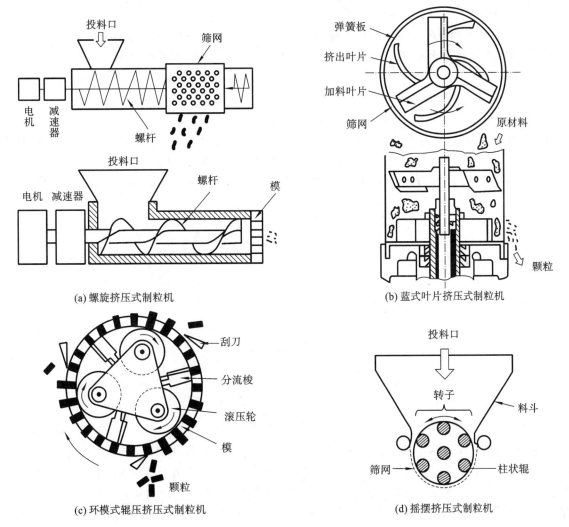

图 8-3 挤压式制粒机示意图

挤压制粒的特点:①颗粒的粒度由筛网的孔径大小调节,可制得粒径范围为 0.3~30 mm 的颗粒,粒子形状为圆柱形,粒度分布较窄;②挤压压力不大,可制成松软颗粒,较适合压片;③制粒过程经过混合、制软材等过程,程序较多,劳动强度大,不适合大批量和连续生产;④软材质量需要由熟练技术人员或熟练工人的经验来控制,其可靠性与重现性较差;⑤制备小粒径颗粒时,筛网的使用寿命短。

知识链接

影响挤压制粒的因素与质量控制要点

(1) 在挤压制粒过程中,制软材是关键步骤,黏合剂(或润湿剂)的选择与用量直接影响软材质量。如黏合剂过多,软材太湿,制成的颗粒过硬,且多长条;黏合剂太少,则细粉多,导致颗粒的粒度不合格。正常的软材在混合机中能"翻滚成浪",并"手握成团,轻压即散"。软材的干湿度可通过增减黏合剂浓度、用量或加入适量"粉头"进行调节和控制。

(2) 揉混强度、混合时间也会对颗粒质量产生影响,揉混强度越大、混合时间越长,物料的黏性越大,制成的颗粒越硬。

(3) 筛网规格的选择直接影响颗粒的粒度,应根据工艺要求选用适宜的筛网,以保证粒径范围符合要求。

(4) 加料量和筛网安装的松紧直接影响湿颗粒质量。加料斗中加料量多而筛网夹得较松时,制得的颗粒粗且紧密,反之,则制得的颗粒细且松软。增加软材通过筛网的次数,能使制得的颗粒完整、坚硬。

(5) 筛网需要及时更换。

(2) 高速搅拌制粒:将经粉碎与过筛后的药料、辅料以及黏合剂(或润湿剂)置于密闭的制粒容器内,利用高速旋转的搅拌桨与制粒刀的切割作用,使物料混合、制软材、切割制粒与滚圆一次完成的制粒方法。高速搅拌制粒装置如图8-4所示,虽然搅拌器的形状多种多样,但其结构主要由混合桶、搅拌桨和切割刀组成。

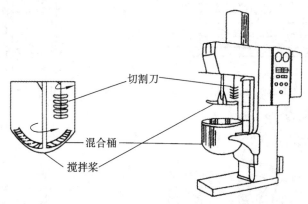

图8-4 高速搅拌制粒装置示意图

高速搅拌制粒的特点:①与传统的挤压制粒相比,具有省工序、操作简单、快速等优点;②通过改变搅拌桨的结构、调节黏合剂用量及操作时间,可制得致密、强度高的可用于胶囊剂的颗粒,也可制成松软的适合压片的颗粒;③制备全过程密闭,且在同一密闭容器内完成混合、制软材,避免了粉尘飞扬和交叉污染;④物料混合均匀,制成的颗粒均匀圆整,流动性好。本法制备的颗粒比较符合胶囊剂、片剂的要求,因此广泛用于制药工业。

知识链接

高速搅拌制粒机的机理

药物与辅料(包括黏合剂)在高速搅拌桨的作用下混合、翻动、分散而甩向器壁后向上运动,形成较大颗粒,在切割刀的作用下将大块颗粒绞碎、剪切,并和搅拌桨的搅拌作用相呼应,使颗粒得到强大的挤压、滚动而形成致密且均匀的颗粒。也可通过改变搅拌桨的结构、调节切割刀的位置和黏合剂用量以制得大小和致密性不同的颗粒。粒度大小取决于颗粒外部破坏力与内部团聚力所平衡的结果。

影响高速搅拌制粒的因素与质量控制要点

(1) 黏合剂种类:如何选择黏合剂是制粒操作的关键,应根据黏合剂对药物粉末的润湿性、溶解性进行选择。一般情况下,溶解度适宜的物料制粒效果较好,但溶解度过大时,制粒过程中容易产生"软糖"状态。此时可在物料中加入不溶性辅料或对物料溶解度小的液体以缓和其溶解性能。

(2) 黏合剂:黏合剂加入的量对颗粒的粉体性质及收率影响比操作条件影响更大,但黏合剂的用量往往需要在生产实践中慢慢摸索。

(3) 黏合剂的加入方法:黏合剂可一次加入,也可分次加入;既可以溶液状态加入(液体黏合剂),也可以粉末状态加入(固体黏合剂)。

(4) 物料的粒度:原料粉粒越小,越有利于制粒,特别是结晶性物料。

(5) 搅拌速度:物料加入黏合剂后,开始以中、高速搅拌,后期可换用低速搅拌,也可以根据实际生产情况以同一速度进行到底。一般搅拌速度大,粒度分布均匀,但平均粒度有增大的趋势,且速度过快容易使物料黏附于容器壁上。

(6) 搅拌器的形状与角度、切割刀的位置:这些因素在制粒过程中主要影响对颗粒的外加力,影响颗粒质量,因此在安装时需要注意调整。

(7) 投料量的控制:高速搅拌制粒机制粒时,一般投料量为混合槽总容量的二分之一左右。

(3) 转动制粒:将经粉碎过筛后的物料混合均匀,置于转动制粒机内,加入一定的黏合剂或润湿剂,在转动、摇动、搅拌等作用下,使药物粉末聚结成具有一定强度的球形粒子的方法。该方法所得的颗粒均匀圆整,但操作时间长、效率较低。转动制粒多用于药丸的生产,可制得颗粒直径在 2 mm 以上的药丸,但由于粒度分布比较宽,在实际生产中其应用受到一定限制。图 8-5 表示经典的容器转动制粒机,即圆筒旋转制粒机和倾斜转动锅。

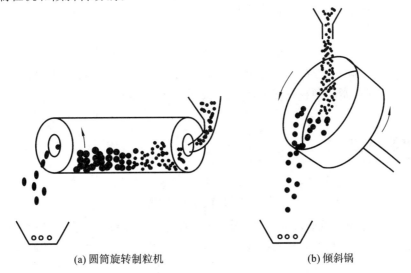

(a) 圆筒旋转制粒机　　　　　　(b) 倾斜锅

图 8-5　转动制粒机示意图

转动制粒过程可分为母核形成、母核长大及压实三个阶段:①母核形成阶段。将少量药物粉末置于转动制粒机中,喷入少量黏合剂或润湿剂使粉末润湿,在滚动和搓动作用下使粉末聚集在一起形成大量母核。在中药制剂生产中该阶段称为起模。②母核长大阶段。母核在滚动时进一步压实,并在转动过程中向母核表面均匀喷入黏合剂或润湿剂,并撒入药粉,使其继续长大,如此反复多次,即可得到一定大小的药丸。在中药生产中该阶段称为泛制。③压实阶段。在此阶段停止加黏合剂或润湿剂及药物粉末,在继续转动、滚动过程中多余的液体被挤出表面或吸收到未被充分润湿的颗粒中,从而颗粒被压实,制成具有一定机械强度的药丸。

3) 流化床制粒 流化床制粒又称沸腾制粒,物料粉末粒子在原料容器中呈环形流化状态,受到经过净化后的热空气的预热和混合,将黏合剂溶液雾化喷入,使若干粒子聚集成含有黏合剂的团粒,由于热空气对物料的不断干燥,团粒中水分蒸发,黏合剂凝固,形成理想的、均匀的多微孔球状颗粒。该方法将物料的混合、制粒与干燥等过程在同一设备内完成,因此又称为一步制粒。流化床制粒机的结构示意图如图 8-6 所示。主要由容器、气体分布装置、喷嘴、气固分离装置、空气进口和出口、物料排出口等组成。

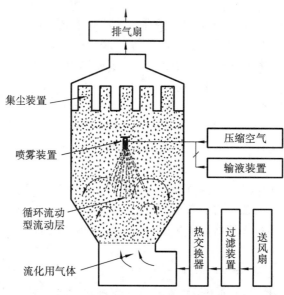

图 8-6 流化床制粒机结构示意图

流化制粒的影响因素较多,除了黏合剂的选择,原料粒度的影响外,操作条件的影响也较大。如空气的空塔速度影响物料的流化状态、粉粒的分散性、干燥的速度;空气温度影响物料表面的润湿与干燥;黏合剂的喷雾量影响粒径的大小;喷雾速度影响粉体粒子间的结合速度及粒径的均匀性;喷嘴的高度影响喷雾的均匀性与润湿程度等。

流化床制粒的特点:①在同一设备内可实现混合、制粒、干燥和包衣等多种操作,简化工艺、节约时间、劳动强度低,生产效率高;②产品的粒度分布较窄,颗粒均匀,颗粒间色差小,流动性和可压性好,颗粒疏松多孔;③制备过程在密闭制粒机内完成,生产过程不易被污染。

知识链接

流化床制粒机的机理

把药物粉末与各种辅料装入容器中,从床层下部通过筛板吹入适宜温度的气流,使物料在流化状态下混合均匀,然后开始均匀喷入润湿剂或液体黏合剂,粉末开始聚结成粒,经过反复的喷雾和干燥,当颗粒大小符合要求时停止喷雾,形成的颗粒继续在床层内经热风干燥,出料送至下一步工序。

流化制粒过程中产生"塌床"的原因与处理原则

流化制粒应用于中药生产时,由于中药处方的复杂性和中药成分的特殊性,尤其是黏性成分和引湿性成分的影响,在制粒过程中经常会出现黏筛或大面积结块现象,称为"塌床",导致生产效率低甚至无法进行正常生产,许多中药生产企业虽购买沸腾制粒机,但多数因此而难以投入大生产。一般来讲,产生"塌床"现象的原因如下。

(1) 中药干浸膏粉多数黏性太大,流动性较差,因而不易"流化"。

(2) 中药干浸膏粉引湿性较强,在制备和贮存过程中含水量易升高,生产中一遇到热风,其中所含的易溶成分即发生溶解,使粉料软化结块,在沸腾床上无法沸腾,未喷雾前即已"塌床"。

(3) 操作中风温、风速过低,或物料干燥速率太慢,或黏合剂雾化液滴过大,或喷雾频率过高等,致使制粒机系统中相对湿度过高,粉粒返潮软化而黏结。

(4) 工艺设计不合理。

"塌床"处理原则如下。

(1) 尽量降低干浸膏粉的黏性和引湿性。

(2) 合理选择操作参数。

(3) 合理设计制粒工艺。

4) 喷雾制粒　喷雾制粒指将药物溶液或混悬液用雾化器喷雾于干燥室内,在热气流的作用下雾滴中的水分迅速蒸发以直接制成干燥颗粒的方法。该法可在数秒内完成药液的浓缩与干燥及制粒过程,制得的颗粒呈球状。原料液的含水量可达70%~80%,甚至更高。如以干燥为目的称为喷雾干燥,以制粒为目的称为喷雾制粒。图8-7为喷雾制粒的流程图。

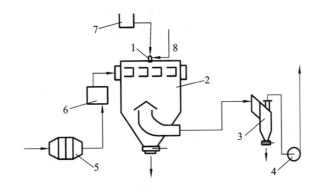

图8-7　喷雾制粒流程图

1.流化器;2.干燥室;3.旋风分离器;4.风机;5.加热器;6.电加热器;7.料液贮槽;8.压缩空气

喷雾制粒的特点:①由液体直接得到粉状固体颗粒;②热风温度高,但雾滴比表面积大,干燥速度快(通常只需数秒至数十秒),物料的受热时间极短,干燥物料的温度相对较低,适合热敏性物料;③容易调节和控制产品的质量指标,如产品的颗粒直径、粒度分布和最终含水量等,所制得的颗粒具有良好的溶解性、分散性和流动性;④设备高大,热量消耗大,热效率低,能耗大,因此设备费用高;⑤所得到的颗粒较小,粒度分布较宽,很难得到均一粒度的颗粒;⑥黏性较大料液容易黏壁而使其应用受到限制。

除上述几种制粒方法外,在液相中析晶的制粒法也用于制备颗粒,此法是使药物在液相中析出结晶的同时,借架桥和搅拌的作用聚结成球形颗粒的方法,也称为球形晶析制粒法(简称球晶制粒法)。球晶制粒物是纯药物结晶聚结在一起形成的球形颗粒,其流动性、成形性和可压性较好,可减少辅料用量或不用辅料进行直接压片,另外可利用药物与高分子的共沉淀法,制备缓释、速释、肠溶、胃溶性微丸,及生物降解性纳米囊等多种功能性球形颗粒剂。

> **课堂互动**
>
> 制粒的方法有哪些?请说明各方法所适用的物料有什么不同?哪种制粒方法称为一步制粒法?一步是指在同一设备中可以同时完成哪些操作?

3. 颗粒的干燥

采用湿法制粒所得的湿颗粒,如放置过久会造成湿颗粒结块或变形,故应尽快选择适宜的方法和设备进行干燥。常用的方法有以下几种。

(1) 箱式干燥器(烘箱)和干燥室干燥法:将湿颗粒铺在烘盘中(盘底铺一层纸或布),厚度以不超过 2.5 cm 为宜,容易变质的药物宜更薄些。颗粒剂的干燥程度:一般应控制水分在 2% 以内,干燥温度一般为 50~60 ℃;中药湿颗粒的干燥温度为 60~80 ℃;芳香性、挥发性以及含苷成分的中药,干燥温度应控制在 60 ℃以下,以免有效成分散失;不受高热影响的药物,干燥温度可提高到 80~100 ℃,以缩短干燥时间。干燥时以逐渐升高温度为宜,以免湿颗粒中的淀粉或糖类因高温而糊化或融化,或颗粒表面先干而结成膜,内部水分不易扩散,造成"外干内湿"的现象。湿颗粒基本干燥时要定时进行翻动,使颗粒烘干均匀,但不要过早翻动,以免破坏湿颗粒结构,使细粉增加。小量干燥可在烘箱中进行;大量干燥则利用烘房或沸腾干燥床,但不宜置于室外用阳光暴晒,以避免颗粒被污染或使药物质量受损。

(2) 流化床干燥法:将待干燥的湿颗粒置于流化床底部的筛网上后,当干燥的热空气以较快的速度流经筛网而进入流化床时,颗粒便随气流上下浮动而处于流化状态(沸腾状态),与此同时进行热交换和干燥。进入的热空气最后经旋风分离器排出或供循环使用。在整个干燥过程中颗粒和粉粒没有紧密接触,所以可溶性成分发生颗粒间迁移的机会较少,故有利于保持均匀状态。

(3) 喷雾干燥法:设备结构和机理与喷雾制粒非常相似,是直接把药物溶液喷雾在干燥室中进行干燥的方法。喷雾的液滴蒸发面积大、液滴的温度大致等于空气的湿球温度(50 ℃左右),因此干燥时间非常短(数秒至数十秒),适用于热敏性物料及无菌操作的干燥。

(4) 其他干燥方法:有微波加热干燥法、远红外加热干燥法、离心式喷雾干燥法等。

4. 整粒

湿颗粒干燥后可能会出现结块粘连等现象,必须用摇摆式颗粒机通过一号筛(12~14 目)整粒,将大颗粒磨碎,再通过四号筛(60 目)除去细小颗粒或细粉。筛下的细小颗粒和细粉可重新制粒,或并入下次同批号药粉中,混匀制粒。

颗粒剂处方中若含有芳香挥发性成分,一般可溶于适量乙醇中用雾化器均匀地喷洒在干燥的颗粒上,混合均匀,然后密封放置一定时间,待挥发性成分渗透均匀后,方可进行包装。为提高挥发性成分的稳定性,也可将其用 β-环糊精制成包合物加入整粒后的颗粒中混合均匀。

5. 包装

包装系指将各项质量检查符合要求的颗粒按生产指令进行分剂量和包装,大生产常用自动颗粒包装机完成分剂量和包装。颗粒剂中含有浸膏或蔗糖,极易吸潮结块,甚至溶化,故应及时密封包装,包装材料常用复合铝塑袋分装,这类材料不易透湿、透气,贮存期内一般不会出现吸潮软化现象。也有用塑料袋、塑料筒及金属盒包装,颗粒剂吸湿情况各不相同,可根据具体条件选用,并宜密封,置于干燥处贮藏。

(三) 实例分析

例 1:板蓝根颗粒

〔处方〕 板蓝根 1400 g

〔制法〕 取板蓝根 1400 g,加水煎煮 2 次,第一次 2 h,第二次 1 h,煎煮液滤过,滤液合并,浓缩至相对密度为 1.20(50 ℃),加乙醇使含醇量达 60%,静置使其沉淀,取上清液,回收乙醇并浓缩至适量,加入适量的蔗糖粉和糊精,制成颗粒,干燥,制成 1000 g;或者加入适量的糊精或适量的糊精和甜味剂,制成颗粒,干燥,制成 600 g,即得。

〔注解〕

(1) 板蓝根颗粒具有清热解毒、凉血利咽作用。

(2) 煎煮所用水量和煎煮时间是保证有效成分浸出的关键因素,必须严格执行工艺规程。

(3) 清膏的浓缩程度对颗粒影响大,一般通过测定清膏的相对密度加以控制。

例2：六味地黄颗粒

［处方］ 熟地黄 320 g　　　　　山茱萸（制）160 g
　　　　牡丹皮 120 g　　　　　山药 160 g
　　　　茯苓 120 g　　　　　　泽泻 120 g

［制法］ 取熟地黄、茯苓、泽泻加水煎煮 2 次，合并煎煮液，滤过，滤液浓缩至相对密度为 1.32～1.35(80 ℃)，备用；另取山茱萸（制）、山药、牡丹皮粉碎成细粉，与浓缩液混合，加适量糊精和甜蜜素溶液，加入适量 75％乙醇，制粒、干燥，制得成品 1000 g。

［注解］
(1) 六味地黄颗粒具有滋阴补肾的作用。
(2) 注意控制清膏的相对密度为 1.32～1.35(80 ℃)。
(3) 山茱萸（制）、山药、牡丹皮粉碎成细粉，并过筛。
(4) 制粒所用乙醇浓度较高，易挥发，应快速制粒。

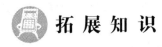

拓 展 知 识

（一）颗粒剂的临床应用

颗粒剂适用于老年人和儿童以及吞咽困难的患者。普通颗粒剂冲服时应使药物完全溶解，充分发挥有效成分的治疗作用；肠溶、缓释、控释颗粒剂服用时应保证制剂释药结构的完整性。

（二）颗粒剂的注意事项

可溶颗粒剂、泡腾颗粒剂应加温开水冲服，切忌放入口中用水送服；混悬颗粒剂冲服如有部分药物不溶解也应该一并服用；中药颗粒剂不宜用铁质或铝质容器冲服，以免影响疗效。

（田守琴）

项目九　胶囊剂制备技术

[学习过程]

1. 实训项目
实训项目九　制备胶囊剂
2. 相关知识
（1）概述；
（2）胶囊剂的制备（硬胶囊剂、软胶囊剂）。

[预期成果]

1. 预期学习成果
（1）能够描述胶囊剂的定义、特点；
（2）能够按不同分类方法进行胶囊剂的分类；
（3）能够分析胶囊剂处方中辅料的作用；
（4）能够描述硬胶囊剂和软胶囊剂制备工艺流程；
（5）能够熟悉胶囊剂质量要求及检查。
2. 课后提交成果
（1）完成达标检测题；
（2）分组完成电子版实训报告（含相关横向知识介绍/实训过程图片/结果分析）；
（3）结合学习的胶囊剂的相关知识，通过查找资料，整理归纳，分组完成微课或视频制作（选做）。

达标检测题

实训项目九　制备胶囊剂

一、实训目的

（1）能够描述全自动胶囊填充机的工作原理。
（2）能够分析胶囊剂制备过程中出现的质量问题。
（3）能够学会胶囊剂质量检查。

二、器材与试剂

（1）器材：全自动胶囊填充机、空心胶囊壳、扳手、抛光机。
（2）试剂：羚羊角。

三、实训原理

硬胶囊剂是指将药物盛装于硬质空心胶囊中制成的固体制剂。药物的填充形式包括粉末、颗粒、微丸等,填充方法有手工填充与机械灌装两种。硬胶囊剂制备的关键在于药物的填充,以保障药物剂量均匀,装量差异合乎要求。药物的流动性是影响填充均匀性的主要因素,对于流动性差的药物,需加入适宜辅料或制成颗粒以增大流动性,减少分层。

制得的胶囊剂应按《中国药典》(2020年版)胶囊剂通则中有关规定进行质量检查。

四、实训内容

(一) 羚羊角胶囊的制备

[处方] 羚羊角 150 g

[制法] 取羚羊角 150 g,锉研成最细粉,混匀,装入空心胶囊壳,制成 1000 粒或 500 粒,即得。

[注解] 羚羊角胶囊具有平肝息风、清肝明目、散血解毒的作用。

(二) 质量检查

1. 外观

胶囊剂表面光滑、整洁,不得粘连、变形和破裂,无异臭。

2. 装量差异

每粒装量与平均装量相比较,超出装量差异限度的不得多于2粒,并不得有一粒超出限度一倍(平均装量为0.3 g 以下时,装量差异限度为±10.0%;平均装量为0.3 g 或0.3 g 以上时,装量差异限度为±7.5%)。

(三) 实训结果

将实训结果填于表9-1中。

表 9-1 实训结果记录表

项 目	结 果
外观	
装量差异	
结论	

五、思考题

(1) 胶囊剂制备中容易出现哪些问题?该如何解决?

(2) 胶囊剂可以分为哪几类?制备方法有哪些?

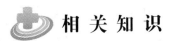

相 关 知 识

一、概述

(一) 胶囊剂的含义与特点

1. 胶囊剂的含义

胶囊剂是指将药物填充于空心硬质胶囊壳或密封于弹性软质囊壳中制成的固体制剂。胶囊剂中的药物可以是药物细粉,也可以是颗粒,还可以是微丸,有时根据需要还可以加入一定量的赋形剂。构成上述空心硬质胶囊壳或弹性软质囊壳的主要原料是明胶,也可用甲基纤维素、海藻酸钠等高分子材料制成。胶囊剂主要供口服,也可用于其他部位,如直肠、阴道等。

知识链接

胶囊剂发展史

在明代,我国就出现了胶囊剂的雏形,人们将药物用食物包裹后服用,类似于现代的胶囊剂的应用。1834年,法国的Mothes和Dublane最早在橄榄形明胶胶壳中填充药物后,用一滴浓的温热明胶溶液进行封闭从而发明了软胶囊,1848年,英国的Murdock发明了两节套入式胶囊,从而出现了硬胶囊。随着机械工业的兴起,特别是全自动胶囊填充机等先进设备的问世,胶囊剂取得了很大的发展,其产量、产值仅次于片剂和注射剂而位居第三,已成为世界上使用较广泛的口服剂型之一。

2. 胶囊剂的特点

目前胶囊剂已成为使用广泛的口服制剂之一,许多国家胶囊剂的产量、产值仅次于片剂和注射剂而居第三位。胶囊剂具有以下特点。

(1) 硬胶囊剂的特点。①外表光滑、美观,可印字、便于识别、容易吞服。②可掩盖药物的不良气味。药物装于胶囊或制成胶丸后,在一定程度上对药物的不良气味有遮盖作用。③起效快,生物利用度高,剂量准确。胶囊剂中的药物是以粉末或颗粒填充于囊壳中,不受压力等因素的影响,所以在胃肠道中迅速分散、溶出和吸收,起效高于丸剂、片剂等剂型。④可提高药物的稳定性。药物填充或密封于囊壳中,避免了药物与光线、空气和湿气的接触,增加对光敏感、对湿热不稳定药物的稳定性。⑤与其他固体制剂一样,胶囊剂携带、运输、贮存方便。⑥可定时定位或延缓释放药物。用不同释放速度的包衣材料将药物包衣后制成颗粒,再装入空心囊壳中,可达到缓释、控释的作用;制成肠溶或胃溶胶囊可使药物在肠中或胃部溶解释放出有效成分;制成直肠或阴道给药的胶囊,可达到在固定腔道释药显效的目的。⑦生产成本低,服用剂量小。硬胶囊剂制备过程中一般不加或少加赋形剂,节省辅料。

胶囊剂虽有较多优点,但婴幼儿和昏厥患者不宜吞服,此外,下列情况不适宜制成胶囊剂:①能使胶囊壁溶解的液体药物,如药物的水溶液或乙醇溶液;②易溶性及小剂量的刺激性药物,如溴化物、碘化物等,因其在胃中溶解后局部浓度过高会刺激胃黏膜;③容易风化的药物,可使胶囊壁变软;④吸湿性强的药物,可使胶囊壁干燥、变脆。

(2) 软胶囊剂的特点。软胶囊剂除具有硬胶囊剂的特点之外,还具有以下特点:①可弥补其他固体剂型的不足。含油量高或液体组分比较多的药物难以制成片剂、丸剂者,可制成软胶囊,如紫苏子油软胶囊、月见草油胶丸等。②可保存药品质量。对于含挥发性成分较多的中药,贮存过程中挥发性成分易损失,为防止药物见光分解,在胶囊壳中加入二氧化钛、色素等遮光剂,制成受光易分解药物的稳定型软胶囊。③生物利用度良好。在制备软胶囊时先将药物用聚乙二醇溶解,然后再制成软胶囊,得到的软胶囊血药浓度高,生物利用度好,如绞股蓝总苷软胶囊。④软胶囊可塑性大,弹性大。

(二) 胶囊剂的分类

胶囊剂按胶囊壳的硬度不同可分为硬胶囊剂和软胶囊剂;按释放药物部位和速度不同可分为肠溶胶囊剂、缓释胶囊剂和控释胶囊剂;近年来,由于临床医疗的需要,人们对胶囊剂进行了多方面的研究,出现一些特殊的胶囊剂如泡腾胶囊剂、气雾胶囊剂、植入胶囊剂等。

(1) 硬胶囊剂:通称胶囊,采用适宜的制剂技术,将原料药物或加适宜辅料制成的均匀粉末、颗粒、小片、小丸、半固体或液体等,填充于空心胶囊中而制成。以短圆柱形较为多见。胶囊壳较硬且具有一定的弹性,由囊帽、囊壳紧密套合而成,是目前应用最为广泛的一种胶囊剂。

(2) 软胶囊剂:又称胶丸,是将一定量的液体原料药物直接包封,或将固体原料药物溶解或分散在适宜的辅料中制成溶液、混悬液、乳状液或半固体,密封于软质囊材中制成的球形或椭圆形胶囊剂。其中软胶囊壳富有弹性,在装入药物时一次成型,封闭严密。

(3) 缓释胶囊剂:在规定的释放介质中缓慢地非恒速释放药物的胶囊剂。

(4) 控释胶囊剂:在规定的释放介质中缓慢地恒速释放药物的胶囊剂。

(5) 肠溶胶囊剂:用肠溶材料包衣的颗粒或小丸充填于空心胶囊而制成的硬胶囊剂,或用适宜的肠溶材料制备而得的硬胶囊剂或软胶囊剂。胶囊壳经过特殊方法处理或涂了一层特殊的高分子材料,使胶囊剂不溶于胃液,但能在肠液中崩解而释放活性成分。

(6) 泡腾胶囊剂:向药物中加入泡腾赋形剂(如枸橼酸、酒石酸等酸源,碳酸氢钠或碳酸钠等二氧化碳源),以及其他辅料直接混合制成颗粒填入空心胶囊壳中而制成。

(三) 胶囊剂的质量要求及检查

按照《中国药典》(2020年版)对胶囊剂质量检查有关规定,胶囊剂需进行以下几个方面的质量检查。

1. 外观

胶囊剂外观应整洁,不得有黏结、变形或破裂现象,并应无异臭。硬胶囊剂的内容物应干燥、松紧适度、混合均匀。

2. 水分

硬胶囊剂应做水分检查,取供试品内容物,按照《中国药典》(2020年版)中水分测定法测定,除另有规定外,不得过9.0%。其中硬胶囊剂内容物为液体或半固体者及软胶囊不做水分检查。

3. 装量差异

除另有规定外,取供试品20粒(中药取10粒),分别精密称定重量,倾出内容物(不得损失囊壳),硬胶囊囊壳用小刷或其他适宜的用具拭净;软胶囊或内容物为半固体或液体的硬胶囊囊壳用乙醚等易挥发性溶剂洗净,置通风处使溶剂挥尽,再分别精密称定囊壳重量,求出每粒胶囊内容物的装量与20粒供试品的平均装量。每粒装量与平均装量相比较,超出装量差异限度的不得多于2粒,并不得有一粒超出限度一倍(平均装量为0.3 g以下时,装量差异限度为±10.0%;平均装量为0.3 g或0.3 g以上时,装量差异限度为±7.5%)。

凡规定检查含量均匀度的胶囊剂,一般不再进行装量差异的检查。

4. 崩解时限

按照《中国药典》(2020年版)中崩解时限检查法测定,取供试品6粒,置于崩解仪吊篮的玻璃管中进行检查,硬胶囊剂应在30 min内全部崩解,软胶囊剂应在1 h内全部崩解,以明胶为基质的软胶囊剂可改在人工胃液中进行检查。如有1粒不能完全崩解,应另取6粒复试,均应符合规定。肠溶胶囊剂,除另有规定外,取供试品6粒,用上述装置与方法,先在盐酸(9→1000)中不加挡板检查2 h,每粒的囊壳均不得有裂缝或崩解现象;继将吊篮取出,用少量水洗涤后,每管加入挡板,再按上述方法,改在人工肠液中进行检查,1 h内应全部崩解。如有1粒不能完全崩解,应另取6粒复试,均应符合规定。

凡规定检查溶出度或释放度的胶囊剂,一般不再进行崩解时限的检查。

5. 微生物限度

以动物、植物、矿物质来源的非单体成分制成的胶囊剂,生物制品胶囊剂,按照《中国药典》(2020年版)中非无菌产品微生物限度检查:微生物计数法和控制菌检查法及非无菌药品微生物限度标准检查,应符合规定。

凡规定检查杂菌的生物制品胶囊剂,可不进行微生物限度检查。

(四) 胶囊剂的包装与贮藏技术

胶囊剂的包装材料与贮藏环境(如湿度、温度和贮藏时间)对胶囊剂的质量都有明显的影响。一般来说,高温、高湿(相对湿度60%)对胶囊剂可产生不良的影响,不仅会使胶囊吸湿、软化、变黏、膨胀、内容物成块结团,而且会造成微生物滋生。因此,必须选择适当的包装容器与贮藏条件。一般应选用密闭性能良好的玻璃容器、透湿系数小的塑料容器包装和泡罩式包装,在低于25 ℃、相对湿度不超过45%的干燥阴凉处,密闭贮藏。胶囊剂在生产与贮藏期间应符合下列有关规定。

(1)胶囊剂的内容物不论是原料药物还是辅料,均不应造成囊壳的变质。

(2)小剂量原料药物应用适宜的稀释剂稀释,并混合均匀。

(3)胶囊剂应整洁,不得有黏结、变形、渗漏或囊壳破裂现象,并应无异味。

(4)胶囊剂的微生物限度应符合要求。

(5)根据原料药物和制剂的特性,除来源于动、植物多组分且难以建立测定方法的胶囊剂外,溶出度、释放度、含量均匀度等应符合要求。必要时,内容物包衣的胶囊剂应检查残留溶剂。

(6)除另有规定外,胶囊剂应密封贮存,其存放环境温度不高于30 ℃,湿度应适宜,防止受潮、发霉、变质。生物制品原液、半成品和成品的生产及质量控制应符合相关品种要求。

二、胶囊剂的制备

(一)硬胶囊剂的制备

硬胶囊剂的制备一般包括空心胶囊的制备、药物的准备、填充及抛光等工艺过程,制备工艺流程如图9-1所示。

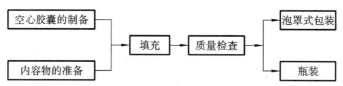

图9-1 硬胶囊剂的制备工艺流程图

1. 空心胶囊的制备

(1)空心胶囊的组成:明胶是空心胶囊的主要成囊材料,是由骨、皮或腱加工成胶原,经水解后浸出的一种复杂蛋白质(由酸水解制得的明胶称为A型明胶,等电点为pH 7~9;由碱水解制得的明胶称为B型明胶,等电点为pH 4.7~5.2)。以骨骼为原料制得的骨明胶,质地坚硬,性脆且透明度差;以猪皮为原料制得的猪皮明胶,富有可塑性,透明度好。为兼顾囊壳的强度和塑性,采用骨、皮混合胶较为理想。目前,还有其他胶囊,如淀粉胶囊、甲基纤维素胶囊、羟丙基甲基纤维素胶囊等,但均未广泛使用。

由于明胶的性质不能完全满足空心胶囊的要求,为改善空心胶囊的性能,可根据需要加入下列附加剂:①增塑剂:增加空心胶囊韧性与可塑性,改善明胶的吸湿性和脱水性,常用增塑剂有甘油、山梨醇、羧甲基纤维素钠等。②增稠剂:减小明胶液流动性、增加冻胶力,如琼脂等。③着色剂:赋予胶囊壳颜色,增加美观和便于识别。常用食用规格的水溶性染料,如柠檬黄、胭脂红等。④遮光剂:增加对光敏感药物稳定性,如二氧化钛、氧化钛等。⑤防腐剂:防止胶囊霉变,如尼泊金等。⑥矫味剂:调整胶囊口感,如香精等。⑦增加空心胶囊表面光洁度的表面活性剂,如十二烷基硫酸钠等。需注意以上附加剂并不是任一种空心胶囊都必须加入的,而应根据实际情况加以选择。

(2)空心胶囊的制备工艺:空心胶囊的生产目前普遍采用的是栓模法,即将不锈钢制成的栓模浸入明胶溶液形成囊壳的方法。空心胶囊系由囊体和囊帽组成,其生产工艺流程如下:溶胶→蘸胶(制坯)→干燥→拔壳→切割→整理、检查→包装。一般由自动化生产线完成,生产环境洁净度应达10000级,温度为10~25 ℃,相对湿度为35%~45%。为便于识别,空心胶囊壳上还可用食用油墨印字。

(3)空心胶囊的规格:空心胶囊共有八种规格,即000、00、0、1、2、3、4、5号,随着号数由小到大,容积由大到小(表9-2),其中最常用规格为0~3号。由于药物填充多用容积控制剂量,而各种药物的相对密度、晶型、粒度以及剂量不同,所占的容积也不同,故必须选用适宜大小的空心胶囊。一般凭经验或试装后选用适当号数的空心胶囊。

表9-2 空心胶囊的编号、重量和容积

编 号	000	00	0	1	2	3	4	5
重量/mg	162	142	92	73	53.3	50	40	23.3
容积/mL	1.37	0.95	0.68	0.50	0.37	0.30	0.21	0.13

(4) 空心胶囊壳的选择：如图9-2所示，空心胶囊壳有普通型和锁口型两大类，锁口型又分为单锁口型和双锁口型两种。普通型空心胶囊壳的囊帽与囊体套合面处平滑，容易松动，往往需要涂上一层黏合性强的物质，以增加其黏合性；而锁口型空心胶囊壳的囊帽与囊体套合面处均有凹槽，套合后紧密嵌合，不易松动滑脱，这使硬胶囊在生产、运输和贮存过程中不容易漏粉。

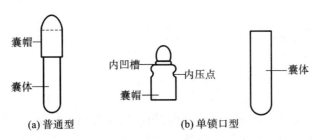

图 9-2　空心胶囊壳类型示意图

 知识链接

空心胶囊壳质量检查

空心胶囊壳主要由明胶加入增塑剂等辅料制成，分为透明、半透明、不透明三种。为保证其质量，有必要对空心胶囊壳进行质量检查。有关检查项目如下：①性状：圆筒状，囊壳应光洁、色泽均匀、切口平整、无变形、无异臭。②松紧度：取10粒空心胶囊壳，用拇指与食指轻捏胶囊两端，旋转拔开，不得有黏结、变形或破裂，然后装满滑石粉，将囊帽、囊体套合，逐粒在1 m的高处直坠于厚度为2 cm的木板上，应不漏粉；如有少量漏粉，不得超过2粒。如超过，应另取10粒复试。③脆碎度：取50粒空心胶囊壳，放于表面皿中，移入盛有硝酸镁饱和溶液的干燥箱内，于(25±1)℃恒温24 h，取出，立即分别逐粒放入直立在木板（厚度为2 cm）上的玻璃管（内径为24 mm，长为200 mm）内，将圆柱形砝码（材质为聚四氟乙烯，直径为22 mm，重(20±0.1)g）从玻璃管口自由落下，看胶囊是否破裂，如有破裂，不得超过15粒。④崩解时限：取6粒空心胶囊壳，装满滑石粉，按《中国药典》(2020年版)四部崩解时限检查法胶囊剂项下的方法检查。应分别符合软胶囊剂、硬胶囊剂、肠溶胶囊剂的规定。⑤干燥失重：应为12.5%~17.5%。⑥炽灼残渣：遗留残渣分别不得超过2.0%（透明）、3.0%（半透明或一节透明、另一节不透明）、4.0%（一节半透明，另一节不透明）、5.0%（不透明）。⑦重金属：取炽灼残渣，按《中国药典》(2020年版)四部重金属检查法第二法检查，应符合规定。

药用空心胶囊

毒胶囊事件：2012年4月15日，央视《每周质量报告》，曝光河北一些不法企业，用生石灰处理皮革废料，熬制成工业明胶，卖给一些绍兴新昌胶囊生产企业制成明胶空心胶囊，再流入药品生产企业，做成各种胶囊制剂，供患者使用。由于皮革在工业加工时，要使用含铬的鞣制剂，因此这样制成的胶囊制剂，往往重金属铬超标。六价铬对人体的毒性非常大，容易进入人体细胞，对肝、肾等内脏器官和DNA造成损伤，在人体内蓄积具有致癌性并可能诱发基因突变。

2. 药物的准备

硬胶囊剂中一般填充粉状或颗粒状药物，粉状药物的处理基本上与散剂相同，而颗粒状药物的处理与颗粒剂相同。通常化学药品经粉碎、混合、过筛等操作，制成均匀、干燥的散剂后即可用于填充。而中药一般须按处方中药物性质、用药剂量及治疗需要进行适当处理。具体处理原则如下。

(1) 处方中贵重药物及剂量不大的药物可直接粉碎成细粉，经过筛混合均匀后填充。

（2）处方中剂量较大的药物，可将部分易于粉碎者粉碎成细粉；其余药物经适当提取后浓缩成稠膏，再与上述药物细粉混合均匀，干燥，研细，过筛，混匀后填充。

（3）将处方中全部药物提取后浓缩成稠膏，加适量的吸收剂，搓匀，干燥，粉碎，过筛，混匀后填充。

（4）已经明确有效成分的药物，可用适当方法提取其有效成分，经干燥、粉碎、过筛、混合均匀后填充。

（5）挥发油则用吸收剂（如碳酸钙、轻质氧化镁、磷酸氢钙等）吸收后填充，如果配方中含有粉性较强的药材，则用其吸附挥发油即可。

3. 药物的填充

胶囊剂的填充方法有手工填充和全自动胶囊填充机填充两种。

（1）手工填充：该方法仅适合小量实验，小量试制可用胶囊填充板填充药物。具体操作如下：先将囊体摆在胶囊填充板上，调节填充板高度使囊体上口与板面相平，将内容物撒在填充板上，使药物均匀填满囊体，调低填充板以露出囊体，盖上囊帽并压紧，使囊体与囊帽完全封合，取下胶囊。填充好的胶囊可用洁净的纱布包起，轻轻搓滚，以拭去胶囊外面黏附的药粉。为提高胶囊壳的光亮度，可用喷有少量液状石蜡的纱布搓圆。手工填充粉尘飞扬，剂量不准确，且效率低。可用硬胶囊分装器代替，提高工作效率，减小重量差异。

（2）全自动胶囊填充机填充：大规模生产时，采用全自动胶囊填充机填充药物。全自动胶囊填充机型号很多，但工作原理相似，如图9-3所示，主要由机架、传动系统、回转台部件、胶囊送进机构、胶囊分离机构、颗粒填充机构、粉末填充组件、废胶囊剔除机构、胶囊封合机构、成品胶囊排出机构等组成。填充时可根据内容物的状态和流动性选择合适的填充方式和机型，填充过程一般都包括以下五步（图9-4）：①空心胶囊的定向排列；②囊帽和囊体分离；③填充；④囊帽和囊体套合；⑤排出成品。

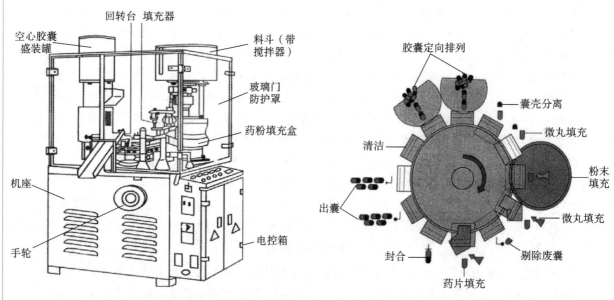

图9-3 全自动胶囊填充机　　　　图9-4 全自动胶囊填充机填充操作流程示意图

根据填充原理的不同，全自动胶囊填充机的填充方法一般有4种类型（图9-5）：(a)型是螺状钻推动药物进入囊体；(b)型是柱塞上下往复运动将药物压进囊体；(c)型是药物粉末或颗粒自由流入囊体；(d)型是在填充管内先将药物压成单剂量的小圆柱，再进入囊体中。从填充原理看，(a)、(b)型填充机促进药粉流动，避免分层，适合复方组分或流动性差的物料；(c)型填充机适合颗粒状、流动性好的物料；(d)型填充机适合聚集性较强的结晶性或易吸湿的物料。

4. 抛光

填充好的胶囊可使用胶囊抛光机清除黏附在胶囊外壁上的细粉，使胶囊光洁。抛光机如图9-6所示。填充、封口后，取样进行含量、崩解时限、装量差异等项目的检查，合格后包装。

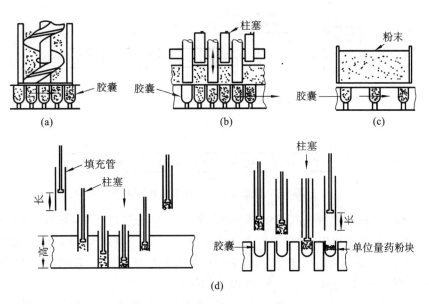

图 9-5 胶囊药物充填类型示意图

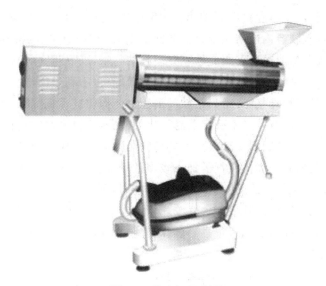

图 9-6 抛光机示意图

> **课堂互动**
>
> 全自动胶囊填充机生产硬胶囊剂有何优势？主要分为哪几个步骤？

(二) 软胶囊剂的制备

软胶囊剂制备工艺流程如图 9-7 所示。

1. 囊材与内容物的要求

(1) 囊材要求：软胶囊的囊材主要是明胶，具有可塑性与弹性是软胶囊剂的特点，也是软胶囊剂成型的基础，因此囊材中需要加入较多的增塑剂。组成囊材的明胶、增塑剂、水三者比例要适宜，通常为明胶：增塑剂：水＝1：(0.4～0.6)：1。增塑剂的用量与软胶囊囊壳的硬度有关，若增塑剂用量过低，则囊壳会过硬，反之，囊壳会过软。配制时，将按比例准备好的囊材物料置于适宜的容器中，使明胶充分溶

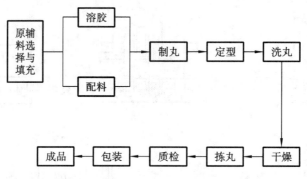

图 9-7 软胶囊剂的制备工艺流程图

胀后,加热至 70~80 ℃,同时搅拌使其溶解,静置保温 1~2 h,滤过成胶浆,备用。值得注意的是,软胶囊在制备、干燥过程中有水分损失,最终胶囊壳含水量为 7%~9%,明胶与增塑剂的比例维持不变。另外还应考虑药物的性质以及药物与囊材之间的相互影响对囊材硬度的影响,在选择增塑剂时应考虑药物的性质,药物吸湿性强时应选择胶冻力高、黏度小的明胶。

囊材中各组分的质量均应符合《中国药典》(2020 年版)的有关规定。尤其应该注意明胶的胶冻力、黏度和含铁量标准。

(2) 内容物要求:由于软胶囊囊材以明胶为主,因此对蛋白质性质无影响的药物和附加剂才能填充,而且填充物多为液体,软胶囊内容物主要是油类或对明胶无溶解作用的液体药物,也可以是固体药物粉末,W/O 型乳浊液或混悬液也可以制成软胶囊。归纳起来,以下药物可制成软胶囊剂:①油溶性成分:常温下是液体或半固体,制成其他剂型需加入吸收剂等辅料,不利于生产。②中药挥发性成分:挥发性成分容易挥发散失,且具有特殊气味,密封在软胶囊壳中能掩盖其不良气味,防止挥发,如藿香正气软胶囊、十滴水软胶囊等。③对湿、热、光不稳定及易氧化的成分:软胶囊剂的囊材由明胶、甘油等组成,壁厚,密闭,是防止药物氧化的优良制剂。如维生素类药物与油混合制成软胶囊剂可增加其稳定性。④黏稠性强的中药浸膏:此类药物制成固体制剂需加入较多的填充剂,在贮藏过程中会出现内容物黏结,制成软胶囊剂可得到改善。⑤生物利用度差的疏水性药物:如环孢素水溶性差,制成其他固体制剂难以达到有效血药浓度,与油性载体制成微乳后装入软胶囊,可大大提高其生物利用度。⑥具不良气味的药物及微量活性药物:一些微量活性药物剂量很小,宜制成软胶囊剂,如骨化三醇等。

2. 软胶囊剂的制备方法

制备软胶囊剂的常用方法为压制法和滴制法两种。

(1) 压制法:将胶液制成厚薄均匀的胶片,再将药液置于两个胶片之间,用钢板模或旋转模压制软胶囊的一种方法。目前生产上主要采用自动旋转模压法,其制囊机及模压过程如图 9-8 所示。药液由贮液槽经导管流入楔形注入器,两条由相反方向向两侧送料轴传送过来的软胶带相对地进入两个轮状模子的夹缝处。此时,药液借填充泵的推动,定量落入两胶带之间,由于旋转的轮状模子连续转动,将胶片与药液压入两模的凹槽中,使胶带呈两个半球形将药液包裹,形成一个球形囊状物,剩余的胶带被切断分离。填充的药液量由填充泵准确控制。软胶囊的形状由轮状模子的形状控制,目前主要有圆柱形、球形、橄榄形、管形、栓形、鱼形等。

(2) 滴制法:又称滴丸法,通过滴丸机的喷头(也称滴头)将一定量的明胶液包裹一定量的药液,滴入另一种互不相溶的液体冷却剂中(常用液状石蜡),明胶液在冷却剂中因表面张力作用而凝固成球形软胶囊的方法。采用滴丸机制备软胶囊的示意图如图 9-9 所示,滴丸机由明胶液贮槽、定量控制器、滴头、冷却箱等部分组成。此法制备软胶囊剂时,明胶液与药液的温度、滴头的大小、滴制速度、冷凝液的温度等因素均会影响软胶囊剂的质量,应通过实验筛选适宜的工艺条件。

滴制法生产的软胶囊又称无缝胶丸,产量大、成品率高、装量差异小,生产过程中明胶液与药液浪费少,生产成本低,但只能生产球形产品,使用具有一定的局限性。

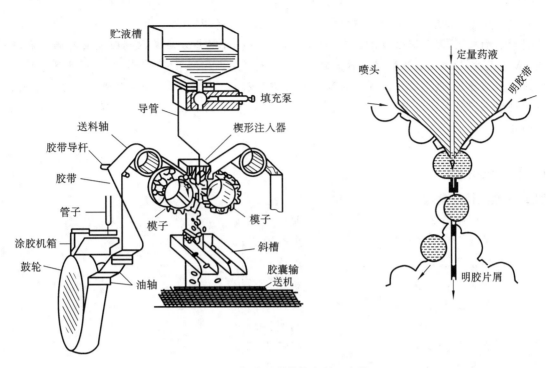

图 9-8 压制法制备软胶囊剂示意图

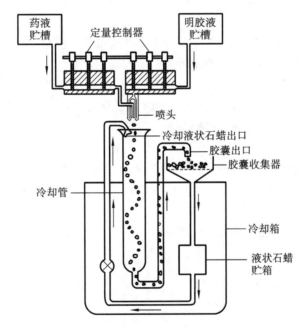

图 9-9 滴制法制备软胶囊剂示意图

 知识链接

肠溶胶囊剂的制备

肠溶胶囊剂是指胶囊壳在胃中不溶解,而在肠液中溶解后释放药物的胶囊剂(硬胶囊剂或软胶囊剂)。肠溶胶囊剂的制备方法主要有两种。一种是用甲醛蒸气或甲醛液浸泡胶囊,通过甲醛与明胶的作用,使明胶转变为甲醛明胶(无游离氨基存在,失去与酸的结合能力),不能溶于酸性胃液中,但能溶于碱性肠液中。但此种制备方法受甲醛浓度、处理时间、成品贮存时间等因素影响较大,其肠溶性极不稳定,较少使用。另一种制备方法是在明胶表面包肠溶衣,如用PVP作底衣层,然后用蜂蜡等作为外层包衣,也可用丙烯酸Ⅱ号、CAP等作为外层包衣,其肠溶性较为稳定,也是目前制备肠溶胶囊剂的主要方法。此外,制备肠溶胶囊剂也可以将内容物用肠溶衣材料包裹后填充于空心胶囊中。目前市场上已经有不同部位溶解的肠溶空心胶囊壳销售。

（三）实例分析

例1：牛黄上清胶囊

[处方]　　人工牛黄 2.9 g　　　　薄荷 44.1 g
　　　　　菊花 58.8 g　　　　　 荆芥穗 23.5 g
　　　　　白芷 23.5 g　　　　　 川芎 23.5 g
　　　　　栀子 73.5 g　　　　　 黄连 23.5 g
　　　　　黄柏 14.7 g　　　　　 黄芩 73.5 g
　　　　　大黄 117.7 g　　　　　连翘 73.5 g
　　　　　赤芍 23.5 g　　　　　 当归 73.5 g
　　　　　地黄 94.1 g　　　　　 桔梗 23.5 g
　　　　　甘草 14.7 g　　　　　 石膏 117.7 g
　　　　　冰片 14.7 g

[制法]　以上十九味,大黄、冰片、人工牛黄分别粉碎成细粉,过筛,备用;薄荷、荆芥穗、白芷、川芎、当归、菊花、连翘蒸馏提取挥发油,蒸馏后的水溶液另器收集,备用;药渣与栀子等九味加水煎煮两次,每次1.5 h,合并煎液,滤过,滤液与上述蒸馏后的水溶液合并,浓缩成相对密度为1.32～1.36(55 ℃)的稠膏,加入大黄粉,在80 ℃以下干燥,粉碎成细粉,过筛;用配研法加入人工牛黄、冰片,挥发油用乙醇溶解喷入,混匀,过筛,装入胶囊壳,制成1000粒硬胶囊,即得。

[注解]

(1) 在制备过程中注意生产环境应满足硬胶囊剂需要的温度、湿度。

(2) 含挥发性成分的药物须先用蒸馏法提取,药渣不宜丢弃。

(3) 浓缩、干燥的温度不宜太高,宜低于80 ℃。

(4) 药物混合要均匀,宜采用配研法进行混合。

例2：藿香正气软胶囊

[处方]　　苍术 195 g　　　　　陈皮 195 g
　　　　　厚朴(姜制) 195 g　　 白芷 293 g
　　　　　茯苓 293 g　　　　　 大腹皮 293 g
　　　　　生半夏 195 g　　　　 甘草浸膏 24.4 g
　　　　　广藿香油 1.95 mL　　 紫苏叶油 0.98 mL

[制法]　以上十味,苍术、陈皮、厚朴(姜制)、白芷用乙醇提取两次,合并乙醇提取液,浓缩成清膏;茯苓、大腹皮加水煎煮两次,合并煎液;生半夏用冷水浸泡,每8 h换水一次,泡至透心后,另加干姜16.5 g,加水煎煮两次,滤过;与上述滤液合并,浓缩后醇沉,取上清液浓缩制成清膏;甘草浸膏打碎后水煮化开,醇沉,取上清液浓缩制成清膏;将上述各清膏合并,加入广藿香油、紫苏叶油与适量辅料,混匀,压制成软胶囊1000粒,即得。

[注解]

(1) 在制备过程中注意生产环境应满足软胶囊剂需要的温度、湿度。

(2) 醇提时不宜用直火加热。

(3) 水提液醇沉前必须浓缩。

(4) 注意广霍香油、紫苏叶油的加入方式。

> **课堂互动**
>
> 胶囊剂制备过程中有哪些注意事项？

 拓 展 知 识

胶囊剂的临床应用与注意事项如下。

1. 临床应用

胶囊剂服用方便，疗效确切，适用于大多数患者。服用时的最佳姿势为站姿，低头咽，且须整粒吞服。所用的水一般为不超过 40 ℃ 的温开水，水量在 100 mL 左右较为适宜，避免由于胶囊药物质地轻，悬浮在会咽上部，引起呛咳。

2. 注意事项

(1) 干吞胶囊剂易导致胶囊的明胶吸水后附着在食管上，造成局部药物浓度过高危害食管，造成黏膜损伤甚至溃疡。服用胶囊剂时，注意送服水温度不宜过高。温度过高，会使以明胶为主要原料的胶囊壳软化，甚至被破坏，影响药物在体内的生物利用度。

(2) 须整粒吞服，避免被掩盖的异味散发，确保服用剂量准确，在提高患者依从性的同时，发挥最佳药效。尤其在服用缓释、控释胶囊剂时，胶囊壳有时会起到缓释或控释的作用，整粒服用才会发挥最佳疗效，剥去胶囊壳会造成突释等不良后果。

（田守琴）

项目十　片剂制备技术

[学习过程]

1. 实训项目

实训项目十　制备片剂

　项目1　单冲压片机的装卸与调节

　项目2　空白片的制备

2. 相关知识

(1) 概述；

(2) 片剂的辅料；

(3) 片剂的制备；

(4) 片剂的包衣技术。

[预期成果]

1. 预期学习成果

(1) 能够掌握片剂的定义、特点；

(2) 能够按不同分类方法对片剂进行分类；

(3) 能够分析片剂处方中辅料的作用；

(4) 能够描述湿法制粒压片法、干法制粒压片法和粉末直接压片法工艺流程；

(5) 能够讲述片剂包衣的目的、种类、方法及设备；

(6) 能够熟悉片剂质量要求及检查。

2. 课后提交成果

(1) 完成达标检测题；

(2) 分组完成电子版实训报告（含相关横向知识介绍/实训过程图片/结果分析）；

(3) 结合学习的片剂相关知识，通过查找资料，整理归纳，分组完成微课或视频制作（选做）。

达标
检测题

实训项目十　制备片剂

项目1　单冲压片机的装卸与调节

一、实训目的
(1) 熟悉单冲压片机的基本结构、压片机分类;
(2) 会装卸、调试、使用单冲压片机;
(3) 能够描述单冲压片机工作过程。

二、器材
单冲压片机、扳手、螺丝刀等。

三、实训原理

1. 单冲压片机组成

单冲压片机主要由加料器、调节装置、压缩部件三部分组成。
(1) 加料器:由加料斗和饲粉器构成。
(2) 调节装置:由分压调节器、推片调节器和片重调节器三部分构成。压力调节器用于调节上冲下降的深度,上冲下降越多,上下冲间距离越近,压力越大;反之,则压力越小。推片调节器是调节下冲抬起的高度,使其恰好与模圈的上缘相平,使压出的片剂顺利顶出模孔。片重调节器是调节下冲下降的深度,以调节模孔的容积,从而使片重符合要求。
(3) 压缩部件:由上冲、下冲、模圈构成,是片剂成型部分,并决定片剂的大小、形状。

2. 单冲压片机压片过程

单冲压片机压片过程主要包括以下几个步骤。
(1) 填料:上冲抬起,饲粉器移动到模孔之上,下冲下降到适宜的深度,饲粉器在模孔上面移动,颗粒填满模孔。
(2) 压片:饲粉器由模孔上移开,使模孔中的颗粒与模孔的上缘相平,上冲下降并将颗粒压缩成片,此时下冲不移动。
(3) 出片:上冲抬起,下冲随之上升至与模孔上缘相平,将药片由模孔中顶出;饲粉器再次移到模孔之上将压成的药片推开并落入接收器,并进行第二次填料,如此反复进行。

四、实训内容

(一) 单冲压片机主要部件

(1) 上、下冲头及模圈:上、下冲头一般为圆形,有凹冲与平面冲,还有三角形、椭圆形等异形冲头。
(2) 加料斗:用于贮藏颗粒,以不断补充颗粒,便于连续压片。
(3) 饲料靴:用于将颗粒填满模孔,将下冲头顶出的片剂拨入接收器中。
(4) 出片调节器(上调节器):用于调节下冲头上升的高度。
(5) 片重调节器(下调节器):用于调节下冲头下降的深度,调节片重。
(6) 压力调节器:可使上冲头上下移动,用于调节压力的大小,调节片剂的硬度。
(7) 冲模台板:用于固定模圈。

(二)单冲压片机的装卸

(1) 首先装好下冲,旋转固定螺丝,旋转片重调节器,使下冲头在较低的部位。

(2) 将模圈装入冲模平台,然后小心地将模板装载在机座上,注意不要损坏下冲头。调节出片调节器,使下冲头上升到恰好与模圈齐平。

(3) 装上冲头并旋紧固定螺丝,转动压力调节器,使上冲头处在压力较小的部位,用手缓慢地转动压片机的转轮,使上冲头逐渐下降,观察其是否在冲模的中心位置,如果不在中心位置,应上升上冲头,稍微转动平台固定螺丝,移动平台位置直至上冲头恰好在冲模的中心位置,旋紧平台固定螺丝。

(4) 装好饲料靴、加料斗,用手转动压片机转轮,如上、下冲头移动自如,则安装正确。

(5) 压片机的拆卸与安装顺序相反,拆卸顺序如下:

加料斗→饲料靴→上冲头→冲模平台→下冲头

(三)单冲压片机的使用

(1) 单冲压片机安装完毕,加入颗粒,用手摇动转轮,试压数片,称其片重,调节片重调节器,使压出的片重与设计的片重相等,同时调节压力调节器,使压出的片剂有一定的硬度。适当调节后,再开动电机进行试压,检查片重、硬度、崩解时限等,达到要求后方可正式压片。

(2) 压片过程中应经常检查片重、硬度等,发现异常,应立即停机进行调整。

[注解]

(1) 装好各部件后,在摇动飞轮时,上、下冲头应无阻碍地进出冲模,且无特殊噪声。

(2) 调节出片调节器时,使下冲头上升到最高位置与冲模平齐,用手指抚摸时应略有凹陷的感觉。

(3) 在装平台时,固定螺丝不要旋紧,待上、下冲头装好后,并在同一垂直线上,而且在模孔中能自由升降时,再旋紧平台固定螺丝。

(4) 装上冲头时,在冲模上放一块硬纸板,以防止上冲头突然落下时,碰坏冲模。

(5) 装上、下冲头时,一定要把上、下冲头插入冲芯底,并用螺丝和锥形螺丝帽旋紧,以免开动机器时,上、下冲杆不能上升、下降,而造成迭片、松片并碰坏冲头等现象。

五、思考题

(1) 单冲压片机的主要部件有哪些?

(2) 在压片时如果出现片重差异超限或松片现象应如何调整机器?

(3) 简述单冲压片机工作过程。

项目2 空白片的制备

一、实训目的

(1) 正确使用压片机,解决相关问题。

(2) 能够描述出湿法制粒压片法操作过程。

(3) 能够分析片剂处方中各辅料的作用。

(4) 能够对普通片剂进行质量检查,并对结果进行分析。

二、器材与试剂

(1) 器材:压片机、烘箱、不锈钢盆、托盘、药筛、快速水分测定仪、崩解仪、脆碎度测定仪等。

(2) 试剂:淀粉、糖粉、糊精、硬脂酸镁、50%乙醇溶液等。

三、实训原理

片剂在生产过程中所用的辅料应无生理活性;其性质应稳定而不与主药发生任何物理和化学反应;对人体无毒、无刺激性,不影响主药的疗效和含量测定,对药物的溶出和吸收无不良影响;并且来源广泛,价格便宜。实际生产中,应根据主药的性质和用药目的来选择辅料。根据辅料所起的作用,片剂中常用辅料主要分为四大类,即填充剂、黏合剂(润湿剂)、崩解剂、润滑剂。常用填充剂有糊精、淀粉、微晶纤维素和糖粉等;常用黏合剂有淀粉浆、糖浆、聚维酮和羧甲基纤维素等,水和乙醇常作为液体润湿剂;常用崩解剂有干淀粉、羧甲基淀粉钠和低取代羟丙基甲基纤维素等;常用润滑剂有硬脂酸镁、聚乙二醇、滑石粉和微粉硅胶等。片剂常用制备方法有湿法制粒压片法、干法制粒压片法、粉末直接压片法等。

制得的片剂应按《中国药典》(2020 年版)通则中有关片剂规定进行质量检查。

四、实训内容

(一) 空白片的制备

[处方] 蓝淀粉(代主药)10 g   糖粉 33 g
    淀粉 50 g   糊精 12.5 g
    50%乙醇 22 mL   硬脂酸镁 1 g
    共制 1000 片

[制法]

1. 制粒

(1) 备料:按处方量称取物料,物料要求能通过 80 目筛。称量时,应注意核对物料的品种、规格、数量,并做好记录。

(2) 混合:将蓝淀粉与糖粉、糊精与淀粉分别采用等量递增法混匀,然后将两者混合均匀,最后过 60 目筛 2～3 次。

(3) 制软材:在迅速搅拌状态下喷入适量 50%乙醇制备软材,软材以"手握成团,轻压即散"为度。

(4) 制湿颗粒:将制好的软材用 14 目筛手工挤压过筛制粒。

(5) 干燥:将制好的湿颗粒放入烘箱内,于 60 ℃进行干燥,在干燥过程中每小时将上下盘互换位置,将颗粒翻动一次,以保证均匀干燥,干燥约 2 h 后,取样,用快速水分测定仪测定含水量,当颗粒含水量小于 3%时便可结束干燥。

(6) 整粒:干燥后的颗粒采用 10 目筛挤压整粒,整粒后加入硬脂酸镁进行搅拌混匀。

(7) 计算片重:将以上制得的颗粒称重,计算片重。

2. 压片

(1) 单冲压片机的安装:依次安装下冲头、中模和上冲头,安装加料斗。

(2) 转动手轮,观察设备运行情况,若无异常现象,进行下一步操作。

(3) 空机运转,观察设备运行情况,如无异常现象,进行下一步操作。

(4) 将颗粒加入加料斗进行试压片,试压时先调节片重调节器至片重符合要求,再调节压力调节器至硬度符合要求。

(5) 试压后,进行正式压片。

(6) 压片期间做好各种数据的记录。

(7) 压片结束,停机。

[注解]

(1) 蓝淀粉与辅料一定要混合均匀,以免压出的片剂出现色斑、花斑等现象。

(2) 乙醇的使用量在不同季节、不同地区会有所变化。

(3) 压片过程中应经常检查片剂重量、硬度等,发现异常情况应立即停机进行调整。

(二) 质量检查

1. 外观检查

取样品 100 片平铺于白底板上,置于 75 W 白炽灯的光源下 60 cm 处,在距离片剂 30 cm 处用肉眼观察 30 s 进行检查。根据观察结果,判断是否合格。

2. 崩解时限检查

从上述外观检查合格的片剂中取出 6 片,按《中国药典》(2020 年版)四部通则进行检查。根据实训结果,判断是否合格。

3. 脆碎度检查

从上述外观检查合格的片剂中取出(若片重小于或等于 0.65 g,取若干片,使总重量约为 6.5 g;若片重大于 0.65 g,取 10 片),按《中国药典》(2020 年版)进行检查。根据实训结果,判断是否合格。

(三)实训结果

将实训结果填入表 10-1 中。

表 10-1 实训结果记录表

项 目	结 果
外观	
崩解时限	
脆碎度	
结论	

五、思考题

(1)试分析该处方中各辅料的作用。

(2)试分析影响片剂的硬度、崩解时限和重量差异的因素。

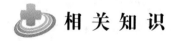

相 关 知 识

一、概述

(一)片剂的含义与特点

1. 片剂的含义

片剂是中药提取物、中药提取物加中药细粉或中药细粉与适宜辅料混匀压制而成的圆片状或异形片状(如椭圆形、三角形、菱形、动物模型等)固体制剂,主要供内服使用,也有外用。目前,片剂已成为现代药物制剂中临床应用较为广泛的剂型之一。

知识链接

片剂的起源和发展史

片剂是在散剂和丸剂的基础上发展起来的,有悠久的历史,在 10 世纪后叶就有模印片。到 1872 年,John Wyeth 等人创制了压片机,到 19 世纪末随着压片机械的出现和不断改进,片剂的生产和应用得到了迅速的发展。近十几年来,片剂生产技术与机械设备方面也有较大的发展,如沸腾制粒、全粉末直接压片、半薄膜包衣、新辅料、新工艺以及生产联动化等。中药片剂的研究和生产在 20 世纪 50 年代才开始,随着中药化学、药理、制剂与临床几方面的综合研究,中药片剂的品种、数量不断增加,工艺技术日益改进,片剂的质量逐渐提高。中药片剂在类型上除一般的压制片、糖衣片外,还有微囊片、口含片、外用片及泡腾片等。此外,对中药片中药物的溶出速率和生物利用度等方面的研究,已在逐步开展。总之,目前片剂已成为品种多、产量大、用途广,使用和贮运方便,质量稳定剂型之一。片剂在中国以及其他许多国家的药典所收载的制剂中,均占1/3以上,可见其应用之广。

2. 片剂的特点

片剂主要具有以下优点。

(1) 剂量准确,片剂内药物含量均匀,差异较小,有的药片还可以压上凹纹,便于分剂量。

(2) 片剂为固体剂型,质量稳定,外界空气、水分及光线对其影响较小,因而在贮存期间质量稳定,保存时间长。

(3) 体积小、携带、运输、贮存和服用方便。

(4) 生产过程机械化、自动化程度高,产量大,成本低,售价也低,卫生标准易达到。

(5) 品种丰富,可以满足不同临床医疗需求。可通过各种制剂技术制成各种类型的片剂,如分散片、缓释片、控释片、包衣片、多层片等,以达到速效、长效、控释、肠溶等目的。

片剂具有如下不足之处。

(1) 片剂中药物的溶出速率较散剂、颗粒剂和胶囊剂慢,其生物利用度稍差一些。

(2) 儿童及昏迷患者不易吞服。

(3) 某些中药片剂容易引湿受潮,且含挥发性成分的片剂贮存较久含量会有所下降。

(4) 在片剂的制备中一般需加入赋形剂,并经过压缩成型,可能会影响主药溶出度及生物利用度。

(二) 片剂的分类

目前,片剂一般采用压片机压制而成。压制片按给药途径结合制备方法,主要可以分为口服片剂、口腔用片剂、外用片剂和中药片剂四大类。

1. 口服片剂

口服片剂是应用最广的一类片剂,这类药物经口服通过胃肠道吸收而发挥治疗作用。

(1) 普通片(素片):药物与适宜赋形剂混合后,经压制而成的片剂。一般不包衣的片剂多属此类。如暑症片、安胃片等。

(2) 包衣片:在素片(常称片芯)外包有衣膜的片剂。根据包衣物料不同可分为以下几类:①糖衣片:以蔗糖为主要包衣材料进行包衣而制成的片剂。对药物起保护作用或掩盖药物的不良气味。②薄膜衣片:以丙烯酸树脂、羟丙基甲基纤维素等高分子成膜材料为主要包衣材料进行包衣而制得的片剂。③肠溶衣片:以在胃液中不溶,但在肠液中可以溶解的物质为主要包衣材料进行包衣而制得的片剂。如盐酸黄连素片、三七伤药片等。

(3) 咀嚼片:在口腔中经咀嚼或吮服后吞服的片剂。咀嚼片硬度适中,常加入甘露醇、山梨醇、蔗糖等水溶性辅料作填充剂和黏合剂,因在口中咀嚼或使片剂溶化后吞服,故可不加崩解剂,且利于一些崩解困难的药物吸收。通常加入蔗糖、薄荷、食用香料等以调整口味,多用于维生素类及治疗胃部疾病的药物。如干酵母片、乐得胃片等。

(4) 泡腾片:碳酸氢钠和有机酸作泡腾崩解剂,遇水可产生大量二氧化碳气体而呈泡腾状的片剂。供阴道使用的泡腾片叫阴道泡腾片。泡腾片具有崩解迅速、药物起效快、生物利用度高等特点,适用于儿童、老年人和吞咽固体制剂困难的患者。如大山楂泡腾片。

(5) 分散片:在水中能迅速崩解并均匀分散的片剂(在(21±)1 ℃的水中 3 min 即可崩解分散并通过180 μm孔径的筛网)。分散片可加水分散后口服,也可含于口中吮服或吞服,具有服用方便、吸收快、生物利用度高的优点,其中所含的药物主要是难溶性的,也可以是易溶性的。如复方阿司匹林分散片、刺五加分散片等。

(6) 多层片:由两层或更多层组成的片剂。各层含不同药物,或各层药物相同而辅料不同,避免复方药物间的配伍变化,可制成长效片剂,或改善片剂的外观。如复方氨茶碱片。

(7) 缓释片：在规定的释放介质中缓慢地非恒速释放药物的片剂。该片剂具有血药浓度平稳、服用次数少且作用时间长等优点。如正清风痛宁缓释片、雷公藤缓释片等。

(8) 控释片：在规定的释放介质中缓慢地恒速释放药物的片剂。该片剂具有药物释放平稳，接近零级速率过程；吸收可靠，血药浓度平稳；药物作用时间长，副作用小，并可减少服药次数等优点。如硫酸吗啡控释片。

2. 口腔用片剂

(1) 口含片：又称含片，指含于口腔中，药物缓慢溶出而产生作用的片剂。含片中的药物多是易溶的，起局部杀菌消毒作用，常用于口腔及咽喉疾病。如复方草珊瑚含片、桂林西瓜霜含片等。

(2) 舌下片：置于舌下能迅速溶化，药物经舌下黏膜吸收从而发挥全身治疗作用的片剂。舌下片中的原料药物应易于直接吸收，能有效避免首过效应，主要用于急症的治疗。如硝酸甘油舌下片等。

(3) 口腔贴片：黏着力强，能粘贴于口腔，可长时间释放药物，经黏膜吸收后起局部或全身作用的片剂，尤其适用于肝脏首过效应强的药物。口腔贴片应进行溶出度或释放度检查。

(4) 口崩片：又称口腔崩解片，指在口腔内不需要用水，也无须咀嚼，借助口腔内少量的唾液即能迅速崩解或溶解的片剂。药物通过口腔黏膜和胃黏膜或肠黏膜吸收，具有起效快、生物利用度高的特点，一般适合小剂量原料药物，常用于吞咽困难或不配合服药的患者。口崩片应在口腔内迅速崩解或溶解、口感良好、容易吞咽，对口腔黏膜无刺激性。如颠茄口崩片。

知识链接

泡腾片的发展

自1672年，酒石酸钾钠盐合成和"产生泡沫的起泡粉"出现之后，泡腾散、泡腾浸剂和外用泡腾片相继产生。1904年，《大药学百科全书》中报道了由碳酸氢钠和酒石酸组成泡腾剂，加入有效成分和香味剂等辅料，压入镀锡铁皮干燥后，包入锡箔纸内，得到最初的泡腾片。1965年，最先在《美国药典》（第十七卷）上提到泡腾片剂，但最先获得泡腾片生产专利的是德国。发展至今，泡腾片的生产技术和设备已很完善。国内自20世纪70年代开始研制生产泡腾片，陆续有真正的药用泡腾片上市。

泡腾片是一种特殊的口服片剂，利用有机酸和碳酸氢盐作泡腾崩解剂，置于水中即刻发生泡腾反应，生成并释放出大量的二氧化碳气体，其最为突出的特点是体外崩解、溶解迅速（1～5 min）、口感好，口服吸收快（10～30 min达血药浓度峰值），生物利用度高，疗效显著，便于贮存、运输等，可谓"干的液体制剂"。

目前国内口服泡腾片主要成分多为西药。针对泡腾片口感良好、吸收迅速等特点，结合传统中药疗效确切、标本兼治的优点，以及口感差等弊端，很多从业人士已着手开发中药口服泡腾片。如中药五黄泡腾片、黄连小檗碱泡腾片和清开灵泡腾片等。该技术将中药汤剂转化为便于贮存和携带、口感良好、吸收迅速的固体制剂。

中药口崩片的研究进展

口崩片是一种不需用水送服即可在口腔内迅速崩解的特殊片剂。口崩片在口腔内遇唾液均可迅速崩解或溶解，并随着吞咽动作的进行完成给药过程，具有起效快、生物利用度高适合老人、小孩及吞咽困难患者服用，可提高患者用药依从性等特点。随着口崩片制剂技术的不断发展，越来越多的中药口崩片品种被研究开发出来。依托该剂型独特的优势，中药口崩片作为新型口服固体速释制剂充分发挥自身作用，在一定程度上弥补了传统中药制剂（丸、散、膏、丹）存在的崩解缓慢、生物利用度低、患者依从性差等缺点。同时与注射剂、滴丸、口服液等速释制剂相比，其制剂更加稳定、安全，制备工艺多样、简便，可实现规模化、集约化的大生产。

口崩片自20世纪70年代发展至今,在世界范围内得到迅速发展。在国内的发展开始于2000年前后,其中重庆康刻尔制药股份有限公司的硫酸沙丁胺醇口崩片于2004年正式批准上市,成为国内第一家生产口崩片的企业。原国家食品药品监督管理总局近几年受理的口崩片申请有上百种之多,目前国内上市的口崩片有30个品种,涉及神经、消化、循环、呼吸等多个系统疾病的药物,其中中药口崩片品种1个,即颠茄口崩片,作为抗胆碱药用于治疗胃及十二指肠溃疡,胃肠道、肾、胆绞痛等。目前报道的中药口崩片主要有银杏叶口崩片和杜仲叶口崩片等,均在体外评价中达到了要求。

3. 外用片剂

(1) 阴道片:置于阴道内使用的片剂。阴道片和阴道泡腾片的形状应便于置入阴道内,可借助器具将阴道片送入阴道。阴道片在阴道内应易溶化、溶散或融化、崩解并释放药物,主要起局部消炎、杀菌、杀精子及收敛等作用,也可给予性激素类药物。具有局部刺激性的药物,不得制成阴道片。如鱼腥草素泡腾片。

(2) 外用溶液片:加适量水或缓冲液溶解,制成一定浓度的溶液,供外用的片剂。可溶片应溶解于水中,且溶液可有轻微乳光;可供口服、外用、含漱等用;常作消毒、洗涤及漱口用。如复方硼砂漱口片、供消毒用的升汞片。

(3) 注射用片:临用前溶解后供注射用的无菌片剂,供皮下或肌内注射。因难以保证溶液完全无菌,已经很少应用。

(4) 植入片:用特殊注射器或手术埋植于皮下产生持久药效(数周、数月甚至数年)的无菌片剂,适用于需要长期使用的药物。一般为长度不大于8 mm的圆柱体,灭菌后单片包装,由于生产技术难度较大以及相关辅料的限制,该制剂目前在国内的生产和应用较少。如避孕药制成植入片。

4. 中药片剂

中药片剂按其原料特征可分为以下四种类型。

(1) 提纯片:将处方中药材经过提取,得到单体或有效部位,以提纯物作为原料,加适宜的辅料制成的片剂。如北豆根片、银黄片等。

(2) 全粉末片:将处方中全部药材粉碎成细粉作为原料,加适宜的辅料制成的片剂。如参茸片、安胃片等。

(3) 全浸膏片:将处方中全部药材用适宜的溶剂和方法提取制得浸膏,以全量浸膏加适宜的辅料制成的片剂。如穿心莲片、通塞脉片等。

(4) 半浸膏片:将处方中部分药材经提取制得浸膏,与剩余药材细粉加适宜的辅料混合制成的片剂。如藿香正气片、银翘解毒片等。此类型片剂在中药片剂中占的比例最大。

> **课堂互动**
>
> 请从《中国药典》(2020年版)一部找出属于提纯片、全粉末片、全浸膏片和半浸膏片各5个。并判断银翘解毒片、参茸片、通塞脉片和藿香正气片各属于哪种类型。

(三) 片剂的质量要求及检查

片剂质量直接影响其药效和用药的安全性,需要对片剂的质量进行检查。一般涉及对片剂进行物理、化学和生物三个方面的检查。物理方面的检查包括外观、重量差异、硬度、脆碎度、崩解时限等检查;化学方面的检查包括主药的含量测定、含量均匀度检查;生物方面的检查应符合国家制定的药品卫生标准。

按照《中国药典》(2020年版)对片剂质量检查的有关规定,片剂需要进行以下几个方面的质量检查。

1. 外观

片剂外观应完整光洁、色泽均匀、边缘整齐、片形一致、字迹清晰,有适宜的硬度和耐磨性,以免包装、运输过程中发生磨损或破碎,包衣片中有畸形者不得超过0.3%,并在规定的效期内保持不变,良好的外观可以增强患者对药物的信任感,故应严格控制。

检查方法:抽取样品100片平铺于白底板上,置于75 W光源下60 cm处,在距离片剂30 cm处用肉眼观察30 s。检查结果应符合以下几点:杂色点(0.15~0.18 mm)<5%;麻面<5%,中药粉末片(除个别外)<10%,并不得有严重花斑及特殊异物;包衣片中有畸形者不得超过0.3%。

2. 重量差异

重量差异又叫片重差异,重量差异大意味着每片主药含量不一,因此必须将各种片剂的重量差异控制在规定的限度内。

检查方法:取供试品20片,精密称定总重量,求得平均片重后,再分别精密称定每片的重量,每片重量与平均片重比较(凡无含量测定的片剂或有标示片重的中药片剂,每片重量应与标示片重比较),按表10-2中的规定,超出重量差异限度的不得多于2片,并不得有1片超出限度1倍。片剂的重量差异限度规定要求见表10-2。

表10-2 片剂的重量差异限度

平均片重或标示片重	重量差异限度
0.3 g以下	±7.5%
0.3 g及0.3 g以上	±5%

3. 硬度与脆碎度

片剂应有足够的硬度和较小的脆碎度,片剂的硬度与脆碎度不仅反映药物的压缩特性,而且对片剂的崩解,主药的溶出有影响,以及给包装、运输等过程带来直接影响。硬度和脆碎度虽然是片剂的重要质量指标,但各国药典中都未规定标准和测定方法,而各药厂都有内控标准。硬度一般是指片剂的径向破碎力,单位是牛顿(N),也有采用千克作为力的单位的,但千克是重量的单位,不是力的单位。一般认为用孟山都硬度计测定片剂的硬度以不低于40 N为理想,实际上也会因片剂的大小、种类和应用要求不同而有较大的变异范围。如要求药物释放快的片剂,所需硬度比较低(10~20 N),口含片及包衣片则要求比较高(40~60 N或大于60 N)。

片剂脆碎度用于检查非包衣片的粗碎情况及其他物理强度,如压碎强度等。

检查法:片重为0.65 g或以下者取若干片,使其总重量约为6.5 g;片重大于0.65 g者取10片。用电吹风吹去脱落的粉末,精密称重,置于圆筒中以(25±1)r/min的转速转动100圈。取出,同法除去粉末,精密称重,减失重量不得过1%,且不得检出断裂、龟裂及粉碎的片。

4. 崩解时限

崩解时限系指内服固体制剂在规定条件下,在规定介质中崩解或溶散成颗粒或粉末,并全部通过直径为2 mm筛孔的时间(除不溶性包衣材料或破碎的胶囊壳外)。

检查方法:除另有规定外,照崩解时限检查法(通则0921)检查,一般采用吊篮法,即将药片置于底部有适宜孔径的筛网的玻璃管中,将玻璃管(连同片剂)置于37 ℃的规定介质中,并按规定幅度和频率做上下运动,测定片剂破碎且全部粒子都能通过筛网所需的时间。凡规定检查溶出度、释放度的片剂,以及某些特殊的片剂(如咀嚼片、控释片、缓释片等),可不进行崩解时限检查。片剂的崩解时限规定具体要求见表10-3。

表 10-3　片剂崩解时限

片 剂 种 类	崩解时限/min
普通压制片（素片）	15
浸膏片	60
糖衣片	60
胃溶薄膜衣片	30
口含片	30
泡腾片	5
肠溶衣片	人工胃液中 2 h 不得有裂缝、崩解或软化现象，洗涤后换人工肠液，加挡板 1 h 全部崩解并通过筛网

5. 溶出度与释放度

溶出度系指药物活性成分从片剂等制剂中在规定条件下溶出的速率和程度，即将某一固体制剂的一定量置于溶出仪的吊篮中，在规定的时间内测定溶出的量。

释放度系指测定药物从缓释制剂、控释制剂、肠溶制剂及透皮贴剂等中在规定条件下释放的速率和程度。

有下列情况的片剂需进行溶出度检查。

（1）有在消化液中难溶的成分的药物；

（2）其他成分容易发生相互作用的药物；

（3）贮存后溶解度降低的药物；

（4）剂量小，药效强，副作用大的药物片剂。

凡检查溶出度或释放度的制剂，不再进行崩解时限的检查。

6. 含量均匀度

含量均匀度系指小剂量片剂中每片含量偏离标示量的程度。主药含量较小的片剂因加入的辅料相对较多，药物与辅料不易混匀，而含量测定结果是测定若干片的平均含量，易掩盖小剂量片剂由于原辅料混合不均匀而造成的含量差异。每片标示量不大于 10 mg 或主药含量小于每片重量 5% 的片剂均应检查含量均匀度。凡检查含量均匀度的片剂，一般不再进行重量差异检查。

7. 微生物限度检查

微生物限度检查系检查非规定灭菌制剂及其原料、辅料受微生物污染的程度。检查项目包括细菌数、霉菌数、酵母菌数及控制菌检查。

8. 定性鉴别

对处方中药材，特别是君药、臣药、贵重药、毒性药等，以薄层色谱法、化学反应鉴别法、显微法等确定制剂中各药物的存在。

9. 含量测定

建立灵敏度高、专属性强的高效液相色谱法、气相色谱法、紫外-可见分光光度法等，测定制剂中药材特别是君药、臣药、贵重药、毒性药有效成分或指标性成分的含量以控制制剂的质量。

（四）片剂的包装与贮藏技术

片剂的包装与贮藏应做到密封、防潮以及使用方便等，以保证药物的稳定性与药物的活性。

1. 片剂的包装

1）多剂量包装　几十片甚至几百片装入一个容器的叫多剂量包装。容器多为玻璃瓶或塑料瓶，也有用软性薄膜、纸塑复合膜、金属箔复合膜等制成的药袋。

（1）玻璃瓶是应用最多的包装容器。其优点是密封性好，不透水蒸气和空气，化学惰性，不易变质，价格低廉，有色玻璃瓶具有一定的遮光作用。其缺点是重量较大、容易破损。

（2）塑料瓶优点是质地轻、不易破碎、容易制成各种形状、外观精美等，其缺点是密封隔离性能不如玻璃瓶,在高温及高湿下可能会发生变形等。

2) 单剂量包装　主要分为泡罩式包装和窄条式包装两种形式,均将片剂单个包装,使每个药片均处于密封状态,提高对产品的保护作用,也可杜绝交叉污染。

(1) 泡罩式包装的底层材料(背衬材料)为无毒铝箔与聚氯乙烯的复合薄膜,形成水泡眼的材料为硬质PVC;硬质PVC经红外加热器加热后在成型滚筒上形成水泡眼,片剂进入水泡眼后,即可热封成泡罩式的包装。

(2) 窄条式包装是由两层膜片(铝塑复合膜、双纸塑料复合膜)经黏合或热压而形成的带状包装,与泡罩式包装相比,成本较低、工序简便。

采用上述方法包装的片剂可贮存较长时间,但应注意有些片剂久贮后,片剂的硬度变大,以致影响崩解度和溶出度。另外由于受热、受潮、光照、发霉等原因,片剂中的有效成分可能会降解,从而影响药物的实际含量。

2. 片剂的贮藏

《中国药典》(2020年版)规定片剂宜密封贮存,防止受潮、发霉、变质。除另有规定外,一般应将包装好的片剂放在阴凉(20 ℃以下)、通风、干燥处贮藏;对光敏感的片剂,应避光保存;受潮后易分解变质的片剂,应在包装容器内放干燥剂,如干燥硅胶。

二、片剂的辅料

片剂由药物与辅料两个部分组成。辅料是主药以外的一切物料的总称,亦称赋形剂。加辅料的目的是确保压片物料的流动性、可压性及崩解性等。片剂的辅料主要包括填充剂、黏合剂、崩解剂、润滑剂等;根据需要还可加入着色剂、矫味剂等,以提高患者的适应性。

片剂在生产过程中所用的辅料应无生理活性;其性质应稳定而不与主药发生任何物理或化学反应;对人体无毒、无刺激性,不影响主药的疗效和含量测定,对药物的溶出和吸收无不良影响;并且来源广泛,价格低廉。实际生产中,应根据主药的性质和用药目的来选择辅料。根据辅料所起的作用,片剂中常用辅料主要分为四大类,即填充剂、黏合剂、崩解剂、润滑剂。

(一) 湿法制粒压片的辅料

1. 填充剂

填充剂分为稀释剂和吸收剂:稀释剂主要用来增加片剂的重量或体积,或分散主药以降低物料的黏性,利于片剂成型和分剂量,适用于主药剂量小于0.1 g,或含浸膏量多,或浸膏黏性太大而制片成型困难者;吸收剂是指用来吸收物料中液体成分的辅料,适用于含有较多挥发油、脂肪油或液体等的药物。

为了应用和机械化生产,片剂的直径一般不小于6 mm,每片重量一般都在100 mg以上。然而,不少药物的剂量小于100 mg或不能满足片剂大小的要求时,必须加入稀释剂方能成型。加入稀释剂不但可以保证片剂有一定的体积,还可减少主药成分的剂量偏差,改善药物的可压性等。片剂中含有一定比例的挥发油或其他液体成分时,需加入适当的吸收剂将其吸收后再加入其他成分压片。常用的填充剂有淀粉类、糖类、纤维素类和无机盐类等。

常用填充剂主要有以下几种。

(1) 淀粉:最常用的片剂辅料。淀粉为白色细微粉末,无味,在冷水或乙醇中均不溶解;在空气中很稳定,与大多数药物不起反应,价格也比较便宜,吸湿性小,外观色泽良好,但遇水膨胀;遇酸或碱在潮湿的状态及加热情况下,逐渐被水解而失去膨胀作用;在水中加热至68~70 ℃则糊化。制药工业中比较常用的是玉米淀粉和马铃薯淀粉,应用最广泛的是玉米淀粉,因性质稳定而能与大多数药物配伍,其杂质少,色泽好,吸湿性弱,产量大,价格也便宜。单独使用可压性较差,片剂较为松散,因此制药生产中常与可压性好的适量糖粉、糊精等混合使用,以增加其黏合性和片剂的硬度。

(2) 糖粉:结晶性蔗糖经低温干燥粉碎而制成的白色粉末,易溶于水、味甜、黏合力强,可用来增加片剂的硬度,使片剂表面光滑美观,多用于含片、咀嚼片以及纤维性或质地松的中药片剂。但是糖粉吸湿性较强,用量过多会使制粒、压片困难,长期贮存,会使片剂的硬度变大、崩解时间超限。除口含片和可溶性片剂外,一般不单独使用,常与糊精、淀粉配合使用;也不宜与酸性或强碱性药物配伍使用,以免促使蔗糖转化,增加其引湿性;治疗糖尿病或其他糖代谢不良症的药物制剂中不宜加入。

(3) 糊精:淀粉的不完全水解产物,因水解程度不同而有不同的规格。本品为白色或微黄色细腻粉末;微溶于冷水,能溶于热水形成黏胶状溶液,不溶于乙醇。糊精具有较强的黏合性,使用不当会使片剂表面出现麻点、水印或造成片剂崩解或溶出迟缓;其次在含量测定时会影响测定结果的准确性和重现性,故常与糖粉、淀粉混合使用。

(4) 乳糖:从牛乳清中提取制得,是一种优良的片剂填充剂,由一分子葡萄糖和一分子半乳糖缩合而成,为白色带甜味的结晶性粉末。常用的乳糖为含有一分子结晶水的α-乳糖。其性质稳定,易溶于水,无吸湿性,流动性、可压性好,可供粉末直接压片使用。乳糖在国外应用非常广泛,但价格昂贵,国内很少单独使用。

(5) 可压性淀粉:亦称预胶化淀粉,是由淀粉部分水解而得,为白色或类白色粉末,微溶于冷水(20%),不溶于有机溶剂,具有良好的流动性、可压性、自身润滑性和干黏合性,并有较好的崩解作用。尤其适合粉末直接压片,但应控制硬脂酸镁的用量在0.5%以内,以免发生软化作用。

(6) 微晶纤维素(MCC):由纤维素部分水解而制得的聚合度较小的结晶性纤维素,白色或类白色,是由多孔微粒组成的晶体粉末,无臭,无味,在水、乙醇、丙酮或甲苯中不溶,微溶于200 g/L的碱溶液;具有良好的可压性和较强的黏合力,亦有"干燥黏合剂"之称;可作为粉末直接压片的干燥黏合剂使用,且片剂中含20%以上微晶纤维素时崩解性较好。但是,本品不适用于包衣片,因其具有吸湿性会使片剂膨胀和变软。

(7) 无机盐类:主要是一些无机钙盐,如硫酸钙、磷酸氢钙及药用碳酸钙等。最为常用的为硫酸钙,其性质稳定,无臭,无味,微溶于水,在乙醇中不溶,可以与多种药物配伍,制成的片剂外观光洁,硬度、崩解性均好,其对药物也无吸附作用。常用作片剂的稀释剂和挥发油的吸收剂。但要注意,钙盐虽可与多种药物配伍,但对某些药物的吸收和含量测定有干扰。

(8) 糖醇类:甘露醇和山梨醇为同分异构体。本品为白色结晶性粉末,清凉味甜,易溶于水,可溶于甘油,在乙醇或乙醚中几乎不溶。性质稳定、无吸湿性,但流动性差,价格稍贵,常与蔗糖配合使用,较适合制备咀嚼片、口腔溶解片等。赤藓糖醇甜度为蔗糖的80%,溶解速度快,有较强的凉爽感,口服后不产生热能,有利于牙齿保护等,是制备口腔速溶片的最佳辅料,但价格较昂贵。

2. 润湿剂和黏合剂

润湿剂是指本身无黏性,但可诱发待制粒物料的黏性,以利于制粒的液体,适用于具有一定黏性的物料。常用的润湿剂有纯化水和不同浓度的乙醇溶液。

(1) 纯化水:制粒中最常用的润湿剂,无毒、无味、价廉,但是干燥温度高、干燥时间长,故不耐热、遇水易变质或易溶于水的药物不宜应用。在处方中水溶性成分较多时可能出现发黏、结块、润湿不均匀、干燥后颗粒发硬等现象,此时最好选择适当浓度的乙醇,以克服其不足。

(2) 乙醇:药物一般都具有黏性,但遇水后黏性过强而制粒困难,或遇水受热易水解变质,或药物易溶于水难以制粒,或干燥后颗粒过硬而影响片剂质量者,均可选用不同浓度的乙醇作为润湿剂。随着乙醇浓度的增大,润湿后所产生的黏性降低,因此,乙醇的浓度要视原辅料的性质而定,一般为30%~70%。中药浸膏片常用乙醇作润湿剂,但应注意迅速操作,以免乙醇挥发而产生强黏性的团块。

黏合剂是指能使无黏性或黏性不足的物料黏结成颗粒或压缩成型的具有黏性的固体粉末或黏稠液体,一般液体型黏合剂黏合作用较大,固体型黏合剂往往兼有稀释剂的作用。常用黏合剂如下。

(1) 淀粉浆(糊):淀粉在水中受热后糊化而得,是片剂中最常用的黏合剂,常用的浓度为8%~15%,10%的淀粉浆最为常用。若颗粒的可压性较差,可再适当提高淀粉浆的浓度到20%,相反,也可降低淀粉浆的浓度,如氢氧化铝片即用5%淀粉浆作黏合剂。淀粉浆本身具有一定的黏合作用,制出的片剂崩解性能好,对药物溶出的不良影响小。本品适用于对湿热较稳定的药物,而药物本身又不太松散的品种,尤其适用于可溶性药物较多的处方。淀粉价廉易得且黏性良好,因此是制粒中首选的黏合剂。

淀粉浆的制法主要有煮浆法和冲浆法两种。煮浆法是将淀粉混悬于全部量的水中,在夹层容器中加热并不断搅拌,直至糊化。冲浆法是将淀粉混悬于少量(1~1.5倍)水中,然后根据浓度冲入一定量的沸水,不断搅拌成糊状。前者因淀粉粒糊化完全,故黏性较后者强。

(2) 糖粉与糖浆：糖粉常用作干燥黏合剂,糖浆则为液体黏合剂。糖粉与糖浆黏性较淀粉浆强,适合纤维性及质地疏松、弹性较强的植物性药物。一般使用浓度为50%~70%,常与淀粉浆或胶浆混合使用。不宜用于酸、碱性较强的药物,以免产生转化糖而增加引湿性,不利于制粒和压片。

(3) 甲基纤维素(MC)：一种长链取代纤维素,其中26.0%~33.0%羟基以甲氧基形式存在。本品为无臭、无味、白色至黄白色的颗粒或粉末,具有良好的水溶性,在冷水中溶解,在热水及乙醇中几乎不溶,可形成黏稠的胶体溶液而作为黏合剂使用,但需注意,当蔗糖或电解质达到一定浓度时本品会析出沉淀。甲基纤维素可应用于水溶性及水不溶性物料的制粒中,颗粒压缩成型性好,且不随时间变硬。

(4) 乙基纤维素(EC)：乙氧基化的纤维素,含乙氧基44.0%~51.0%。本品为无臭、无味、白色或淡褐色粉末,不溶于水,溶于乙醇等有机溶剂,可作为对水敏感性药物的黏合剂,由于黏性较强,且在胃肠液中不溶解,会对片剂的崩解及药物的释放产生阻滞作用。目前常用作缓释、控释制剂的包衣材料。

(5) 羧甲基纤维素钠(CMC-Na)：纤维素的羧甲基醚钠盐。本品为无味、白色或近白色颗粒状粉末,不溶于乙醚、氯仿等有机溶剂,在任何温度的水中容易分散、溶解,形成透明的胶状溶液。用作黏合剂时的浓度一般为1%~2%,黏性较强,常用于可压性差的药物,但应注意是否造成片剂硬度过大或崩解时间超限。

(6) 羟丙基纤维素(HPC)：纤维素的聚醚的部分取代物。本品为无臭、无味、白色或淡黄色粉末,性质稳定,在低于38℃的水中可混溶形成润滑透明的胶体溶液,加热至50℃形成高度溶胀的絮状沉淀,易溶于甲醇、乙醇、异丙醇和丙二醇。本品既可作湿法制粒的黏合剂,也可作粉末直接压片的干燥黏合剂。

(7) 羟丙基甲基纤维素(HPMC)：无臭、无味、白色或乳白色纤维状或颗粒状粉末,溶于冷水,不溶于热水和乙醇,但在水和乙醇的混合液中溶解。

(8) 聚维酮(PVP)：无臭、无味、白色粉末,既可溶于水,又可溶于乙醇,因此既可用于水溶性或不溶性物料以及对水敏感性药物的制粒,还可用作直接压片的干燥黏合剂。常用于泡腾片及咀嚼片的制粒。本品最大的缺点是吸湿性较强。

(9) 其他黏合剂：海藻酸钠溶液、5%~20%明胶浆、阿拉伯胶浆、西黄蓍胶、聚乙烯醇(PVA)、丙烯酸树脂、玉米朊、桃胶、麦芽糖醇、泊洛沙姆、单月桂酸酯、中药稠膏等。

3. 崩解剂

崩解剂是指能促使片剂在胃肠道中迅速裂碎成细小粒子的辅料。由于片剂在高压下压制而成,所以空隙率小,结合力强,很难迅速溶解。因为崩解是药物能够溶出的第一步,所以崩解时限检查是片剂质量控制的重要内容。在压制片中除了缓(控)释片以及某些特殊用途的片剂(如口含片、植入片、咀嚼片、舌下片)外,一般均需加入崩解剂。

片剂崩解的机理

崩解剂的主要作用是克服由黏合剂或由压制成片剂时形成的结合力,从而使片剂崩解。其作用机理与所用崩解剂及所含药物的性质有关,主要有以下几点。

(1) 毛细管作用：一些崩解剂和填充剂,特别是直接压片用辅料,多为圆球形亲水性聚集体,在加压下形成了无数孔隙和毛细管,具有强烈的吸水性,使水迅速进入片剂中,将整个片剂润湿而崩解。大部分片剂崩解剂属于此类型,如淀粉、纤维素衍生物等。

(2) 膨胀作用：崩解剂多为高分子亲水性物质,吸水后充分膨胀,自身体积显著增大,从而降低片剂的结合力,使片剂崩解。如羧甲基淀粉及其钠盐、低取代羟丙基甲基纤维素等。

(3)产气作用:在片剂中加入泡腾崩解剂,遇水即发生化学反应产生气体,借助气体的膨胀使片剂崩解。某些药物在水中溶解时产生热(湿润热),使气体膨胀。泡腾崩解剂常用枸橼酸或酒石酸,与碳酸氢钠或碳酸钠组成的酸-碱系统。

(4)酶解作用:一些酶对片剂中某些辅料有作用,当将它们配制在同一片剂中时,遇水即能迅速崩解。如将淀粉酶加入干颗粒中,由此压制的片剂遇水即能崩解。

(5)润湿热作用:有些药物在水中溶解时产热,使片剂内部残存的空气膨胀,促使片剂崩解。

1)常用的崩解剂

(1)干淀粉:一种最常用的经典崩解剂。将淀粉干燥处理(100 ℃干燥 1 h),使含水量在8%~10%之间,用量一般为干颗粒的5%~20%。干淀粉吸水性较强且遇水具有较大的膨胀率,吸水膨胀率约为186%,较适用于水不溶性或微溶性药物的片剂,但对易溶性药物的崩解作用较差。淀粉用作崩解剂时可压性不好,用量多会影响片剂的硬度;流动性不好,外加淀粉过多会影响颗粒的流动性。

(2)羧甲基淀粉钠(CMS-Na):一种白色无定形的粉末,具有较强的吸水作用和膨胀作用,能吸收其干燥体积30倍水,吸水后体积可膨胀至原体积的200~300倍,价格较低,是一种性能优良的崩解剂。由于其流动性和可压性良好,增加片剂的硬度不会影响其崩解性,既可用于湿法制粒压片法,又可用于粉末直接压片法。研究及生产实践表明,全浸膏片用3%,疏水性半浸膏片用1.5%能明显缩短崩解时限,增加素片硬度。

(3)羟丙基淀粉(HPS):无臭,在水中膨胀性能良好,崩解较快;具有良好的润滑性,不黏冲;具有良好的可压性,本片作为崩解剂不易出现裂片。本品是目前较为优良的崩解剂之一。

(4)低取代羟丙基纤维素(L-HPC):白色或类白色结晶性粉末,是国内近年来应用较多的一种崩解剂。本品具有很大的空隙率和比表面积,在水中不易溶解,但有很好的吸水性,吸水性强且速度快,其吸水膨胀率在500%~700%,崩解后的颗粒也较细小,故有利于药物的溶出。用量一般为片重的4%~6%(质量分数)。因其与药料粉粒间有较大的镶嵌作用,故同时具有一定的黏结性,有利于片剂成型和提高片剂的硬度。

(5)交联羧甲基纤维素钠(CCMC-Na):白色细颗粒状粉末,无臭无味。由于交联键的存在,CCMC-Na不溶于水,但能吸收数倍于本身重量的水而膨胀,膨胀体积为原体积的4~8倍,具有较好的崩解作用;与CMS-Na合用,崩解效果更好,但与干淀粉合用作用降低。本品适用于直接压片法和湿法制粒压片法。

(6)交联聚乙烯吡咯烷酮(PVPP):流动性良好的白色粉末,有极强的吸湿性。在水、有机溶剂及强酸、强碱溶液中均不溶解,但在水中可迅速溶胀形成无黏性的胶体溶液,崩解效果好,作为水不溶性的片剂崩解剂,在粉末直接压片法和干法或湿法制粒压片法中使用的浓度为2%~5%(质量分数)。

(7)泡腾崩解剂:一种专用于泡腾制剂的特殊崩解剂。本品主要成分是"酸源"和"二氧化碳源",当与水接触时,迅速反应生成二氧化碳气体,借助气体的膨胀,片剂在短时间内崩解。酸源有柠檬酸、酒石酸、富马酸、己二酸、苹果酸、水溶性氨基酸;二氧化碳源有碳酸钠、碳酸氢钠、碳酸钾、碳酸氢钾、碳酸钙。最常用的为碳酸氢钠和枸橼酸或酒石酸。本品可用于溶液片、外用避孕药片等。该类片剂在生产和贮存过程中要严格控制水分,以免崩解失效。

(8)表面活性剂:崩解辅助剂,能增加疏水性片剂的润湿性,促进水分渗透到片芯,从而加速疏水性或不溶性药物片剂崩解。常用的表面活性剂有吐温80、十二烷基硫酸钠等。

2)崩解剂的加入方法

(1)内加法:在制粒过程中加入一定量崩解剂,因此,片剂的崩解将发生在颗粒的内部。

(2)外加法:在压片之前将崩解剂加入干颗粒中,因此,片剂崩解将发生在颗粒之间。

(3)内外加法:将崩解剂分成两份,一份按内加法加入,另一份按外加法加入,可以使片剂的崩解既发生在颗粒内部又发生在颗粒之间,从而达到良好的崩解效果。内外加法集中了前两种方法的优点,相同用量时,片剂崩解速率为外加法＞内外加法＞内加法;但药物的溶出速率为内外加法＞内加法＞外加法。通常内加崩解剂占崩解剂总量的50%～75%,外加崩解剂占崩解剂总量的25%～50%,崩解剂总量一般为片重的5%～20%,一般崩解剂性能不同,加入量不同。

表面活性剂作为辅助崩解剂,加入方法有三种:①溶于黏合剂中;②与崩解剂混匀后加入干颗粒中;③制成醇溶液喷入干颗粒中。

4. 润滑剂

压片时为了能顺利加料和出片,防止黏冲,降低颗粒(或粉末)之间、药片与模孔壁之间的摩擦力,使片剂光滑美观,在压片前一般均需加入具有润滑作用的辅料,这类辅料统称为润滑剂。润滑剂在片剂的制备过程中兼有润滑、抗黏附、助流三种作用,是助流剂、抗黏附剂和润滑剂的统称。助流剂是能降低颗粒之间的摩擦力,从而改善粉粒流动性,缩短填充时间、减少重量差异的辅料。抗黏附剂是能减轻颗粒对冲模的黏附性的辅料,其作用是防止压片物料黏着于冲模表面,增加片剂的光洁度。润滑剂是能降低颗粒(或片剂)与冲模孔壁之间摩擦力的辅料,其作用是增加颗粒、片剂的滑动性,利于出片。

在生产实践中很难找到独具一方面作用的辅料,往往是兼具这三个方面的作用,因此将它们统称为润滑剂。在选用润滑剂时,可根据其性能有针对性地选择。润滑剂的用量一般不超过1%,其粒度要求至少100目以上,粉末越细,表面积越大,润滑性越好。

1) 常用润滑剂

(1) 硬脂酸镁:疏水性润滑剂,白色粉末,细腻疏松,有良好的附着性,松密度小,触摸有细腻感,易与颗粒混合均匀并附着于颗粒表面,减少颗粒与冲模之间的摩擦力,压片后片面光滑美观,为应用广泛的润滑剂。用量一般为0.3%～1%,用量过大时,由于其具有疏水性,会造成片剂崩解迟缓,但加入适量的十二烷基硫酸钠等表面活性剂可改善。硬脂酸镁呈弱碱性,因此某些维生素及有机酸盐等遇碱不稳定的药物不宜使用。此外,硬脂酸、硬脂酸锌和硬脂酸钙也可用作润滑剂,其中硬脂酸锌多用于粉末直接压片。

(2) 滑石粉:经过纯化的含水硅酸镁,为白色结晶性粉末,触感柔软,滑动性好,能降低颗粒间的摩擦力,改善颗粒流动性,为优良的助流剂。滑石粉不溶于水,但有亲水性,对片剂崩解作用影响不大,与大部分药物合用不会发生反应,且价廉易得。常用量一般为0.1%～3%,最多不超过5%。滑石粉附着力差且比重大,在压片过程中因机械震动易与颗粒分层,导致在颗粒中分布不均。

(3) 微粉硅胶:无臭、无味、质轻、白色无定形粉末,比表面积大,不溶于水,亲水性强,化学性质稳定,与绝大多数药物不发生反应,是优良的片剂助流剂。由于具有良好的流动性、可压性、附着性,本品也是粉末直接压片的优良辅料。本品常用量为0.1%～0.3%,特别适合油类和浸膏类等药物。

(4) 氢化植物油:由精制植物油经催化氢化制得,为白色或黄白色细粉、薄片或小丸,溶于石油或热的异丙醇,不溶于水,润滑性能良好。常在片剂和胶囊剂中作润滑剂,应用时将其溶于轻质液状石蜡或己烷中,喷于干颗粒表面混匀。凡不宜用碱性润滑剂的药物均可用本品代替。常用量为1%～6%(W/W),常与滑石粉合用。

(5) 聚乙二醇类:水溶性,与其他润滑剂相比粉粒较小。目前主要使用聚乙二醇4000和聚乙二醇6000。本品适用于溶液片或泡腾片,用量一般为1%～4%。

(6) 十二烷基硫酸钠(镁):水溶性表面活性剂,具有良好的润滑作用,能提高片剂的机械强度,促进片剂的崩解和药物的溶出。

常用润滑剂的性能见表10-4。

表10-4 常用润滑剂的性能

辅料名称	常用浓度/(%)	助流性	抗黏性	润滑性
硬脂酸镁	0.1～1	不好	好	很好
滑石粉	1～5	好	很好	不好
微粉硅胶	0.1～0.3	很好	—	—

2)润滑剂使用中应注意的问题　因为润滑作用与润滑剂的比表面积有关,所以固体润滑剂粒度应越细越好,应能通过九号筛。

3)润滑剂的加入方法

(1)直接加到待压的干颗粒中,此法不能保证分散混合均匀。

(2)用60目筛筛出颗粒中部分细粉,与润滑剂充分混匀后再加到干颗粒中。

(3)将润滑剂溶于适宜的溶剂中或制成混悬液或乳浊液,喷入颗粒中混匀后将溶剂挥干,液体润滑剂常用此法。

(二)粉末直接压片的辅料

可用于粉末直接压片的优良辅料根据其作用常分为以下几类。

(1)稀释剂:微晶纤维素、可压性淀粉、喷雾干燥乳糖、甘露醇等。

(2)干燥黏合剂:微晶纤维素、聚乙二醇(PEG)4000或聚乙二醇6000等。

(3)助流剂:微粉硅胶、氢氧化铝凝胶等。

(4)崩解剂:羧甲基淀粉钠、微晶纤维素、低取代羟丙基纤维素。

三、片剂的制备

片剂制备过程中的三大要素是流动性、压缩成型性和润滑性。流动性好,可以保证粉体的流动、填充等操作顺利进行,减小片重差异;压缩成型性好,可防止裂片、松片等不良现象;润滑性好,可防止片剂黏冲,可以得到完整、光洁的片剂。因此,片剂的生产处方应根据药物的理化性质和临床用药要求来设计,生产工艺应根据药物的性质、辅料的性质以及药物与辅料的相互作用来选择。通常片剂的制备技术有粉末直接压片法和制粒压片法,制粒压片法又分为湿法制粒压片法和干法制粒压片法,其中湿法制粒压片法应用最广。

$$片剂制备方法\begin{cases}制粒压片法\begin{cases}湿法制粒压片法\\干法制粒压片法\end{cases}\\粉末(结晶)直接压片法\end{cases}$$

片剂生产中应用最为广泛的是制粒压片法,制粒的目的如下。

(1)改善物料的流动性和可压性:粉末物料的流动性差,不易均匀地填充于模孔中,易引起片重差异超限,制粒可避免片重差异超限、松片和含量不均匀等现象。

(2)增加物料的堆密度:粉末物料中含有很多空气,在压片时部分空气不能及时逸出,易产生松片、裂片现象。

(3)防止各成分的分层,使片剂中药物的含量准确:由于片剂中各成分的密度不同,粉末物料直接压片易因机器震动而分层,致使主药含量不均匀。

(4)防止粉末飞扬及粉末黏附于冲头表面造成黏冲、挂模等现象。

(一)中药片剂生产工艺流程

中药片剂生产工艺流程见图10-1。

(二)湿法制粒压片法

湿法制粒压片法是将药物与适宜的辅料粉末混合后加入适量的黏合剂或润湿剂制备颗粒,经干燥后压制成片的工艺方法。湿法制粒压片法工艺流程如图10-2所示。

本法可以较好地解决粉末流动性差、可压性差的问题,对湿、热比较稳定的药物,一般可选用湿法制粒压片法。

1. 原料处理

中药原料处理的目的在于除去无效物质、缩小体积,减少服用量,提高有效成分的含量以利于制剂的形成。中药片剂的原料应根据药材及其有效成分的性质制成粉末、提取浸膏(干、稠)、有效部位(成分),备用。而化学原料药常采用过筛或粉碎过筛后,再与辅料混匀,即得。原料处理的一般原则如下:

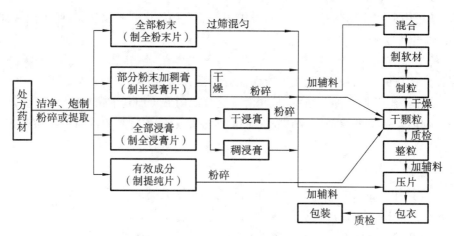

图 10-1 中药片剂生产工艺流程图

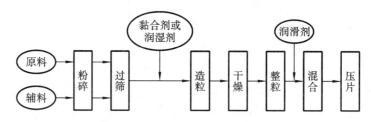

图 10-2 湿法制粒压片法工艺流程图

（1）用量少的贵重药（如牛黄、麝香等）、剧毒药，某些含挥发性成分的药材（冰片、砂仁等），受热有效成分易破坏的药材以及某些矿物药（如石膏等），一般粉碎成 100 目左右的细粉，含淀粉较多的药材也可以粉碎后直接入药，还可以起到稀释剂和崩解剂的作用。

（2）有效成分为水溶性或含纤维性较多、黏性较大、质地松泡或坚硬的药材，水煎煮浓缩成稠膏。必要时采用乙醇沉淀等纯化方法除去杂质，再制成稠膏或干浸膏。

（3）有效成分为脂溶性的药材，可用适宜浓度的乙醇或其他溶剂以适当的方法提取，再浓缩成稠膏。

（4）含挥发性成分较多的药材宜先提取挥发性成分，备用。药渣再与其他药材加水煎煮，并与蒸馏后的药液混合，浓缩制成稠膏或干浸膏粉。

（5）有效成分明确的药材，采用特定的溶剂和方法提取、精制后制成片剂。

（6）化学药采用过筛或粉碎过筛后与辅料进行等量递增混匀即可。

2. 制粒技术

1）制粒方法　见"项目六　颗粒剂制备技术"。

2）不同类型中药原料的制粒

（1）全粉末片的制粒：此类型实际应用很少，仅适用于剂量小的贵重药、剧毒药以及几乎不具有纤维性药材的处方。可将处方中全部药料细粉混匀后，加适量润湿剂或黏合剂制成适宜软材，再挤压过筛制粒；也可以采用流化床制粒法进行制粒。但必须注意药材全粉的灭菌，使片剂符合卫生标准。黏合剂和润湿剂需根据药粉性质选择，如药粉中含有较多矿物药、纤维性及疏水性成分，应选用糖浆、炼蜜等黏合力强的黏合剂；若处方中含有较多黏性成分，选用水或醇等润湿剂即可。全粉末片制粒方法具有简便、快速而经济的优点。

（2）半浸膏片的制粒：将处方中部分药材粉碎成细粉，其余药材提取成稠膏，将膏、粉混合，若黏性适中可直接制软材制粒；若黏性不足，可加适量黏合剂制粒；若黏性过大，可将膏、粉混合物干燥，粉碎成细粉，加润湿剂制软材制粒，或将干燥物直接粉碎成 40 目左右的粉粒。此类片剂制粒的关键在于，应根据药材性质及其出膏率和稠膏黏度以及片剂的崩解性能和"药辅合一"原则确定膏、粉比例。目前多半以处方的 10%～30%药材磨粉，其余制成稠浸膏。此法应用较广，适用于大多数片剂颗粒的制备。此法最大优点是稠浸膏与药材细粉除具有治疗作用外，稠浸膏还可起黏合剂作用，而药材细粉大部分具有崩解作用，也起到稀释剂或吸收剂的作用,与全粉末制粒法和全浸膏制粒法相比,节省了辅料,操作也简便。

(3) 全浸膏片的制粒:将全部药材提取制成干浸膏后,可采用两种方法制粒。一种是将干浸膏直接粉碎成颗粒,若干浸膏黏性适中,吸湿性不强,可直接粉碎成通过二至三号筛(40目左右)的颗粒。二是将干浸膏先粉碎成细粉,加润湿剂,制软材,制粒。此法适用于干浸膏直接粉碎成颗粒而颗粒太硬,改用通过五至六号筛的细粉,用乙醇润湿制粒,所用乙醇浓度应视浸膏粉黏性而定,黏性越强所用乙醇的浓度越高。

(4) 提纯片的制粒:将提纯物细粉(有效成分或有效部位)与适量稀释剂、崩解剂等混匀后,加入黏合剂或润湿剂,制软材,制粒。

3) 湿颗粒的干燥　采用挤出制粒法制备的是湿颗粒,应及时干燥,以免结块或受压变形。干燥温度由原料性质而定,一般为60～80 ℃。含挥发油或遇热不稳定的中药颗粒应控制在60 ℃以下干燥。颗粒干燥的程度一般凭经验掌握,含水量常控制在3%～5%,含水量过高会产生黏冲现象,含水量过低易出现顶裂现象。

4) 干颗粒的质量要求　颗粒除具有适宜的流动性和可压性外,还需要符合以下要求。

(1) 主药含量:按该片剂含量测定项下方法测定,有效(指标)成分含量应符合规定。

(2) 含水量:中药片剂颗粒含水量一般为3%～5%,品种不同,要求不同。如鸡血藤浸膏片含水量为4%～6%,而舒筋活血片则为2%～4%。一般化学药品片剂干颗粒的含水量一般为1%～3%。

(3) 松紧度:干颗粒的松紧度直接影响片剂的物理外观,硬颗粒在压片时容易产生麻面,松颗粒易产生松片现象。一般经验认为,以颗粒用手捻能粉碎成有粗糙感的细粉为宜。

(4) 粒度:颗粒粒度应根据片重及药片直径而选择,大片可用较大的颗粒或较小的颗粒压片,但小片必须用较小颗粒,否则会造成较大的片重差异。中药片一般选用能通过20目筛颗粒或更细的颗粒。压片颗粒应由粗细不同层次组成。一般干颗粒中20～30目的粉粒以20%～40%为宜,且无通过100目筛的细粉。若细粉过多,压片时易产生裂片、松片、边角毛缺及黏冲等现象;若粗颗粒过多,则压成的片剂重量差异大。

3. 压片前准备

(1) 整粒。在干燥过程中,部分湿颗粒会彼此粘连结块,因此须过筛整粒,使颗粒均匀,便于压片。整粒所用的筛网孔径一般与制湿颗粒时相同。若颗粒较疏松,宜选用摇摆式制粒机及孔径较大的筛网整粒;若颗粒较粗硬,应选用旋转式制粒机及孔径较小的筛网整粒。小剂量制备时一般通过过筛来整粒。整粒时筛网孔径应根据干颗粒的松紧程度适当调节。目前制药生产中一般使用专用整粒机或颗粒机整粒。用摇摆式制粒机进行整粒时,应选用质硬的金属筛网(如镀锌的铁丝网),由于颗粒干燥时体积缩小,故整粒时筛网的孔径一般比制粒时要小一级。常用筛网一般为二号筛。

(2) 加入挥发性物质。片剂处方中含有的或提取的挥发油,如薄荷油、八角茴香等,可加在润滑剂与颗粒混合后筛出的部分细粒中,或加入直接从干颗粒中筛出的部分细粉中,再与全部干颗粒混匀。若挥发性药物为固体(如薄荷脑)或量较少,可用适量乙醇溶解,或与其他成分混合研磨共熔后喷入干颗粒中,混匀后,密闭数小时,使挥发性药物渗入颗粒,否则由于挥发油吸附于颗粒表面,压片时易产生裂片等现象。若挥发油含量过多,可采用吸收剂吸收后,再混匀压片。也可以将挥发油微囊化或制成β-环糊精包合物再加入,既便于压片又可以减少挥发性成分的损失。

(3) 加润滑剂与崩解剂。润滑剂常在整粒后用细筛筛入干颗粒中混匀。崩解剂应先干燥过筛,再加入干颗粒中(外加法)充分混匀,也可将崩解剂及润滑剂与干颗粒一起加入混合器中进行总混合,且压片前应密闭防潮。然后抽样检查,测定主药含量,计算片重。

4. 压片

1) 片重计算

(1) 若处方规定了每批药料应制得的片数和每片重量,则所得的干颗粒重量应恰等于片数乘片重,当干颗粒总重量小于片数乘片重时,应加淀粉或其他赋形剂使两者相等。

(2) 若药料的片数与片重未定,可先称出颗粒总重量相当于若干单服重量,再根据单服重量的颗粒

重量来决定每次服用的片数,求得每片重量:

$$单服颗粒重量(g) = \frac{干颗粒总重量(g)}{单服次数}$$

$$片重(g) = \frac{单服颗粒重量(g)}{单服次数}$$

（3）民间单方、验方开发成片剂时,由于无单服剂量,可以根据药物成分性质通过药理及临床试验确定剂量和片重。

（4）若每片已知主药含量,则可通过测定颗粒中主药含量确定片重:

$$片重(g) = \frac{每片主药含量(g)}{干颗粒测得的主药百分含量}$$

（5）半浸膏片的片重可由下式求得:

$$片重(g) = \frac{干颗粒重量 + 压片前加入的辅料重量}{理论片数}$$

$$理论片数 = \frac{原药材总重量}{每片含原药材重量}$$

干颗粒重量(g) = 成膏固体重量 + 原粉重量 = 药材重量 × 收膏(%) × 膏中总固体(%) + 原粉重量

实例解析

根据颗粒中主药含量计算片重

例：某片剂中每片含主药 0.1 g,制成颗粒后,测得颗粒中的主药含量为 48.5%,请计算理论片重范围。

解：按《中国药典》(2020 年版)要求,重量在 0.3 g 以下的片剂的重量差异限度为 ±7.5%,所以该片剂理论重量范围为

0.206 g ± (0.206 × 7.5%) g,即 0.191 g(下限)～0.221 g(上限)

2）压片机及压片过程　将各种颗粒状或粉末状物料置于模孔内,用冲头压制成片剂的机器称为压片机。

目前常用的压片机根据结构主要有撞击式（单冲）压片机和旋转式（多冲）压片机；按压缩次数分为一次压制压片机和二次或三次压制压片机；按片层分为双层压片机、有芯片压片机；按压制片形分为圆形片压片机和异形片压片机等。其压片过程基本相同：填料、压片、出片。

（1）单冲压片机。

单冲压片机主要由加料器、调节装置、压缩部件三个部分组成。基本结构如图 10-3 所示,一般为手动和电动兼用。①加料器：由加料斗和饲粉器构成。②调节装置：分压力调节器、推片调节器和片重调节器三个部分。压力调节器用于调节上冲下降的深度,上冲下降越多,上下冲间距离越近,压力越大；反之,则压力越小。推片调节器是调节下冲抬起的高度,使其恰好与模圈的上缘相平,使压出的片剂顺利顶出模孔。片重调节器是调节下冲下降的深度,以调节模孔的容积,从而使片重符合要求。③压缩部件：由上冲、下冲、模圈构成,是片剂成型部分,并决定片剂的大小、形状。

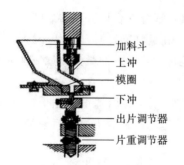

图 10-3　单冲压片机及其基本结构示意图

单冲压片机的压片过程如图 10-4 所示。①填料：上冲抬起,饲粉器移动到模孔之上,下冲下降到适宜的深度,饲粉器在模孔上面移动,颗粒填满模孔。②压片：饲粉器由模孔上移开,使模孔中的颗粒与模

孔的上缘相平,上冲下降并将颗粒压缩成片,此时下冲不移动。③出片:上冲抬起,下冲随之上升至与模孔上缘相平,将药片由模孔中顶出;饲粉器再次移到模孔之上将压成的药片推开并落入接收器,并进行第二次填料,如此反复进行。

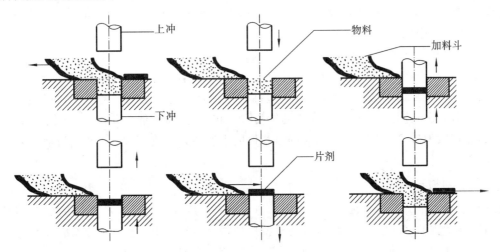

图 10-4　单冲压片机压片过程示意图

单冲压片机的生产能力约为 100 片/分,适用于新产品试制或小量生产。压片时由于是单侧受压,受压时间短,压力分布不均匀,易发生松片、裂片或片重差异大等问题,且噪声较大。

(2) 旋转式压片机。

旋转式压片机是目前片剂生产中广泛使用的一类压片机,主要工作部分有机台、压轮、片重调节器、压力调节器、加料斗、饲粉器、吸尘装置、保护装置等。其压片流程示意图如图 10-5 所示。机台可以绕轴旋转,分为三层,机台的上层装有若干上冲,中层装模圈,下层的对应位置装着下冲。机器转动时,上冲与下冲各自随机台转动并沿着固定的上、下冲轨道有规律地升、降运动;当上冲和下冲分别经过彼此对应的上、下压轮时,上下冲头距离最短,上冲向下、下冲向上运动并对模孔中的颗粒加压;机台中层装有一个固定的饲粉器,颗粒由处于饲粉器上方的加料斗不断地通过饲粉器流入模孔;压力调节器装在下压轮的下方,通过调节下压轮的高低位置,改变上、下冲头在模圈中的相对距离,当下压轮升高时,上、下冲头间的距离缩短,压力加大,反之压力减小。片重调节器装在下冲轨道上,用来调节下冲经过饲粉器时的高度,以调节模孔的容积而改变片重。

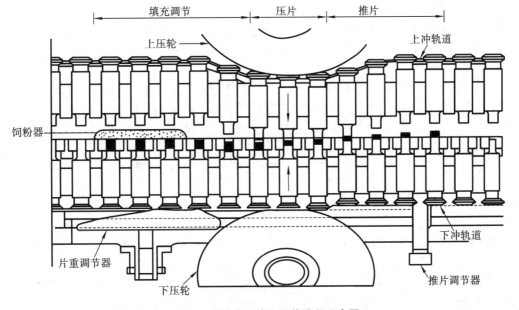

图 10-5　旋转式压片机压片流程示意图

旋转式压片机的压片流程如下：①填料：下冲转到饲粉器下方时，颗粒填入模孔，当下冲转动到片重调节器上方时，再上升到适宜高度，经刮粉器将多余的颗粒刮去。②压片：当下冲转动至下压轮的上方，上冲转动到上压轮的下方时，两冲之间的距离最小，将颗粒压缩成片。③出片：压片后，上、下冲分别沿轨道上升和下降，当下冲转动至出片调节器的上方时，下冲抬起并与转台中层的上缘相平，药片被刮粉器推出模孔导入容器中，如此反复进行。

普通型旋转式压片机有19冲、27冲、33冲、55冲、75冲等多种型号，按流程分有单流程及双流程等。单流程压片机如国产 ZP-19 型，仅有一套压轮（上、下压轮各一个），旋转一周每个模孔仅压制出一个药片；双流程压片机如国产 ZP-33 型，机台中盘每旋转一周可进行两次压制工序，即每副冲模在中盘旋转一周可压制出两个药片。旋转式压片机的饲粉方式相对合理，片重差异较小，由上、下相对加压，压力分布均匀，生产效率较高，如55冲的双流程压片机的生产能力高达50万片/时。目前，压片机的最大产量可达60万片/时。

（三）干法制粒压片法

干法制粒压片法是将干法制粒的颗粒经添加适宜辅料后压片的成型工艺。干法制粒压片法的基本工艺是将药物与适宜的辅料混匀后，用适宜的设备压成块状或大片状，然后再粉碎成大小适宜的颗粒，制成的颗粒经计算片重，压制成片。干法制粒压片法工艺流程如图10-6所示。

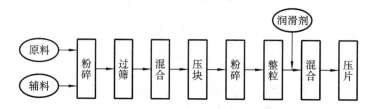

图 10-6　干法制粒压片法工艺流程图

凡药物对湿、热不稳定，有吸湿性或采用粉末直接压片法流动性差的情况，多采用干法制粒压片法。该法对物料的质地、黏性、颗粒大小及晶型有特定要求，与湿法制粒压片法相比，其优点如下：①物料未经湿、热处理，能提高对湿、热敏感药物产品的质量。②无须进行湿颗粒的干燥，可缩短工时；③不用或仅用少量干燥黏合剂，辅料用量大大减少，节省辅料和成本。干法制粒压片的具体操作方法有滚压法和重压法两种，详见"项目六　颗粒剂制备技术"。

（四）粉末直接压片法

粉末直接压片法是将药物粉末与适宜的辅料混匀后，不经制粒而直接压片的方法。粉末直接压片法对粉末的流动性和可压性有较高的要求，是片剂制备的新工艺。粉末直接压片法工艺流程如图10-7所示。

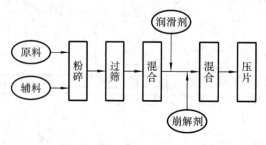

图 10-7　粉末直接压片法工艺流程图

该技术在国内的发展相对滞后。国外已有40%的片剂品种采用了这种工艺。粉末直接压片法的优点是避免制粒、干燥等过程，节能、省时，节省厂房和设备；适合对湿、热不稳定的药物，提高了药物的稳定性；片剂崩解后成为药物原始粒子，比表面积大，有利于药物的溶出等。其缺点是辅料价格昂贵，生产粉尘较多；片剂外观稍差；当各成分的粒径或密度差异较大时，加工过程中易分层。

> **课堂互动**
>
> 湿法制粒压片法、干法制粒压片法和粉末直接压片法所用辅料有何不同？请简述三种方法的制备工艺流程。

粉末直接压片法的关键是压片物料应具有良好的流动性和可压性,可通过改善压片物料和压片机的性能来解决,具体的方法介绍如下。

1. 改善压片物料的性能

改善压片物料性能的具体方法:①通过适当的手段,如喷雾干燥来改变粉末粒子大小及其分布或改变形态等来改善其流动性和可压性。②通过加入具有良好流动性和可压性的辅料来改善压片物料的流动性和可压性。同时该类辅料还需要有较大的药品容纳量(即在辅料中加入较多的药品而不致对其流动性和可压性产生显著的影响)。

2. 压片机的改进

传统压片机不适合粉末直接压片法,为适应粉末直接压片法的需要,压片机械应进行改进:①改善饲粉装置:因粉末的流动性比颗粒差,为了防止粉末在饲粉器内不能顺利流动,形成空洞或流动时快时慢,造成片重差异增大,常在饲粉器上加装振动装置,或其他相适应的强制饲粉装置。②加预压机构:改为二次压制,第一次先初步压制(预压),第二次终压制成片。由于增加了受压的时间,克服了可压性不足的困难,并有利于排出粉末中的空气,既减少了裂片现象,又增加了片剂的硬度。③改善除尘机构:由于粉末直接压片产生的粉尘较多,有时有漏粉现象,可安装吸粉器加以回收。也可安装自动密闭加料设备,以避免药粉加入料斗时粉尘飞扬。

知识链接

片剂制备中可能发生的问题及解决办法

在压片过程中,由于片剂处方设计的缺陷、药料性质、生产环境、压片机、机器运转状态及个人操作不当等原因,在制备过程中可能导致片剂出现一些问题,需要具体问题具体分析,查找原因,加以解决。常见的问题如下。

1. 裂片

片剂受到振动或在贮存过程中从腰间裂开的现象称为裂片。如果裂开的位置发生在药片的顶部或底部,习惯上称为顶裂,它是裂片的一种常见形式。产生裂片的原因有黏合剂选择不当或用量不足、颗粒中细粉太多、压力过大、冲头与模圈不符等。而最主要的原因是压片时压力分布不均匀和片剂的弹性复原。解决的主要措施是选用弹性小、塑性大的辅料,选用适宜的制粒方法,选用适宜压片机和操作参数以延长压缩时间,这些措施都有助于克服顶裂现象。发现裂片现象,应及时处理解决。

2. 松片

片剂硬度不够,受震动即出现松散破碎的现象称为松片。出现松片的主要原因是物料的结合力低,压缩力不足而导致片剂硬度不够。松片问题可通过选用黏性较强的黏合剂、调整压片颗粒的含水量、减少润滑剂的用量或更换润滑剂的品种、增大压片机的压力等方法来解决。

3. 黏冲

片剂的表面被冲头黏去一薄层或一小部分,造成片面粗糙不平或有凹痕的现象称为黏冲;若片剂的边缘粗糙或有缺痕则可相应地称为黏壁。造成黏冲或黏壁的主要原因:颗粒不够干燥或物料易于吸湿,润滑剂选用不当或用量不足,以及冲头表面锈蚀或刻字粗糙不光等。应根据实际情况,查找原因加以解决。

4. 片重差异超限

片重差异超限是指片重差异超过《中国药典》(2020年版)规定的限度范围。产生的原因可能是颗粒内的细粉太多、颗粒大小相差悬殊、加料斗内的颗粒时多时少等。应采用加入适宜的助流剂如微粉硅胶等,来改善颗粒流动性或重新制粒。

5. 崩解迟缓

崩解迟缓是指片剂不能在药典规定的时限内完全崩解或溶解。其原因可能是崩解剂用量不当或用量不足、润滑剂用量过多、黏合剂的黏性太强、压力过大和片剂硬度过大等所致,需针对原因处理。

6. 溶出超限

片剂在规定的时间内未能溶出规定量的药物,称为溶出超限。导致药物溶出超限的主要原因有片剂不崩解、药物的溶解度差、崩解剂用量不足、润滑剂用量过多、黏合剂的黏性太强、压力过大和片剂的硬度过大等,应根据情况予以解决。

7. 变色和色斑

变色和色斑是指片剂表面的颜色变化或出现色泽不一的斑点,导致外观不合格。产生的原因有颗粒过硬、混料不均、接触金属离子、润滑油污染压片机等,需针对原因处理。

8. 叠片

叠片是指两个片剂叠在一起的现象。其原因主要有出片调节器调节不当、上冲黏片、加料斗故障等。出现叠片时,应立即停止生产,检修,针对原因进行处理。

(五) 实例分析

例1:当归浸膏片

[处方]　当归浸膏 262 g　　　　淀粉 40 g
　　　　轻质氧化镁 60 g　　　　滑石粉 80 g
　　　　硬脂酸镁 7 g

[制法]　取浸膏加热(不用直火)至60~70 ℃,搅拌使其熔化,将轻质氧化镁、滑石粉(60 g)及淀粉依次加入混匀,于60 ℃以下干燥至含水量在3%以下,然后将干燥的片(块)状物粉碎成14目以下的颗粒,最后加入硬脂酸镁、滑石粉(20 g)混匀,过12目筛整粒,压片。

[注解]

(1) 本制剂为全浸膏片,当归浸膏是由生药粗粉用70%乙醇作溶剂渗漉提取制得的。

(2) 淀粉作为稀释剂,轻质氧化镁和部分滑石粉作为吸收剂,其他滑石粉和硬脂酸镁作为润滑剂。

(3) 当归浸膏含有较多糖类物质和挥发油成分,具有吸湿性强,物料易造成黏冲,采用轻质氧化镁吸收挥发油成分,加入适量滑石粉(60 g)克服其吸湿性,加入适量滑石粉(20 g)克服其黏冲问题,并控制相对湿度在70%以下压片。

例2:银翘解毒片

[处方]　金银花 1000 g　　　　连翘 1000 g
　　　　板蓝根 600 g　　　　　豆豉 500 g
　　　　荆芥 400 g　　　　　　淡竹叶 400 g
　　　　甘草 500 g　　　　　　桔梗 600 g
　　　　薄荷脑 100 g

[制法]　将甘草、桔梗二味药粉碎成细粉,过六号筛,备用。另将金银花等六味药(除薄荷脑)混合粉碎,得粗粉,用60%乙醇浸渍两次,每次24 h,浸渍液滤过,60 ℃以下减压浓缩成液状浸膏,液状浸膏与甘草等药物细粉在80 ℃以下一步制粒,颗粒温度降至60 ℃以下,加入薄荷脑细粉,混匀,整粒,压片。

[注解]

(1) 本制剂为半浸膏片,方中甘草、桔梗粉性强,故粉碎成细粉,细粉量占总药材量约21%。

(2) 金银花等六味药(除薄荷脑)含有挥发油、绿原酸、靛玉红等,以60%乙醇浸渍提取;薄荷脑具挥发性,颗粒制成后加入。

(3) 本制剂以液状浸膏为黏合剂,一步制粒中雾滴大小对颗粒生长速度有非常明显的影响,影响雾滴大小的主要因素有黏合剂的黏度、喷压、流量以及进风和出风温度等。

四、片剂的包衣技术

(一) 片剂包衣的目的、包衣的种类与要求

包衣技术在制药工业中占有重要的地位。片剂的包衣是指在压制片表面均匀地包裹上适宜材料的工艺操作。被包的压制片称为"片芯或素片",包衣层的材料称为"衣料",包成的片剂称"包衣片"。

1. 片剂包衣的目的

(1) 掩盖药物的不良气味,增加患者用药依从性。如胎盘片有腥味,吞服时易引起恶心呕吐;盐酸小檗碱片味极苦,服药时口中长时间感到不适。

(2) 防潮、避光、隔绝空气,提高药物的稳定性。由于与空气中的氧气、湿气等长期接触,以及在有光线照射时有些药物容易发生变化,用高分子材料包上薄膜衣后,可有效防止片剂吸潮变质;中药浸膏片在空气中极易吸潮,包衣后可防潮、避光、隔绝空气,增加了药物的稳定性。

(3) 改变药物释放位置和速率。如包肠溶衣,避免药物对胃的刺激作用,防止胃酸或胃酶对药物的破坏;为了达到控释或防止药物有配伍禁忌,利用包衣技术制成缓释或控释片剂,减少服药次数。

(4) 防止药物的配伍变化。把不同药物分别制粒包衣压片。如将一种药物压成片芯,另一种药物加于包衣材料中包于隔离层外;或将两种药物分别制成颗粒,包衣后混合压片,以减少接触机会。

(5) 改善片剂的外观和便于识别等。中药片剂包一定颜色的衣层后,不仅使片剂美观,患者乐于服用,而且便于识别片剂的种类。

(6) 包衣后表面光洁,提高流动性。

2. 包衣的种类与片剂包衣的质量要求

(1) 片剂包衣的种类:根据包衣材料性质的不同,片剂的包衣通常分为糖衣、薄膜衣、半薄膜衣、肠溶衣四类。

(2) 衣层的质量要求:片剂包衣后衣层应均匀、牢固;与片芯主药不起作用,崩解时限应符合《中国药典》(2020年版)规定;经较长时间贮存,仍能保持光洁、美观、色泽一致,并无裂片现象,且不影响药物的溶出与吸收。

(3) 片芯的质量要求:用于包衣的压制片(片芯),在弧度、硬度和崩解度等方面应与一般压制片有不同的要求。

①弧度:在外形上必须具有适宜的弧度,一般选用深弧度,尽可能减小棱角,以利于减少片重增重幅度,防止衣层包衣后在边缘处断裂。

②硬度:片芯的硬度应较一般压制片高,不低于5 kg/cm²,脆碎度也应较一般压制片低,不得超过0.5%。必须能承受包衣过程的反复滚动、碰撞和摩擦而不破碎。

③崩解度:为达到包衣片的崩解时限要求,压制片芯时一般宜选用崩解效果好而量少的崩解剂,如羧甲基淀粉钠等。

(二) 片剂包衣的方法与设备

常用的包衣方法有滚转包衣法、流化床包衣法、压制包衣法等。

1. 滚转包衣法

滚转包衣法又称为锅包衣法,是最常用的片剂包衣方法。根据包衣锅性能不同,又可分为普通滚转包衣法、埋管包衣法及高效包衣法等数种。

(1) 普通滚转包衣法:设备为倾斜式普通包衣锅,也是传统包衣机,如图10-8所示。由莲蓬形或荸

荸形的包衣锅、动力部分和加热鼓风、吸粉装置等部分组成。包衣锅的中轴与水平面的夹角一般为30°～50°，在适宜转速下，片剂在锅内借助离心力和摩擦力的作用，沿锅内壁向上移动，然后沿弧线滚落而下，在包衣锅口附近形成旋涡状的运动。包衣锅内如采用加挡板的方法可改善药片的运动状态，使药片具有均衡的翻转运动，达到较佳的混合状态。但普通滚转包衣法存在锅内空气交换效率低、干燥慢、气路不能密闭、粉尘大及有机溶剂污染环境等缺点，限制了其广泛应用。

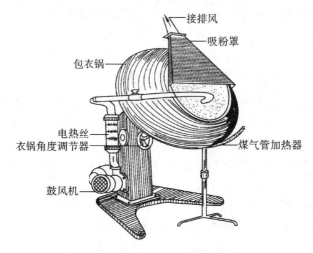

图10-8 倾斜式普通包衣锅

（2）埋管包衣法：采用有气喷雾包衣形式。埋管包衣锅如图10-9所示，在普通包衣锅的底部装有通入包衣溶液、压缩空气和热空气的埋管。包衣时，包衣用浆液由气流式喷嘴喷洒到翻动着的片床内，干热空气也伴随着雾化过程同时从埋管吹出，穿透整个片床进行干燥，湿空气从排出口经集尘器滤过后排出。由于雾化过程可连续进行，包衣液的喷雾在物料层内进行，热气通过物料层，不仅能防止喷液的飞扬，而且加快物料的运动速度和干燥速度，缩短包衣时间，减轻劳动强度。

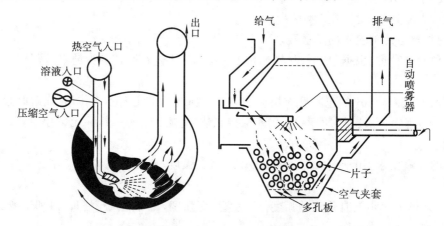

图10-9 埋管包衣锅的示意图

（3）高效包衣法：为改善传统的倾斜包衣锅干燥能力差的性能而开发的新型包衣锅，采用无气喷雾包衣形式，可以进行全封闭的喷雾包衣。高效包衣锅结构如图10-10所示。包衣锅为短圆柱形并沿水平轴旋转，锅壁为多孔壁，壁内装有带动颗粒向上运动的挡板，喷雾器装于颗粒层斜面上方，热风从转锅前面的空气入口引入，透过颗粒层从锅的夹层排出。该方法适用于包制薄膜衣和肠溶衣，具有粒子运动不依赖空气流的运动，运行过程中可随意停止送入空气，适合易磨损的脆弱粒子的包衣，具有装置密闭、卫生、安全、可靠等优点，缺点是干燥能力相对较低，小粒子的包衣易粘连。

2. 流化床包衣法

流化床包衣法也称悬浮包衣法，包衣的基本原理与流化制粒法相似：快速上升的空气流入包衣室内，使流化床上的片剂上下翻腾处于流化（沸腾）状态，悬浮于空气流中，与此同时，喷入包衣溶液，使其均匀地分布于片剂表面，通入热空气使溶剂迅速挥散，从而在片剂的表面留下薄膜状的衣层。按此法包制若干层,即可制得薄膜衣片剂。流化床包衣结构如图 10-11 所示。

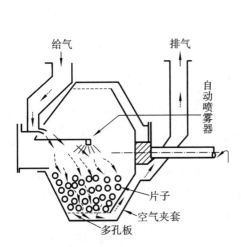

图 10-10 高效包衣锅的示意图

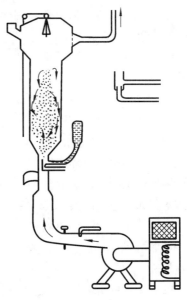

图 10-11 流化床包衣结构的示意图

具体操作方法如下：①由进料口装入一定数量的片剂,关闭进料口,开启鼓风机,调节风量,使片剂在包衣室内呈现有规律的悬浮运动状态;②开启包衣溶液桶的活塞,使包衣溶液流入喷嘴,同时通入喷嘴的压缩空气将包衣溶液呈雾状喷入包衣室,附着于片剂表面;③关闭包衣溶液的进口,开启空气预热管,吹入加热的空气,使包衣室内达到 50~60 ℃,片剂被迅速干燥,然后再包第二层、第三层,直到合格为止。在实际工作中,由进气和排气的温度差就可以判断和控制溶剂的蒸发速度,从而合理地调节包衣溶液的喷入量;如果排气温度过低,说明包衣室内溶剂量过大,应减少包衣溶液的喷入量;反之,表示喷入量不足。

流化包衣法包衣速度快、时间短、工序少,当喷入包衣溶液的速度恒定时,则喷入时间与衣层增重呈线性关系,容易实现自动控制,适合比表面积大的小颗粒的包衣;整个生产过程在密闭的容器中进行,无粉尘,环境污染小。缺点是设备构造较复杂、价格高、粒子运动过于激烈、容易磨损脆弱粒子。

3. 压制包衣法

一般采用两台压片机联合起来压制包衣片,两台压片机以特制的传动器连接配套使用。一台压片机专门用于压制片芯,然后由传动器将压成的片芯输送至包衣转台的模孔中(此模孔内已填入包衣材料作为底层),随着转台的转动,片芯的上面又被加入约等量的包衣材料,然后加压,使片芯压入包衣材料中间而形成压制的包衣片剂。压制包衣示意图如图 10-12 所示。

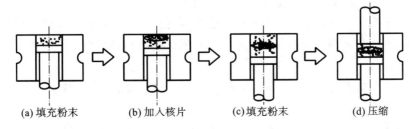

(a) 填充粉末　　(b) 加入核片　　(c) 填充粉末　　(d) 压缩

图 10-12 压制包衣的示意图

本方法的优点:可以避免水分、高温对药物的不良影响,生产流程短、自动化程度高、劳动条件好,但对压片机械的精度要求较高,目前国内采用得较少。

(三) 包衣的物料与工序

1. 包糖衣

糖衣是指在片芯上包裹的一层以蔗糖为主要包衣材料的衣层,有一定防潮、隔绝空气的作用,可掩盖某些药物的不良气味,具有改善外观并易于吞服等作用。

1) 糖包衣常用物料　糖包衣常用物料有糖浆、有色糖浆、胶浆、滑石粉、白蜡等。其中液态物料应新鲜配制,以防止污染或变质。

(1) 糖浆:主要用于黏合粉衣层和糖衣层,通常用干燥粒状蔗糖制成,浓度为65%～75%。因其浓度高,衣层很快析出蔗糖的结晶而黏附在片剂表面。本品宜新鲜配制,保温使用。

(2) 有色糖浆:用于有色糖衣层,为可溶性食用色素的糖浆。常用色素有苋菜红、姜黄、柠檬黄、胭脂红等,色泽一般由浅到深,用量一般为0.03%左右。配制时先配成有色浓糖浆,用时以糖浆稀释至所需浓度。常用二氧化钛作遮光剂。

(3) 胶浆:主要用于包隔离层。胶浆具有黏性和可塑性,可提高衣层牢固性,对含有酸性、易溶或易吸潮成分的片芯起保护作用。常用品种有10%～15%明胶、35%阿拉伯胶浆等,聚乙烯醇、聚乙烯吡咯烷酮、胃溶丙烯酸树脂、玉米朊、苯二甲酸醋酸纤维素(CAP)等溶液也可用作胶浆。

(4) 滑石粉:主要用于包粉衣层。滑石粉作为粉料,宜选用白色粉末,用前过100目筛。有时为了增加片剂的洁白度和对油类的吸收,可在滑石粉中加入10%～20%的碳酸钙、碳酸镁(酸性药物不能用)或适量淀粉。

(5) 白蜡:又名虫蜡,作为打光剂,能增加片衣的亮度,也能防止吸湿。用前应精制,即加热至80～100 ℃,熔化后过100目筛,去除悬浮杂质,并加2%硅油混匀,冷却后制成80目细粉备用,有时也可选用蜂蜡等作为打光剂。

2) 包糖衣工序　用包衣机包糖衣的工序从内向外依次为片芯→包隔离层→包粉衣层→包糖衣层→包有色糖衣层→打光→干燥。根据不同品种具体要求,有的工序可以省略,有的也可以合并。

(1) 包隔离层:隔离层为包在片芯外起隔离作用的胶状物衣层,将片芯与糖衣层隔离,形成一层能延缓水分进入或不透水的屏障,阻止糖浆中的水分进入片芯,可防止药物吸潮变质,防止糖衣变色。包隔离层的物料主要为胶浆剂,所以隔离层亦称胶衣层。

操作方法是将一定量素片(片芯)放入包衣锅中,随着包衣锅的运转,加入适量胶浆或胶糖浆,使之均匀黏附于片芯上,重复操作,迅速搅拌,低温下(40～50 ℃)使衣层充分干燥。一般需包4～5层,直至片芯全部包严。因为包隔离层的材料大多为有机溶剂,所以操作过程中需注意防爆防火。

(2) 包粉衣层:粉衣层又称为粉底层,包粉衣层的目的是消除片剂的棱角,多采用交替加入糖浆和滑石粉的办法,在隔离层的外面包上一层较厚的粉衣层。包粉衣层的物料为糖浆和滑石粉,不需包隔离层的片剂可直接包粉衣层。

操作时将药片置于包衣锅中滚转,一般采用洒一次浆、撒一次粉的方法,即先加入适量温热糖浆使表面均匀润湿后,再撒入滑石粉适量使之均匀黏着在片剂表面,然后热风干燥20～30 min(40～55 ℃),重复以上操作15～18次,到片芯的棱角全部消失,片面圆整、平滑为止。有时为了增加糖浆的黏度,也可在糖浆中加入10%的明胶或阿拉伯胶。

(3) 包糖衣层:糖衣层是由糖浆缓慢干燥形成的蔗糖结晶体连接而成的表层,包糖衣层的目的是增加衣层的牢固性和甜味,使片面平整、坚硬、光洁。包糖衣层的物料只用糖浆而不用滑石粉,糖浆浓度为65%～75%。

操作与包粉衣层基本相同,应注意分次加入60%～70%的糖浆,并逐次减少用量,以湿润片面为度,在低温(40 ℃)下缓缓吹风干燥,一般包裹10～15层。

(4) 有色糖衣层包:有色糖衣层又称色衣或色层,包有色糖衣层目的是使片剂美观和便于识别。一般遇光易分解破坏的药物的片剂,含挥发油的片剂,片芯颜色深的片剂以及容易使糖衣变色的片剂均应包有色糖衣层。

包有色糖衣层与上述包糖衣层的工序完全相同,区别仅仅在于在糖浆中添加食用色素。每次加入的有色糖浆中色素的浓度应由小到大,以免产生花斑,一般需包裹8～15层。

(5) 打光:在包衣片表面打上薄薄一层虫蜡(每1万片不超过3～5 g),使片剂表面光亮、美观,增加片面的光泽和疏水性,具有防潮作用。打光剂一般使用虫蜡。

打光时,片剂含水量应适中,不宜过干或过湿。在加完最后一次有色糖浆接近干燥时,锅体停止转动,锅口加盖并定时转动数次,使剩余水分慢慢散去而析出结晶。转动锅体,同时撒入 2/3 蜡粉,转动摩擦至有光泽时,再撒入剩余蜡粉,继续转动锅体直至片面光滑。将片面移入石灰干燥橱或硅胶干燥器内,吸湿干燥 10 h 左右,即可包装。

3)包糖衣过程中可能出现的问题及解决办法　包糖衣操作技术要求较高,容易出现质量问题。应根据生产中的具体情况,分析查找原因,采取相应措施,及时解决。包糖衣过程中容易出现的问题及解决方法见表 10-5。

表 10-5　包糖衣过程中容易出现的问题及解决方法

常见问题	原　　因	解决方法
糖浆不粘锅	锅壁上蜡未除尽	洗净锅壁,或再涂一层热糖浆,撒一层滑石粉
色泽不均	片面粗糙,有色糖浆用量过少且未搅匀;温度太高,干燥过快,糖浆在片面上析出过快,衣层未干就加蜡打光	可用浅色糖浆,增加所包层数,"勤加少上",控制温度,情况严重时,洗去衣层,重新包衣
片面不平	撒粉太多,温度过高衣层未干就包第二层	改进操作方法,做到低温干燥,勤加料,多搅拌
龟裂或爆裂	糖浆与滑石粉用量不当,片芯太松,温度太高,干燥过快,析出粗糖晶使片面留有裂缝	控制糖浆和滑石粉用量,注意干燥时的温度与速度,更换片芯
露边与麻面	衣料用量不当,温度过高或吹风过早	注意糖浆和粉料的用量,糖浆以均匀润湿片芯为度,粉料以能在片面均匀黏附一层为宜,片面不见水分和产生光亮时,再吹风
黏锅	加糖浆过多,黏性大,搅拌不匀	糖浆的含量应恒定,一次用量不宜过多,锅温不宜过低
膨胀磨片或剥落	片芯或糖衣层未充分干燥,崩解剂用量过多	注意干燥,控制胶浆或糖浆的用量

2. 包薄膜衣

薄膜衣片是指在片芯上包一层比较稳定的高分子聚合物衣膜,保护片剂不受空气中水蒸气、氧气等作用,增加稳定性,并可掩盖不良气味。与糖衣片相比,薄膜衣片具有衣层增重少(仅增重 2%～4%)、生产周期短、效率高、对片剂的崩解影响小,包衣过程可实现自动化等优点。缺点是有机溶剂耗量大,美观作用差,不能完全掩盖片剂原有色泽等。为弥补不足,生产上将片芯先包上几层粉衣层,待其棱角消失和色泽均匀后再包薄膜衣,称为半薄膜衣,实际上是糖包衣工艺和薄膜包衣工艺的结合。

1)薄膜包衣常用物料　薄膜包衣物料常由高分子成膜材料、溶剂、增塑剂、速度释放调节剂、固体物料、着色剂和掩蔽剂等组成。

(1)高分子成膜材料。作为包薄膜衣的高分子成膜材料应具有以下特点:①可塑性好,能形成牢固的薄膜;②能溶解或均匀分散于乙醇、丙酮等有机溶剂中,易于包衣操作;③无毒,无不良气味;④对光、热、湿稳定;⑤在消化道中能迅速溶解或崩解。为增加薄膜衣料的可塑性,使衣层保持较好的柔韧性,减少裂纹,常加用增塑剂。为掩盖片芯色泽,便于识别或增加避光稳定性,常加用着色剂与掩蔽剂,如二氧化钛等,但需注意应严格控制用量。

常用高分子成膜材料有以下几类。

①纤维素衍生物类:以羟丙基甲基纤维素(HPMC)最为常用,这是一种应用广泛的薄膜衣材料。本品溶于 60 ℃以下的水,不溶于热水和无水乙醇,在 70%乙醇和丙酮中易溶,可溶解于任何 pH 值的胃肠液中。其成膜性能好,无味、柔软,制成的膜在一定温度下抗裂、稳定。羟丙基纤维素(HPC)溶解性能类似于羟丙基甲基纤维素,有良好的成膜性能,但其 2%的水溶液包衣形成的膜黏性较强,操作及干燥较为困难。

②聚丙烯酸树脂类：常用聚丙烯酸树脂Ⅳ号，本品对介质的pH值较为敏感，膜的溶解性能随溶液的pH值上升而减小，在pH值为1.5~5.0的溶液中迅速溶解，在pH值为5.0~8.0的溶液中溶胀。本品易溶于乙醇、丙酮、二氯甲烷，不溶于水，有优良的成膜性能，形成无色透明的衣膜。

③乙烯聚合物：聚维酮(PVP)易溶于水、乙醇、氯仿、异丙酮等，不溶于丙酮、乙醚，形成衣膜坚硬光亮，添加适量的聚乙二醇6000可增加膜的柔韧性，成膜后有吸湿软化现象，可与虫胶、甲基纤维素或乙基纤维素等合用增加其抗湿性能。常用5%的聚维酮水溶液包衣。

④其他天然高分子材料，如玉米朊等。

(2) 溶剂：应能溶解或分散高分子成膜材料及增溶剂，并使成膜材料均匀分布在片剂表面。常用的溶剂有乙醇、丙酮和水。有机溶剂包衣时成膜材料用量最少，形成的包衣片表面光滑、均匀、溶液黏度低、展性好，且容易挥发除去，但由于使用量大，有一定的毒性和易燃等缺点，故应严格控制有机溶剂的残留量；水作包衣用的溶剂，克服了有机溶剂的缺点，适用于不溶性高分子材料，通常是将不溶性高分子材料制成水分散体进行包衣。

(3) 增塑剂：能增加成膜材料可塑性的物料，使衣层在室温保持较好柔韧性的物料，减少了衣膜裂纹发生率。增塑剂与成膜材料应有相溶性，且不能向片芯渗透。常用的增塑剂有两类：水溶性增塑剂有丙二醇、甘油、聚乙二醇；非水溶性增塑剂有甘油三醋酸酯、乙酰化甘油酸酯、玉米油、邻苯二甲酸酯、硅油等。

(4) 速度释放调节剂：又称致孔剂或释放促进剂，即在水不溶性成膜材料中加入一些水溶性物质，如蔗糖、氯化钠、聚乙二醇、聚山梨酯、脂肪酸山梨坦等，一旦遇水，水溶性材料迅速溶解，留下一个多孔膜作为扩散屏障。一般根据成膜材料性能不同选择不同致孔剂，如乙基纤维素薄膜衣可选用吐温类、司盘类等，丙烯酸树脂类薄膜衣可选用黄原胶等致孔剂。

(5) 固体物料：包衣过程中有些成膜材料黏度过大，容易出现粘连，可加入适量的固体粉末，以防止颗粒或片剂粘连。常用固体物料有滑石粉、硬脂酸镁、胶态二氧化硅等。

(6) 着色剂和掩蔽剂：包薄膜衣时，还需加入着色剂和掩蔽剂。其目的除了易于识别不同类型片剂及改善产品外观外，还可掩盖某些有色斑的片芯和不同批号的片芯色调差异，特别是有色药物片芯及中药片剂。目前常用着色剂和掩蔽剂有水溶性色素、水不溶性色素和色淀三类。色淀是用氢氧化铝、滑石粉、硫酸钙等惰性物质使水溶性色素吸附沉淀而形成的，当着色剂的遮盖能力不强时，可添加一些不溶性的着色剂和色淀。为了提高遮盖作用，还可适当加入一些二氧化钛，以提高片芯内药物对光的稳定性。但着色剂、色淀以及二氧化钛遮光剂往往也能对衣膜性能产生一些不良影响，如增加水蒸气的通透性。

2) 包薄膜衣工序　包薄膜衣工艺流程如图10-13所示。

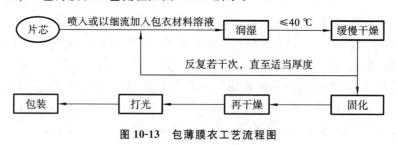

图10-13　包薄膜衣工艺流程图

包薄膜衣可用滚转包衣法，但包衣锅应有可靠的排气装置，以排出有毒、易燃的有机溶剂，包衣时溶液以细流加入或喷入，在片芯表面均匀地分布，通过热风使溶剂蒸发，反复若干次即得。也可用空气悬浮包衣法，用热空气流直接通入包衣室后，将片芯向上吹起使之呈悬浮状态，然后用雾化系统将包衣液喷洒于片芯表面进行包衣。

滚转包衣法包薄膜衣具体操作程序如下。

(1) 在包衣锅内装入适当形状的挡板，以利于片芯的转动与翻转。

(2) 将片芯放入锅内，喷入一定量的薄膜衣材料的溶液，使片芯表面均匀润湿。

(3) 吹入缓和的热风使溶剂蒸发(温度最好不超过 40 ℃,以免干燥过快,出现"皱皮"或"起泡"现象;也不能干燥过慢,否则会出现"粘连"或"剥落"现象)。如此重复上述操作若干次,直至达到一定厚度。

(4) 大多数薄膜衣需要一定的固化期,一般是在室温或略高于室温下自然放置 6～8 h 使之固化完全。

(5) 为使残余的有机溶剂完全除尽,一般还要在 50 ℃下干燥 12～24 h。

目前大多数薄膜衣需要用有机溶剂溶解,带来很多不安全因素及环境污染等问题。采用高效包衣机或流化床包衣设备可避免这些问题,同时还可以提高生产效率和降低生产成本。

3) 包薄膜衣过程中可能出现的问题及解决办法　包薄膜衣过程中有时会因为包衣浆料配方不当、包衣操作控制不严等各种原因,出现各种问题,应分析、查找原因,采取相应措施,及时解决。包薄膜衣过程中容易出现的问题及解决方法见表 10-6。

表 10-6　包薄膜衣过程中可能出现的问题及解决方法

常见问题	原　因	解 决 方 法
起泡	固化条件不当,干燥速度过快	控制成膜条件,降低干燥温度和速度
皱皮	选择衣料不当或用量太多,干燥条件不当	更换衣料或控制用量,改善成膜温度
剥落	选择衣料不当,两次包衣间隔时间太短	更换衣料,调节间隔时间,调节干燥温度和适当减小包衣液的浓度
花斑	增塑剂、色素等选择不当,喷雾不均匀,色素在包衣浆中分布不均	改变包衣处方,调节空气温度和流量,减慢干燥速度,薄膜材料配成稀溶液,少量多次喷或色素与包衣材料混匀后再喷
片面粗糙	干燥温度高,溶剂蒸发快或包衣液混入杂质	降低干燥温度,使用合适的包衣膜材料
粘连	喷液速度太快,包衣锅转速太慢,片形不适当,配方黏性太大	降低喷液速度,提高包衣锅的干燥速率,增加包衣锅转速,提高雾化压力
桥接	衣膜附着力差,片芯表面疏水性太强,片芯刻痕太细或太复杂	选用附着力强的配方,改进片芯配方(如增加亲水成分),选择刻痕合适的宽度和深度

3. 包肠溶衣

肠溶衣是指在 37 ℃人工胃液中 2 h 内保持完整,而在人工肠液中 1 h 内崩解或溶解,并释放出药物的包衣。凡药物易被胃液(酶)所破坏或对胃有刺激性,或需要在肠道发挥疗效者,均需包肠溶衣,以使片剂安全通过胃而到达肠中崩解或溶解而发挥疗效。

1) 肠溶衣常用材料

肠溶衣材料必须具有在不同 pH 值溶液中溶解度不同的特性,可抵抗胃液酸性(pH 值为 2.0～3.0)的侵蚀,而到达小肠(最高 pH 值约为 7.4)时能迅速溶解或崩解。常用的肠溶衣物料主要有以下品种。

(1) 聚丙烯酸树脂Ⅰ号、Ⅱ号、Ⅲ号:Ⅰ号树脂为低黏度的水分散体,系乳浊液,pH 值在 6.5 以上时可形成盐溶液,本品形成薄膜过程必须使水分完全快速蒸发,需要配合使用快速干燥设备。包衣片表面光滑且具有一定的硬度,但是与水接触易使片面变粗糙,粉末脱落,可加入增塑剂以增强薄膜的韧性。

Ⅱ号、Ⅲ号树脂不溶于水和酸,可溶于乙醇、丙酮、异丙酮或等量的异丙酮和丙酮的混合溶剂中。其中,Ⅱ号树脂在 pH 值 6 以上,Ⅲ号树脂在 pH 值 7 以上可形成盐溶解。Ⅱ号树脂在人体肠液中的溶解时间比较容易控制,Ⅲ号树脂成膜性能较好,外观细腻,光泽较Ⅱ号树脂为优。生产上常用Ⅱ号和Ⅲ号树脂混合液包衣,两者可起到互补作用。调整两者用量比例,可得到不同溶解性能的衣料。包衣液的配制常以异丙醇和丙酮的混合溶剂为宜。本品形成的膜致密有韧性,具有耐酶性、渗透性,在肠中溶解速率快于醋酸纤维素酞酸酯。国外产品称为 Eudragit L 型、Eudragit S 型肠溶衣材料。

(2) 羟丙基甲基纤维素酞酸酯（HPMCP）：本品是以羟丙基甲基纤维素为骨架，与邻苯二甲酸酐进行酯化的产物。本品性质稳定，不溶于水和胃液，易溶于混合有机溶剂中，可在小肠上不快速膨化和溶解，一般用量为片重的5%~10%，常用浓度为8.5%，本身具有可塑性，可少用或不用增塑剂，包衣时黏度适当，不粘连，易于操作。本品肠溶性能良好，为优良的肠溶包衣材料。

(3) 邻苯二甲酸醋酸纤维素（CAP）：本品为白色粉末，不溶于水和乙醇，可溶于丙酮及丙酮与水、丙酮与乙醇的混合溶剂中，是最早和最广泛使用的合成肠溶聚合物，聚合物中有保持游离形式的羧基，可在碱性环境中成盐，以此成为肠溶特性的基础。一般用8%~12%丙酮-乙醇混合溶剂喷雾包衣，CAP性质稳定，成膜性能良好，但是具有一定的吸湿性，容易吸湿水解，在贮藏期内，衣膜的网状结构孔隙能让少量水分渗入，使片剂中崩解剂吸水而失去崩解作用，故常与疏水性增塑剂苯二甲酸二乙酯配合使用，可增加韧性和抗透湿性，添加量在30%以下。用CAP进行包衣，使用时要加有机溶剂溶解，故会产生易燃易爆的不安全因素，现在已不常使用。

(4) 聚乙烯酞酸酯（PVPP）：本品溶于丙酮或乙醇与丙酮的混合溶剂，衣膜不具有半透膜性，其肠溶性不受膜厚度影响。本品是由聚合度为700~7000的聚乙烯醇与邻苯二甲酸作用而成的单酯。

(5) 虫胶：最早应用的肠溶包衣材料，是生长在中国、印度、泰国的某种昆虫的分泌物，它不溶于水，溶于碱性水溶液及温热醇中，其成分因来源不同而有差异。虫胶源自天然，防酸性能好，包衣均匀。虫胶不溶于胃液，但在pH值6.4以上的溶液中能迅速溶解。市售虫胶一般为棕色薄片，使用时用无水乙醇溶解，并加适量蓖麻油或硬脂酸等以增加其可塑性。虫胶衣的缺点是有时在胃中能崩解，包衣需厚薄恰当，太薄不能抵抗胃酸的作用，太厚则片剂经肠道以原形排出。虫胶在20世纪30年代曾被广泛用于包肠溶衣，但虫胶的pK_a值在6.9~7.5之间，在十二指肠液中难溶，且生产中着衣较难控制，须用有机溶剂，稳定性差，且在肠内碱性环境中溶解性较低，因此，虫胶现在已很少单独用作肠溶包衣材料。

2) 包衣过程　肠溶衣是薄膜衣的一种，所以包肠溶衣的工艺流程同包薄膜衣一样。

3) 包薄膜衣过程中可能出现的问题及和解决方法　包薄膜衣过程中出现的问题在包肠溶衣中也会出现，其产生的原因和解决方法同表10-5。而在包肠溶衣过程中还会出现其他一些问题，具体见表10-7。

表10-7　包肠溶衣片过程中可能出现的问题及解决方法

常见问题	原　因	解决方法
不能安全通过胃部	衣料选择不当，衣层太薄或没有将片芯全部包裹上，衣层机械强度不够	注意选择适宜的衣料，重新调整包衣处方，增加包衣层数
肠内不溶解	衣料选择不当，衣层太厚，贮存期间变质	选择适宜的包衣材料，衣层适宜，合理贮存

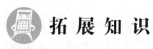

拓 展 知 识

一、片剂的临床应用与注意事项

（一）临床应用

1. 口服片剂

（1）只有裂痕片和分散片可分开使用，其他片如糖衣片、包衣片和缓（控）释片均不宜劈开服用。

（2）剂型有利于疗效的发挥，片剂粉碎或联合其他药外用是不正确的。

2. 口腔用片剂

（1）舌下片适用于立即起效或避免肝脏首过效应的情况。

（2）口含片适用于缓解咽干、咽痛等不适，但不宜长期服用。

3. 阴道片及阴道泡腾片

适用于治疗阴道炎症及相关疾病,应遵医嘱和药品说明。

(二) 注意事项

1. 口服片剂

(1) 服用方法与剂型有关。

(2) 服药次数及时间:应遵医嘱和药品说明。

(3) 用白开水送服最佳。

(4) 服药姿势:坐或站。

2. 口腔用片剂

(1) 舌下片:置于舌下,迅速溶于唾液,不可掰开、吞服。服药后 10 min 内禁止饮水或饮食。

(2) 口含片:置于舌底,使其自然溶化分解。

3. 阴道片及阴道泡腾片

(1) 使用前清洗双手及阴道内、外分泌物。

(2) 临睡前使用。

(3) 给药后 1～2 h 内尽量不排尿,以免影响药效。

(4) 用药期间避免性生活。

(5) 避开经期使用。

二、口服速释给药系统

口服速释给药系统是一大类速释给药系统的统称,这些速释口服药物经口服后迅速崩解或溶解,通过口腔或胃肠黏膜迅速释放并吸收。

(一) 口服速释片的含义、分类及特点

1. 含义

口服速释片指服用后能快速崩解或快速溶解的固体制剂。

2. 分类

根据释药机制和使用特点分类:

(1) 水中分散型:分散片、泡腾片、自乳化或自微乳化释药制剂、干凝胶和干酏剂等。

(2) 口腔分散型:口腔速释片、速液化咀嚼片、口含片及舌下片。

(3) 其他:固体分散技术的滴丸、膜剂。

3. 特点

口服速释片具有以下特点:

(1) 吸收快,生物利用度高,由于难溶药物吸收的限速步骤主要是溶解速率,故制成速释片可提高生物利用度。

(2) 对小剂量成分或分子量小的水难溶性药物,经过调节,也可以提高其生物利用度,也可以通过速释技术减轻药物对食管和胃肠道的刺激作用。

(3) 速释片不必用水送服,唾液即可溶解,非常适合老年人和小孩以及吞咽有困难的患者服用。

(4) 片剂在舌下即吸收,避免了肝脏的首过效应,硝酸甘油、睾酮、孕酮等舌下片是最早的产品。

(二) 口服速释片临床应用与注意事项

口服速释片为急症治疗开辟了新的途径,同时也为难溶性药物的口服吸收提供了一个新方法,但是,口服速释片也存在以下主要问题。

1. 药物的剂量问题

口服速释片除要求崩解迅速以外,还需要其口感好,因而在压片时需要加入大量的优良崩解剂和矫味剂,往往制得的片剂的片重和片型太大,服用不便。要求选用剂量小的模型药物来制备口服速释片。

2. 药物的口感问题

由于口服速释片在口腔内释放，药物若有苦涩感或刺激性味道较重则不宜制成该类制剂，对于苦味较大的药物仅仅加芳香剂或矫味剂是不足以改善口感的。将药物与树脂混合后制成颗粒掩盖药物苦味，然后以 MCC/L-HPC 为填充剂，以直接压片法制成口服速释片，在口腔内 30 s 即可完全崩解并达到掩盖苦味的目的。

3. 制备工艺问题

以前生产口服速释片常用冷冻干燥、喷雾干燥等设备，有的工艺步骤多、耗时长，有的还需要使用有机溶剂等，由此产生了一系列劳动保护及环境污染问题，使口服速释片的成本大大提高，限制了此种剂型的发展。随着新辅料的研发，通过粉末直接压片制备崩解快、口感良好的口服速释片成为可能。

（田守琴）

项目十一　丸剂制备技术

[学习过程]

1. 实训项目

实训项目十一　制备丸剂
　　项目 1　蜜丸的制备
　　项目 2　滴丸的制备

2. 相关知识

(1) 概述；
(2) 水丸的制备；
(3) 蜜丸的制备；
(4) 滴丸的制备。

[预期成果]

1. 预期学习成果
(1) 能够掌握丸剂的定义、特点；
(2) 能够按不同分类方法进行丸剂的分类；
(3) 能够分析丸剂处方中辅料的作用；
(4) 能够描述水丸、蜜丸和滴丸制备工艺流程；
(5) 能够熟悉丸剂质量要求及检查。
2. 课后提交成果
(1) 完成达标检测题；
(2) 分组完成电子版实训报告(含相关横向知识介绍/实训过程图片/结果分析)；
(3) 结合学习的丸剂相关知识，通过查找资料，整理归纳，分组完成微课或视频制作(选做)。

达标
检测题

实训项目十一　制 备 丸 剂

项目 1　蜜丸的制备

一、实训目的

(1) 能进行中药丸剂的小试制备。
(2) 会炼糖或炼蜜的基本操作。
(3) 能正确使用中药制丸机等设备。

二、器材与试剂

(1)器材:中药制丸机、研钵、40目筛、80目筛、电炉、烧杯、天平等。
(2)试剂:熟地黄、山茱萸(制)、牡丹皮、山药、茯苓、泽泻。

三、实训原理

蜜丸是由一种或多种药物粉末与经炼制过的蜂蜜混合而制成的球形内服固体制剂。性柔软,作用缓和,多用于慢性病和需要滋补的疾病,临床上多用作镇咳祛痰、补中益气类药物。蜜丸分大蜜丸(每丸重量在0.5 g以上,含0.5 g)和小蜜丸(每丸重量在0.5 g以下)两种。

蜂蜜是蜜丸的主要赋形剂,其主要成分是葡萄糖和果糖,另含有少量有机酸、维生素、酶类、无机盐等成分。蜂蜜在蜜丸中除作为黏合剂外,其本身还具有补中、润燥、止痛、解毒等作用。

四、实训内容

(一)制备六味地黄丸

[处方] 熟地黄 8 g　　　　　　山茱萸(制)4 g
　　　　牡丹皮 3 g　　　　　　山药 4 g
　　　　茯苓 3 g　　　　　　　泽泻 3 g

[制法]

(1)除熟地黄、山茱萸(制)外,其余4味共研成粗粉,取其中一部分与熟地黄、山茱萸(制)共研成不规则的块状,放入烘箱内于60 ℃以下烘干,再与其他粗粉混合研成细粉,过80目筛混匀备用。

(2)炼蜜:取适量生蜂蜜置于适宜容器中,加入适量清水,加热至沸腾后,用40~60目筛滤过,除去死蜂、蜡、泡沫及其他杂质。然后,继续加热炼制,至蜜表面起黄色气泡,手拭之有一定黏性,但两手指离开时无长丝出现(此时蜜温约为116 ℃),即可。

(3)制丸块:将药粉置于搪瓷盘中,每100 g药粉加入炼蜜(70~80 ℃)90 g左右,混合揉搓制成均匀滋润的丸块。

(4)搓条、制丸:根据搓丸板的规格将以上制成的丸块用手掌或搓条板进行前后滚动搓捏,搓成适宜长短、粗细的丸条,再置于搓丸板的沟槽底板上(需预先涂少量润滑剂),手持上板使两板对合,然后由轻至重前后搓动数次,直至丸条被切断且搓圆成丸。每丸重9 g。

[注解]

(1)蜂蜜炼制时应不断搅拌,以免溢锅。炼蜜程度应恰当,过嫩则含水量高,使粉末黏合不好,成丸易霉坏;过老则丸块发硬,难以搓丸,成丸难崩解。

(2)药粉与炼蜜应混合均匀,以保证搓条、制丸的顺利进行。

(3)为避免丸块、丸条黏着于搓条、搓丸工具及双手,操作前可在手掌和工具上涂擦少量润滑油。

(4)由于本方既含有熟地黄等滋润性成分,又含有茯苓、山药等粉性较强的成分,所以宜用中蜜,下蜜温度为70~80 ℃。

(5)本实验是采用搓丸法制备大蜜丸,亦可采用泛丸法(即将每100 g药粉用炼蜜35~50 g和适量的水泛丸)制成小蜜丸。

(6)润滑剂可用麻油1000 g加蜂蜡120~180 g熔融制成。

(二)质量检查

1. 外观

外观应圆整均匀、色泽一致,细腻滋润,软硬适中。

2. 重量差异检查

取供试品10份,分别称定重量,再与标示总量(一次服用最高丸数×每丸标示量)或标示重量比较,应符合规定。超出重量差异限度的不得多于2份,并不得有1份超出限度1倍。

3. 装量差异检查

取供试品 10 袋（瓶），分别称定每袋（瓶）内容物的重量，每袋（瓶）装量与标示装量相比较，应符合规定。超出装量差异限度的不得多于 2 袋（瓶），并不得有 1 袋（瓶）超出装量差异限度 1 倍。

（三）实训结果

实训结果记录于表 11-1 中。

表 11-1 实训结果记录表

项 目	结 果
外观	
重量差异	
装量差异	
结论	

五、思考题

（1）炼蜜的目的是什么？如何根据药物的性质选择炼蜜的程度、用蜜量及合药时温度？

（2）中药丸剂分为哪几类？

项目 2　滴丸的制备

一、实训目的

（1）能进行滴丸的小试制备。

（2）能用滴制法制备滴丸。

（3）能正确使用滴丸机、智能崩解仪等设备。

（4）能对滴丸制备过程中出现不合格滴丸进行判断，并能找出原因同时提出解决方法。

（5）熟悉滴丸的质量评价方法。

（6）能按清场规程进行清场。

二、器材与试剂

（1）器材：实验室用滴丸机、量筒、烧杯、滴管、滤纸、水浴加热装置等。

（2）试剂：苏合香酯、液状石蜡、冰片、聚乙二醇 6000 等。

三、实训原理

滴丸是指固体或液体药物与基质加热熔融后溶解、乳化或混悬于基质中，再滴入不相混溶、互不作用的冷凝液中，表面张力的作用使液滴收缩成球状而制成的制剂。主要供口服，也可外用（如眼、耳、鼻、直肠、阴道用滴丸）。这种滴法制丸的过程，实际上是将固体分散体制成滴丸的形式。一般的工艺流程为药物＋基质→均匀分散→滴制→冷却→洗丸→干燥→选丸→质量检查→包装。

四、实训内容

（一）制备苏冰滴丸

［处方］ 苏合香酯 5.0 g　　　　　冰片 2.0 g
　　　　 聚乙二醇 6000 7.0 g

［制法］ 将聚乙二醇 6000 置于锅中，于水浴上加热至 90～100 ℃，待全部熔融后加入苏合香酯及冰片搅拌溶解，转移至实验用滴丸机贮液瓶中密闭并保温在 80～90 ℃，调节滴液定量阀门，滴入 10～15 ℃的液状石蜡中，将成型的滴丸沥尽并擦去液状石蜡，置于石灰缸内干燥，即得。

[注解]

(1) 注意按处方要求正确称量,确保成品质量。

(2) 为使滴丸重量差异在规定范围内,操作时应保持恒温,并控制好滴速和冷凝液温度。

(3) 操作中应注意清洁卫生,操作完毕应对操作环境进行清场。

(二) 质量检查

1. 外观检查

滴丸应大小均匀,色泽一致,表面的冷凝液应除去。

2. 重量差异

取滴丸 20 粒,精密称定总重量,求得平均丸重后,再分别精密称定每粒的重量。每粒重量与平均丸重相比较,应符合规定。超出限度的不得多于 2 粒,并不得有 1 粒超出限度 1 倍。

(三) 实训结果

实训结果记录于表 11-2 中。

表 11-2　实训结果记录表

项　目	结　果
外观	
重量差异	
结论	

五、思考题

(1) 相比于水丸、蜜丸,滴丸为什么属于高效、速效制剂?

(2) 制备滴丸时应注意些什么?

(3) 滴丸制备常用基质有哪些?

相关知识

一、概述

(一) 丸剂的含义与特点

1. 丸剂的含义

丸剂是指药材细粉或药材提取物加适宜的黏合剂或其他辅料制成的球形或类球形制剂。临床上主要供内服。

丸剂又称药丸,是中药传统剂型之一,20 世纪 80 年代以来,随着科技的进步和制药机械的发展,中药丸剂从传统的手工生产到机械化生产,并逐步实现自动化生产。中药丸剂的品种在《中国药典》(2020 年版)中药成方制剂中约占 40%,比例最大。

知识链接

丸剂的发展史

丸剂是中药传统剂型之一。我国最早的医方《五十二病方》中已有对丸剂的记述,《伤寒杂病论》《金匮要略》中有用蜂蜜、糖、淀粉糊、动物药汁作丸剂黏合剂的记载,金元时期开始有丸剂包衣。20世纪80年代以来,随着科技的进步和制药机械工业的发展,中药丸剂逐步摆脱了手工作坊式制作,发展成为工厂化、机械化生产。目前丸剂仍是中成药的主要品种之一,据统计,其品种数约占临床所用中成药的1/5,尤其是浓缩丸、滴丸、微丸等新型丸剂,由于制法简便,服用剂量小,疗效好,而受到人们的重视。

2. 丸剂的特点

(1) 传统丸剂起效慢,作用持久,适合慢性疾病的治疗或久病体弱、病后调和气血之用。我国古代就有"丸者缓也""大毒者须用丸"的说法。与汤剂、散剂等剂型比较,丸剂在胃肠道中溶散慢,逐渐释放药物,吸收起效慢,作用持久。

(2) 某些新型丸剂可用于急救。如复方丹参滴丸,是提取药材有效成分后与水溶性基质制成的小型丸剂,在体内溶解迅速,起效快。

(3) 可缓和某些药物的毒副作用。对有毒药物或刺激性大的药物,可以通过选用适宜的药用辅料将药物制成糊丸、蜡丸等,延缓其在胃肠道的吸收。

(4) 可减缓某些药物成分的挥散、掩盖药物的不良气味。制备丸剂过程中可将药物分层泛入,亦可用包衣技术或制丸工艺将芳香挥发性药物或有特殊不良气味药物泛在丸剂内层。

(5) 相比于片剂、胶囊剂、注射剂等剂型,丸剂生产设备及生产技术较简单。

(6) 丸剂缺点是部分丸剂服用剂量大,小儿或老人等吞咽能力差的患者不宜服用;中药原料多以原粉入药,微生物限度易超标;水丸体内溶散时限难以控制。

(二) 丸剂的分类

1. 根据制备方法分类

中药丸剂可分为泛制丸、塑制丸和滴丸。

(1) 泛制丸:药材细粉用适宜的液体为黏合剂泛制成小球形的丸剂。如水丸、水蜜丸、部分浓缩丸、糊丸等。

(2) 塑制丸:药材细粉用适宜的液体为黏合剂混合制成软硬适宜的可塑性丸块,然后再分割而制成的丸剂。如蜜丸、糊丸、部分浓缩丸等。

(3) 滴丸:将主药溶解、混悬、乳化在一种熔点较低的脂肪性或水溶性基质中,滴入一种不相混溶的液体冷却剂中冷凝而制成的丸剂。如复方丹参滴丸、苏冰滴丸等。

2. 根据赋形剂分类

中药丸剂可分为蜜丸、水蜜丸、水丸、浓缩丸、糊丸和蜡丸等。

(1) 蜜丸:药材用蜂蜜作黏合剂制成的丸剂。根据药丸的大小和制法的不同,又可分为大蜜丸(即每丸重量在0.5 g以上的丸,包括0.5 g)、小蜜丸(即每丸重量在0.5 g以下的丸)。蜜丸在胃肠道中逐渐溶蚀释药,故作用持久,适用于治疗慢性疾病和用作滋补药剂,如"安宫牛黄丸""琥珀抱龙丸""八珍益母丸""人参养荣丸"等。

(2) 水蜜丸:药材以蜂蜜和水为黏合剂制成的丸剂。

(3) 水丸:水丸也称水泛丸,是指将药材用冷开水、药汁或其他液体(黄酒、醋或糖液)为黏合剂制成的小球形干燥丸剂。因其黏合剂为水溶性的,用后易崩解吸收,水丸在消化道中崩解较快,发挥疗效亦较迅速,适用于解表剂与消导剂。由于不同的水丸重量多不相同,一般按重量服用,如"木香顺气丸""加味保和丸"等。

(4) 浓缩丸:又称"膏药丸",是指将部分药材与某些药材粉,以水、蜂蜜或蜂蜜和水为黏合剂制成的丸剂。浓缩丸减小了体积,增强了疗效,服用、携带及贮存均较方便,符合中医用药特点,如"安神补心丸""舒肝止痛丸"等。

(5) 糊丸:药材细粉以米粉、米糊或面糊等为黏合剂制成的丸剂。糊丸在消化道中崩解迟缓,适用于作用峻烈或有刺激性的药物,但溶散时限不易控制,现已较少应用。

(6) 蜡丸：药材细粉以蜂蜡为黏合剂制成的丸剂。蜡丸在消化道内难以溶蚀和溶散，故在过去多用于剧毒药物制丸，但现已很少应用。

> **课堂互动**
>
> 举例说明中药水丸、滴丸、蜜丸在临床上有哪些品种。

（三）丸剂质量要求及检查

按照《中国药典》(2020年版)对丸剂质量检查的有关规定，丸剂需要进行以下几个方面的质量检查。

1. 外观检查

丸剂外观应圆整均匀、色泽一致。大蜜丸和小蜜丸应细腻滋润、软硬适中。蜡丸表面应光滑无裂纹，丸内不得有蜡点和颗粒。滴丸应大小均匀，色泽一致，表面的冷凝液应除去。

2. 水分

取供试品按照《中国药典》(2020年版)四部通则中水分测定法项下的方法检查。除另有规定外，大蜜丸、小蜜丸、浓缩蜜丸中所含水分不得过 15.0%；水蜜丸、浓缩水蜜丸中所含水分不得过 12.0%；水丸、糊丸和浓缩水丸中所含水分不得过 9.0%；微丸按其所属丸剂类型的规定判定。蜡丸不测定水分。

3. 重量差异

按丸数服用的丸剂照下述第一法检查，按重量服用的丸剂照下述第二法检查。需包糖衣的丸剂应在包衣前检查丸芯的重量差异，符合表 11-3、表 11-4 和表 11-5 的规定，方可包糖衣。包糖衣后不再检查重量差异。其他包衣丸剂应在包衣后检查重量差异并应符合规定；凡进行装量差异检查的单剂量包装丸剂，不再检查重量差异。

第一法：以一次服用量最高丸数为 1 份(丸重 1.5 g 以上的丸剂以 1 丸为 1 份)，取供试品 10 份，分别称定重量，再与标示总量(一次服用最高丸数×每丸标示量)或标示重量相比较，应符合表 11-3 的规定。超出重量差异限度的不得多于 2 份，并不得有 1 份超出重量差异限度 1 倍。

表 11-3　按丸服用的丸剂重量差异限度

标示总量或标示重量(或平均重量)	重量差异限度
0.05 g 或 0.05 g 以下	±12%
0.05 g 以上至 0.1 g	±11%
0.1 g 以上至 0.3 g	±10%
0.3 g 以上至 1.5 g	±9%
1.5 g 以上至 3 g	±8%
3 g 以上至 6 g	±7%
6 g 以上至 9 g	±6%
9 g 以上	±5%

第二法：取供试品 10 丸为 1 份，共取 10 份，分别称定重量，求得平均重量，每份重量与平均重量相比较(有标示量的与标示量相比较)，应符合表 11-4 的规定，超出重量差异限度的不得多于 2 份，并不得有 1 份超出重量差异限度 1 倍。

表 11-4　按重量服用的丸剂重量差异限度

每份标示重量(或平均重量)	重量差异限度
0.05 g 及 0.05 g 以下	±12%
0.05 g 以上至 0.1 g	±11%
0.1 g 以上至 0.3 g	±10%

每份标示重量(或平均重量)	重量差异限度
0.3 g 以上至 1 g	±8%
1 g 以上至 2 g	±7%
2 g 以上	±6%

滴丸检查法:除另有规定外,取供试品 20 丸,精密称定总重量,求得平均丸重后,再分别精密称定每丸的重量。每丸重量与平均丸重相比较,应符合表 11-5 的规定。超出重量差异限度的滴丸不得多于 2 丸,并不得有 1 丸超出重量差异限度 1 倍。

表 11-5　滴丸重量差异限度

平 均 丸 重	重量差异限度
0.03 g 及 0.03 g 以下	±15%
0.03 g 以上至 0.1 g	±12%
0.1 g 以上至 0.3 g	±10%
0.3 g 以上	±7.5%

4. 装量差异

单剂量分装的丸剂,装量差异限度应符合表 11-6 的规定。

丸剂检查方法:取供试品 10 袋(瓶),分别称定每袋(瓶)内容物的重量,每袋(瓶)装量与标示装量相比较,应符合表 11-6 的规定。超出装量差异限度的不得多于 2 袋(瓶),并不得有 1 袋(瓶)超出装量差异限度 1 倍。

装量以重量标示的多剂量包装的丸剂照《中国药典》(2020 年版)四部最低装量检查法检查,应符合规定。以丸数标示的多剂量包装丸剂,不检查装量差异。

表 11-6　单剂量分装的丸剂装量差异限度

标 示 装 量	装量差异限度
0.5 g 及 0.5 g 以下	±12%
0.5 g 以上至 1 g	±11%
1 g 以上至 2 g	±10%
2 g 以上至 3 g	±8%
3 g 以上至 6 g	±6%
6 g 以上至 9 g	±5%
9 g 以上	±4%

滴丸检查法:取供试品 10 袋(瓶),分别称定每袋(瓶)内容物的重量,每袋(瓶)装量与标示装量相比较,应符合表 11-7 的规定。超出装量差异限度的不得多于 2 袋(瓶),并不得有 1 袋(瓶)超出装量差异限度 1 倍。

表 11-7　单剂量滴丸装量差异限度

标 示 装 量	装量差异限度
0.05 g 及 0.05 g 以下	±12%
0.5 g 以上至 1 g	±11%
1 g 以上至 2 g	±10%
2 g 以上至 3 g	±8%
3 g 以上至 6 g	±6%

5. 溶散时限

除另有规定外,取供试品 6 丸,选择适当孔径筛网的吊篮(丸剂直径在 2.5 mm 以下的用孔径约 0.42 mm 的筛网,丸剂直径在 2.5～3.5 mm 之间的用孔径 1.0 mm 的筛网,丸剂直径在 3.5 mm 以上的用孔径约 2.0 mm 的筛网),照《中国药典》(2020 年版)四部通则 0921 项下的方法加挡板进行检查。除另有规定外,小蜜丸、水蜜丸和水丸应在 1 h 内全部溶散;浓缩丸和糊丸应在 2 h 内全部溶散;微丸的溶散时限按所属丸剂类型的规定判定。如操作过程中供试品黏附挡板妨碍检查,应另取供试品 6 丸,不加挡板进行检查。

上述检查应在规定时间内全部通过筛网,如细小颗粒状物未通过筛网,但已软化无硬心者可作合格论。

蜡丸照《中国药典》(2020 年版)四部崩解时限检查法项下的肠溶衣片检查法检查,应符合规定。

除另有规定外,大蜜丸及研碎、嚼碎后或用开水、黄酒等分散后服用的丸剂不检查溶散时限。

6. 微生物限度

按照《中国药典》(2020 年版)四部微生物计数法(通则 1105)和控制菌检查法(通则 1106)及非无菌药品微生物限度标准(通则 1107)检查和评价,应符合规定。

(四) 丸剂的包装与贮藏技术

1. 丸剂的包装

丸剂制成后若包装条件不当,常引起丸剂的霉烂、虫蛀及挥发性成分散失。各类丸剂性质不同,其包装、贮存方法亦不相同。大、小蜜丸及浓缩丸常装于塑料球壳内,壳外再用蜡层固封或用蜡纸包裹,装于蜡浸过的纸盒内,盒外再浸蜡,密封防潮。含芳香挥发性或贵重细料药的丸剂可采用蜡壳固封,再装入金属、帛或纸盒中。大蜜丸也可选用泡罩式铝塑材料包装。一般小蜜丸常用玻璃瓶或塑料瓶密封,水丸、糊丸及水蜜丸等如为按粒服用,应以数量分装;如为按重量服用,则以重量分装。含芳香性药物或较贵重药物的微丸,多用玻璃或瓷制的小瓶密封。

2. 丸剂的贮藏

除另有规定外,丸剂应密封贮存,蜡丸应密封并置阴凉干燥处贮存,以防止吸潮、微生物污染以及丸剂中所含挥发性成分损失而降低药效。

二、水丸的制备

水丸也叫水泛丸,是指将药材用冷开水、药汁或其他液体(黄酒、醋或糖液)为黏合剂制成的小球形干燥丸剂。

(一) 水丸的赋形剂

制备水丸时可以加入不同的赋形剂,水丸的赋形剂种类较多,主要作用是润湿药物粉末,诱导其黏性,使之利于成型;有的赋形剂还能增加主药中某些有效成分的溶解度;有的赋形剂本身具有一定的疗效;有的赋形剂还可利用本身性质起到协同和改变药物性能的作用。因此,恰当地选择赋形剂很重要,使之既能有利于控制崩解度,又有助于提高疗效。水丸常用以下赋形剂。

1. 水

水是应用最广泛的一种赋形剂,一般用纯化水,也可使用蒸馏水、去离子水、冷沸开水。水本身虽无黏性,但能润湿或溶解药材中的某些成分如黏液质、糖、淀粉、胶质等,这些成分被润湿或溶解后产生黏性,即可制成水丸。处方中如有强心苷类药物,如洋地黄等,不宜用水作润湿剂,因为水能使药粉中的酶逐渐分解强心苷。处方中含有引湿性或可溶性成分以及毒剧药等时,应先使这些成分溶解或混匀于少量水中,以利于分散,再与其他药物混匀后制丸。凡临床上治疗无特殊要求,处方中未明确赋形剂的种类,药材遇水不变质而药粉本身又含有一定量黏性物质时,均可用水作润湿剂制丸。制备水丸需注意,成丸后应立即干燥,以免微生物生长繁殖,导致生霉变质,或细菌数和真菌数超过规定的限度标准。

2. 酒

常用黄酒(含醇量为12%~15%),有时也用白酒(含醇量为50%~70%)。常根据地区习惯和处方中药材的性质不同而选用。酒润湿药粉产生的黏性没有水强,含醇量越高的酒润湿药粉所产生的黏性越弱,故酒常在用水润湿药粉所产生的黏性太强时使用。此外,酒穿透性强,具有活血通经、引药上行及降低药物寒性的作用,故舒筋活血类药丸常用酒作赋形剂。酒本身具有防腐能力,不易霉变,易于挥发,成丸后容易干燥。

3. 醋

常用米醋,含乙酸3%~5%。醋有类似水和酒之间的优点,有使药材中生物碱变成盐的可能,从而有利于药物中碱性成分的溶解,增强疗效。醋具有引药入肝、散瘀活血和消肿止痛的作用,入肝经、散瘀止痛类的药物常以醋作赋形剂。

4. 药汁

处方中某些不易制粉或不适合粉碎的药材,可制成液体作赋形剂,既有利于保存药性,提高疗效,又有一定的黏性便于制丸。含纤维丰富的药材(如大腹皮、丝瓜络、千年健),质地坚硬的矿物药(如磁石、自然铜),树脂类药(如阿魏、乳香、没药)等难于成粉的药物,可取其煎汁或加水烊化作黏合剂;处方中有乳汁(如麦门冬丸)、牛胆汁(如牛胆苦参丸)等液体药物时,可加适量水稀释成混悬液,作为制丸用的黏合剂。

(二) 水丸的制备

目前,泛制法是制备水丸的主要方法,我国传统方法是用泛丸匾手工泛丸,但劳动强度大、操作过程烦琐、产量低、易被微生物污染,因此仅小量生产或特殊品种制备时才手工泛制。随着科技的进步和制药机械工业的发展,现在大生产中基本用机器泛丸。泛制法制备水丸的工艺流程如图11-1所示。

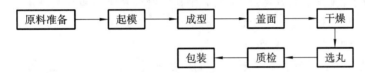

图 11-1 泛制法制备水丸生产工艺流程图

1. 原料准备

处方中适宜粉碎的药材应经净选、炮制合格后粉碎过五号筛或六号筛以备用。某些含纤维较多的药材或黏性过强的药物(如大腹皮、丝瓜络、灯芯草、生姜、红枣、桂圆、动物胶、树脂类等),不易粉碎或不适合泛丸时,可先将其加水煎煮,用提取的煎汁作润湿剂,以供泛丸应用。某些黏性强、刺激性大的药物如蟾酥等,也须用酒溶化后加入泛丸。同时泛丸用的工具如泛丸匾、棕毛刷等应充分清洁、干燥。

在制备水丸工艺流程中,各环节对药粉粗细的要求不尽相同,对药粉的黏性也应有一定要求。一般用于起模的药粉,通常过六号筛,黏性应适中。供加大成型的药粉除另有规定外,应用细粉(过六号筛)或最细粉(过七号筛)。盖面时,应用最细粉,或根据处方规定选用方中特定药材的最细粉。药粉过细影响体内溶散时限,过粗则丸粒表面粗糙,有花斑和纤维毛,甚至会导致其外观质量不合格。

2. 起模

起模系将部分药粉制成大小适宜丸模的操作过程,也是制备丸粒基本母核的操作。模子是利用水的润湿作用诱导出药粉的黏性,使药粉之间相互黏结成细小的颗粒,并在此基础上层层加大而成的丸模。起模是泛丸成型的基础,是制备水丸的关键。模子形状直接影响成品的圆整度。模子的大小和数目,也影响加大过程中筛选的次数和丸粒规格以及药物含量的均匀性。起模应选用处方中黏性适中的药材细粉,黏性太大的药粉,加入液体时,由于分布不均匀,先被湿润的部分产生的黏性较强,易相互黏合成团;无黏性的药粉亦不宜于起模。常见起模方法有以下三种。

(1) 药粉加水起模。在泛丸锅或泛丸匾中,喷刷少量水,使泛丸锅或泛丸匾湿润,撒布少量药粉,转动泛丸锅或泛丸匾,刷下附着的粉末,再喷水湿润,撒粉吸附,反复多次,泛制期间配合揉、撞、翻等操作,使丸模逐渐增大,成为直径为0.5~1.0 mm的球形小颗粒,筛去过大或过小以及异形的丸模,即得。

(2)喷水加粉起模。取起模用的水将锅壁润湿均匀,然后均匀撒入少量药粉,使其均匀地黏于泛丸锅壁或泛丸匾上,然后用棕毛刷沿转动相反方向刷下,使它成为细小的颗粒,继续转动泛丸锅或泛丸匾,再喷水,加入药粉,再加水加粉后搅拌、揉搓,使黏粒分开。如此反复操作,直至起模用粉全部用完,达到规定标准后,过筛分等即得丸模。

(3)湿颗粒起模。将起模用粉均匀撒入泛丸锅或泛丸匾内,喷水,转动泛丸锅或泛丸匾,使粉末全部均匀润湿,并达到手握成团,轻压即散的软材状,过二号筛制成湿颗粒。再将制好的湿颗粒放入泛丸锅或泛丸匾内,撒入少许干粉,充分搅匀,使药粉全部粘在湿颗粒上,旋转摩擦,撞去棱角成为圆形,取出过筛分等即得丸模。

3. 成型

成型系指将已经筛选好的均匀的丸模,逐渐加大至接近成品的操作。操作时将丸模置包衣锅或泛丸匾内,转动,依次加水、撒粉、滚圆、筛选,反复操作,使丸粒的体积逐渐增大,直至形成外观圆整光滑、坚实致密、大小适合的丸剂。每次加水、加粉量要适中,并逐渐增加。在丸粒增大过程中要注意质量,保持丸粒的硬度和圆整度。

4. 盖面

盖面指将适当材料(清水、清浆或处方中部分药物的极细粉)泛制于筛选合格的成型丸粒上至成品大小,使丸粒表面致密、光洁、色泽一致的操作,是泛丸成型的最后一个环节。常用的盖面方法有干粉盖面、清水盖面、清浆盖面。

(1)干粉盖面:操作时仅用干粉,丸粒干燥后,丸面色泽较其他盖面浅,接近于干粉本色。在撒粉前,丸粒润湿要充分,然后滚动至丸面光滑,再均匀地将盖面用粉撒于丸面,快速转动至药粉全部黏附于丸面,迅速取出,收盘时间一般为10~15 min。注意干粉盖面时,应在丸粒增大前先用120目筛,从药粉中筛取最细粉供盖面用,或根据处方规定,选用方中特定的药物细粉盖面。

(2)清水盖面:方法同干粉盖面,盖面时用清水代替干粉,加清水使丸粒充分润湿,滚动一定时间,迅速取出,立即干燥,否则成丸干燥后色泽不一致。

(3)清浆盖面:清浆是指药粉或废丸粒加水制成的药液,清浆盖面制法与清水盖面相同,丸粒表面充分润湿后,迅速取出,否则会出现"花面"。

5. 干燥

泛制法制备水丸,含水量大,容易霉变,滋生微生物,应立即干燥。《中国药典》(2020年版)四部规定,除另有规定外,水蜜丸、水丸、浓缩水蜜丸和浓缩水丸均应在80 ℃以下进行干燥;含挥发性成分或淀粉较多的丸剂(包括糊丸)应在60 ℃以下进行干燥;不宜加热干燥的丸剂应采用其他适宜的方法进行干燥。常见的干燥方法有烘箱干燥、红外干燥、沸腾干燥、微波干燥等。

6. 选丸

选丸系指将制成的水丸进行筛选,除去过大、过小及不规则的丸粒,保证所制丸粒圆整,大小均匀,剂量准确。大量生产可用振动筛、滚筒筛及检丸器等筛选分离。

(三)实例分析

例1:保和丸(水丸)

[处方]　山楂(焦)300 g　　　　六神曲(炒)100 g
　　　　半夏(制)100 g　　　　　茯苓 100 g
　　　　陈皮 50 g　　　　　　　连翘 50 g
　　　　莱菔子(炒)50 g　　　　麦芽(炒)50 g

[制法]　以上8味药材,混合粉碎成细粉,过六至七号筛,混匀。用冷开水或蒸馏水泛丸,干燥,即得。

[注解]

(1)泛丸时,交替加水加粉,整个基本动作即是揉团、撞翻交替进行,以加强丸粒硬度与圆整度,至丸粒逐渐加大成型,符合要求为止。

(2) 选丸是用适宜的药筛将丸粒筛选均匀一致的丸粒,过小的丸粒再泛大,过大的畸形的丸粒应分离出来,并做适当处理。

(3) 盖面的目的是使丸粒表面致密、光洁、色泽一致。常用的方法有干粉盖面、清水盖面和清浆盖面三种。因水丸含水量较大,应及时干燥(80 ℃以下)。干燥时应逐渐升温,并不断翻动,以免产生阴阳面。

例2:逍遥丸(水丸)

[处方]　柴胡 50 g　　　　当归 50 g
　　　　白芍 50 g　　　　白术(炒)50 g
　　　　茯苓 50 g　　　　甘草(蜜炙)40 g
　　　　薄荷 10 g

[制法]　以上7味药材,粉碎成细粉,过筛,混匀。另取生姜50 g,分次加水煎煮,滤过,用煎出液泛丸,干燥,即得。

[注解]

(1) 处方中各药材均为植物药,软硬度相似,故可用混合粉碎法粉碎,混合后的药粉黏性适中,可直接用混合均匀的药粉起模,并加大成型。

(2) 起模是制备水丸的关键,在制备逍遥丸时,应用纯化水或冷开水起模,丸模制成后再用生姜煎出液加大成型。

(3) 处方中有含挥发性成分药材薄荷,故干燥时温度应控制在50~60 ℃。

三、蜜丸的制备

蜜丸是由一种或多种药物粉末与经炼制过的蜂蜜混合而制成的球形内服固体制剂,性柔软,作用缓和,多用于慢性病和需要滋补的疾病,临床上多用于镇咳祛痰、补中益气类药物。蜜丸分大蜜丸(每丸重量在0.5 g以上,含0.5 g)和小蜜丸(每丸重量在0.5 g以下)两种。

(一) 蜜丸的赋形剂

蜂蜜是蜜丸的主要赋形剂,其主要成分是葡萄糖和果糖,另含有少量有机酸、维生素、酶类、无机盐等成分。蜂蜜在蜜丸中除作为黏合剂外,其本身还具有补中、润燥、止痛、解毒等作用。

1. 蜂蜜的选择

蜂蜜的正确选择与炼制是保证蜜丸质量的关键。一般以乳白色和淡黄色,味甜而香、无杂质,稠如凝脂,油性大,含水分少为好。但由于来源、产地、气候等原因,其质量不一致,北方产的蜂蜜一般水分较少,其中以荆条蜜、枣花蜜为优,而南方产的蜂蜜一般水分含量较多。目前有生产企业用果葡糖浆代替蜂蜜生产蜜丸,果葡糖浆又称人造蜂蜜,是由蔗糖水解或淀粉酶解而成,其外观指标与蜂蜜基本相似。

2. 蜂蜜的炼制

炼蜜是指将蜂蜜加热熬炼至一定程度的操作,炼蜜的目的是除去杂质,破坏酵素,杀死微生物,蒸发水分,增强黏性。其方法如下:小量生产可用铜锅或铁锅直火加热,文火炼;大量生产可用蒸汽夹层锅,减压蒸发浓缩锅进行炼制,最后滤除死蜂等杂质,再放入锅中继续加热炼至规定程度。根据处方中药材性质不同,炼蜜的程度可分为嫩蜜、中蜜、老蜜三种。

(1) 嫩蜜:蜂蜜加热至105~115 ℃而得的制品。嫩蜜含水量在20%以上,色泽无明显变化,稍有黏性。适合黏性较强的药材制丸。

(2) 中蜜:蜂蜜加热至116~118 ℃,满锅内出现均匀淡黄色细气泡时的制品。中蜜含水量为10%~13%,用手指捻之多有黏性,但两手指分开时无长白丝出现。中蜜适合黏性适中的药材制丸。

(3) 老蜜:蜂蜜加热至119~122 ℃,出现较大的红棕色气泡时的制品。老蜜含水量仅4%以下,黏性强,两手指捻之出现白丝,滴入冷水中呈边缘清楚的团状。老蜜多用于黏性差的矿物药或纤维较重的药材制丸。

确定蜂蜜炼制的程度,不仅与处方药材性质有关,而且与药粉含水量、制丸季节气温亦有关系。在其他条件相同的情况下,一般冬季多用稍嫩蜜,夏季多用稍老蜜。

(二)蜜丸的制备

蜜丸常用塑制法进行制备。塑制法是指药材细粉加适宜的黏合剂,混合均匀,制成软硬适中、可塑性较大的丸块,再依次制丸条、分丸粒、搓圆而成丸粒的一种制丸方法,多用制丸机,也可用于糊丸、蜡丸、浓缩丸、水蜜丸的制备。塑制法制备蜜丸工艺流程图如图11-2所示。

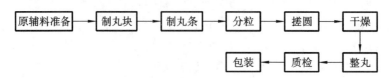

图11-2 塑制法制备蜜丸工艺流程图

1. 原辅料准备

按处方将已炮制合格的药材称好、配齐,通过粉碎、过筛(除另有规定外,供制丸剂用的药粉应为细粉或最细粉)、混合均匀后备用。如处方中有毒剧药、贵重药时,应单独粉碎后用等量递增法与其他药材细粉混合均匀。应根据处方中药材性质,将蜂蜜炼制至所需程度。制丸设备应清洁干净。为了防止药材与制丸设备粘连,并使丸粒表面光滑,制丸过程中可以适当加入润滑剂,蜜丸常用润滑剂是蜂蜡与麻油的混合物(油蜡配比一般是7:3)。

2. 制丸块

制丸块又称合药,是塑制法制备蜜丸的关键工序。丸块的软硬程度直接影响丸粒成型和贮存时是否变形。影响丸块质量的因素主要有以下几个方面:①炼蜜程度:根据处方中饮片的性质、粉末的粗细、含水量的高低、当地的气温及湿度和合药方法等,决定炼蜜程度。蜜过嫩则黏和力小,丸粒不光滑;蜜过老则丸块发硬,颜色变深,难以搓丸。②合药蜜温:一般处方用热蜜合药,如处方中含有较多树脂、胶质、糖、油脂类等药材,黏性较强,遇热容易熔化,则蜜温应保持在60~80 ℃。如处方中含有冰片、麝香等芳香易挥发药物,也应采用温蜜。如处方中含有大量的叶、茎、全草或矿物性药材,粉末黏性小,则需用老蜜,且趁热加入。③用蜜量:药粉与炼蜜的比例也是影响丸块质量的重要因素。一般是(1:1.5)~(1:1),但也有高于1:1或低于1:1.5者,这主要取决于药材的性质:含糖类、胶质等黏性强的药粉,用蜜量宜少;含纤维较多、质地较松、黏性极差的药粉,用蜜量宜多,可达1:2以上,夏季用蜜量稍少,冬季用蜜量稍多。手工合药,用蜜量稍多;机械合药,用蜜量稍少。

3. 制丸条、分粒与搓圆

目前工业化生产多采用全自动中药制丸机,自动化程度高,制药器械不断改进,实现一机多用,也可制备水蜜丸、水丸和浓缩丸等。

目前,大生产多采用可以直接将丸块制成丸剂的机器制丸,整个过程全封闭操作,减小药物染菌概率,并且性能稳定,操作简单,一次成丸无须筛选,无须二次整形。中药自动制丸机如图11-3所示,主要由加料斗、推进器、自控轮、导轮、制丸刀轮等组成。操作时,将混合均匀的药料投入具有密封装置的加料斗内以不溢出加料斗又不低于加料斗高度的1/3为宜,通过进药腔的压药翻板,在螺旋推进器的挤压下,推出多条相同直径的药条,在导轮控制下,丸条同步进入相对方向转动的制丸刀轮中,由于制丸刀轮的径向和轴向运动,丸条被切割并搓圆,连续制成大小均匀的药丸。

4. 干燥

蜜丸成丸后应立即分装,以保证药丸的滋润状态。为防止蜜丸霉变,成丸也常进行干燥,采用微波干燥、远红外辐射干燥,以达到干燥和灭菌的双重效果。

(三)实例分析

例1:安宫牛黄丸(大蜜丸)

[处方]　牛黄100 g　　　　　麝香或人工麝香25 g
　　　　朱砂100 g　　　　　黄连100 g
　　　　栀子100 g　　　　　冰片25 g

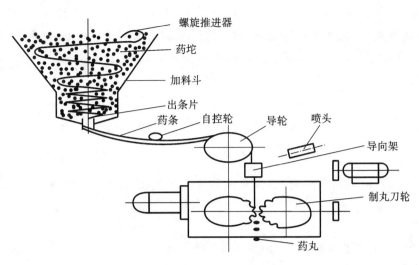

图 11-3 中药制丸机设备

水牛角浓缩粉 200 g　　　　珍珠 50 g
雄黄 100 g　　　　　　　　黄芩 100 g
郁金 100 g

[制法]　以上十一味药材,珍珠水飞或粉碎成极细粉;朱砂、雄黄分别水飞成极细粉;黄连、黄芩、栀子、郁金粉碎成细粉;将牛黄、水牛角浓缩粉、麝香或人工麝香、冰片研细,与上述粉末配研,过筛,混匀,加适量炼蜜制成大蜜丸 600 丸或 1200 丸,即得。本品制成后应立即分装,以保证丸剂的滋润状态。

[注解]　本品具有清热解毒、镇惊开窍作用。用于热病,邪入心包,高热惊厥,神昏谵语;中风昏迷及脑炎、脑膜炎、中毒性脑病、脑出血、败血症见上述证候者。

例 2:大山楂丸(水蜜丸)

[处方]　山楂 100 g　　　　　　六神曲(麸炒)15 g
　　　　麦芽(炒)15 g

[制法]　以上三味药,粉碎成细粉,过七号筛,混匀;另取蔗糖 15 g,加水 7 mL 与炼蜜 15 g,混合,炼至相对密度约为 1.38(70 ℃)时,滤过,与上述细粉混匀,制丸块,搓丸条,制丸粒,每丸重 9 g,即得。

[注解]

(1) 为避免药团黏手和黏器具,操作时可用适量的润滑剂。

(2) 润滑剂可用甘油或麻油(花生油)500 g、蜂蜡 95 g,加热熔化而成。

四、滴丸的制备

滴丸是指固态或液态药物与适宜的基质加热熔融后溶解、乳化或混悬于基质中,再滴入不相混溶、互不作用的冷凝液中,由于表面张力的作用,液滴收缩成球状而制成的制剂。这种滴法制丸的过程,实际上是将固体分散体制成滴丸的形式。滴丸主要供口服,亦可外用(如度米芬滴丸)和局部(如眼、耳、鼻、直肠、阴道等)使用。

(一) 滴丸分类

1. 速效高效滴丸

此类滴丸利用固体分散体的技术进行制备。当基质溶解时,体内药物以微细结晶、无定形微粒或分子形式释出,所以溶解快、吸收快、作用快、生物利用度高。

2. 缓释、控释滴丸

缓释是使滴丸中的药物在较长时间内缓慢溶出,而达长效;控释是使药物在滴丸中以恒定速度溶出,其作用可达数日以上,如氯霉素控释眼丸。

3. 溶液滴丸

片剂所用的润滑剂、崩解剂多为水不溶性,所以通常不能用片剂来配制澄明溶液。而滴丸可用水溶性基质来配制,滴丸在水中可崩解为澄明溶液,如洗必泰滴丸可用于饮水消毒。

4. 栓剂滴丸

滴丸同水溶性栓剂一样可用聚乙二醇等水溶性基质,用于腔道时由体液溶解产生作用。如氟哌酸耳用滴丸、甲硝唑牙用滴丸等。滴丸可同样用于直肠,也可由直肠吸收而直接作用于全身,具有生物利用度高、作用快的特点。

5. 硬胶囊滴丸

硬胶囊中可装入不同溶出度的滴丸,以组成所需溶出度的缓释小丸胶囊,如联苯双酯的硬胶囊滴丸。

6. 包衣滴丸

同片剂、丸剂一样需包糖衣、薄膜衣等,如联苯双酯滴丸。

7. 脂质体滴丸

脂质体为混悬液体,用聚乙二醇可制成固体剂型,是将脂质体在不断搅拌下加入熔融的聚乙二醇4000中形成混悬液,倾倒于模型中冷凝成型。

8. 肠溶衣滴丸

用在胃中不溶解的基质,如酒石酸锑钾滴丸是用明胶溶液作基质成丸后,用甲醛处理,使明胶的氨基在胃液中不溶解,在肠中溶解。

9. 干压包衣滴丸

以滴丸为中心,压上其他药物组成的衣层,融合了两种剂型的优点,如镇咳祛痰的咳必清氯化钾干压包衣片。

知识链接

滴丸发展史

滴制法早在1933年就已经被提出,1933年丹麦首次制成维生素甲丁滴丸,相继报道的还有维生素A、维生素AD、苯巴比妥及酒石酸锑钾等滴丸。此后由于制备工艺、制造理论尚不成熟,不能解决生产上的问题,无法保证产品质量等,滴丸没有得到发展。到20世纪60年代末,我国药学工作者受到西药倍效灰黄霉素制成滴丸的启发,做了大量的研究工作,使滴丸的理论、应用范围和生产设备等有了很大的进展,并具备了工业化生产的条件。1971年我国就上市了治疗慢性气管炎、哮喘病的芸香油滴丸,1977年我国药典开始收载滴丸剂型,使《中国药典》成为国际上第一个收载滴丸的药典。滴丸既可供内服、外用和局部使用,亦可制成缓释、控释制剂,是一种开始引人注目,并有良好发展前景的剂型。

目前,我国是世界上开发滴丸药物制剂品种较多的国家之一。复方丹参滴丸(天津天士力制药股份有限公司)、速效救心丸(中新药业天津第六中药厂)等中药滴丸取得了良好的临床疗效和巨大的经济效益。使传统中药与现代制剂技术结合,开发品种多、依从性高、经济效益好的滴丸品种,是中药制剂工作者任重而道远的任务。

(二) 滴丸的特点

(1) 制备设备简单、操作简便、生产工序少、自动化程度高。

(2) 可增加药物稳定性。由于基质的使用,易水解、易氧化分解的药物和易挥发药物包埋后,稳定性增强。

(3) 可发挥速效或缓释作用。用固体分散技术制备的滴丸由于药物呈高度分散状态,可起到速效作用;而选择脂溶性好的基质制备滴丸,由于药物在体内缓慢释放,则可起到缓释作用。

(4) 滴丸可作为局部用药。滴丸剂型可克服西药滴丸的易流失、易被稀释,以及中药散剂的妨碍引流、不易清洗、易被脓液冲出等缺点,从而可广泛作为耳、鼻、眼、牙的局部用药。

(5) 滴丸载药量低、服用粒数多、可供选用的滴丸基质和冷凝剂品种较少等。

(6) 载药量有限,难以制成大丸(一般丸重多在100 mg以下),因而只能应用于剂量小的药物。

> **课堂互动**
>
> 1. 与水丸、蜜丸相比,滴丸具有什么优点?
> 2. 临床中常用的滴丸有哪些?

(三)滴丸基质和冷凝液的要求与选用

1. 滴丸的基质

滴丸中除主药以外的附加剂称为基质,是滴丸处方组成中重要的部分。滴丸的基质直接影响滴丸的形成、溶散时限、溶出度、稳定性、药物含量。制备滴丸的基质必须具有以下条件:性质稳定,与药物不发生化学反应,不影响药物的疗效与检测;熔点较低,在60~100 ℃条件下能熔化成液体,遇骤冷又能冷凝为固体,与药物混合后仍能保持以上物理形状;对人体无害。滴丸的基质可分为水溶性基质和非水溶性基质两大类。

(1) 水溶性基质。常用聚乙二醇类(如PEG6000、PEG4000)、肥皂类、聚氧乙烯单硬脂酸酯(S-40)、硬脂酸钠、甘油明胶、尿素及泊洛沙姆等。其中聚乙二醇具有加热(60~100 ℃)融化、遇冷迅速凝固、不与主药发生反应、对人体无害、无紫外吸收、不影响药物的测定等优点,应用广泛。

(2) 非水溶性基质。非水溶性基质即脂溶性基质,常用硬脂酸、单硬脂酸甘油酯、氢化植物油、虫蜡、十六醇(鲸蜡醇)、十八醇(硬脂醇)等。

选择基质时应根据"相似者相溶"的原则,尽可能选用与药物极性或溶解度相近的基质。在生产实践中可将水溶性基质与非水溶性基质混合使用,起到调节滴丸的溶散时限、溶出速度或容纳更多药物的作用。如国内常用PEG6000与适量硬脂酸配合调整熔点,可制得较好的滴丸。

2. 滴丸的冷凝液

用于冷却滴出的液滴,使之冷凝成固体丸剂的液体称为冷凝液。冷凝液不是滴丸的组成部分,但参与滴丸制备中的工艺过程,如果处理不彻底,可能产生毒性。此外,冷凝液与滴丸的形成有很大关系,应根据主药和基质的性质选用适宜的冷凝液。

冷凝液应符合以下条件:①安全无害;②与主药和基质不相混溶,不起化学反应;③有适宜的相对密度(略高或略低于滴丸的相对密度)和黏度,以使滴丸(液滴)能在冷凝液中缓缓上浮或下沉,有足够时间进行冷凝、收缩,从而保证成型完好;④有适宜的表面张力可形成滴丸。

冷凝液分为水溶性冷凝液和非水溶性冷凝液两大类。常用的水溶性冷凝液有水、不同浓度的乙醇等,适用于非水溶性基质的滴丸;非水溶性冷凝液有液状石蜡、植物油、二甲硅油,及它们的混合物等,适用于水溶性基质的滴丸。

(四)制备滴丸

滴丸是采用滴制法进行制备的丸剂。滴制法是指将药物与适宜基质制成溶液或混悬液,滴入另一种互不相溶的冷凝液中,使之冷凝成丸粒的一种丸剂制备方法。滴制法制备滴丸的生产工艺流程如图11-4所示。

以由下向上滴制设备为例,其滴制方法如下:

(1) 药材提取:根据处方中药材性质选用适宜方法进行提取、精制后,得到药材提取物。

(2) 药液配制:采用适当方法将主药溶解、混悬或乳化在适宜的基质内制成药液,并将药液移入加

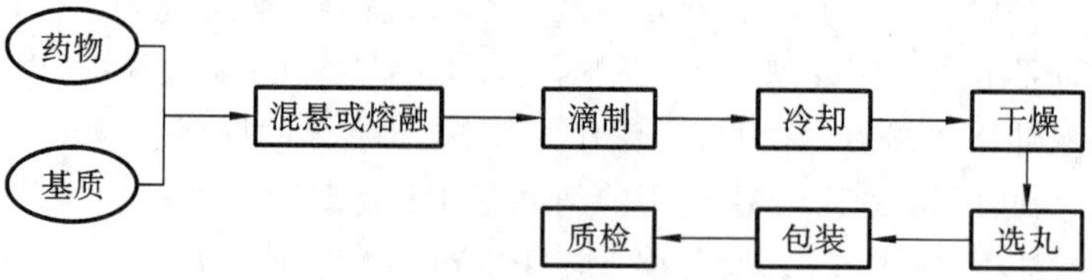

图 11-4 滴制法制备滴丸工艺流程图

料漏斗,保温(80～90 ℃),便于滴制。

（3）滴制成丸（滴制、冷却）：选择合适的冷凝液,加入滴丸机的冷凝柱中,将保温箱调至适宜温度(80～90 ℃),依据药液性状和丸重大小而定；开启吹气管（即玻璃旋塞2）及吸气管（即玻璃旋塞1）；关闭出口（即玻璃旋塞3）,药液滤入贮液瓶内,待药液滤完后,关闭吸气管,由吹气管吹气,使药液虹吸进入滴瓶中,至液面淹没到虹吸管的出口时停止吹气,关闭吹气管,由吸气管吸气以提高虹吸管内药液的高度。当滴瓶内液面升至一定高度时,调节滴出口的玻璃旋塞4和7,使滴出速度为92～95滴/分,滴入已预先冷却的冷凝液中冷凝,收集,即得滴丸（图 11-5）。

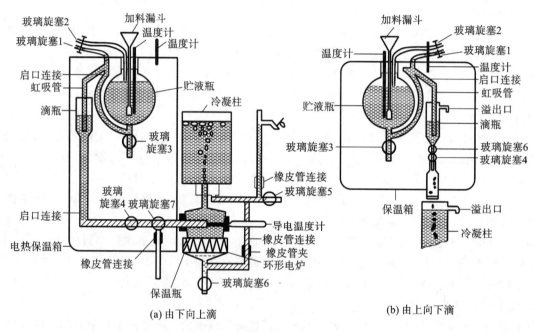

图 11-5 滴制法制备滴丸设备示意图

（4）干燥：从冷凝液中将丸粒捞出,剔除废丸,先纱布擦去丸粒表面的冷凝液,再用适宜的溶液搓洗除去冷凝液,冷风吹干后,室温下晾4 h即可。

（5）包装：制成的滴丸经质量检查合格后应立即包装,但包装时要注意温度的影响,包装要严密,并贮存于阴凉处。

（五）实例分析

例1：复方丹参滴丸

[处方] 丹参 三七 冰片 聚乙二醇适量

[制法] 以上3味,冰片研细；丹参、三七加水煎煮,煎液滤过,滤液浓缩,加入乙醇,静置使沉淀,取上清液,回收乙醇,浓缩成稠膏,备用。取聚乙二醇适量,加热使熔融,加入上述稠膏和冰片细粉,混匀,滴入冷却的液状石蜡中,制成滴丸,或包薄膜衣,即得。

[注解]

（1）本制剂为滴丸,所用基质聚乙二醇为水溶性,故应选用脂溶性冷凝液,如液状石蜡。

（2）为使滴丸重量差异在规定范围内,操作时应保持恒温,并控制好滴速和冷凝液温度。

例2：冠心苏合滴丸

[处方]　苏合香 10 g　　　　　冰片 21 g
　　　　乳香（制）21 g　　　　檀香 42 g
　　　　青木香 42 g　　　　　 聚乙二醇适量

[制法]　以上5味，除苏合香、冰片外，其余乳香（制）等3味提取挥发油，药渣用80％乙醇加热回流提取2次，每次2 h，滤过，滤液回收乙醇至无醇味，减压浓缩成相对密度为1.25～1.30的稠膏，干燥，粉碎成细粉，加入苏合香、冰片及聚乙二醇基质适量，加热至熔化，再加入上述乳香等挥发油，混匀，制成滴丸，即得。

[注解]　本品具有理气宽胸、止痛的作用，可用于心绞痛、胸闷憋气。

拓 展 知 识

一、制备蜜丸的质量影响因素

1. 蜂蜜的质量

蜂蜜的质量直接关系到蜜丸是否滋润、柔软，贮存期间是否变质。蜂蜜来源广泛，故品质优劣相差较大，北方以荆条蜜、槐花蜜、枣花蜜等质量较好。无论采用何种蜜源的蜂蜜，都应按照《中国药典》（2020年版）的标准检验，凡味微酸、嗅之有异气、食之心烦、稀淡如水的蜂蜜均不能入药。

2. 炼蜜的程度

蜂蜜炼制的好坏，是制备蜜丸的关键环节。若炼制不得法，或使用炼制程度过高的蜂蜜，蜜丸在贮存期间易出现皱皮、干硬、破裂等质量问题。蜂蜜在加热熔化后，应先过筛除去死蜂等杂质，然后再按工艺要求炼制成嫩蜜、中蜜、老蜜。炼制的蜂蜜应趁热使用，或保存在密闭容器中备用。

3. 炼蜜用量

《中国药典》（2020年版）收载的蜜丸成方制剂，在制法项下规定了炼蜜的用量范围，按照标准控制药粉和蜂蜜的比例，可制备出软硬适中的蜜丸。对于没有相应质量标准的蜜丸的制备，蜂蜜用量需摸索，一般情况下，对于相同药粉，蜂蜜用量越多则蜜丸所含水分越多，硬度越小；反之蜜丸硬度越大。

4. 药粉性质

药材粉碎程度越高，药粉的表面积越大，蜂蜜与药粉混合时，药粉对蜂蜜的水分吸附量相对增加，蜜丸硬度增加。应根据药粉细度调整蜂蜜的用量，待工艺确定后，药粉的细度应保持一致。蜜丸的硬度主要受蜜丸含水量的影响，含水量多时硬度下降，含水量少时，硬度增加。当蜂蜜与药粉比例一定时，药粉的含水量越大，蜂蜜向药粉扩散的水分越少，蜜丸中的含水量越大，蜜丸硬度下降；药粉中含水量越少，蜜丸的硬度增大。

5. 合坨温度与方法

合坨时的温度主要影响蜂蜜和药粉的扩散和渗透速度。制备蜜丸一般趁热加蜜，温度高时蜂蜜流动性好，扩散速率快，使药粉充分吸附水分，当冷却到室温时，由于温差大，又多散发了一些水分使蜜丸硬度增加。合坨温度低时，蜂蜜流动性差，扩散和渗透速率慢，药粉吸附的蜂蜜水分相对较少。一般情况下，对于同一品种规格的蜜丸采用手工合坨用蜜量要比机械合坨的用蜜量多，因此要根据情况适当调整用蜜量。

6. 季节因素

合坨时的蜜温应随季节适当加以调整，一般冬季高于夏季10～15 ℃为宜。炼蜜的用量夏季宜少，冬季宜多。

二、制备滴丸的质量影响因素

1. 影响滴丸重量(丸重)的因素

(1) 滴管口径:在一定范围内,管径大则滴制的丸也大,反之则小。

(2) 温度:温度上升,表面张力下降,丸重减小;反之亦然。因此,操作中要保持恒温。

(3) 滴管口与冷凝液液面的距离:两者之间距离过大时,液滴会因重力作用被跌散而产生细粒,因此两者之间距离不宜超过 5 cm。

注意:为了增加丸的重量,可采用滴出口浸在冷凝液中滴制的方法,滴液在冷凝液中滴下必须克服因产生浮力的同体积的冷凝液的重量,故丸重增大。

2. 影响滴丸圆整度的因素

(1) 液滴在冷凝液中移动的速度:液滴与冷凝液的密度相差大、冷凝液的黏滞度小都能增加移动速度。移动速度越快,受的力越大,其形状越扁。

(2) 液滴的大小:液滴越小,液滴收缩成球体的力越大,因而小丸的圆整度比大丸好。

(3) 冷凝液性质:适当增加冷凝液和液滴亲和力,使液滴中空气尽早排出,保护凝固时丸的圆整度。

(4) 冷凝液温度:最好是梯度冷却,有利于滴丸充分成型冷却,但使用甲基硅油作冷凝液不必分步冷却,只需控制滴丸出口温度(40 ℃左右),如苏冰滴丸。

(田守琴)

项目十二　外用膏剂制备技术

[学习过程]

1. 实训项目
实训项目十二　制备软膏剂
2. 相关知识
(1) 概述；
(2) 软膏剂的制备；
(3) 硬膏剂的制备。

[预期成果]

1. 预期学习成果
(1) 能够描述外用膏剂的概念、特点、分类、质量要求等；
(2) 能够描述软膏剂的概念、基质类型、特点、制备方法等；
(3) 分析软膏剂的处方，正确操作制剂设备，按照工艺流程完成小量软膏剂制备，并完成实训报告；
(4) 能够描述硬膏剂的概念、基质组成、制备方法等；
(5) 能够查阅《中国药典》(2020年版)，获取软膏剂、硬膏剂药品标准、检验方法等专业信息；
(6) 能够根据外用膏剂的特点、临床应用与注意事项合理指导用药。
2. 课后提交成果
(1) 完成达标检测题；
(2) 分组完成电子版实训报告(含相关横向知识介绍/实训过程图片/结果分析)；
(3) 结合外用膏剂制备技术的相关知识，通过查找资料，整理归纳，分组完成微课或视频制作(选做)。

达标检测题

实训项目十二　制备软膏剂

一、实训目的

(1) 能完成不同类型、不同基质软膏剂的制备操作。
(2) 会进行软膏剂的质量评定。

二、器材与试剂

(1) 器材：水浴锅、烧杯、电炉、温度计等。
(2) 试剂：丹皮酚、硬脂酸、三乙醇胺、羊毛脂、甘油、液状石蜡、纯化水。

三、实训原理

本实验采用乳化法制备。操作时,将处方中油脂性组分合并,加热成液体作为油相,保持油相温度在80 ℃左右;另将水溶性组分溶于水中,并加热至与油相同温或略高于油相温度,均匀混合油、水两相并使之乳化完全,冷凝成膏状物,即得。

四、实训内容

徐长卿软膏的制备

本品抗菌消炎。用于湿疹、荨麻疹、神经性皮炎等。

[处方]　丹皮酚 10 g　　　　硬脂酸 150 g
　　　　三乙醇胺 20 g　　　羊毛脂 20 g
　　　　甘油 50 mL　　　　 液状石蜡 250 mL
　　　　纯化水 500 mL

[制法]　将丹皮酚用少量液状石蜡研成糊状,备用。硬脂酸、羊毛脂、液状石蜡为油相,置烧杯中在水浴上加热至80 ℃,另将三乙醇胺、纯化水置另一烧杯中水浴加热至80 ℃,水相缓缓倒入油相中,水浴上不断搅拌至液体为乳白色黏稠状,室温下搅拌至冷凝成半固体状,分次加入丹皮酚糊状液,混匀,即得。

[注解]

(1) 药物颗粒大小对药物的透皮吸收有影响,配制时应将药物研细。

(2) 本品易失水干缩或发霉变质,大量配制时应加防腐剂。

五、思考题

(1) 分析乳剂型基质处方,写出制备工艺流程及应注意的问题。

(2) 油、水两相的混合方法有几种?操作关键是什么?

(3) 归纳药物加入基质的注意事项。

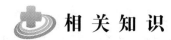

相 关 知 识

一、概述

(一) 外用膏剂的含义与特点

外用膏剂是指药材提取物、药材提取物加药材细粉或药材细粉与适宜的基质,采用适宜的工艺过程与制法,制成专供外用的半固体或近似固体的一类制剂。

外用膏剂广泛用于皮肤科和外科等,使用时多涂布或粘贴于皮肤、黏膜或创面上,对皮肤或患处起保护、润滑或局部治疗作用,亦可透过皮肤或黏膜吸收而起全身治疗作用。

外用膏剂中的中药软膏与硬膏在中国应用甚早,近年来中药橡皮硬膏、中药巴布膏等外用膏剂的发展亦迅猛。外用膏剂应用越来越多,主要因其具有以下特点:

(1) 作为经皮给药系统制剂,药物透过皮肤黏膜吸收进入体循环,能避免肝脏的首过效应,减少药物对肝脏的毒副作用。

(2) 避免药物在胃肠道中因pH值或酶而被破坏,失去活性。

(3) 避免口服刺激性药物对胃黏膜的刺激。

(4) 释药速率缓慢,可延长作用时间,减少血药浓度的峰谷变化,减少用药次数。

(5)携带、使用方便。

(6)可自主用药,随时可停止用药,使用较安全。

外用膏剂亦存在起效慢、载药量小、易污染衣物等缺点。对皮肤有刺激性或过敏性的药物不宜制成外用膏剂。

(二)外用膏剂的分类

外用膏剂按形态不同主要分为软膏剂、硬膏剂两类;根据使用的基质不同,硬膏剂主要包括膏药和贴膏剂等。

1. 软膏剂

软膏剂为主要用于皮肤或黏膜的、具有一定稠度的半固体外用制剂,包括油脂性基质、乳剂型基质、水溶性基质软膏。

2. 膏药

膏药是供皮肤贴敷的、类似于固体的外用制剂,可起保护、封闭及治疗作用。膏药分为黑膏药和白膏药,黑膏药应用更广泛。

3. 贴膏剂

贴膏剂是一类供皮肤贴敷、可产生全身或局部作用的薄片状制剂。贴膏剂包括橡胶贴膏、凝胶贴膏。本项目将详细介绍橡胶贴膏的制备。

其他类似的外用膏剂还有贴剂、凝胶剂、糊剂、涂膜剂等。

(三)外用膏剂的质量要求及检查

1. 软膏剂的质量要求及检查

良好的软膏剂应具备以下要求:①选用的基质应根据该剂型的特点、药物的性质以及疗效而定,基质应细腻,涂于皮肤或黏膜上应无刺激性。②有适宜的黏稠度且不易受季节变化影响,应易于软化、涂布而不融化。③性质稳定,有效期内无酸败、异臭、变色、变硬等变质现象。④必要时可加入防腐剂、抗氧剂、增稠剂、保湿剂及透皮促进剂;保证其良好的稳定性、吸水性与药物的释放性、穿透性。⑤无刺激性、致敏性;无配伍禁忌;用于烧伤、创面与眼用的软膏剂应无菌。

《中国药典》(2020年版)四部规定,除另有规定外,软膏剂应进行以下相应检查。

(1)粒度:除另有规定外,混悬型软膏剂、含饮片细粉的软膏剂照下述方法检查,应符合规定。

检查法:取供试品适量,置于载玻片上涂成薄层,薄层面积相当于盖玻片面积,共涂3片,照粒度和粒度分布测定法(通则0982第一法)测定,均不得检出大于180 μm的粒子。

(2)装量:照最低装量检查法(通则0942)检查,应符合规定。

(3)无菌:用于严重创伤或临床必须无菌的软膏剂,照无菌检查法(通则1101)检查,应符合规定。

(4)微生物限度:除另有规定外,照非无菌产品微生物限度检查:微生物计数法(通则1105)和控制菌检查法(通则1106)及非无菌药品微生物限度标准(通则1107)检查及评价,应符合规定。

2. 膏药的质量要求及检查

膏药的主要质量要求:①膏药的原料饮片应按规定处理,制备用红丹、官粉均应干燥、无吸潮结块;②炸过药的油应炼至"滴水成珠",再加入红丹或官粉;③膏药的膏体应油润细腻、光亮、老嫩适中、摊涂均匀、无飞边缺口,加热后能粘贴于皮肤上且不移动。黑膏药应乌黑、无红斑;白膏药应无白点;④除另有规定外,膏药应密闭,置阴凉处贮存。

除另有规定外,膏药应进行软化点、重量差异检查。

3. 贴膏剂质量要求与检查

贴膏剂的主要质量要求:①贴膏剂根据需要可加入表面活性剂、乳化剂、保湿剂、抑菌剂或抗氧剂等。②贴膏剂的膏料应涂布均匀,膏面应光洁、色泽一致,贴膏剂应无脱膏、失黏现象,背衬面应平整、洁净、无漏膏现象。涂布中若使用有机溶剂,必要时应检查残留溶剂。③采用乙醇等溶剂应在标签中注明过敏者慎用。④根据原料药物和制剂的特性,除来源于动、植物多组分且难以建立测定方法的贴膏剂外,贴膏剂的含量均匀度、释放度、黏附力等应符合要求。⑤除另有规定外,贴膏剂应密封贮存。

除另有规定外,贴膏剂应进行含膏量、耐热性、赋形性、黏附力、含量均匀度、微生物限度等检查。

(四)外用膏剂的包装与贮藏技术

1. 软膏剂的包装与贮藏技术

软膏剂的包装或贮藏条件不当,常引起软膏剂的酸败、变色、变硬等变质现象。软膏剂一般用软膏管(锡、铝、塑料)和塑料盒进行包装。除另有规定外,软膏剂应避光密封贮存。

2. 膏药的包装与贮藏技术

膏药的裱背材料一般采用漂白细布或无纺布。膏面覆盖物多采用硬质纱布、塑料薄膜及玻璃纸等,以避免膏片互相黏着及防止挥发性成分挥散。膏药制成后一般用塑料薄膜、镀铝膜袋等密封后保存。除另有规定外,膏药应密闭,置阴凉处贮存。

3. 橡胶贴膏的包装与贮藏技术

橡胶贴膏一般采用复合袋进行内包装。除另有规定外,橡胶贴膏应密封贮存。

二、软膏剂的制备

(一)软膏剂概述

1. 软膏剂的含义和种类

软膏剂是指原料药物与油脂性或水溶性基质混合制成的均匀的半固体外用制剂。因原料药物在基质中分散状态不同,软膏剂分为溶液型软膏剂和混悬型软膏剂。溶液型软膏剂为原料药溶解(或共熔)于基质或基质组分中制成的软膏剂;混悬型软膏剂为原料药细粉均匀分散于基质中制成的软膏剂。

软膏剂主要起保护、润滑、局部治疗作用,如消肿止痛、收敛皮肤等,多用于慢性皮肤病,禁用于急性皮肤疾病。少数软膏剂中的药物经皮吸收后,也可以起到全身治疗作用。

2. 软膏剂的特点

(1)细腻、均匀,无粗糙感。

(2)黏稠度适宜,易于涂布。

(3)一般有比较好的吸水性,所含药物的释放、穿透能力比较强。

(4)无不良刺激性、致敏性,不良反应小。

(5)性质稳定,长期贮存无酸臭、异味、变色等变质现象产生。

(6)生产工艺简单,使用、携带、贮存比较方便。

(二)软膏剂基质

软膏剂主要由药物与基质两部分组成,基质不仅是软膏剂的赋形剂,同时也是药物的载体,其质量直接影响软膏剂的质量及药物的释放、吸收等。因此,软膏剂的基质一般应具备以下要求:①无生理活性、刺激性和致敏性;②性质稳定,不与主药或附加剂等其他物质发生配伍变化;③有良好的吸水性,能吸收患处的分泌物;④不妨碍皮肤的正常功能,有利于药物的释放与吸收;⑤具有适当稠度,易涂布,易于清洗,不污染衣物。

实际上,没有一种基质能完全符合上述要求,一般可根据软膏剂的要求,将基质混合使用,或添加适宜附加剂以获得理想基质。常用的软膏剂基质有油脂性基质、水溶性基质和乳剂型基质三类。

1. 油脂性基质

此类基质的共同特点:润滑、无刺激性,对皮肤有保护、软化作用;性质稳定,能与多种药物配伍而不发生配伍禁忌,不易长霉;除羊毛脂外,吸水性差,对药物的释放、穿透作用较差,油腻性强,不易洗除。

此类基质主要用于遇水不稳定的药物软膏的制备。此类基质适用于烧伤脱痂、湿疹、皮炎以及冬季皮肤含水量减少后发生干燥、落屑、皲裂等皮肤疾病,但有多量渗出液的皮肤疾病不宜选用。此类基质主要包括油脂类、烃类、类脂类和硅酮等。

(1)油脂类:从动物或植物中提炼所得,在贮存过程中易受温度、光线、空气等的影响而氧化酸败,生成物有刺激性,化学性质不及烃类基质稳定,需适当添加抗氧剂和防腐剂改善。

①动物油:常用的是豚脂(猪油),熔点为36~42 ℃,可吸收15%的水,在应用时可加入1%~2%苯甲酸以防止酸败,并且常需加其他基质调节稠度。

②植物油:常用花生油、麻油、棉籽油等,常温下多为液体,故常与熔点较高的蜡类调制成稠度适宜的基质,也可作为乳剂型基质的油相。

③氢化植物油:主要是将植物油氢化而制成的饱和或部分饱和的脂肪酸甘油酯。不完全氢化的植物油呈半固体状态,较植物油稳定,但仍可被氧化而酸败;完全氢化的植物油为蜡状固体,熔点较高。

④单软膏:以花生油(或棉籽油)670 g与蜂蜡330 g加热熔合而成。

(2)烃类:从石油中得到的各种烃的混合物,多数为饱和烃,不易酸败,无刺激性,性质稳定,很少与主药发生作用,适用于保护性软膏剂。

①凡士林:最常用的软膏基质,又称软石蜡,为半固体膏状物。有黄、白两种,白凡士林由黄凡士林漂白而成。熔点为38~60 ℃,有适宜的黏稠性和涂展性,可单独用作基质。性质稳定,适用于遇水不稳定的药物。但释药性、对皮肤的穿透性差,且油腻性强、吸水性亦差,仅适用于皮肤表面病变,单独使用不适用于有大量渗出液的患处,常加入适量羊毛脂、胆固醇或表面活性剂等改善其吸水性。

②固体石蜡:固体饱和烃类的混合物,熔点为50~65 ℃,与其他基质混合后不会单独析出,优于蜂蜡。用于调节软膏硬度和增高熔点。

③液状石蜡:亦称白油,为各种液体烃的混合物,主要用于调节软膏稠度,也可用于研磨药物粉末以利于与基质混合。

(3)类脂类:高级脂肪酸与高级醇化合而成的酯类,其物理性质与油脂类相似;但化学性质比油酯类稳定。有一定的吸水性,常与油脂类基质合用,可增加油脂类基质的吸水性。

①羊毛脂:又称无水羊毛脂,熔点为36~42 ℃,无毒,对皮肤和黏膜无刺激性,由于其组成与皮脂分泌物相近,有利于药物的透皮吸收。羊毛脂有良好的吸水性,特别适合含有水的软膏。但因黏性过大,不宜单独使用,常与凡士林合用,可改善凡士林的吸水性和穿透性。

②蜂蜡:蜜蜂的自然分泌物,有黄、白之分,白蜂蜡由黄蜂蜡漂白精制而成。蜂蜡熔点为62~67 ℃,不易酸败,无毒,对皮肤、黏膜无刺激性;具有较弱的吸水性,吸水后形成粗的油包水型乳剂基质。常用于调节软膏的稠度和作为乳膏剂的辅助乳化剂。

③鲸蜡:熔点为42~50 ℃,为弱的油包水型乳化剂,常用于调节软膏的稠度,也可用作乳膏剂的稳定剂。

(4)硅酮:简称硅油,无毒,对皮肤无刺激性,润滑而易于涂布,不妨碍皮肤正常功能,不污染衣物,在使用温度范围内黏度变化很小,为理想的疏水性基质。对眼睛有刺激性而不宜用作眼膏基质。

2. 水溶性基质

水溶性基质由天然或合成的水溶性高分子物质组成。水溶性基质的优点是释药速度较快,无油腻性,易涂布,对皮肤及黏膜无刺激性,能与水溶液混合并吸收组织渗出液,多用于湿润、糜烂创面,有利于分泌物的清除,也常用于腔道黏膜或防油保护性软膏的基质,适用于亚急性皮炎、湿疹等慢性皮肤疾病。水溶性基质的缺点是润滑性差,水分易蒸发,易霉败,常需加入保湿剂与防腐剂。

(1)聚乙二醇类:乙二醇的高分子聚合物,分子量在300~6000的聚乙二醇较为常用。常用的有聚乙二醇1500与聚乙二醇300等量的融合物,及聚乙二醇4000与聚乙二醇400等量的融合物。本品对人体无毒性、无刺激性,化学性质稳定,不易酸败和发霉;吸湿性好,可吸收分泌液,易洗除,但长期使用可致皮肤干燥。可与一些药物如苯酚、苯甲酸、水杨酸、鞣酸等产生配伍禁忌,可降低酚类防腐剂的防腐能力。不宜用于遇水不稳定的药物软膏。目前聚乙二醇基质逐步被水凝胶基质所代替。

(2)纤维素衍生物:常用甲基纤维素(MC)、羧甲基纤维素钠(CMC-Na)等。甲基纤维素能与冷水形成复合物而胶溶;羧甲基纤维素钠在冷、热水中均溶解,浓度较高时呈凝胶状。

(3)卡波普:丙烯酸与丙烯基蔗糖交联的高分子聚合物。因分子量不同有多种规格,其制成的软膏涂用舒适,尤其适用于脂溢性皮炎的治疗,还具有透皮促进作用。

(4)FAPG基质:一种新型水溶性基质,主要由十八醇和丙二醇组成,还可含有少量增塑剂聚乙二醇、增黏剂甘油或硬脂酸、透皮吸收促进剂氮酮或二甲基亚砜或二甲基甲酰胺。制品润滑、白皙、柔软，是无水的亲水性半固体，并带有珠光。此基质具有如下特点：①无水，但具有水洗性，适用于易水解的药物；②在皮肤上的铺展性好，黏附性好，能形成封闭的薄膜；③不易水解，不易酸败。

（5）其他：主要有海藻酸钠和甘油明胶等。甘油明胶由甘油与明胶溶液混合制成，甘油占10%～20%，明胶占1%～3%，水占70%～80%。本品温热后易涂布，涂布后能形成保护膜，使用较舒适。

3. 乳剂型基质

乳剂型基质的组成、形成基质的类型及原理与乳剂相似，其组成为油相、水相及乳化剂三个部分，但所用油相物质多为半固体或固体，故在一定温度下混合乳化后形成半固体基质。常用的油相有硬脂酸、石蜡、蜂蜡、高级脂肪醇、凡士林、液状石蜡、植物油等，用量一般为软膏总量的15%～30%。常用纯化水作为水相。

乳剂型基质的类型有O/W型和W/O型两类。O/W型乳剂型基质（称雪花膏）色白如雪、易于清洗，涂抹在皮肤上，几乎不留痕迹。W/O型乳剂型基质比不含水的油脂性基质油腻性小，易涂布，由于水分的慢慢蒸发而具有冷却作用，故有"冷霜"之称。

因乳化剂的作用，一般乳剂型基质中药物的释放、穿透、吸收较快；乳剂型基质不阻止皮肤表面分泌物的分泌及水分的蒸发，对皮肤的正常功能影响较小。O/W型乳剂基质能与大量水混合，含水量较高，但所吸收的分泌物可重新透入皮肤（反向吸收）而使炎症恶化，故不适宜用于分泌物较多的皮肤疾病，如湿性湿疹，忌用于糜烂、溃疡、水疱及脓疱症等。通常乳剂型基质适用于亚急性、慢性、无渗出液的皮肤损伤和皮肤瘙痒症。

常用的乳剂型基质和乳化剂有以下几类。

（1）水包油（O/W）型乳剂型基质：外观形态似雪花膏状，故有"雪花膏"之称；易洗除，不污染衣物，能吸收一定量的渗出液；在贮存过程中，易发生霉变、易失水而使软膏变硬，常需加入适量的保湿剂和防腐剂；润滑性较差，久用易黏于创面；用于有大量渗出液的糜烂疮面时，其所吸收的分泌物可重新进入皮肤（称反向吸收）而使炎症恶化，临床使用时应注意。

常用的水包油型乳剂基质的乳化剂如下。

①一价肥皂：多为一价金属离子钠、钾的脂肪酸盐，一般是由它们的氢氧化物、硼酸盐或三乙醇胺、三异丙胺等有机碱与硬脂酸或油酸等脂肪酸在基质制备过程中生成的新生皂，HLB值为15～18，易形成O/W型乳剂型基质。以新生皂为乳化剂制成的基质避免用于酸、碱类药物制备软膏，一般pH值在5～6以下容易水解。忌与含钙、镁离子类药物配伍，忌与阳离子型表面活性剂及阳离子药物配伍。

以钠皂为乳化剂制成的乳剂型基质较硬，以钾皂为乳化剂制成的乳剂型基质较软，以有机胺皂为乳化剂制成的乳剂型基质较为细腻、光亮。

②脂肪醇硫酸（酯）钠类：常用的有十二烷基硫酸（酯）钠和十二烷基丙磺酸钠，均为阴离子型表面活性剂，可形成O/W型乳剂型基质，常与其他W/O型乳化剂如十六醇、十八醇、硬脂酸甘油酯、脂肪酸山梨坦类等合用，以调整HLB值，达到油相所需范围。

本品较肥皂类稳定，比较耐酸和钙、镁盐，但与阳离子型表面活性剂配伍可因电荷中和形成沉淀而失效，另外1.5%～2%氯化钠可使之丧失乳化作用，其乳化作用适宜的pH值应为6～7，不应小于4或大于8。脂肪醇硫酸（酯）钠类乳化剂对黏膜有一定的刺激性，故主要用作外用软膏剂的乳化剂。

③聚山梨酯类（吐温类）：无毒性，对热稳定，对黏膜与皮肤的刺激性小，并能与酸性盐、电解质配伍，但在强酸、碱和酶的作用下容易水解，与碱类、重金属盐、酚类及鞣质均可产生配伍变化，能与一些防腐剂羟苯酯类、季铵盐类、苯甲酸等发生络合而严重抑制其防腐能力，选择防腐剂时应注意。

④聚氧乙烯醚的衍生物类：如平平加O，非离子型表面活性剂，多与不同辅助乳化剂按不同配比制成乳剂型基质；乳化剂OP，耐酸、碱、还原剂及氧化剂，性质稳定，但与苯酚、间苯二酚、麝香草酚、水杨酸等配伍形成络合物，破坏乳剂型基质，此外，水溶液中有大量金属离子如铁、锌、铝、铜等时，其表面活性降低。

（2）油包水（W/O）型乳剂型基质：外观形态似油膏状，又称冷霜。涂展性能好，能吸收少量的水分，不能与水混合,不易洗除,常用作润肤剂。

常用的油包水型乳剂型基质的乳化剂如下。

①多价皂:多为二价、三价金属离子,由钙、镁、铝的氧化物与脂肪酸作用生成,常用的有硬脂酸钙、硬脂酸镁、硬脂酸铝等。

②高级脂肪醇及多元醇酯类:高级脂肪醇中常用的有鲸蜡醇(十六醇)和硬脂醇(十八醇),均为较弱的 W/O 型乳化剂,亦可用于 O/W 型乳剂型基质油相中,可增加乳剂的稳定性和稠度。多元醇酯中常用单硬脂酸甘油酯,它属于非离子型表面活性剂,为弱的 W/O 型乳化剂,常用作 O/W 型乳剂型基质的辅助乳化剂,可起稳定和增稠作用。

③脂肪酸山梨坦(司盘类):亲油性的非离子型表面活性剂,常用作 W/O 型乳剂型基质的乳化剂,有时也可用于 O/W 型乳剂型基质的辅助乳化剂。

(三) 软膏剂的制备及实例分析

软膏剂的制备方法分为研和法、熔融法和乳化法三种。

软膏剂生产环境的空气洁净度级别要求:①外用软膏的配料、灌装需在 D 级净化空气条件下操作;②眼膏及除直肠外的腔道用软膏需在 C 级净化空气条件下操作;③凡士林等基质需经消毒和滤过处理;④软膏管灌装前需检验消毒。

软膏剂制备的工艺流程如图 12-1 所示。

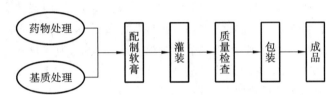

图 12-1 软膏剂制备工艺流程图

1. 基质的处理

凡士林、石蜡、硬脂酸等作为油相用作乳膏基质时,若混有机械性异物或工厂大量生产时,需要加热滤过及灭菌处理,可用反应罐夹套加热至 150 ℃保持 1 h,起到灭菌和蒸除水分的作用。滤过采用多层细布抽滤或压滤的方法,去除各种异物。固体药物原料可直接加入配制罐内或经气流粉碎机处理,使粒度达到规定要求。

2. 药物加入基质中的方法

(1) 不溶于基质的药物,如氧化锌、硫黄等,应采用适宜的方法粉碎成细粉。研和法制备时,药粉先用液状石蜡、植物油、甘油或水研磨成糊状,再加入其余基质。熔融法制备时,在不断搅拌下将药物粉末加入基质中,继续搅拌至冷凝。

(2) 能溶于基质中的药物,宜溶解在基质组分中制成溶液型乳膏。混合时油溶性药物溶于油相,水溶性药物溶于水或水相,再与基质混合均匀。

(3) 处方中含共熔性成分,如薄荷脑、樟脑、麝香草酚等,可先使其共熔,再加入基质中混合。

(4) 半固体黏稠性药物,可先加少量能与基质混合或吸收的成分如植物油或羊毛脂混合后,再加入油相中混匀。

(5) 中药浸出物为液体时,可先浓缩成稠膏状,再加入基质中混合。

(6) 受热易破坏及挥发性药物,应视性质不同,或如上法研磨,或直接或间接溶解后逐渐加入,随加随搅拌,直至乳膏冷却定形,制备时采用熔融法或乳化法时应在 40 ℃以下加入,以减少主要成分破坏或损失。

3. 制备方法

(1) 研和法:此法适合在室温条件下为半固体的基质的制备,且药物不耐热,也不溶于基质中(在常温下药物与基质可均匀混合)。先将药物粉碎过筛,再加入少量基质研磨混合,用等量递增法加入其余基质,研匀即得。少量药物的粉碎可用研磨或加液研磨法研匀。常用工具是乳钵杵棒、软膏板及软膏刀,大量制备用软膏机。

(2) 熔融法:适合处方中含不同熔点的基质的制备,尤其在常温下不能与药物均匀混合时。通常先将熔点较高的基质在水浴上加热熔化(如室温为固体的石蜡、蜂蜡),然后依熔点由高到低加入其余的基质,最后加入液体成分。

(3) 乳化法:操作时,将处方中油脂性组分合并,加热成液体作为油相,保持油相温度在80 ℃左右;另将水溶性组分溶于水中,并加热至与油相同温或略高于油相温度(可防止两相混合时油相中的组分过早凝结),均匀混合油、水两相并使之乳化完全,冷凝成膏状物即得。

乳化法操作注意事项如下:

① 乳化法中油、水两相的混合方法有三种:a. 分散相逐渐加入连续相中,适用于含小体积分散相的乳剂体系。b. 连续相逐渐加入分散相中,适用于多数乳剂体系。此种混合方法的最大特点是混合过程中乳剂会发生转型,从而使分散相粒子更细小。c. 两相同时混合,适用于连续或大批量生产,需要有一定的设备,如输送泵、连续混合装置等。

② 在油、水两相中均不溶解的组分最后加入。

③ 大量生产时,因油相温度不易控制均匀,或两相搅拌不均匀,常致成品不够细腻,因此在乳膏温度冷却至30 ℃左右时,可再用胶体磨或软膏机研磨使其更均匀细腻。

4. 软膏剂的附加剂

软膏基质含大量水分,在贮藏过程中可能霉变,常需加入羟苯酯类、山梨酸类、三氯叔丁醇等作防腐剂;同时水分易蒸发而使软膏变硬,常需加入甘油、丙二醇、山梨醇等作保湿剂,一般用量为5%~20%;可根据需要加入蜂蜡、石蜡作为增稠剂,用以调节软膏的硬度和稠度;为防止软膏中的药物被氧化,可选用亚硫酸钠、亚硫酸氢钠、焦亚硫酸钠和硫代硫酸钠等作为抗氧剂;癸甲基亚砜和氮酮则为常用的透皮促进剂,用以增强软膏剂中药物的透皮吸收作用。

5. 典型软膏剂实例分析

例1:盐酸达克罗宁乳膏

本品止痒、止痛、杀菌。用于皮肤瘙痒症。

[处方]　盐酸达克罗宁 5 g　　　　十六醇 45 g
　　　　液状石蜡 30 g　　　　　　白凡士林 70 g
　　　　十二烷基硫酸钠 5 g　　　甘油 25 g
　　　　纯化水加至 500 g

[制法]　取十六醇、液状石蜡、白凡士林,置水浴上加热至75~80 ℃使其熔化;另取盐酸达克罗宁、十二烷基硫酸钠依次溶解于纯化水中,加入甘油混匀,加热至约75 ℃,缓缓加至上述油相中,随加随搅拌,使其乳化完全,放冷至凝,即得。

[注解]

(1) 本品为白色的乳膏。

(2) 盐酸达克罗宁对皮肤各症止痛、止痒功效明显,并有杀菌作用,作用迅速,穿透力强。凡火伤、皮肤擦烂、痒疹、虫咬伤、痔瘘痔核、溃疡褥疮,均可使用,也可用于喉镜、气管镜、膀胱镜检查前的准备。多制成1%的软膏、乳膏或0.5%溶液使用。

(3) 盐酸达克罗宁在水中溶解度较小(1∶50),制备时也可加适量甘油研磨,使分散均匀,再与基质混合,使其混悬在基质中搅匀即得。

例2:清凉油

本品用于止痛止痒,适用于伤风、头痛、蚊虫叮咬。

[处方]　樟脑 8 g　　　　　　　薄荷脑 8 g
　　　　薄荷油 5 mL　　　　　 桉叶油 5 mL
　　　　石蜡 10 g　　　　　　　蜂蜡 5 g
　　　　氨水 0.3 mL　　　　　　凡士林 10 g

[制法] 先将樟脑、薄荷脑混合研磨使其共熔,然后与薄荷油、桉叶油混合均匀,另将石蜡、蜂蜡和凡士林加热至110 ℃(除去水分),必要时滤过,放冷至70 ℃,加入芳香油等,搅拌,最后加入氨水,混匀即得。

(四)眼膏剂的制备与质量检查

1. 眼膏剂的概述

眼膏剂是指由药物与适宜基质均匀混合,制成的无菌溶液型或混悬型膏状眼用半固体制剂。

根据基质种类的不同,亦包括眼用乳膏剂和眼用凝胶剂,眼用乳膏剂是指由药物与适宜基质均匀混合,制成的无菌乳膏状眼用半固体制剂;眼用凝胶剂是指由药物与适宜辅料制成的无菌凝胶状眼用半固体制剂,其黏度大,易与泪液混合。

与一般滴眼剂相比,眼膏剂的作用缓和持久,并能减轻眼睑对眼球的摩擦,常用于眼部感染性、损伤性病变。眼膏剂的缺点是有油腻感,并能模糊视力,因此夜间使用眼膏剂,白天使用滴眼剂较为适宜。

2. 眼膏剂的制备

眼膏剂的制备工艺与一般的软膏剂基本相同,但眼膏剂对其原材料要求,生产工艺及贮藏条件要求比较高。眼膏剂要求原料药纯度高,不得染菌;配制与分装须在清洁、避菌条件下操作,严防微生物污染;所用容器洗净并灭菌;或者对调制好的半成品进行灭菌。

(1)制备用具和包装容器等的灭菌:眼膏剂所用的基质、药物与器具、包装容器等均应严格灭菌,用具及包装容器等均须清洗干净,并根据物料性质及用量等情况尽可能采用最安全可靠的灭菌方法。制备用具如研钵、滤器、软膏板、软膏刀、玻璃器具及称量用具等,用前必须以70%乙醇擦洗,或洗净后150 ℃干热灭菌1 h。大量生产所用器械如搅拌机、研磨机、填充器等预先洗净干燥后,再用70%乙醇擦洗干净。包装容器如玻璃瓶、点眼棒、耐热塑料盒、盖等也可用干热灭菌。盛装眼膏用的锡管可先刷洗干净,再用70%乙醇或1%~2%苯酚溶液浸泡,用前用纯化水冲洗,已涂漆的锡管置于不超过60 ℃的烘箱中干燥;未涂漆的锡管洗净后用干热灭菌法灭菌;有的生产单位用紫外灯照射灭菌,简便易行。包装用的不耐热的塑料软管可采用环氧乙烷或甲醛蒸气灭菌。在条件许可的情况下,眼膏剂的灌装区应安装局部层流装置,以达到无菌的环境要求。

(2)眼膏剂常用的基质及灭菌:除另有规定外,眼膏剂常用的基质一般为黄凡士林8份,液状石蜡、羊毛脂各1份;或凡士林85 g,羊毛脂10 g,石蜡5 g的混合物。可根据气温适当增减液状石蜡(或石蜡)的用量以调节基质的稠度。由于羊毛脂的吸水性强,此种基质较单用黄凡士林易于与泪液及水性药液混合,也容易附着在眼黏膜上,有利于药物的释放与吸收。基质应滤过灭菌,基质加热熔化后用细布或粗滤纸保温滤过,并经150 ℃干热灭菌至少1 h,放冷备用。使用的基质应便于药物的分散和吸收,基质与药物应比较纯净而极细腻,不溶性药物应预先制成极细粉,不得有粒径大于75 μm的颗粒。

(3)主药的加入方法:易溶于水且性质稳定的药物,可先用少量灭菌纯化水溶解,再分次加入灭菌基质研匀制成。主药溶于基质时,可加热使之溶于基质,但挥发性成分则应在40 ℃以下加入,以免受热损失。主药不溶于水或不宜用水溶解又不溶于基质中时,可用适宜方法研制成极细粉,再加入少量灭菌基质或灭菌液状石蜡研成糊状,然后分次加入剩余灭菌基质中研匀,灌装于灭菌容器中,严封。

眼膏剂适用于配制对水不稳定的药物,如某些抗生素。因其不影响角膜上皮或角膜基质损伤的愈合,眼膏剂常作为眼科手术用药。

3. 眼膏剂的质量检查

《中国药典》(2020年版)要求,眼用制剂应进行以下相应检查。

(1)粒度:除另有规定外,混悬型眼用半固体制剂照下述方法检查,粒度应符合规定。

混悬型眼用半固体制剂检查法:取供试品10个,将内容物全部挤于合适的容器中,搅拌均匀,取适量(相当于主药10 μg)置于载玻片上,涂成薄层,薄层面积相当于盖玻片面积,共涂3片,照粒度和粒度分布测定法检查,每个涂片中大于50 μm的粒子不得过2个,且不得检出大于90 μm的粒子。

(2)金属性异物:除另有规定外,眼用半固体制剂照下述方法检查,金属性异物应符合规定。

检查法:取供试品10个,分别将全部内容物置于底部平整光滑、无可见异物和气泡、直径为6 cm的平底培养皿中,加盖,除另有规定外,在85℃下保温2h,使供试品摊布均匀,室温放冷至凝固后,倒置于适宜的显微镜台上,用聚光灯从上方以45°角的入射光照射皿底,放大30倍,检视不小于50 μm 且具有光泽的金属性异物数。10个中每个内含金属性异物超过8粒者,不得过1个,且其总数不得过50粒;如不符合上述规定,应另取20个复试;初试、复试结果合并计算,30个中每个内含金属性异物超过8粒者,不得过3个,且其总数不得过150粒。

(3) 装量:眼用半固体制剂照最低装量检查法检查,应符合规定。

(4) 无菌:供手术、伤口、角膜穿透伤用的眼用制剂照无菌检查法检查,应符合规定。

(5) 微生物限度:眼用半固体制剂除另有规定外,照微生物限度检查法检查,应符合规定。

眼用制剂在启用后最多可使用4周。眼用制剂应遮光密封贮藏,温度不宜过高或过低,以免药物降解或基质分层影响疗效。

三、硬膏剂的制备

(一) 黑膏药的制备

1. 膏药概述

膏药是指饮片、食用植物油与红丹(铅丹)或官粉(铅粉)炼制成膏料,摊涂于裱背材料上制成的供皮肤贴敷的外用制剂。前者称为黑膏药,后者称为白膏药。

硬膏剂是一种古老的传统剂型,在我国中医外科、伤科和民间仍在广泛使用,尤其黑膏药应用较广。

2. 膏药的特点

中药膏药外用可消肿、拔毒、生肌,主治肌肤红肿、痈疽、疮疡等症。膏药具有如下特点:①作用持久、疗效可靠;②价格低廉;③携带、运输、贮存及使用比较方便。

中药膏药也存在不足:①制备过程中污染较大,对周围环境影响大,产生的气体对空气有污染性、对人体具有损害性;②释药速度缓慢,显效慢;③易污染衣物及皮肤,撕扯性能差;④含有一定量的重金属离子,使用具有局限性。

3. 黑膏药的临床使用

黑膏药用前须烘软,一般贴于患处,亦可贴于经络穴位处,局部起到保护、封闭、拔毒、生肌、收敛及消肿止痛等作用;全身则通过经皮吸收系统进入血液循环起到祛风散寒、行滞祛瘀、通经活络、强筋健骨等作用,用于治疗跌打损伤、风湿痹痛等病症。急性、糜烂渗出性的皮肤疾病禁用。

4. 黑膏药的一般生产工艺流程

黑膏药的生产工艺流程见图12-2。

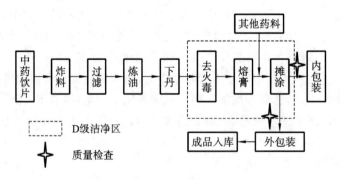

图12-2 黑膏药生产工艺流程图

(1) 原辅料的选择与药料的处理。

①植物油以麻油为最好,其优点是熬炼时泡沫少,有利于操作,其制成的膏药色泽光亮,黏性好,产品质量优。棉籽油、豆油、花生油、菜油等亦可用,但炼油时一般较易产生泡沫,应多加注意。

②红丹又称章丹、铅丹、黄丹、东丹、陶丹等,为橘红色粉末,主要成分为四氧化三铅(Pb_3O_4),含量要求在95%以上,为干燥细粉。红丹如果湿润易相互聚集而沉于锅底,不易与油发生反应,故在使用前

应炒去水分,过 80 目筛后使用。

③药物的选择与处理:在生产时应选择质量合格的药物,按性质的不同分为一般性药物与贵重细料药。一般性药物经适当粉碎,用的大多是药物的饮片;贵重细料药、挥发性药材及矿物药等,如乳香、没药、麝香、樟脑、冰片、雄黄、朱砂等,则粉碎成细粉。然后摊膏前直接加入温度不超过 70 ℃的熔化膏药中,混匀或在摊涂时撒布于膏药表面。

(2) 黑膏药的制备。

①药料提取(炸料):将植物油置锅中,先加入质地坚硬的甲、角、根、根茎等药料炸至枯黄,然后加入质地疏松的花、草、叶、皮等药料,炸至表面深褐色,内部焦黄为度(油温控制在 200～220 ℃);滤过,去除药渣,得药油。现在多采用炸料罐提取,将油和药物装入罐内,密闭浸渍 24 h,加热榨取药油。可溶性或挥发性的药材如乳香、没药、冰片等可先研成细粉,摊涂前加入已熔化的膏体中混匀;贵重药材如麝香等可研成细粉,待膏药摊涂后撒布于表面。

②炼油:将药油滤过至装有搅拌、抽气、排烟装置的炼油锅内继续加热,熬炼,使油脂在高温条件下发生氧化、聚合等反应的过程。炼油程度与下丹方式有关。火上下丹时,滤除药渣微炼后即可下丹;离火下丹必须掌握药油离火的时间,温度应控制在 320 ℃左右。熬炼过老,则制成的膏药质硬、黏着力小,贴于皮肤上易脱落;熬炼过嫩则膏药质软,贴于皮肤易移动;熬炼老嫩适宜,则贴之即黏,揭之即落。

③下丹成膏:在炼成的油中加入红丹,使之反应生成脂肪酸铅盐,从而使油脂进一步氧化、聚合、增稠而成膏状的过程。当油温达到约 300 ℃时,在不断搅拌下,将红丹缓缓加入油锅中,使油与红丹在高温下充分反应,直至成为黑褐色稠厚状液体。下丹的方式分为火上下丹法和离火下丹法两种。火上下丹法是指将药油微炼后,边加热边加入红丹;而离火下丹法是将炼好的药油连锅离开火源,趁热加入红丹。下丹时撒布要均匀,速度不宜太快(溢锅),也不宜太慢(冷却),要不断地沿同一方向搅拌。由于下丹时的油液温度高,会有大量丙烯酸等刺激性浓烟产生,应注意防火、通风。

检查熬炼程度的方法:取膏体少许滴入水中数秒后取出,若膏黏手,拉之有丝则过嫩,需继续熬炼;若拉之有脆感,则过老;若膏不黏手,稠度适中,则表示合格。膏药也可用软化点测定仪来判断其熬炼程度。

④去火毒:因在熬炼过程中油在高温条件下会氧化分解为有刺激性的低级分解产物如醛、酮、低级脂肪酸等,俗称"火毒",若膏药直接应用于皮肤,会对局部产生一定的刺激性,轻则出现瘙痒、红斑,重则产生发疱、溃疡,因此须用水漂、水浸或长期置于阴凉处的方法去除"火毒"。操作时,应将炼成的膏药以细流状倒入冷水中,不断搅拌,待膏体冷却凝结后取出,反复搓揉膏体,挤出内部水分,制成团块,并将团块置冷水中浸泡至少 24 h,每天换水一次,去"火毒"。

⑤摊涂:取一定量的膏药团块,文火或水浴熔融,加入细料药或挥发性药物搅匀,按规定量摊涂于纸或布等裱背材料上,折合,包装即可。

(二) 橡胶贴膏的制备

1. 橡胶贴膏的含义与特点

橡胶贴膏系指原料药物与橡胶等基质混匀后涂布于背衬材料上制成的贴膏剂。橡胶贴膏有两种类型:含药的如追风膏、伤湿止痛膏,不含药的如胶布。

橡胶贴膏的黏着力很强,可直接粘贴于皮肤上使用,无须加热软化,具有使用方便,不污染皮肤与衣物,携带、运输、贮存方便等优点,但其膏层薄、载药量小,药效维持时间较膏药短。

2. 橡胶贴膏的组成

(1) 膏料层:由药物和基质组成,为橡胶贴膏的主要部分。

(2) 背衬材料:一般采用漂白细布。

(3) 膏面覆盖物:多用硬质纱布、塑料薄膜及玻璃纸等,以避免膏片互相黏着防止挥发性成分的挥发散失。

3. 橡胶贴膏常用基质

(1) 橡胶:基质的主要原料,是一种弹性强,具有不透气、不透水、低传热性的物质。

（2）增稠剂：增加膏体的黏性。过去常用松香，但其会加速橡胶贴膏的老化，现多用甘油松香酯、氢化松香、β-蒎烯等新型材料代替，它们可提高橡胶贴膏的稳定性。

（3）软化剂：用于软化生胶，增加膏体的可塑性及成品的耐寒性，改善膏浆的黏性。常用的有植物油、凡士林、羊毛脂、液状石蜡、邻苯二甲酸二丁酯等。中药挥发性成分也具有一定的软化作用，处方中若含有较多挥发性成分，可酌情减少软化剂的用量，但挥发性成分易挥发散失，贮存过程中易致膏面干燥而失黏，故不宜过多使用。

（4）填充剂：常用氧化锌、锌钡白（俗称立德粉）。氧化锌具有缓和收敛作用，其与松香生成的松香酸锌盐，既可增加膏料的黏性，又可减少橡胶贴膏对皮肤的刺激性；锌钡白常用作热压法制备橡胶贴膏的填充剂，其特点是遮盖力强、胶料硬度大。

4. 橡胶贴膏的制备

（1）橡胶贴膏的一般生产工艺流程：药物、基质的选择和处理→基质与药物混合→涂布膏料→回收溶剂→切割→加衬→质量检查→成品。

（2）橡胶贴膏常用的制备方法：溶剂法和热压法两种。

①溶剂法：将生橡胶洗净，在50～60 ℃条件下加热干燥或晾干，切成适宜大小的块状，在炼胶机中炼成网状薄片，消除静电18～24 h后，浸入适量汽油中，浸泡至充分溶胀或呈凝胶状，再移入打胶机中搅匀，依次加入增黏剂、软化剂、填充剂等制成均匀的基质，再加入药物或药材提取物，不断搅拌制成均匀膏浆，过筛即得膏料，将膏料涂于细白布上，回收汽油，盖衬，切割，包装，即得。

②热压法：制网状胶片的方法与溶剂法相同，胶片制好后加入油脂性药物浸泡，待充分溶胀后再加入其他药物和增黏剂、软化剂、填充剂等，搅拌均匀后充分炼压，置于烘箱中加热保温于80 ℃进行涂布，盖衬，切割，包装，即得。本法不需用汽油，但成品光滑性差。

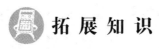

拓 展 知 识

一、软膏剂的临床应用与注意事项

1. 软膏剂的临床应用

清洗皮肤，擦干，按说明涂药，并轻轻按摩给药部位，使药物进入皮肤，直到药膏或乳剂消失。同时在使用过程中注意均不可多种药物联合使用。

2. 软膏剂的使用注意事项

避免接触眼睛及黏膜（如口、鼻黏膜）；用药部位如有烧灼感、红肿等情况应停药，并将局部药物洗净；在药物性状发生改变时禁止使用等。

乳膏剂应在外用后多加揉擦，对于局限性苔藓化肥厚皮损，可采用封包疗法，以促进药物吸收，提高疗效。用药要考虑患者年龄、性别、皮损部位，以及是否为儿童、孕妇及哺乳期妇女禁用的药品。在皮肤疾病患处使用时，用药量和用药次数应适宜，用药疗程应根据治疗效果确定，不宜长期用药。

二、软膏剂中药物的释放、穿透和吸收的影响因素

（一）药物的理化性质

1. 药物的溶解性

表皮细胞膜具有类脂膜的通透性，一般脂溶性药物较水溶性药物易穿透角质层，脂溶性越大吸收量也越多。但药物穿过角质层后，还有分配进入活性表皮继而被吸收的过程。而既具有一定的脂溶性，又具有适当水溶性的药物穿透性最好。酸性和碱性药物的解离度与基质的pH值有关，当药物以不解离的分子型存在时，能优先透过表皮吸收，而离子型往往很难被吸收。

2. 药物浓度

药物在基质中的溶解度决定其在吸收部位的浓度,溶于基质中的药物浓度越高,透皮速率越大。

3. 药物在基质中的分散状态

一般粉末状药物比颗粒状药物有利于药物的透皮吸收;细颗粒比粗颗粒有利于药物的透皮吸收,增加分散度可增加药物与皮肤的接触面积,并能增加难溶性药物的溶解速率。

(二)基质的性质

1. 基质对皮肤的水合作用

皮肤外层角蛋白或降解产物具有与水结合的能力,称为水合作用。水合作用能引起角质层细胞膨胀而降低紧密结构的密度,使皮肤间隙增大,降低皮肤屏障对药物扩散的阻力,且增加了药物在角质层中扩散的速度,大大促进了药物的透皮吸收。

2. 基质对药物分子的亲和力

基质对药物分子的亲和力不应太大,否则将影响药物的释放,从而影响药物向皮肤组织的分配。一般来说,基质对药物分子的亲和力小,药物从基质中释放容易,释放量也多,吸收率较高。

3. 基质的 pH 值的影响

基质的 pH 值能影响酸性药物与碱性药物的解离程度,从而影响药物的吸收。

(三)透皮吸收促进剂(促渗剂)

皮肤对大部分药物形成一道难以渗透的屏障,加入某些透皮吸收促进剂,能增加药物透过皮肤屏障的效力。

(张颖梅)

项目十三 栓剂制备技术

[学习过程]

1. 实训项目
实训项目十三 制备栓剂
2. 相关知识
(1) 概述；
(2) 栓剂的制备。

[预期成果]

1. 预期学习成果
(1) 能够描述栓剂的概念、基质、特点、制备工艺等；
(2) 能够分析栓剂的处方,正确操作制剂设备,按照工艺流程完成小量制备,并完成实训报告；
(3) 能够查阅《中国药典》(2020年版),获取栓剂药品标准、检验方法等专业信息；
(4) 能够根据栓剂特点、临床应用与注意事项合理指导用药。
2. 课后提交成果
(1) 完成在线达标检测题；
(2) 分组完成电子版实训报告(含相关横向知识介绍/实训过程图片或小视频)；
(3) 结合学习的栓剂相关知识,通过查找资料,整理归纳,分组完成微课或视频制作(选做)。

达标检测题

实训项目十三 制备栓剂

一、实训目的

(1) 能用热熔法进行栓剂的制备。
(2) 能正确使用栓模。

二、器材与试剂

(1) 器材:栓模。
(2) 试剂:甘油、硬脂酸钠、野菊花、聚乙二醇。

三、实训原理

栓剂由药物和基质两个部分组成,常用基质有脂肪性基质和水溶性基质两类。栓剂的制法常用的有两种:冷压法(挤压法)和热熔法。脂肪性基质的栓剂制备可采用任意一种,而水溶性基质的栓剂多采用热熔法制备。栓剂中的药物与基质应混合均匀,栓剂无刺激性,外形完整光滑,塞入腔道内应能熔化或软化,并和分泌液混合释放出药物,产生局部或全身作用,并应有适宜的硬度,以免在包装和贮存过程中变形。

四、实训内容

(一) 甘油栓

[处方]　甘油 8 mL　　　　　　硬脂酸钠 1.5 g

[制法]　取甘油,加入干燥的硬脂酸钠,直火加热,适当搅拌,使之溶解,继续保温,直至溶液澄明,趁热注入已涂好液状石蜡的鱼雷形栓模中,共注 5 枚,冷却成型,用刀片削去溢出部分,脱模,即得。

[注解]　本品能增加肠的蠕动而呈现通便作用,为润滑性泻药。直肠给药,一次 1 粒。

(二) 野菊花栓

[处方]　野菊花 25 g　　　　　　聚乙二醇 8 g

[制法]　取野菊花加水煎煮 2 次,第一次 1 h,第二次 30 min,合并煎液,滤过,滤液浓缩至 5 mL。另取聚乙二醇 8 g,加热使其熔化,加入野菊花稠膏,随加随搅拌,倾入涂有润滑剂的栓模中,共注 5 枚,冷却,用刀片削去溢出部分,脱模,即得。

[注解]　本品具有抗菌消炎的功效。

(三) 实训结果

实训结果填写于表 13-1 中。

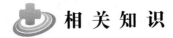

表 13-1　实训结果记录表

项　目	甘　油　栓	野 菊 花 栓
外观		
软硬度		
气泡		
结论		

五、思考题

(1) 本实训选用的基质是何类型?

(2) 如何评定栓剂的质量?

相 关 知 识

一、概述

(一) 栓剂的含义与特点

1. 栓剂的含义

栓剂是指药物与适宜基质制成的具有一定形状的供腔道给药的固体外用制剂。栓剂在常温下为固体,塞入人体腔道后,在体温下能软化熔融或溶解于分泌液,逐渐释放出药物而产生局部或全身作用。

知识链接

栓剂的发展

栓剂应用的历史悠久,在公元前1550年的埃及《伊伯氏纸草本》中即有记载。在中国古代的《史记·扁鹊仓公列传》有类似栓剂的早期记载,后汉张仲景的《伤寒论》中载有蜜煎导方,就是用于通便的肛门栓;晋代葛洪的《肘后备急方》中有用半夏和水为丸纳入鼻中的鼻用栓剂和用巴豆鹅脂制成的耳用栓剂等;其他如《备急千金要方》《证治准绳》等亦载有类似栓剂的制备与应用。但都作为肛门、阴道等部位的局部用药,产生润滑、收敛、抗菌、杀虫、局麻等作用,而后研究发现栓剂通过直肠给药可以避免肝脏首过效应和不受胃肠道的影响而起全身作用,以治疗各种疾病,如镇痛、镇静、兴奋、扩张支气管和血管、抗菌等作用。由于新基质的不断出现和使用机械大量生产,以及应用新型的单个密封包装技术等,近几十年来国内外栓剂的品种和数量显著增加,中药栓剂不断涌现,有关栓剂的研究报道也日益增多,这种剂型重新被重视起来。

2. 栓剂的特点

栓剂与其他剂型比较起来,其优点如下:非口服给药,可不受胃肠道pH值、酶的破坏而失活,可降低胃肠道反应,可减少药物的首过效应及对肝脏的毒性,可用于不能口服或不愿吞服药物的成人,也可用于伴有呕吐的患者。缺点主要在于给药后易导致患者感觉不适,而且制造成本高。

(二)栓剂的分类

1. 按给药途径分类

栓剂的品种较多,按使用腔道不同可分为肛门栓、阴道栓、尿道栓、直肠栓、喉道栓、耳用栓和鼻用栓等,常用的是直肠栓、阴道栓和尿道栓。直肠栓的形状有鱼雷形、圆锥形、圆柱形等,每粒重量约2 g,长3~4 cm,其中鱼雷形较常用,此形状的栓剂塞入肛门后,由于括约肌的收缩容易压入直肠内;阴道栓的形状有鸭嘴形、球形、卵形等,阴道栓重2~5 g,直径1.5~2.5 cm,其中鸭嘴形较适宜,其表面积较大;尿道栓呈笔形,一端稍尖。常用栓剂外形如图13-1所示。

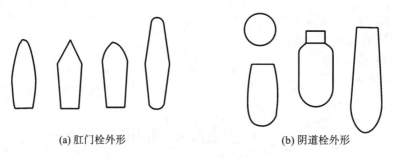

(a) 肛门栓外形　　　　　　　(b) 阴道栓外形

图13-1　常用栓剂外形图

2. 按制备工艺与释药特点分类

(1)泡腾栓:在栓剂中加入了泡腾崩解剂(多由碳酸氢钠或碳酸钠与有机酸组成),使用时借助泡腾崩解剂的产气作用加速药物释放,有利于药物快速分散和渗入黏膜皱襞,多用于阴道给药。

(2)中空栓:外壳为空白或含药基质,中空部分填充液体或固体药物。中心是液体药物的中空栓剂放入体内后外壳基质迅速熔融破裂,药物以溶液形式一次性释放,达峰时间短、起效快,较普通栓剂有更高的生物利用度。

(3)双层栓:一般有三种,第一种为内外两层栓,内外两层含有不同药物,可先后释药而达到特定的治疗目的;第二种为上下两层栓,其下半部分的基质可迅速释药,上半部分基质起到缓释作用,使血药浓度保持平稳;第三种也是上下两层栓,不同的是其上半部分为空白基质层,下半部分是含药栓层,空白基质可阻止药物向上扩散,减少药物经直肠上静脉吸收进入肝脏而发生的首过效应,提高了药物的生物利用度。有的双层栓后端基质吸收水分能迅速膨润形成凝胶塞而抑制栓剂向上移动,可避免栓剂在直肠逐渐自动进入深部,达到避免肝脏首过效应的目的。

(4) 渗透泵栓剂:采用渗透泵原理研制的一种长效栓剂,栓剂的最外层为可透过水分而不能透过药物的半透膜,半透膜内部含药物和渗透压产生剂,在半透膜上有一个药物释放微孔。该栓剂塞入体内后,水分进入栓剂内部产生渗透压,压迫贮药库使药液透过半透膜上的小孔慢慢释放出来,因而可较长时间缓慢持续地释放药物,是一种较理想的控释型栓剂。

(三) 栓剂的组成

栓剂主要由药物和基质组成,也需酌情加入少量附加剂。栓剂基质不仅可使药物成型,而且对剂型的特性和药物的释放均有重要影响,通常分油脂性基质和水溶性基质两大类。

知识链接

栓剂基质的质量要求

优良的栓剂基质应满足下列要求:①室温时具有适宜的硬度,塞入腔道时不变形、不破碎,在体温下易软化、熔化,能与体液混合或溶于体液;②具有润湿或乳化能力,水值较高;③不因晶型软化而影响栓剂的成型;④基质的熔点与凝固点的间距不宜过大,油脂性基质的酸值在0.2以下,皂化值在200～245之间,碘值低于7;⑤适合冷压法和热熔法制备栓剂,且易于脱模。

1. 油脂性基质

(1) 可可豆脂:本品是由梧桐科植物可可树的种仁,经烘烤、压榨而得的脂肪油精制而成。本品常温下为黄白色固体,性质稳定,可塑性好,无刺激性,熔点为31～34 ℃,加热至25 ℃时开始软化,在体温下能迅速熔化。

可可豆脂为同质多晶型物质,有 α、β、β′、γ 四种晶型,其中 β 型最稳定,熔点为 34 ℃,各种晶型可因温度不同而转变,通常应缓缓升温加热待熔化至 2/3 时,停止加热,让余热使其全部熔化,以避免晶体转型。

本品在 10～20 ℃ 时易粉碎成粉末,含 10% 以下羊毛脂时能增加其可塑性;可可豆脂 100 g 可吸收 20～30 g 水,加入乳化剂可制成 W/O 型或 O/W 型乳化基质,可增加吸水量,加快药物的释放;有些药物如樟脑、薄荷脑、冰片、水合氯醛、酚等能使可可豆脂熔点降低,可加入适量的固化剂如蜂蜡、鲸蜡等提高其熔点。

可可豆脂虽是优良的栓剂基质,但需进口,成本较高。乌桕脂、香果脂等天然油脂和各种半合成、全合成的脂肪酸酯等品种,可以一定程度上替代可可豆脂。

(2) 香果脂:由樟科植物香果树的成熟种仁压榨提取得到的固体脂肪,或成熟种仁压榨提取的油脂经氢化后精制而成。本品为白色结晶性粉末或淡黄色固体,气味佳,熔点为 30～36 ℃,碘值为 1～5,酸值小于 3.0,皂化值为 255～280。

香果脂与半合成基质比较,熔点较低,抗热性能差,酸值、碘值、过氧化值较高,较不稳定,目前国内很少生产。

与可可豆脂、香果脂类似的天然油脂性基质还有乌桕脂,亦可作为栓剂基质,因其熔点较高,故目前较少使用。

(3) 半合成或全合成脂肪酸甘油酯:由天然植物油水解、分馏所得 C_{12}～C_{18} 游离脂肪酸,经部分氢化再与甘油酯化而成的甘油三酯、二酯、一酯的混合物。这类基质有适宜熔点,抗热性能好;乳化能力强,可用于制备乳剂型基质;所含不饱和基团少,性质稳定,不易酸败,因此已逐渐代替天然的油脂性基质,是目前较理想的一类栓剂基质。目前国内品种有以下几种。

①半合成椰油酯:椰子油加硬脂酸与甘油经酯化而成。本品为乳白色块状物,具油脂臭味,水中不溶,熔点为33~41 ℃,凝固点为31~36 ℃,抗热能力强,刺激性小。

②半合成山苍子油酯:月桂酸、硬脂酸与甘油酯化而成的油酯。本品为黄色或乳白色蜡状固体,具有油脂臭味,在水或乙醇中几乎不溶,三种单酯混合比例不同,成品的熔点也不同,规格有 34 型(33~35 ℃)、36 型(35~37 ℃)、38 型(37~39 ℃)、40 型(39~41 ℃)等,目前应用最多的是 36 型。

③半合成棕榈油酯:棕榈仁油经碱处理而得皂化物,再经酸化得棕榈油酸,加入不同比例的硬脂酸、甘油经酯化而得到的油脂。本品为乳白色固体,熔点分别为 33.2~33.6 ℃、38.1~38.3 ℃和 39~39.8 ℃。本品对直肠和阴道黏膜均无不良影响,抗热能力强,酸值和碘值低,为较好的半合成脂肪酸甘油酯。

④硬脂酸丙二醇酯:由硬脂酸与 1,2-丙二醇经酯化而成,是硬脂酸丙二醇单酯与双酯的混合物,为乳白色或微黄色蜡状固体,略有脂肪臭味;水中不溶,遇热水可膨胀;熔点为 36~38 ℃,无明显刺激性,安全、无毒。

2. 水溶性基质

(1) 甘油明胶:由明胶、甘油与水组成,有弹性,不易折断,且在体温时不熔化,但塞入腔道后可缓慢溶于分泌液中,延长药物的疗效。溶出速度可随水、明胶、甘油三者比例不同而改变,甘油与水含量越高越易溶解,且甘油能防止栓剂干燥变硬。通常明胶与甘油约等量,水的含量在 10% 以下。明胶为蛋白质,凡与蛋白质能产生配伍禁忌的药物,如鞣酸、重金属盐等均不能用甘油明胶作为基质。

(2) 聚乙二醇类:乙二醇的高分子聚合物的总称。本类基质具有不同聚合度、分子量以及物理性状。其平均分子量为 200、400 及 600 者为无色透明液体。PEG1000、PEG4000、PEG6000 的熔点分别为 37~40 ℃、53~56 ℃、55~63 ℃。通常将两种以上的不同分子量的聚乙二醇加热熔融,可制得所要求的栓剂基质。

本品无生理作用,遇体温不熔化,但能缓缓溶于体液中而释放药物;吸湿性强,对黏膜有一定刺激性,加入约 20% 的水,则可减轻刺激性;为避免刺激还可在纳入腔道前用水湿润,亦可在栓剂表面涂一层鲸蜡醇或硬脂醇薄膜。本品吸湿性强,受潮吸湿后易变形,因此在包装、贮藏过程中应注意防潮。

聚乙二醇基质不能与银盐、鞣酸、奎宁、水杨酸、阿司匹林、磺胺类药等配伍,例如:高浓度的水杨酸能使聚乙二醇软化为软膏状,乙酰水杨酸能与聚乙二醇生成复合物,巴比妥钠等许多药物在聚乙二醇中析出结晶。

(3) 聚氧乙烯(40)单硬脂酸酯类:商品代号为"S-40",是聚乙二醇的单硬脂酸酯和二硬脂酸酯的混合物,并含有游离乙二醇,为白色或淡黄色蜡状固体,熔点为 39~45 ℃,可用作肛门栓、阴道栓基质。缺点是有吸湿性。S-40 还可以与 PEG 混合应用,可制得性质较稳定、药物释放较好的栓剂。

(4) 泊洛沙姆:聚氧乙烯、聚氧丙烯的聚合物,本品型号有多种,随聚合度增大,物态从液态、半固态至蜡状固态,易溶于水,可用作栓剂基质。较常用的型号为 188 型,商品名为普朗尼克,熔点为 52 ℃。本品能促进药物的吸收并起到缓释与延效作用。已上市的栓剂有复方甲硝唑栓、吲哚美辛栓、乙酰水杨酸栓等。

知识链接

栓剂制备中常用的附加剂

栓剂制备时可根据需要选择使用以下附加剂。

(1) 吸收促进剂:如氮酮、吐温 80 等。

(2) 吸收阻滞剂:如海藻酸、羟丙基甲基纤维素等。

(3) 增塑剂:如吐温 80、甘油等。

(4) 抗氧剂：如没食子酸、抗坏血酸等。

(5) 润滑剂：油脂型基质的栓剂可选用软肥皂、甘油各1份与90%乙醇5份制成的醇溶液作润滑剂；水溶性或亲水性基质的润滑剂可以选用液状石蜡、植物油等。

（四）栓剂的质量要求及检查

1. 栓剂在生产与贮存期间均应符合下列有关规定

(1) 除另有规定外，供制栓剂用的固体药物，应预先用适宜方法制成细粉。根据施用腔道和使用目的不同，制成各种适宜的形状。

(2) 栓剂中的药物与基质应混合均匀，栓剂外形要完整光滑；塞入腔道后应无刺激性，应有适宜的硬度，以免在包装或贮存时变形。

(3) 栓剂所用内包装材料应无毒性，并不得与药物或基质发生理化反应，除另有规定外，应在30 ℃以下密闭保存，防止因受热、受潮而变形、发霉、变质。

(4) 栓剂的融变时限、重量差异限度应符合《中国药典》(2020年版)有关规定。

2. 栓剂的质量检查

栓剂的外观应完整光滑，色泽一致，均匀性要适当，无不正常的斑点、龟裂、气味、气泡等现象。《中国药典》(2020年版)规定，栓剂应进行下列检查。

(1) 重量差异：取栓剂10粒，精密称定总重量，求得平均粒重后，再分别精密称定各粒的重量。每粒重量与平均粒重相比较，超出重量差异限度的药粒不得多于1粒，并不得超出重量差异限度1倍。栓剂重量差异限度见表13-2。

表13-2　栓剂重量差异限度表

平均重量	重量差异限度
1.0 g 以下至 1.0 g	±10%
1.0 g 以上至 3.0 g	±7.5%
3.0 g 以上	±5%

(2) 融变时限：取栓剂3粒，在室温放置1 h后，照《中国药典》(2020年版)规定的装置和方法检查，除另有规定外，脂肪性基质的栓剂3粒均应在30 min内全部熔化、软化或触压时无硬心；水溶性基质的栓剂3粒均应在60 min内全部溶解。如有1粒不合格，应另取3粒复试，均应符合规定。

缓释栓剂应进行释放度检查，不再进行融变时限检查。

(3) 微生物限度：照微生物限度检查法检查，应符合规定。

二、栓剂的制备

（一）栓剂制备方法

栓剂制备的基本方法有两种，即冷压法和热熔法，其中热熔法最为常用。

1. 冷压法

冷压法指将药物与基质粉碎，并通过六号筛，同置于冷却的容器内混合均匀，然后装入栓剂模型机内压成一定形状栓剂的方法。

冷压法制备栓剂工艺流程如图13-2所示。

2. 热熔法

热熔法指先将计算量的基质加热熔化，然后根据药物性质以不同方法加入，混合均匀，迅速注入涂有润滑剂的模型中至稍微溢出模口为度，放冷，待完全凝固后，削去溢出部分，开模，取出，制得栓剂的一种方法。

热熔法应用较广泛，工厂生产一般采用机械自动化操作来完成，但要注意加热的问题。

栓模孔内涂的润滑剂通常有两类：①脂肪性基质的栓剂，常用软肥皂、甘油与95%乙醇混合所得；

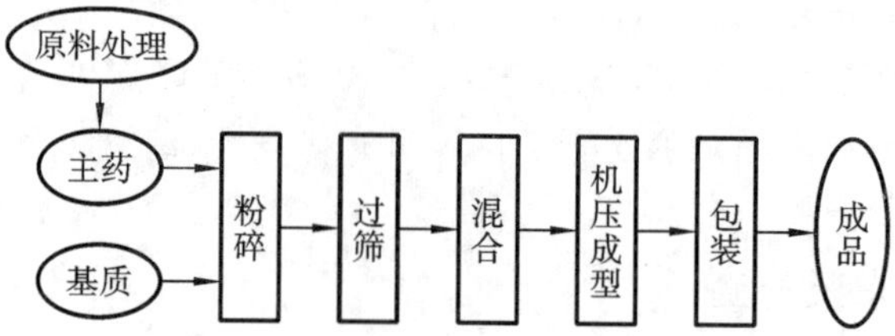

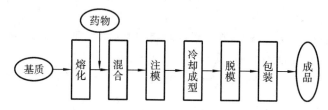

图 13-2 冷压法制备栓剂的工艺流程

②水溶性或亲水性基质的栓剂，则用油性润滑剂，如液状石蜡或植物油等。

热熔法制备栓剂工艺流程如图 13-3 所示。

图 13-3 热熔法制备栓剂的工艺流程

（二）置换价

栓剂基质的用量可以根据置换价（DV）进行计算。置换价（DV）是指药物的重量与同体积的基质重量之比。可以用式（13-1）求得某药物对某基质的置换价：

$$DV = \frac{W}{G-(M-W)} \tag{13-1}$$

式中，G 为纯基质栓的平均栓重；W 为每个栓剂的平均含药重量；M 为含药栓的平均栓重。

测定方法：取基质作空白栓，称得平均栓重为 G，另取基质与药物定量混合做成含药栓，称得平均栓重为 M，每粒栓剂中药物的平均重量为 W，将这些数据代入式（13-1），即可求得某药物对某基质的置换价。

用测定的置换价可按式（13-2）方便地计算出制备这种含药栓需要的基质重量 X：

$$X = (G - y/DV) \cdot n \tag{13-2}$$

式中，y 为处方中药物的剂量；n 为拟制备栓剂的粒数。

（三）栓剂中药物的处理及加入方法

栓剂中药物与基质应有适宜比例，中药栓剂中的中药饮片应经过提取、分离、精制成中间提取物，以使栓剂易于成型且含药量高。

栓剂中药物的加入方法主要有以下几种。

（1）不溶性药物：如药物粉末，一般应粉碎成细粉或最细粉，能全部通过六号筛，再与基质混匀。

（2）脂溶性药物：中药挥发油或冰片等可直接溶解于已熔化的油脂性基质中，若药物用量大而降低基质的熔点或使栓剂过软，可加适量蜂蜡、鲸蜡调节；或以适量乙醇溶解加入水溶性基质中；或加乳化剂乳化分散于水溶性基质中。

（3）水溶性药物：可直接与已熔化的水溶性基质混匀；或加少量水，用适量羊毛脂吸收后，与油脂性基质混匀；或将提取浓缩液制成干浸膏粉，直接与已熔化的油脂性基质混匀。

（四）常用制备设备

1. 实验室制备模具

实验室制备或小量生产栓剂时，通常使用金属模具。常用的有子弹形栓模（图 13-4）、扁形栓模（图 13-5）及圆形栓模。

2. 工业生产设备

工业生产栓剂，目前多采用全自动栓剂灌封机组（图 13-6）。机组设备由栓剂制壳机、栓剂灌装机、

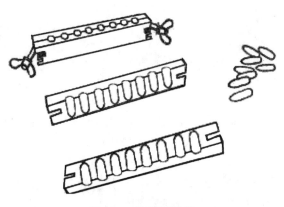

图 13-4 子弹形栓模

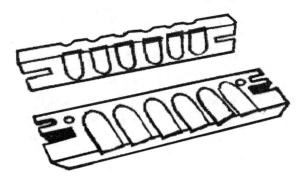

图 13-5 扁形栓模

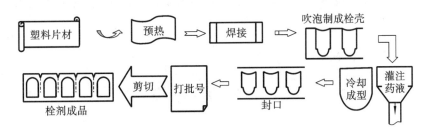

图 13-6 全自动栓剂灌封机组原理示意图

栓剂冷冻机、栓剂封切机组成,能自动完成栓剂的制壳、灌注、成型、封口、打批号、打撕口线、切底边、齐上边、计数剪切全部的工序。

全自动栓剂灌封机组生产能力达 6000~15000 粒/时,高速全自动栓剂灌封机组生产能力达 20000 粒/时左右。灌封温度控制范围为 30~80 ℃,栓剂重量可通过计量装置调节在 0~4.6 g,并且具有瘪泡不灌封并自动剔除功能、对色标自动纠偏功能及灌装量检测功能。

(五) 栓剂的包装与贮存

栓剂的包装形式很多,通常是内外两层包装。原则上是要求每个栓剂都要包裹,不外露,栓剂之间有间隔,不接触,目的是防止在运输和贮存过程中因撞击而碎破,或因受热而黏着、熔化造成变形等。目前普遍使用的包装形式有两种:一种是先用硫酸纸,或蜡纸、锡箔、铝箔,或塑料薄膜小袋逐个包裹栓剂,然后再装入外层包装盒;另一种是将栓剂逐个嵌入塑料硬片的凹槽中,再将另一张配对的塑料硬片盖上,然后用高频热合器将两张硬塑料片热合在一起。

一般栓剂应贮存于 30 ℃以下,油脂性基质的栓剂应避热,最好在冰箱中保存。甘油明胶类水溶性基质的栓剂,既要防止受潮软化、变形、发霉、变质,又要避免干燥失水、变硬或收缩,所以应该密闭,低温贮存。

(六)实例分析

例1:甘油栓

[处方]　甘油 32 mL　　　　　硬脂酸 3 g
　　　　干燥碳酸钠 1 g　　　　纯化水 4 mL

[制法]　取干燥碳酸钠与纯化水置烧杯中,搅拌溶解,加甘油混合,置于水浴上加热,加热同时缓缓加入硬脂酸细粉并边加边搅拌,待沸腾后停止,直至溶液澄明。在栓模上擦润滑剂,将配制好的甘油栓溶液趁热灌入栓模中,速度稍快,防止产生气泡。冷却凝固后削去模口多余的部分,脱模包装即得。

[注解]
(1) 本品以硬脂酸为基质,另加甘油与纯化水混合,使之硬化成凝胶状。
(2) 本品为无色或几乎无色的透明或半透明栓剂。
(3) 制备时栓模中涂液状石蜡作润滑剂。

例2:克霉唑栓

本品有抗真菌作用,用于真菌性阴道炎。

[处方]　克霉唑 1.5 g　　　　　聚乙二醇 400　12 g
　　　　聚乙二醇 4000　12 g　　共制得 10 粒

[制法]　取克霉唑研细,过六号筛,备用。另取聚乙二醇 400 及聚乙二醇 4000 于水浴上加热熔化,加入克霉唑细粉,搅拌至溶解,并迅速倾入已涂润滑剂的阴道栓模内,至稍微溢出模口,冷却后削平,取出,包装,即得。

[注解]
(1) 克霉唑又名三苯甲咪唑,为白色结晶或结晶性粉末,难溶于水,易溶于有机溶剂。
(2) 处方中聚乙二醇混合物熔点为 45~50 ℃,加热时勿使温度过高,并防止混入水分。两种聚乙二醇用量可随季节、地区进行调整。

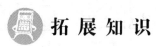

拓展知识

一、栓剂的临床应用与注意事项

(一)临床应用

常用的栓剂有直肠栓、阴道栓和尿道栓。

1. 直肠栓的临床应用

直肠栓常用于治疗痔疮。使用时要注意:①使用前尽量排空大小便,并清洗肛门内外;②剥去栓剂外裹的铝箔或塑料膜,在栓剂顶端蘸少许凡士林、植物油或润滑油;③塞入时患者取侧卧位,小腿伸直,大腿向前屈曲,贴着腹部;④放松肛门,把栓剂的尖端向肛门插入,并用手指缓缓推进,插入深度为距肛门口,幼儿约 2 cm,成人约 3 cm,合拢双腿并保持侧卧姿势 15 min,以防栓剂被压出;⑤在给药后 1~2 h 内尽量不要大小便,以保持药效。

2. 阴道栓的临床应用

阴道栓用于治疗妇科炎症。使用时除了严格按照医嘱的要求外,还应该掌握一些用药技巧:①在使用栓剂前,先清洗阴道内外,清除过多分泌物,以利于药物与阴道黏膜接触,快速起效。有些患者分泌物过多,可在使用栓剂前进行 1~2 次阴道冲洗,但不可过度清洗,过度冲洗会破坏阴道菌群,反而更易感染。②患者仰卧于床上,双膝屈起并分开,露出会阴部,将药栓向阴道口塞入,并用手以向下、向前的方向轻轻推入阴道深处大约一指深。送入药栓后,患者要合拢双腿,保持仰卧姿势 20 min,以利于栓剂更好地发挥作用。③一般栓剂要求戴上指套操作,以保证卫生和安全。如果一些栓剂允许用裸露的手指直接放置,那么放置之前要注意手部的清洁,以免感染其他疾病。应尽量避免使用辅助送药工具。④在给药后1～2 h尽量不排尿,以免影响药效。尽量放松,精神紧张反而可能会让简单轻松的用药过程变得困难。⑤建议睡前用药,以使药物充分吸收,并防止药栓遇热熔解后外流,最好用一片卫生护垫,以避免污染内裤。⑥少数人在使用药栓的最初一两天感到阴道内有轻微的不适,此时应坚持用药,这些感觉会随着症状的好转而减轻直至消失。⑦月经期停用,有过敏史者慎用。

3. 尿道栓的临床应用

尿道栓与阴道栓类似,只是使用腔道不同。另外,因尿道栓可引起轻微的尿道损伤和出血,故应用抗凝治疗者慎用。

（二）注意事项

使用栓剂要注意:①气温高时,使用前最好将栓剂置于冷水或冰箱中冷却后再剪开取用;②栓剂性状发生改变时禁止使用;③用药部位如有烧灼感、红肿等情况应停药,并将局部药物洗净;④用药期间注意个人卫生,防止重复污染。

二、栓剂直肠吸收途径与影响因素

（一）栓剂直肠吸收途径

栓剂在直肠内的吸收有三条途径,既有血液途径也有淋巴途径。在直肠内的血液吸收途径与栓剂塞入肛门的深度有关,栓剂塞入直肠时,越靠近直肠下部,栓剂吸收时不经过肝脏的量就越多,当栓剂距肛门2 cm时,给药总量的50%～70%不经过肝脏;当栓剂距肛门6 cm时,药物在此部位的吸收,大部分要经过直肠上静脉进入门静脉-肝脏系统。栓剂直肠结构的血液吸收途径如图13-7所示。

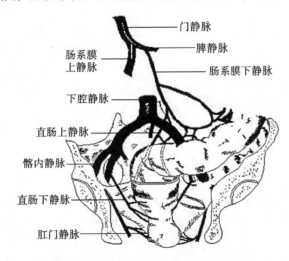

图13-7 栓剂直肠给药的血液吸收途径

(1) 门静脉-肝脏系统:通过直肠上静脉,经门静脉进入肝脏,经肝脏代谢后再由肝脏进入大静脉。

(2) 非门静脉-肝脏系统:通过直肠下静脉和肛门静脉,经髂内静脉绕过肝脏,进入下腔大静脉,进入大循环。

(3) 淋巴系统:淋巴系统对直肠药物的吸收与血液途径吸收有同样重要的地位,直肠淋巴系统也是栓剂中药物吸收的一条重要途径。

（二）影响因素

直肠黏膜是类脂膜结构,能起到屏障和保护的作用。药物在直肠中的吸收过程极其复杂,机理尚未完全阐明。影响栓剂中药物直肠吸收的主要因素有以下几个方面。

1. 生理因素

直肠中有粪便存在时,可以影响药物的扩散及药物与直肠吸收表面的接触。一般情况下,有粪便存在的直肠比空直肠吸收少,因此在使用栓剂前应排便或通便。栓剂在直肠中的保留时间也影响栓剂的吸收，保留时间越长，吸收越趋完全。另外，腹泻、组织脱水及结肠梗阻等均能影响药物从直肠部位的吸收速率和程度。

2. 药物因素

药物的溶解度、溶解性与解离度及粒径大小等均可影响药物的直肠吸收。因为直肠黏膜具有类脂膜特性，所以脂溶性药物及非解离型的药物较解离型药物在直肠内容易吸收，水溶性药物吸收亦较好。对于不易溶解的药物，由于直肠部位的体液量少，不足以使药物很快溶解，可用其盐类或可溶性化合物制成栓剂以利于吸收。难溶性药物宜减小粒径以增加溶出和吸收。

3. 基质因素

栓剂塞入腔道后，药物需从基质中释放出来，再分散或溶解于分泌液中，最后才被吸收利用。药物从基质中释放得快，则局部浓度大而作用强；否则，作用缓慢而持久。水溶性药物分散在油脂性基质中，脂溶性药物分散在水溶性基质中，药物能很快释放于分泌液中，故吸收较快。脂溶性药物分散于油脂性基质，药物须由油相转入水性分泌液中方能被吸收，这种转相与药物在油和水两相中的分配系数有关。表面活性剂能增加药物的亲水性，能加速药物向分泌液中转入，有助于药物的释放。

（张颖梅）

项目十四　膜剂与涂膜剂制备技术

[学习过程]

1. 实训项目

实训项目十四　制备膜剂

2. 相关知识

（1）膜剂；

（2）涂膜剂。

[预期成果]

1. 预期学习成果

（1）能够描述膜剂、涂膜剂的定义和特点；

（2）能够对膜剂、涂膜剂的处方组成进行分析；

（3）能够结合《中国药典》(2020年版)，描述膜剂、涂膜剂的制备方法和质量检查项目。

2. 课后提交成果

（1）完成达标检测题；

（2）分组完成电子版实训报告（含相关横向知识介绍/实训过程图片/结果分析）；

（3）结合膜剂与涂膜剂的相关知识，通过查找资料，整理归纳，分组完成微课或视频制作（选做）。

达标
检测题

实训项目十四　制 备 膜 剂

一、实训目的

（1）能进行膜剂的小试制备。

（2）会对膜剂进行质量检查。

二、器材与试剂

（1）器材：烧杯、平板玻璃。

（2）试剂：养阴生肌散、吐温80、聚乙烯醇（PVA17-88）、甘油、吐温80、蒸馏水等。

三、实训原理

膜剂是将药物溶解或均匀分散在成膜材料中制成的薄膜状剂型。可供口服、口含、外用及植入用等。其外观应完整光洁，厚度一致，色泽均匀，无明显气泡。

膜剂的制备工艺流程：配制成膜材料浆液→加入药物及附加剂→脱气泡→涂膜→干燥→脱膜→（分剂量）→包装。成膜材料多为水溶性高分子物质，如聚乙烯醇、白及胶、明胶、纤维素等，最常用的是聚乙烯醇。

制备时，水溶性药物可与增塑剂、着色剂及表面活性剂一起加入成膜材料浆液中，搅拌使溶解；非水溶性药物，应研成极细粉或制成微晶，与甘油或吐温80研磨均匀后分散于成膜材料浆液中。成膜材料浆液脱气泡后应及时涂膜。玻璃板应先涂润滑剂。增塑剂用量应适当，以免药膜太脆或太软。干燥温度应适当，可采用晾干或低温通风干燥的方法。

四、实训内容

（一）养阴生肌膜的制备

［处方］　养阴生肌散 2.0 g　　　　PVA17-88 10.0 g
　　　　甘油 1.0 mL　　　　　　吐温 80 5 滴
　　　　蒸馏水 50.0 mL

［制法］

（1）称取 PVA17-88 10.0 g 置于烧杯中，加入蒸馏水 50 mL 浸泡过夜，水浴上加热，使之溶解成浆液，补足水分，备用。

（2）称取养阴生肌散（过七号筛）2 g，于研钵中研细，加甘油 1 mL、吐温 80 5 滴，继续研细，缓缓将 PVA17-88 浆液加入，研匀，静置脱气泡后，供涂膜用。

（3）取玻璃板（20 cm×20 cm），洗净，干燥，用 75% 乙醇擦拭消毒，再涂擦少许液状石蜡。将上述药液倒于玻璃板上，摊匀，水平晾至半干，于 60 ℃ 烘干。小心揭下药膜，封装于塑料袋中，即得。

［注解］

（1）养阴生肌散处方：雄黄 0.62 g、人工牛黄 0.15 g、青黛 0.93 g、龙胆末 0.62 g、黄柏 0.62 g、黄连 0.62 g、煅石膏 3.13 g、甘草 0.62 g、冰片 0.62 g、薄荷脑 0.62 g。

制法：将黄连、黄柏、龙胆末、甘草置乳钵中研匀倾出；将雄黄置乳钵中，分次加入煅石膏按等量递增法研匀后倾出；将青黛少许置研钵研匀，再将冰片、薄荷脑放入研钵中轻研均匀后，再将青黛、人工牛黄、煅石膏和雄黄混合粉按顺序加入，每加入一种都要充分研匀，最后将黄连等四味中药混合粉加入，研至颜色均匀。

（2）养阴生肌散具清热解毒、抗菌消炎的作用。对各种口腔溃疡有较好疗效。养阴生肌膜使用时贴于口腔患处，比养阴生肌散更便于口腔溃疡时使用。

（3）该制剂使用的成膜材料是 PVA17-88，其分子量较大（74800～79200），溶解速度较慢。但其黏性较大，成膜性和脱膜性较好。制备 PVA17-18 浆液时，应先加适量的水，使其溶胀，然后置于 70～80 ℃ 的水浴中加热使溶解。

（二）质量检查

（1）外观检查：外观应完整光洁，厚度一致，色泽均匀，为无气泡的绿色药膜。

（2）重量差异应符合要求。

五、思考题

（1）聚乙烯醇（PVA17-18）为什么要浸泡过夜？

（2）简述膜剂的处方组成及膜剂的制备方法。

相关知识

一、膜剂

（一）概述

1. 含义

膜剂系指原料药物与适宜的成膜材料经加工制成的膜状制剂。膜剂可供口服、口含、舌下给药，也可用于眼结膜囊内或阴道内；外用可作皮肤和黏膜创伤、烧伤或炎症表面的覆盖物。膜剂的形状、大小和厚度等视用药部位的特点和含药量而定。一般膜剂的厚度为 0.1～0.2 mm，面积为 1 cm^2 的可供口服，0.5 cm^2 的供眼用。近年来，国内对中药膜剂进行了研究和试制，如丹参膜、万年青苷膜、复方青黛膜、丹皮酚口腔药膜等，其中有些品种已经正式投入大量生产。

2. 分类

按结构特点可将膜剂分为单层膜剂、多层膜剂（又称复合膜剂）和夹心膜剂（缓释、控释膜剂）等；按给药途径可将膜剂分为内服膜剂、口腔用膜剂（包括口含、舌下给药及口腔内局部贴敷）、眼用膜剂、皮肤及黏膜用膜剂等；按外观可将膜剂分为透明膜剂和不透明膜剂。

知识链接

膜剂的发展

膜剂是在 20 世纪 60 年代开始研究并应用的一种新剂型；70 年代国内对膜剂的研究已有较大发展，并投入生产。目前国内正式投入生产的膜剂有 30 余种。膜剂很受临床欢迎，可用于口腔科、眼科、耳鼻喉科、皮肤科及妇科等，供口服、口含、舌下、眼结膜囊内、阴道内给药，皮肤或黏膜创伤表面的贴敷等。一些膜剂尤其是鼻腔、皮肤用药膜亦可起到全身作用，加之膜剂本身体积小、重量轻，随身携带极为方便，故在临床应用上有取代部分片剂、软膏剂和栓剂的趋势。

3. 特点

膜剂优点：①工艺简单，生产中没有粉末飞扬；②吸收快；③含量准确；④稳定性好；⑤成膜材料较其他剂型用量小；⑥膜剂体积小，质量轻，应用、携带及运输方便。采用不同的成膜材料可制成不同释药速率的膜剂，既可制备速释膜剂又可制备缓释或控释膜剂。膜剂缺点是载药量小，只适合小剂量的药物，品种受到很大限制，膜剂的重量差异不易控制，收率不高。

（二）膜剂的处方组成

膜剂一般由主药、成膜材料和附加剂三个部分组成，附加剂主要有增塑剂（甘油、山梨醇、苯二甲酸酯等）、遮光剂（二氧化钛等）和着色剂（食用色素），必要时还可加入填充剂（$CaCO_3$、SiO_2、淀粉、糊精等）及表面活性剂（吐温 80、十二烷基硫酸钠、豆磷脂等）。

成膜材料的性能、质量不仅对膜剂的成型工艺有影响，而且会对膜剂的质量及药效产生重要影响。理想的成膜材料应具备下列条件：①生理惰性、无毒性、无刺激性；②性能稳定，不降低主药药效，不干扰含量测定，无不适臭味；③成膜、脱膜性能好，成膜后有足够的强度和柔韧性；④用于口服、腔道、眼用的膜剂的成膜材料应具有良好的水溶性，能逐渐降解、吸收或排泄，外用膜剂应能迅速、完全释放药物；

⑤来源丰富、价格低廉。

膜剂常用的成膜材料有以下两类。

1. 天然的高分子化合物

天然的高分子材料有明胶、虫胶、阿拉伯胶、琼脂、淀粉、糊精等。此类成膜材料多数可降解或溶解，但成膜性能较差，故常与其他成膜材料合用。

2. 合成的高分子化合物

合成高分子成膜材料有聚乙烯醇(PVA)、乙烯-醋酸乙烯共聚物(EVA)、纤维素类衍生物如羟丙基甲基纤维素(HPMC)、羧甲基纤维素(CMC)、乙基纤维素(EC)等。最常用的成膜材料是聚乙烯醇(PVA)。

(1) 聚乙烯醇(PVA)：白色或淡黄色粉末或颗粒，由醋酸乙烯在甲醇溶剂中进行聚合反应生成聚醋酸乙烯，再与甲醇发生醇解反应而得。其性质主要取决于分子量和醇解度，分子量越大，水溶性越小，水溶液的黏度大，成膜性能好。一般认为醇解度为88%时，水溶性最好，在冷水中能很快溶解；当醇解度为99%以上时，在温水中只能溶胀，在沸水中才能溶解。目前国内常用两种规格的PVA，即PVA05-88和PVA17-88，其平均聚合度分别为500～600和1700～1800（用前两位数字05和17表示），醇解度均为88%（用后两位数字88表示），分子量分别为22000～26200和74800～79200。这两种PVA均能溶于水，但PVA05-88聚合度小，水溶性大，柔韧性差；PVA17-88聚合度大，水溶性小，柔韧性好。常将二者以适当比例（如1∶3）混合使用，其混合物能制成很好的膜剂。

PVA是目前较理想的成膜材料，其对眼黏膜及皮肤无毒性、无刺激性，眼用时能在角膜表面形成一层保护膜，且不阻碍角膜上皮再生，是一种安全的外用辅料；口服后在消化道吸收很少，80%的PVA在48 h内由直肠排出体外。

(2) 乙烯-醋酸乙烯共聚物(EVA)：乙烯和醋酸乙烯在过氧化物或偶氮异丁腈引发下共聚而成的水不溶性高分子聚合物，为透明、无色粉末或颗粒。EVA的性能与其分子量及醋酸乙烯含量有很大关系；随分子量增加，共聚物的玻璃化温度和机械强度均增加；在分子量相同时，则醋酸乙烯比例越大，材料溶解性、柔韧性和透明度越大。EVA无毒，无臭，无刺激性，对人体组织有良好的相容性，不溶于水，能溶于二氯甲烷、氯仿等有机溶剂。本品成膜性能良好，膜柔软，强度大，常用于制备眼、阴道、子宫等部位用的控释膜剂。

除色素应符合食用规格外，其他辅料都应符合药用规格。

知识链接

膜剂的处方组成

主药　　0～70%(W/W)

成膜材料(PVA等)　　30%～100%

增塑剂(甘油、山梨醇等)　　0～20%

表面活性剂(吐温80、十二烷基硫酸钠、豆磷脂等)　　1%～2%

填充剂(CaCO$_3$、SiO$_2$、淀粉)　　0～20%

着色剂(色素等)　　0～2%(W/W)

脱膜剂(液状石蜡)　　适量

(三) 膜剂的制备

膜剂应在清洁、避菌的环境中制备，注意防止微生物的污染。所用器具须用适当的方法清洁、灭菌。眼用膜剂应在超净工作台中配制，成品不得检出绿脓杆菌及金黄色葡萄球菌。

膜剂的制备方法有匀浆制膜法、热塑制膜法和复合制膜法。

1. 匀浆制膜法

匀浆制膜法又称涂膜法、流涎法,是目前国内制备膜剂常用的方法。这种方法是将膜材料溶解于适当溶剂中,再将药物及附加剂溶解或分散在上述成膜材料溶液中制成均匀的药浆,静置除去气泡,经涂膜、干燥、脱膜、主药含量测定、剪切包装等,最后制得所需膜剂。制备工艺流程如图 14-1 所示。

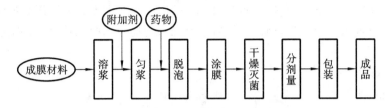

图 14-1 膜剂制备工艺流程图

少量制备时倾于平板玻璃上涂成宽厚一致的涂层,大量生产可用涂膜机涂膜,涂膜机示意图如图 14-2 所示。烘干后根据主药含量计算单剂量膜的面积,剪切成单剂量的小格。

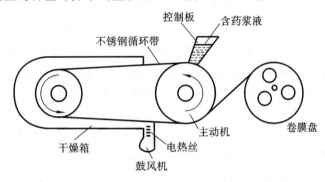

图 14-2 涂膜机示意图

2. 热塑制膜法

将药物细粉和成膜材料,如 EVA 颗粒相混合,用橡皮滚筒混炼,热压成膜;或将热熔的成膜材料,如聚乳酸、聚乙醇酸等在热熔状态下加入药物细粉,使溶入或均匀混合,在冷却过程中成膜。

3. 复合制膜法

以不溶性的热塑性成膜材料(如 EVA)为外膜,分别制成具有凹穴的底外膜带和上外膜带,另用水溶性的成膜材料(如 PVA 或海藻酸钠)用匀浆制膜法制成含药的内膜带,剪切后置于底外膜带的凹穴中;也可用易挥发性溶剂制成含药匀浆,以间隙定量注入的方法注入底外膜带的凹穴中。经吹风干燥后,盖上上外膜带,热封即成。此法一般用机械设备制作,常用于缓释膜的制备。

(四) 质量要求

(1) 成膜材料及辅料应无毒、无刺激性、性质稳定,与药物不起反应,不影响药效,成膜性能好。

(2) 水溶性药物应溶于成膜材料中,制成具有一定黏度的溶液;水不溶性药物应粉碎成极细粉,并与成膜材料均匀混合。

(3) 膜剂应完整光洁,厚度一致,色泽均匀,无明显气泡;多剂量膜剂的分格压痕应均匀清晰,并能按压痕撕开。

(4) 除另有规定外,膜剂宜密封保存,防止受潮、发霉、变质,卫生学检查也应符合规定。

(5) 重量差异应符合规定。

(6) 微生物限度应符合规定。

(五) 实例分析

例 1:复方青黛膜

[处方] 复方青黛散 5.0 g　　　　羧甲基纤维素钠溶液(1∶10) 92.0 mL
　　　　丙二醇 3.0 g

[制法] 取复方青黛散与羧甲基纤维素钠溶液(1∶10)研匀,加入丙二醇研匀后,放置除去气泡,再

均匀涂布于平板玻璃上制膜,70 ℃干燥1 h,脱膜,剪成适当大小,封装于适宜包装材料中,即得。

[注解]

(1) 本品消炎、生肌。用于口腔溃疡及烧烫伤、创伤引起的溃疡等。局部贴用,用量酌情而定。

(2) 复方青黛散由青黛20 g、牛黄10 g、龙胆草10 g、甘草10 g、薄荷脑10 g、枯矾20 g、黄柏10 g、煅石膏9 g、冰片20 g组成。制法:先将龙胆草、甘草、枯矾、黄柏、煅石膏分别研为最细粉备用。加入薄荷脑与冰片研匀后,再加入青黛和牛黄研匀,然后依次加入龙胆草、甘草、枯矾、黄柏及煅石膏的最细粉,研匀,过六号筛。

例2:儿泻康贴膜

[处方]　白胡椒1100 g　　　丁香825 g
　　　　肉桂825 g　　　　　吴茱萸825 g
　　　　油酸15 g　　　　　　山梨醇32 g
　　　　甘油15 g　　　　　　吐温80 28 g
　　　　羧甲基纤维素钠21 g

[制法]

(1) 挥发油、浸膏制备:丁香、白胡椒、吴茱萸及肉桂4味药材,白胡椒压碎成最粗粉与其余3味混合加10倍量水浸泡20 min,提取挥发油,约5 h,油水混合液冷藏过夜后分离出油层,备用。蒸馏后的水溶液放出,药渣沥水,加12倍量乙醇浸泡20 min,回流提取3 h,滤过得醇液,滤液回收乙醇得70 ℃时相对密度为1.10的浸膏,备用。

(2) 膜浆液制备:纯化水560 g,加入山梨醇与甘油溶解搅拌后,加入羧甲基纤维素钠,适当加热搅拌使成无块状物的羧甲基纤维素钠胶浆液。将挥发油与吐温80混合,加入油酸,与浸膏混合研磨,制成油膏液。再将油膏液缓缓加入胶浆液中,研磨,补加纯化水400 g,通过胶体磨研至均匀,放置除气泡,即得膜浆液。

(3) 贴膜制备:将膜浆液铺涂在涂有液状石蜡的膜板上,膜浆厚度为3 mm,经50~70 ℃干燥成膜片,测含量后经紫外灯灭菌,切割成贴片,包装。

[注解]

(1) 本品为棕色的片状贴膜,具丁香的香气;温中散寒,止泻,适用于小儿非感染性腹泻,中医辨证属风寒泄泻者,症见泄泻、腹痛、肠鸣。本品外用,将膜剂表面护膜除去后贴于脐部。一次1张,一日1次。

(2) 山梨醇、甘油为增塑剂,油酸为透皮促进剂,羧甲基纤维素钠为成膜材料。

例3:爽口托疮膜

[处方]　黄柏100 g　　　　冰片40 g
　　　　甘草100 g　　　　青黛5 g
　　　　白及胶粉50 g

[制法]　黄柏、甘草加水煎煮2次,每次2 h,合并煎液,滤过,滤液浓缩;将青黛与34%甘油溶液150 mL研磨均匀,加入上述药液中混匀,再将冰片溶于75%乙醇300 mL中,加入白及胶粉后,与上述药液混合,搅拌至溶解,涂膜,干燥,切割成3000片,即得。

[注解]　本品清湿解热,泻火毒,收敛生肌,用于口疮。使用时取膜贴于疮面,一日2~3次。

二、涂膜剂

(一) 概述

1. 定义

涂膜剂是指药物溶解或分散于成膜材料溶液中涂搽患处后形成薄膜的外用液体制剂。用时涂于患处,溶剂挥发后形成薄膜以保护创面,同时逐渐释放所含药物而起治疗作用。一般用于治疗慢性无渗出液的皮损、过敏性皮炎、牛皮癣和神经性皮炎。

2. 特点

涂膜剂制备工艺简单,不用裱背材料,无需特殊机械设备,使用方便,对某些皮肤疾病的治疗有良好的效果。

(二) 处方组成

涂膜剂的处方由三个部分组成,即药物(包括化学药品或中草药)、成膜材料(高分子化合物)、挥发性有机溶剂(如乙醇、丙酮、醋酸乙酯及乙醚等)。常用的成膜材料有聚乙烯醇缩甲乙醛、聚乙烯醇缩甲丁醛、聚乙烯醇、火棉胶、玉米朊、羧甲基纤维素钠、聚乙烯吡咯烷酮等。涂膜剂中经常加入增塑剂,常用的有邻苯二甲酸二丁酯、甘油、丙二醇、山梨醇等。

(三) 制备方法

涂膜剂一般用溶解法制备,具体操作视药物溶解情况而定。如药物能溶于溶剂中,则直接加入溶解;如为中药,则应先制成乙醇提取液或中药提取物的乙醇-丙酮溶液,再加入成膜材料溶液中。

(四) 质量要求

(1) 药材应按《中国药典》(2020年版)各品种项下规定的方法进行提取、纯化或用适宜的方法粉碎成规定细度的粉末。

(2) 涂膜剂常用乙醇等易挥发的有机溶剂为溶剂。

(3) 涂膜剂的成膜材料等辅料应无毒,无刺激性,常用的成膜材料有聚乙烯醇、聚乙烯吡咯烷酮、丙烯酸树脂类等,一般宜加入增塑剂、保湿剂等。

(4) 涂膜剂一般应检查pH值和相对密度,以乙醇为溶剂的应检查乙醇量。

(5) 除另有规定外,涂膜剂应密封贮存,并注意避热、防火。

(6) 最低装量检查及微生物限度检查应符合规定。

(五) 实例分析

疏痛安涂膜剂

[处方] 透骨草 143 g   伸筋草 143 g
        红花 48 g   薄荷脑 6.7 g
        聚乙烯醇(药膜树脂04) 100 g   甘油 8.3 g
        50%乙醇调整总量至 1000 mL

[制法] 以上四味中药,除薄荷脑外,其余透骨草等三味加水适量,用稀醋酸调pH值至4~5,煎煮三次,每次1 h。合并煎液,滤过,滤液浓缩至相对密度为1.12~1.16,加乙醇使含醇量为60%,放置过夜,滤过,备用。另取聚乙烯醇(药膜树脂04)100 g,加50%乙醇适量使溶解,加入上述备用液,再加薄荷脑及甘油8.3 g,搅匀,加50%乙醇调整总量至1000 mL,即得。

[注解] 本品舒筋活血,消肿止痛。用于头面部神经痛,面神经麻痹,急、慢性软组织损伤及其他部位神经痛。

 拓 展 知 识

膜剂中药物的释放速率,直接影响药效发挥的快慢,有时也会影响到生物利用度。因此,在设计、制备、评价、使用及开发膜剂的过程中,了解影响其释药速度的因素是很重要的。影响膜剂释药速度的因素很多,主要有以下几个方面。

一、溶解度

药物的溶解度包括药物在成膜材料中的溶解度和在释放介质中的溶解度。在膜剂中,药物在不溶性成膜材料中的释放过程可分为几个阶段：①药物分子从晶格中解脱出来；②解脱出来的药物分子进入成膜材料的结构中，并通过膜向膜外扩散；③药物进入膜周围的释放介质中。所以药物在成膜材料中的溶解度控制着药物的释放速率，药物在成膜材料中的溶解度越大，释放速率也越快。为了增加药物的溶解度，可在难溶性材料中掺入不同的水溶性成分如PEG、PVP等。水溶性成分的加入可明显增加药物的穿透。同一组成的膜，药物的穿透率与水溶性成分的比例成正比。药物在释放介质中的溶解度也影响药物的释放速率，通常药物在释放介质中的溶解度越大，释放速率也越大。

二、扩散系数

药物的扩散系数指两个方面，一是指在成膜材料中的扩散系数，二是指在释放介质中的扩散系数。药物在不溶性成膜材料中的扩散速率，取决于药物在膜表面的浓度与膜内部的浓度之差，这是扩散的动力，也取决于药物分子量大小和扩散系数。扩散系数大小与成膜材料的种类有关，又与成膜材料中加入的交联剂、增塑剂及溶剂有关。交联剂和增塑剂能导致膜剂的孔隙率降低，结果降低了扩散系数。有些填充剂还可以吸附药物使扩散速率降低。药物的分子量或分子体积增大，扩散系数减小，但根据药物通过微孔扩散的情况，如果药物的分子体积太大就有可能不易透过膜。药物分子在释放介质中的扩散系数大小也与释放介质的黏度有关。

三、分配系数

分配系数大小也影响药物的释放速率。分配系数等于药物在释放介质中的溶解度与药物在成膜材料中的溶解度之比。用下式表示。

$$K = C_s / C_p$$

式中，K 为分配系数；C_s 为药物在释放介质中的溶解度；C_p 为药物在成膜材料中的溶解度。当分配系数增大并超过一定值时，药物的释放速率与分配系数无关，分配系数变化不影响药物的释放速率，而药物的释放速率只取决于扩散系数。药物的分配系数与其结构有关。因此，制备膜剂时，当成膜材料为不溶性聚合物，分配系数很小时，药物的释放为零级释放，即释放速率保持不变，这时分配系数与释放速率是线性关系。当分配系数增大并超过一定值时，成膜材料可根据临床对释放量和释放速率的要求，结合分配系数加以选择。

四、药物量与膜厚度

制备膜剂时，加入药物量多少直接影响药物的释放速率。释放速率随膜剂中的药物量的增加而增加。因此增加膜剂中的药物量能改变药物释放速率，也改变药物治疗所维持的时间。

膜剂的厚度对药物的释放速率也有影响。根据扩散定律，扩散速率与膜的厚度成反比。增加膜剂的厚度，可使药物分子扩散路径增加，因此释药速率变慢。

（丁沐淦）

项目十五　气雾剂、喷雾剂与粉雾剂制备技术

【学习过程】

1. 实训项目

实训项目十五　制备喷雾剂

2. 相关知识

(1) 气雾剂；

(2) 喷雾剂；

(3) 吸入粉雾剂。

【预期成果】

1. 预期学习成果

(1) 能够描述气雾剂、喷雾剂的定义、分类、特点；

(2) 能够对中药气雾剂产品的处方组成进行分析；

(3) 能够描述气雾剂灌装抛射剂的方法；

(4) 能够描述气雾剂、喷雾剂的质量检查项目；

(5) 能够描述粉雾剂、吸入粉雾剂的定义。

2. 课后提交成果

(1) 完成达标检测题；

(2) 分组完成电子版实训报告（含相关横向知识介绍/实训过程图片/结果分析）；

(3) 结合气雾剂、喷雾剂的相关知识，通过查找资料，整理归纳，分组完成微课或视频制作（选做）。

达标检测题

实训项目十五　制备喷雾剂

一、实训目的

(1) 会设计喷雾剂的生产工艺流程。

(2) 能进行喷雾剂装量与总喷次测定。

(3) 能合理指导用药。

二、器材与试剂

(1) 器材：托盘天平、量筒、烧杯、真空泵、漏斗、布氏漏斗等。

(2) 试剂：买麻藤总生物碱、碳酸钠溶液、稀盐酸等。

三、实训原理

喷雾剂系指原料药物或原料药物与适宜辅料填充于特制的装置中,使用时借助手动泵的压力、高压气体、超声振动或其他方法将内容物以雾状等形态喷出的制剂。用于肺部吸入或直接喷至腔道黏膜、皮肤,或用于空间消毒。

喷雾剂由药物、附加剂与喷雾装置组成。喷雾剂制备时选择适宜的溶剂对原药材进行提取、精制,以有效成分或有效部位为原料。在符合要求的洁净环境下根据药物的性质及临床需要,加入适宜的附加剂配成溶液、乳状液或混悬液,及时灌封于灭菌的洁净干燥容器中。

四、实训内容

（一）买麻藤喷雾剂的制备

［处方］　买麻藤总生物碱 1 g　　　　稀盐酸适量
　　　　　碳酸钠溶液适量

［制法］　称取买麻藤总生物碱,加适量稀盐酸溶解,滤过,滤液用碳酸钠溶液调节至微酸性,滤过,滤液加热煮沸,放置冷却,滤去析出的沉淀,调整至总体积为 100 mL,将药液分装,即得。

［注解］　买麻藤为买麻藤科植物小叶买麻藤的干燥茎叶。本品主要含有生物碱,有止咳平喘的作用,用于慢性支气管炎。使用时雾化吸入。

（二）质量检查

(1) 外观。

(2) 每瓶总喷次。

五、思考题

(1) 喷雾剂的质量检查项目有哪些?

(2) 喷雾剂的制备中要注意什么问题?

(3) 喷雾剂的基本组成有哪些?

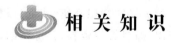

相 关 知 识

一、气雾剂

（一）概述

1. 定义

气雾剂系指原料药物或原料药物和附加剂与适宜的抛射剂共同封装于具有特制阀门系统装置的耐压容器中,使用时借助抛射剂的压力将内容物呈雾状、泡沫状等形态喷出的制剂。喷出时,多为雾状气溶胶,其雾滴直径一般小于 50 μm。气雾剂可以在呼吸道、皮肤或其他腔道起局部或全身治疗作用。

2. 特点

(1) 气雾剂的主要优点:①具有速效和定位作用;②药物密闭于容器内可增加药物的稳定性;③使用方便,一揿(吸)即可;④可避免药物在胃肠道的破坏和肝脏首过效应;⑤可以用定量阀门准确控制剂量;⑥外用气雾剂使用时对创面的机械刺激性小。

(2) 气雾剂的主要缺点:①因气雾剂需要耐压容器、阀门系统和特殊的生产设备,所以生产成本较高;②抛射剂高度挥发具有制冷效应,可引起不适与刺激;③遇热或受撞击可能发生爆炸;④抛射剂的泄漏可导致失效；⑤吸入用气雾剂给药时存在手揿和吸气的协调问题，直接影响到达有效部位的药量，尤其对老年或儿童患者影响更为显著。

3. 分类

1）按内容物状态分类

（1）溶液型气雾剂：药物（固体或液体）溶解在抛射剂中，形成均匀溶液，喷出后抛射剂汽化，药物以固体或液体微粒状态到达作用部位。

（2）混悬型气雾剂：药物（固体）以微粒状态分散在抛射剂中形成混悬液，喷出后抛射剂挥发，药物以固体微粒状态到达作用部位。此类气雾剂又称为粉末气雾剂。

（3）乳剂型气雾剂：药物水溶液和抛射剂按一定比例混合形成O/W型或W/O型乳剂。O/W型乳剂以泡沫状态喷出，因此又称为泡沫气雾剂。W/O型乳剂喷出时形成液流。

2）按处方组成分类

（1）二相气雾剂：一般指溶液型气雾剂，由气液两相组成。气相是抛射剂所产生的蒸气；液相为药物与抛射剂所形成的均相溶液。

（2）三相气雾剂：一般指混悬型气雾剂与乳剂型气雾剂，由气-液-固或气-液-液三相组成。在气-液-固中，气相是抛射剂所产生的蒸气，液相是抛射剂，固相是不溶性药粉；在气-液-液中两种不溶性液体形成两相，即O/W型或W/O型。

3）按医疗用途分类

（1）呼吸道吸入用气雾剂：呼吸道吸入用气雾剂系指药物与抛射剂呈雾状喷出时随呼吸进入肺部的制剂，可发挥局部或全身治疗作用。

（2）皮肤和黏膜用气雾剂：皮肤用气雾剂主要起保护创面、清洁消毒、局部麻醉及止血等作用；阴道黏膜用的气雾剂，常用O/W型泡沫气雾剂，主要用于治疗微生物、寄生虫等引起的阴道炎，也可用于节制生育；鼻黏膜用气雾剂主要适用于蛋白质类药物的全身作用。

（3）空间消毒与杀虫用气雾剂：主要用于杀虫、驱蚊及室内空气消毒。喷出的粒子极细（直径不超过50 μm），一般在10 μm以下，能在空气中悬浮较长时间。

4）按给药剂量分类 可分为定量气雾剂和非定量气雾剂。

4. 气雾剂的质量要求

（1）加入的溶剂、潜溶剂、抗氧剂等附加剂应对皮肤或黏膜无刺激性、无毒性，抛射剂应为适宜的低沸点液体。

（2）气雾剂的容器应能耐受气雾剂所需的压力，每揿压一次，必须喷出均匀的细雾状雾滴（粒），并释出准确的主药含量。

（3）制成的气雾剂应进行泄漏和爆破检查，确保安全使用。

（4）烧伤、创伤、溃疡用气雾剂应无菌。

（5）气雾剂应置于阴凉暗处保存，并避免暴晒、受热、敲击、撞击。

（二）气雾剂的组成

气雾剂由抛射剂、药物、附加剂、耐压容器和阀门系统所组成。

1. 抛射剂

抛射剂是喷射药物的动力，有时兼有药物的溶剂作用。抛射剂多为液化气体。在常压下沸点低于室温。因此，需装入耐压容器内，由阀门系统控制。在阀门开启时，借抛射剂的压力将容器内药液以雾状喷出到达用药部位。

抛射剂喷射能力的大小直接受其种类和用量的影响，同时也要根据气雾剂用药的要求加以合理地选择。抛射剂的要求：①在常温下的蒸气压力大于大气压；②无毒、无致敏性和刺激性；③惰性，不与药物发生反应；④不易燃、不易爆炸；⑤无色、无臭、无味；⑥价廉易得。但一种抛射剂不可能同时满足以上各个要求，应根据用药目的适当选择。

（1）氢氟烷烃类：被认为是最合适的氟利昂替代品。它不含氯，不破坏大气臭氧层，对全球气候变暖的影响明显低于氟氯代烃(表15-1)。并且在人体内残留少,毒性小,化学性质稳定,几乎不与任何物质发生化学反应,也不具可燃性,在室温和大气压下以任何比例与空气混合均不会形成爆炸性混合物。目前,美国FDA注册的氢氟烷烃类抛射剂有四氟乙烷(HFA-134a)和七氟丙烷(HFA-227)。

表15-1　氢氟烷烃与氟氯代烃性质比较

名　称	三氯一氟甲烷	二氯二氟甲烷	二氯四氟乙烷	四氟乙烷	七氟丙烷
代码	F_{11}	F_{12}	F_{114}	HFA-134a	HFA-227
分子式	$CFCl_3$	CF_2Cl_2	CF_2ClCF_2Cl	CF_3CFH_2	CF_3CHFCF_3
蒸气压(20 ℃)/kPa	-1.8	67.6	11.9	4.71	3.99
沸点/℃	-23.7	-29.8	3.6	-26.1	-15.6
液态密度/(g/mL)	1.49	1.33	1.74	1.23	1.41
介电常数	2.33	2.04	2.13	9.51	3.94
水中溶解度/($\times 10^{-6}$ g)	130(30 ℃)	120(30 ℃)	110(30 ℃)	2200(25 ℃)	610(25 ℃)
臭氧破坏作用*	1	1	0.7	0	0
温室效应*	1	3	3.9	0.22	0.7
大气生命周期/年	75	111	7200	15.5	33

注:*表示以三氯一氟甲烷为参照。

(2) 二甲醚:又称甲醚,简称DME。本品在常温常压下是一种无色气体或压缩液体,具有轻微醚香味。本品作为一类替代氟利昂的新型抛射剂,有以下优点:①常温下稳定,不易自动氧化;②无腐蚀性,无致癌性,低毒性;③压力适宜,易液化;④对极性和非极性物质的高度溶解性,使其兼具推进剂和溶剂的双重功能,可以改变和简化气雾剂的配方;⑤水溶性好,尤其适用于水溶性药物;⑥与不燃性物质混合能够获得不燃性物质。因其易燃性问题,美国FDA目前尚未批准其用于定量吸入气雾剂。

(3) 碳氢化合物:作抛射剂的主要品种有丙烷、正丁烷和异丁烷。此类抛射剂虽然性质稳定,毒性不大,密度低,沸点较低,但易燃、易爆,不宜单独应用,常与本类或其他类抛射剂合用。

(4) 压缩气体:用作抛射剂的主要有二氧化碳、氮气和一氧化氮等;其化学性质稳定,不与药物发生反应,不燃烧;但液化后的沸点较低,常温时蒸气压过高,对容器耐压性能的要求高(需小钢球包装)。若在常温下充入非液化压缩气体,则压力容易迅速降低,达不到持久的喷射效果,主要用于喷雾剂。

应特别注意的是,中药品种不同,对抛射剂的要求也不同。

2. 药物与附加剂

(1) 药物:用于制备气雾剂的中药,一般应进行预处理。除另有规定外,饮片应按该品种项下规定的方法进行提取、纯化、浓缩,制成处方规定量的药液,如提取挥发油,提取药物的单一有效成分或有效部位等。

(2) 附加剂:药物通常在HFA抛射剂中不能达到治疗剂量所需的溶解度,制备质量稳定的溶液型、混悬型或乳剂型气雾剂应加入附加剂,如潜溶剂、润湿剂、乳化剂、稳定剂,必要时还需添加矫味剂、抗氧剂和防腐剂等。

3. 耐压容器

气雾剂的容器必须不与药物和抛射剂发生反应、耐压并有一定的安全系数、耐冲击、轻便、价廉等。耐压容器有玻璃容器、金属容器和塑料容器。

(1) 玻璃容器:化学性质稳定,但耐压和耐撞击性差。因此,常在玻璃容器外裹一层塑料防护层,以弥补这种缺点。

(2) 金属容器:包括铝、不锈钢等容器,耐压性强,但对药液不稳定,需内涂聚乙烯或环氧树脂等。

(3) 塑料容器:一般由热塑性好的聚丁烯对苯甲二酸树脂和乙缩醛共聚树脂等制成。质地轻、牢固耐压,具有良好的抗撞击性和抗腐蚀性,但通透性高,其添加剂可能会影响药物的稳定性,制剂工业上较少使用。

4. 阀门系统

气雾剂的阀门系统是用来控制药物和抛射剂从容器喷出的主要部件,其中设有供吸入用的定量阀门,或供腔道或皮肤等外用的特殊阀门系统。阀门系统是否坚固、耐用和结构稳定,直接影响到制剂的质量。阀门材料必须对内容物为惰性,其加工应精密。下面主要介绍目前使用最多的定量型吸入气雾剂阀门系统的结构与组成部件(图 15-1)。

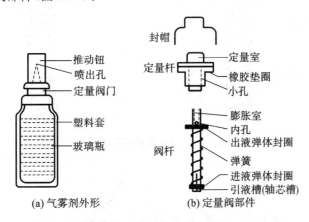

图 15-1　气雾剂的定量阀门系统的结构与组成部件

(1) 封帽:通常为铝制品,将阀门固封在容器上,必要时涂上环氧树脂等薄膜。

(2) 阀杆(轴芯):常用尼龙或不锈钢制成。顶端与推动钮相连接,其上端有内孔和膨胀室,下端还有一段细槽或缺口以供药液进入定量杯。

①内孔(出药孔):阀门连接容器内外的极细小孔,其大小决定了气雾剂喷射雾滴的粗细。内孔位于阀杆之侧,平常被橡胶封圈封在定量杯之外,使容器内外不沟通。当揿下推动钮时内孔进入定量杯与药液相通,药液即通过它进入膨胀室,然后从喷嘴喷出。

②膨胀室:在阀杆内,位于内孔之上,药液进入此室时,部分抛射剂因汽化而骤然膨胀,以使药液雾化,并从喷嘴喷出形成微细雾滴。

(3) 橡胶封圈:通常由丁腈橡胶制成,具有良好的弹性,分进液封圈和出液封圈两种。进液封圈紧套于阀杆下端,在弹簧之下,它的作用是托住弹簧,同时随着阀杆的上下移动而使进液槽打开或关闭,且封闭定量杯下端,使杯内药液不致倒流。出液封圈紧套于阀杆上端,位于内孔之下、弹簧之上,它的作用是随着阀杆的上下移动而使内孔打开或关闭,同时封定量杯的上端,使杯内药液不致溢出。

(4) 弹簧:由不锈钢制成,套于阀杆上,位于定量杯内,提供推动钮上升的弹力。

(5) 定量杯(室):由塑料或金属制成,其容量一般为 0.05～0.2 mL,它决定了剂量的大小。由上下封圈控制药液不外溢,使喷出剂量准确。

(6) 浸入管:由塑料制成,浸入管的作用是将容器内药液向上输送到阀门系统的通道,向上的动力是容器的内压(图 15-2)。

国产药用吸入用气雾剂将容器倒置不用浸入管(图 15-3),使药液通过阀杆上的引液槽进入阀门系统的定量室。喷射时按下揿钮,阀杆在揿钮压力下顶入,弹簧受压,内孔进入出液封圈以内,定量室内的药液由内孔进入膨胀室,部分汽化后自喷嘴喷出。同时引液槽全部进入瓶内,封圈封闭了药液进入定量室的通道。揿钮压力除去后,在弹簧作用下,又使阀杆恢复原位,药液再进入定量室,再次使用时,又重复这一过程。

(7) 推动钮:常用塑料制成,装在阀杆的顶端,它的作用是推动阀杆开启和关闭气雾剂阀门,上有喷嘴,控制药液喷出方向。不同类型的气雾剂,选用不同类型喷嘴的推动钮。

(三) 气雾剂的制备

气雾剂应在避菌条件下配制,各种用具、容器等须用适宜的方法清洁、灭菌,整个操作过程都应注意防止微生物的污染。其制备过程:容器、阀门系统的处理与装配、中药的提取处理、药物的配制与分装和填充抛射剂三个部分,最后经质量检查合格后得到气雾剂成品。气雾剂的生产工艺流程见图 15-4。

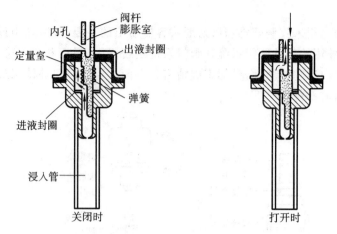

图 15-2 浸入管的定量阀门

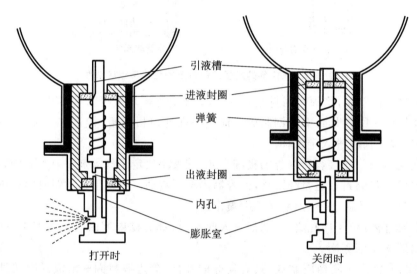

图 15-3 气雾剂阀门启闭示意图

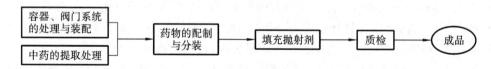

图 15-4 气雾剂的生产工艺流程图

1. 容器、阀门系统的处理与装配

(1) 玻璃搪塑：先将玻璃瓶洗净烘干，预热至 120～130 ℃，趁热浸入塑料黏浆中，使瓶颈以下黏附一层塑料液，倒置，在 150～170 ℃ 烘 15 min，备用。对塑料涂层的要求是能均匀地紧密包裹玻璃瓶，万一爆瓶不致玻片飞溅，外表平整、美观。

(2) 阀门系统的处理与装配。对阀门的各种零件进行分别处理：①橡胶制品可在 75% 乙醇中浸泡 24 h，以除去色泽并消毒，干燥备用；②塑料、尼龙零件洗净再浸在 95% 乙醇中备用；③不锈钢弹簧在 1%～3% 氢氧化钠溶液中煮沸 10～30 min，用水洗涤数次，再用蒸馏水洗至无油腻，然后浸泡在 95% 乙醇中备用。最后将上述已处理好的零件按照阀门系统的结构组合装配。

2. 中药的提取处理、药物的配制与分装

中药饮片应选用适当的溶剂和方法提取中药有效成分或有效部位，按照溶液型、乳剂型、混悬型气雾剂的不同要求，拟订处方，选择适宜附加剂进行配制。

(1) 溶液型气雾剂：药物可溶于抛射剂或潜溶剂者常制成溶液型气雾剂。将中药提取物溶于抛射剂中，必要时可加适量的潜溶剂如乙醇、丙二醇等制成澄清的溶液，备用。

(2) 混悬型气雾剂：药物不溶于抛射剂或潜溶剂者可制成混悬型气雾剂。将药物粉碎，吸入用混悬型气雾剂药粉微粒直径应控制在 5 μm 左右。药粉加入附加剂后在胶体磨中充分研细混匀，制成混悬液。为使混悬液稳定，常需加入润湿剂、分散剂、助悬剂等。在制备中应注意：①严格控制水分的含量在 0.03% 以下；②加入适量的混合表面活性剂以增加体系的稳定性；③调节抛射剂密度，使之与固体微粒的密度尽量相等，减小微粒的沉降。

(3) 乳剂型气雾剂：目前应用的乳剂型气雾剂主要为 O/W 型，向油性药物和水中加乳化剂和附加剂，按一般制备乳剂的方法制成稳定的乳剂，分散相液滴应在液体介质中分散均匀。

将上述配制好的合格药物分散体系，定量分装在已准备好的容器内，安装阀门，灌装抛射剂，轧紧封帽。易吸湿的药物应快速调配、分装。

3. 填充抛射剂

抛射剂的填充有压灌法和冷灌法两种。

(1) 压灌法：先将配好的药液在室温下灌入容器内，再将阀门装上并轧紧，然后通过压装机压入定量的抛射剂（最好先将容器内空气抽去），操作压力以 68.65~105.97 kPa 为宜。此设备简单，不需要低温操作，抛射剂损耗较少，目前我国多用此法生产。但生产速度较慢，且在使用过程中压力的变化幅度较大。目前，我国气雾剂的生产主要采用高速旋转压装抛射剂的工艺，产品质量稳定，生产效率大大提高。

(2) 冷灌法：药液借助冷却装置冷却至 −20 ℃ 左右，抛射剂冷却至沸点以下至少 5 ℃。先将冷却的药液灌入容器中，随后加入已冷却的抛射剂（也可两者同时进入），并立即将阀门装上并轧紧，操作必须迅速完成，以减少抛射剂损失。此法速度快，对阀门无影响，成品压力较稳定，但需制冷设备和低温操作，抛射剂损失较多。由于是在抛射剂沸点之下工作，故含水产品不宜用此法。

(四) 实例分析

设计气雾剂处方时，除选择适宜的抛射剂外，还需根据药物的理化性质，选择适宜附加剂，配制成一定类型的气雾剂，以满足临床用药的要求。

例1：麝香祛痛气雾剂（溶液型气雾剂）

[处方]　人工麝香 0.33 g　　　樟脑 30 g
　　　　冰片 20 g　　　　　　薄荷脑 10 g
　　　　三七 0.33 g　　　　　红花 1 g
　　　　独活 1 g　　　　　　 龙血竭 0.33 g
　　　　地黄 20 g

[制法]　以上九味，取人工麝香、三七、红花，分别用 50% 乙醇 10 mL 分 3 次浸渍，每次 7 天，合并浸渍液，滤过，滤液备用；地黄用 50% 乙醇 100 mL 分 3 次浸渍，每次 7 天，合并浸渍液，滤过，滤液备用；龙血竭、独活分别用 95% 乙醇 10 mL，分 3 次浸渍，每次 7 天，合并浸渍液，滤过，滤液备用；冰片、樟脑加乙醇 100 mL，搅拌使溶解，再加入 50% 乙醇 700 mL，混匀；加入上述各浸渍液，混匀；将薄荷脑用适量 50% 乙醇溶解，加入上述药液中，加 50% 乙醇至总量为 1000 mL，混匀，静置，滤过，灌装，封口，充入抛射剂适量，即得。

[注解]

(1) 本品在耐压容器中的药液为橙红色澄清液体，气芳香。本品活血祛瘀，舒经活络，消肿止痛；用于各种跌打损伤，瘀血肿痛，风湿瘀阻，关节疼痛。本品外用，喷涂患处，按摩 5~10 min 至患处发热，一日 2~3 次；软组织扭伤严重或有出血者，将用药液喷湿的棉垫敷于患处。

(2) 本品为溶液型气雾剂，原料均采用乙醇溶液浸渍、溶解，工艺简单、易行。

(3) 本品采用压灌法填充抛射剂。

(4) 龙血竭活血化瘀有效成分是龙血素 B 等，脂溶性较强，独活的主要成分是香豆素、挥发油等，故用 95% 乙醇浸渍提取。

(5) 本品的含量测定仅对麝香酮进行质量控制，质量标准有待提高。

例2:咽速康气雾剂(混悬型气雾剂)

[处方]　　人工牛黄 30 g　　　珍珠(制) 30 g
　　　　　雄黄(制) 20 g　　　蟾酥(制) 20 g
　　　　　麝香 20 g　　　　　冰片 20 g
　　　　　乙醇适量　　　　　抛射剂适量
　　　　　制成 1000 瓶

[制法]　人工牛黄、珍珠、雄黄干燥后粉碎成极细粉。蟾酥、麝香以无水乙醇回流提取 3 次,回流时间分别为 3 h、2 h、1.5 h,滤过,滤液合并,将冰片溶于其中,加入人工牛黄、珍珠、雄黄极细粉,以无水乙醇定容至 300 mL,再加入 15%非离子型表面活性剂、无水乙醇溶液 100 mL,混匀后在不断搅拌的条件下,定量分装于气雾剂耐压容器内,压盖后在 800~1000 kPa 压力下向瓶内压入经微孔滤膜滤过的抛射剂适量,即得。

[注解]

(1) 本品为混悬型气雾剂,贵重药人工牛黄、珍珠及毒性药雄黄粉碎成极细粉入药。

(2) 蟾酥、麝香有效成分脂溶性强,故以无水乙醇提取。

(3) 非离子型表面活性剂在混悬液中起润湿剂作用,可使不溶性药物细粉在分散相中均匀分散,防止药物细粉凝聚。

(4) 本品解毒、消炎、止痛。用于时疫白喉、咽喉肿痛、单双乳蛾、喉风喉痛、烂喉。本品喷雾吸入;每次喷 3 下,一日 3 次。或遵医嘱。孕妇禁用。

例3:大蒜油气雾剂(乳剂型气雾剂)

[处方]　　大蒜油 10 mL　　　吐温 80 30 g
　　　　　油酸山梨坦 35 g　　甘油 250 mL
　　　　　十二烷基磺酸钠 20 g　蒸馏水加至 1000 mL
　　　　　抛射剂适量　　　　　制成 175 瓶

[制法]　将油、水两相液体混合制成乳剂,分装成 175 瓶,每瓶压入抛射剂适量,密封即得。

[注解]

(1) 吐温 80、油酸山梨坦及十二烷基磺酸钠作为乳化剂,喷射后产生大量泡沫。

(2) 本品有抗真菌作用,适用于真菌性阴道炎。

二、喷雾剂

(一) 概述

1. 定义

喷雾剂系指原料药物或原料药物与适宜辅料填充于特制的装置中,使用时借助手动泵的压力、高压气体、超声振动或其他方法将内容物以雾状等形态喷出的制剂。喷雾剂用于肺部吸入或直接喷至腔道黏膜、皮肤,或用于空间消毒。由于喷雾剂中不含抛射剂,对大气环境无影响,目前已成为氟氯代烃类气雾剂的主要替代途径之一。

2. 喷雾剂的特点

(1) 药物呈细小雾滴状,能直达作用部位,局部浓度高,起效迅速。

(2) 给药剂量准确,给药剂量比注射或口服小,因此毒副作用小。

(3) 药物呈雾状直达病灶,形成局部高浓度,可减少疼痛,且使用方便。

(4) 生产设备较气雾剂简单,生产成本低,安全性强。

(5) 随着使用次数的增加,内容物的减少,容器压力也随之降低,致使喷出的雾滴大小及喷射量不能维持恒定。因此药效强、安全指数小的药物不宜制成喷雾剂。

3. 喷雾剂的分类

(1) 按使用方法分类:分为单剂量喷雾剂和多剂量喷雾剂。

(2) 按雾化的原理分类：分为喷射喷雾剂和超声喷雾剂。

(3) 按用药途径分类：分为吸入用喷雾剂、非吸入用喷雾剂及外用喷雾剂。

(4) 按给药定量与否分类：分为定量喷雾剂和非定量喷雾剂。

(5) 按分散体系分类：分为溶液型喷雾剂、乳剂型喷雾剂和混悬型喷雾剂。

4. 喷雾剂的质量要求

(1) 溶液型喷雾剂药液应澄明；乳剂型喷雾剂乳滴在液体介质中应分散均匀；混悬型喷雾剂应将药物细粉和附加剂充分混匀，制成稳定的混悬液。吸入用喷雾剂的雾滴（粒）大小应控制在 10 μm 以下，其中大多数应在 5 μm 以下。

(2) 配制喷雾剂时，可按药物的性质添加适宜的附加剂，如溶剂、抗氧剂、表面活性剂等。所加入的附加剂应对呼吸道黏膜、纤毛或皮肤等无刺激性、无毒性。烧伤、创伤用喷雾剂应采用无菌操作方法制备或灭菌。

(3) 喷雾剂装置中各组成部件均应采用无毒、无刺激性、性质稳定、与药物不起作用的材料制成。

(4) 单剂量吸入喷雾剂应标明：①每剂药物含量；②液体使用前置于吸入装置中吸入，而非吞服；③有效期；④贮藏条件。多剂量喷雾剂应标明：①每瓶的装量；②主药含量；③总喷次；④每喷主药含量；⑤贮藏条件。

(5) 喷雾剂应置凉暗处贮藏，防止吸潮等。

（二）喷雾剂的组成

喷雾剂由药物、附加剂与喷雾装置组成。

1. 药物

根据处方中药物性质，采用适当方法对中药饮片进行提取、纯化、浓缩。中药提取物经过纯化处理，可减少喷雾剂贮存过程中杂质的析出，从而增加制剂的稳定性，并避免沉淀物堵塞喷嘴影响药液的喷出。对于难溶性药物，则需要应用超微粉碎等技术将药物制成微粉，供配制混悬型喷雾剂用。

2. 附加剂

喷雾剂常需要加入一些附加剂，如助溶剂、增溶剂、pH 值调节剂、防腐剂、抗氧剂等。

3. 喷雾装置

(1) 普通喷雾装置：主要结构有两个部分，一个部分是起喷射药物作用的喷雾装置（手动泵），另一个部分是盛装药物溶液的容器。手动泵主要由泵杆、支持体、密封垫、固定杯、弹簧、活塞、泵体、弹簧帽、活动垫或舌状垫及浸入管等基本元件组成。盛装药物溶液的容器常用的有塑料瓶和玻璃瓶两种，前者一般由不透明的白色塑料制成，质轻、强度较高，便于携带；后者一般由不透明的棕色玻璃制成，强度较低。对于不稳定的药物溶液，还可以封装在一种特制的安瓿中，在使用前打开，装上一种安瓿泵，即可进行喷雾给药。

(2) 新型喷雾装置：20 世纪 90 年代以来，世界各大医药公司都积极研发了新型的喷雾装置。与传统喷雾装置相比，新型喷雾装置大大提高了雾化传递效率，且使用方便，便于携带。与干粉吸入剂相比，新型喷雾装置更易于应用，可避免患者吸气与喷射给药不协调的问题等。目前开发应用的主要有三种：①智能型喷雾装置；②超声波雾化器；③Respimat 喷雾器。

（三）喷雾剂的制备

1. 原料药的准备

喷雾剂使用的中药，不宜直接使用药材细粉，而要选择适宜的溶剂进行提取、精制，以有效成分或有效部位为原料较为合适。

2. 喷雾装置的清洗消毒

喷雾装置的各部件应根据材质的不同选择适宜的清洗和消毒方法，再在规定的洁净室中进行组装。

3. 药液的配制与灌装

喷雾剂应在符合要求的洁净环境下配制，及时灌封于灭菌的洁净干燥容器中。烧伤、创伤用喷雾剂应采用无菌操作或灭菌。

(1) 药液的配制：根据药物的性质及临床需要，加入适宜的附加剂配成溶液、乳状液或混悬液。所加附加剂应符合药用规格，对呼吸道、皮肤和黏膜等应无刺激性。

(2) 药液的灌封：药液配制后，经过质量检查，定量灌封于洁净干燥容器中，装上阀门系统（雾化装置）和帽盖即可。使用压缩气体的喷雾剂，在容器上安装阀门，轧紧封帽，压入压缩气体即得。在工业生产中有全自动灌装生产设备，在生产过程中使送瓶、灌液、加阀门、封口、充气工序全部联动生产，具有在线液位检测及重量检测功能，提高了生产效率。

（四）实例分析

例1：口腔炎喷雾剂

〔处方〕　蜂房 750 g　　　　　蒲公英 1500 g
　　　　　皂角刺 750 g　　　　忍冬藤 1500 g
　　　　　滑石粉 36 g　　　　　吐温 80　15 g
　　　　　苯甲醇 15 g

〔制法〕　以上四味中药中，蜂房用水蒸气蒸馏得蒸馏液 1300 mL，其余皂角刺等三味加水煎煮 2 次，第一次 2 h，第二次 1 h，合并煎液，滤过，滤液浓缩至 3750 mL，加 2.5 倍量乙醇，搅拌，静置过夜，滤过，回收乙醇并浓缩成稠膏 200 mL；于稠膏中加入蜂房蒸馏液 1000 mL，搅匀，加入滑石粉 36 g，搅匀，于 0～10 ℃静置 12 h，滤过，加入 15 g 吐温 80 及苯甲醇 15 g，搅匀，加入剩余蜂房蒸馏液及水适量，调节体积至 1500 mL，搅匀，滤过，灌装，即得。

〔注解〕　本品为棕褐色的液体；味苦。本品清热解毒，消炎止痛；用于治疗口腔炎，口腔溃疡，咽炎等；对小儿口腔炎症有特效。本品用于口腔喷雾。每次向口腔挤喷药液适量，一日 3～4 次，小儿酌减。

例2：烧伤喷雾剂

〔处方〕　黄连 5 g　　　　　黄柏 5 g
　　　　　大黄 2 g　　　　　紫草 5 g
　　　　　川芎 5 g　　　　　白芷 5 g
　　　　　细辛 5 g　　　　　红花 2 g
　　　　　地榆 5 g　　　　　榆树皮 50 g
　　　　　酸枣树皮 10 g　　　冰片适量

〔制法〕　以上十二味，除冰片外，其余十一味适当粉碎、过筛，按浸渍法用 75% 乙醇浸渍 2 次，每次 48 h 以上，共收集浸渍液 130 mL，滤过，按每千克药液加冰片 5 g 加入冰片，搅拌均匀，密闭，静置 24 h，灌装，即得。

〔注解〕

(1) 本品泻火解毒，消肿止痛，祛瘀生新。临床用于Ⅰ、Ⅱ度烧伤，为避免用药对患者烧伤部位造成机械性刺激而加重疼痛，并使药物能均匀地分散于创面，常设计成溶液型喷雾剂。

(2) 处方中饮片所含主要有效成分，在乙醇中均有良好的溶解性，故采用 75% 乙醇为提取溶剂。另外，醇提可避免大量高分子水溶性杂质的浸出，有助于提高制剂的稳定性。

(3) 紫草中的紫草素类成分遇热极易被破坏，采用冷浸法提取可避免其损失。另外，由于浸提过程在室温下进行，其浸出液加冰片直接配制的药液在正常贮存条件下将具有良好的稳定性，可避免加热回流提取得到的浸出液在放置过程中因温度降低易出现沉淀的问题。

三、吸入粉雾剂

（一）概述

粉雾剂是指一种或一种以上的药物粉末，装填于特殊的给药装置中，以干粉形式将药物喷雾于给药部位，发挥全身或局部治疗作用的一种给药系统。因其具有使用方便，不含抛射剂，药物呈粉状，稳定性好，干扰因素少等优点，日益受到人们的重视。

粉雾剂按用途可分为吸入粉雾剂、非吸入粉雾剂和外用粉雾剂。这里主要介绍吸入粉雾剂。

1. 吸入粉雾剂的概念及分类

吸入粉雾剂系指微粉化药物或与载体以胶囊、泡囊或多剂量贮库形式,采用特制的干粉给药装置,由患者主动吸入雾化药物至肺部的制剂,亦称为干粉吸入剂。根据吸入部位的不同,可分为经鼻吸入粉雾剂和经口吸入粉雾剂。

2. 吸入粉雾剂特点

(1) 药物到达肺部后直接进入血液循环,达到全身治疗目的。

(2) 药物吸收迅速,给药后起效快,无肝脏首过效应。

(3) 无胃肠道刺激或降解作用。

(4) 小分子药物尤其适用于呼吸道吸入或喷入给药,大分子药物的生物利用度可以通过吸收促进剂或其他方法的应用来提高。

(5) 起局部作用的药物,给药剂量明显降低,毒副作用小。

(6) 可用于胃肠道难以吸收的水溶性大的药物(代替注射剂)。

(7) 药物以胶囊或泡囊等形式给药,剂量准确。

(8) 患者主动吸入药粉,不存在给药协同配合困难,因此患者的依从性好,特别适用于需进行长期治疗的患者。

3. 吸入粉雾剂质量要求

(1) 为改善吸入粉雾剂的流动性,可加入适宜的载体和润滑剂,所有附加剂均应为生理可接受物质,且对呼吸道黏膜或纤毛无刺激性。

(2) 粉雾剂给药装置使用的各组成部件均应采用无毒、无刺激性、性质稳定、与药物不发生反应的材料制备。

(3) 吸入粉雾剂中的药物粒度大小应控制在 10 μm 以下,其中大多数应在 5 μm 左右。

(4) 胶囊型、泡囊型粉雾剂应标明:①每粒胶囊或泡囊中药物含量;②胶囊应置于吸入装置中吸入,而非吞服;③有效期;④贮藏条件。多剂量贮库型吸入粉雾剂应标明:①每瓶的装量;②主药含量;③总吸次;④每吸主药含量。

(5) 粉雾剂易吸潮,应置于凉暗处保存,这样有助于防止粉末的吸湿,以保持粉末细度、分散性和良好流动性。

(二) 吸入粉雾剂的组成

1. 药物与附加剂

(1) 药物:将原料药材微粉化是吸入粉雾剂取得成功的关键。采用的粉碎方法有气流粉碎、球磨粉碎、超临界粉碎等。

(2) 附加剂:药物经微粉化后,粉粒容易发生聚集,粉末的电荷性和吸湿性也对分散性造成影响。因此为了得到流动性和分散性良好的粉末,使吸入的剂量更加准确,常加入适宜的载体,如乳糖、木糖醇等,将药物附着于其上。

2. 吸入装置

吸入粉雾剂由粉末吸入装置和供吸入用的干粉组成。根据干粉的计量形式,将吸入装置分为三种类型:胶囊型、泡囊型与多剂量贮库型。这里主要介绍胶囊型吸入装置。

胶囊型吸入装置的药物干粉装于硬胶囊中,使用时载药胶囊被小针刺破,患者用力吸入,药粉便从胶囊中吸进给药室中,并在气流的作用下经口吸入肺部。这种吸入装置的结构主要由雾化器的主体、扇叶推进器和口吸器三个部分组成(图 15-5)。主体外套有能上下移动的套筒,套筒内上端装有不锈钢针;口吸器的中心也装有不锈钢针,作为扇叶推进器的轴心及胶囊一端的致孔针。使用时,将组成的三部分卸开,先将扇叶套于口吸器的不锈钢针上,再将装有极细粉的胶囊的深色盖端插入扇叶的中孔中,然后将三个部分组成整体,并旋转主体使之与口吸器连接并试验其牢固性。压下套筒,使胶囊两端刺入不锈钢针;再提起套筒,使胶囊两端的不锈钢针脱开,扇叶内胶囊的两端已致孔,并能随扇叶自由转动,即可

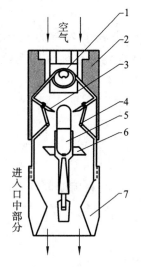

图 15-5　胶囊型粉末雾化器结构示意图
1.弹簧杆；2.主体；3.致孔针；4.不锈钢弹簧节；
5.药物胶囊；6.扇叶推进器；7.口吸器

供患者应用。夹于中指、拇指间，在接嘴吸用前先呼气。然后接口于唇齿间，深吸并屏气 2～3 s 后呼气。当吸嘴端吸引时，空气由另一端进入，经过胶囊将粉末带出，并由推进器扇叶，扇动气流，将粉末分散成气溶胶后吸入患者呼吸道起治疗作用。反复操作 3～4 次，使胶囊内粉末充分吸入，以提高治疗效果。最后清洁粉末雾化器，并保持干燥状态。

吸入装置的设计原则是增加湍流的产生，以提高装置释放的可供吸入的药物量。理想的干粉给药装置应具有以下特点：装置内预先装入一些剂量，使患者易于使用；在低气流量时，仍易吸入；小剂量时，粉末剂量准确；对湿不敏感；处方流动性许可时，无附加剂的纯药物也可工作；计数装置可提示患者吸入的剂量，无过量的危险。

吸入装置的选择应根据主药特性选择适宜的给药装置，需要长期给药的宜选用多剂量贮库型装置，主药性质不稳定的则选择单剂量给药装置。

（三）实例分析

色甘酸钠粉雾剂

［处方］　色甘酸钠 20 g　　　　乳糖 20 g
　　　　　制成 1000 粒

［制法］　将色甘酸钠粉碎成极细粉，与乳糖混合均匀，封装于空心胶囊中，使每粒含色甘酸钠 20 mg，即得。

［注释］　本品为胶囊型粉雾剂，供患者吸入使用，用于预防各种哮喘的发作。

拓 展 知 识

一、气雾剂、喷雾剂和吸入粉雾剂的临床应用与注意事项

（一）气雾剂的临床应用与注意事项

1. 临床应用

气雾剂可用于呼吸道吸入给药，或直接喷至腔道黏膜、皮肤给药，也可用于空间消毒。

2. 注意事项

（1）使用前应充分摇匀贮药罐，使罐中药物和抛射剂充分混合。首次使用前或距上次使用超过 1 周时，先向空中试喷一次。

（2）患者吸药前需张口、头略后仰、缓慢地呼气，直到不再有空气可以从肺中呼出。垂直握住雾化吸入器，用嘴唇包绕住吸入器口，开始深而缓慢吸气并按动气阀，尽量使药物随气流方向进入支气管深部，然后闭口并屏气 10 s 后用鼻慢慢呼气。如需多次吸入，休息 1 min 后重复操作。

（3）吸入结束后用清水漱口，以清除口腔残留的药物。如使用激素类药物应刷牙，避免药物对口腔黏膜和牙齿的损伤。

（4）气雾剂使用耐压容器、阀门系统，有一定的内压。抛射剂多为液化气体，在常压下，沸点低于室温，常温下蒸气压高于大气压。因此气雾剂药物遇热和受撞击有可能发生爆炸，贮存时应注意避光、避热、避冷冻、避碰撞，即使药品已用完的小罐也不可弄破、刺穿或燃烧。

(二)喷雾剂的临床应用与注意事项

1. 临床应用

喷雾剂多数根据病情需要临时配制而成,既可局部用药,亦可治疗全身性疾病。

2. 注意事项

(1)喷雾剂用于呼吸系统疾病或经呼吸道黏膜吸收治疗全身性疾病,药物能否到达或留置在肺泡中,抑或能否经黏膜吸收,主要取决于雾粒的大小。对肺的局部作用,其雾化粒子直径以 $3\sim10~\mu m$ 为宜,若要迅速吸收发挥全身作用,其雾化粒子直径最好为 $0.1\sim0.5~\mu m$。

(2)喷雾剂多为临时配制而成,保存时间不宜过久,否则容易变质,吸入剂因肺部吸收干扰因素较多,往往不能充分吸收。

(三)吸入粉雾剂的临床应用与注意事项

1. 临床应用

吸入粉雾剂既可局部用药,亦可治疗全身性疾病。

2. 注意事项

吸入粉雾剂中的药物粒子大小应控制在 $10~\mu m$ 以下,其中大多数应在 $5~\mu m$ 左右。为改善吸入粉雾剂的流动性,可加入适宜的载体和润滑剂,所有附加剂均应为生理可接受物质,且对呼吸道黏膜或纤毛无刺激性。粉雾剂应置于凉暗处保存,以保持粉末细度和良好流动性。

二、吸入制剂的吸收

吸入制剂是指原料药物溶解或分散于合适的介质中,以蒸气或气溶胶形式递送至肺部发挥局部或全身作用的液体或固体制剂。气雾剂、喷雾剂和吸入粉雾剂均可通过肺部吸入给药,药物吸收速度很快,几乎与静脉注射相当。肺吸收的途径如图 15-6 所示。

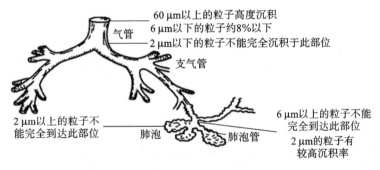

图 15-6 肺吸收的途径示意图

(一)肺部吸入药物的吸收特点

肺由气管、支气管、细支气管、肺泡管和肺泡囊组成,肺泡囊是气体与血液进行快速扩散交换的部位,药物的吸收也是在肺泡部位进行。药物在肺部吸收迅速的原因:①肺泡囊的数目达 3 亿~4 亿个,总表面积可达 $70\sim100~m^2$,为体表面积的 25 倍;②肺泡囊壁由单层上皮细胞所构成,这些细胞紧靠致密的毛管血管网(毛细血管总表面积约为 $90~m^2$,且血流量大),细胞壁和毛细血管壁的厚度只有 $0.5\sim1$ μm。由于肺部具有巨大的可供吸收的表面积和十分丰富的毛细血管,而且从肺泡表面到毛细血管的转运距离极短,因此药物在肺部的吸收十分迅速,药物到达肺泡囊即可迅速被吸收。

此外,肺部的酶活性较胃肠道低,也无胃肠道苛刻的酸、碱环境,且药物直接入血避开了肝脏的首过效应,这些因素都利于药物的吸收。

(二)药物在呼吸系统分布、吸收的影响因素

1. 呼吸的气流

正常人每分钟呼吸 15~16 次,每次吸气量为 $500\sim600~cm^3$,其中约有 $200~cm^3$ 存在于咽、气管及支气管之间,气流常呈湍流状态,呼气时可被呼出。空气进入支气管以下部位时,气流速度逐渐减慢,多呈

层流状态，易使气体中所含药物细粒沉积，通常药物粒子在呼吸系统的沉积率与呼吸量成正比，而与呼吸频率成反比。

2. 微粒的大小

微粒大小是影响药物能否深入肺泡囊的主要因素。直径大于 10 μm 的微粒大部分落在上呼吸道黏膜上，因而吸收慢；而直径小于 0.5 μm 的微粒，进入肺泡囊后大部分由呼气排出，在肺部的沉积率也很低。因此吸入制剂的微粒大小以在 0.5～5 μm 范围内最适宜。

3. 药物的性质

吸入的药物最好能溶解于呼吸道的分泌液中，否则成为异物，对呼吸道产生刺激。药物从肺部吸收是被动扩散，吸收速率与药物的分子量及脂溶性有关。①小分子化合物易通过肺泡囊表面细胞壁的小孔，因而吸收快，而分子量大的糖、酶、高分子化合物等，难以由肺泡囊吸收；②脂溶性药物经肺泡上皮细胞的脂质双分子膜扩散吸收，小部分由小孔吸收，故油/水分配系数大的药物，吸收速率也快；③若药物吸湿性大，微粒通过湿度很高的呼吸道时会聚集、变大和沉积，影响药物粒子进入肺泡，从而妨碍药物吸收。

4. 其他因素

制剂的处方组成、给药装置的结构直接影响药物雾滴或粒子的大小和性质、粒子的喷出速率等，进而影响药物的吸收。气雾粒子喷出的初速率对药物粒子的停留部位影响很大，初速率越大，在咽喉部的截留越多，从而影响药物在肺部的吸收。因此，应选择适宜的抛射剂种类和用量、加入适宜的附加剂以及设计合理的给药装置，以满足气雾剂的给药需要，达到良好的吸收效果。

此外，将药物制成脂质体、微球或固体脂质纳米粒用于吸入给药，能够增加药物在肺部的滞留时间或延缓药物的释放，从而达到药物在肺部缓慢吸收的效果。

（丁沐淦）

项目十六　分子包合技术

【学习过程】

1. 实训项目

实训项目十六　制备β-环糊精包合物

2. 相关知识

(1) 概述；

(2) 包合材料；

(3) 包合物的制备方法。

【预期成果】

1. 预期学习成果

(1) 能够描述包合物的概念、特点、类型；

(2) 能够描述环糊精的结构特点；

(3) 能够结合《中国药典》(2020年版)，描述包合物的制备工艺。

2. 课后提交成果

(1) 完成达标检测题；

(2) 分组完成电子版实训报告(含相关横向知识介绍/实训过程图片/结果分析)；

(3) 结合分子包合技术的相关知识，通过查找资料，整理归纳，分组完成微课或视频制作(选做)。

达标检测题

实训项目十六　制备β-环糊精包合物

一、实训目的

(1) 掌握饱和水溶液法制备包合物的工艺。

(2) 学会验证包合物形成的方法。

(3) 会正确使用恒温磁力搅拌器等仪器。

二、器材与试剂

(1) 器材：托盘天平、恒温磁力搅拌器、恒温水浴箱、量筒(5 mL、10 mL、50 mL)、真空抽滤泵。

(2) 试剂：薄荷油、β-环糊精、无水乙醇、蒸馏水、羧甲基纤维素钠、95%乙醇等。

三、实训原理

包合物由主分子和客分子组成，本实验采用饱和水溶液法制备包合物，首先将主分子β-环糊精(β-

CD)制成饱和水溶液,加入客分子薄荷油混合搅拌 30 min 以上,使薄荷油与 β-CD 形成包合物,将析出的包合物滤过,再根据药物的性质选择适宜的溶剂洗涤,干燥即可得到包合物。薄荷油主要成分为薄荷脑、薄荷酮等,具有发汗、抗菌、解痉等作用,但容易挥发,制成 β-CD 包合物后可延缓和减少其挥发,同时使液态油变成固体粉末,便于制剂成型。

四、实训内容

(一) 薄荷油-β-CD 包合物的制备

[处方]　薄荷油 1 mL　　　　　　β-CD 4 g
　　　　无水乙醇 5 mL　　　　　　蒸馏水 50 mL

[制法]

(1) β-CD 饱和水溶液的制备:称取 β-CD 4 g,置于 100 mL 具塞三角瓶中,加蒸馏水 50 mL,加热溶解,降温至 60 ℃,即得,备用。

(2) 薄荷油-β-CD 包合物的制备:称取薄荷油 1 mL,缓慢滴入 β-CD 饱和水溶液中,待出现浑浊并逐渐有白色沉淀析出,不断搅拌 2.5 h,待沉淀析出完全,抽滤至干,用无水乙醇 5 mL 洗涤 3 次至表面无油渍为止,即得。

(3) 将包合物置于干燥器中干燥,称重,计算。

[注解]

(1) β-CD 饱和水溶液要在 60 ℃ 保温,否则水溶液不澄明。

(2) 在包合物制备过程中温度应控制在 (60±1)℃,搅拌时间应充分,析出沉淀应完全,否则影响包合物收率。

(二) 质量检查

验证包合物的形成:使用薄层色谱法(TLC)验证包合物的形成。

(1) 硅胶 G 板的制作:称取硅胶 G 与 0.3% 羧甲基纤维素钠水溶液,按 1 g∶3 mL 的比例混合调匀,铺板,110 ℃ 活化 1 h,备用。

(2) 样品的制备:取薄荷油-β-CD 包合物 0.5 g,加 95% 乙醇 2 mL 溶解,滤过,滤液为样品 a。薄荷油 2 滴用无水乙醇 2 mL 溶解,为样品 b。

(3) 展开:取样品 a、b 各 10 μL,点于同一硅胶 G 板上,用含 15% 石油醚的乙酸乙酯为展开剂,展开前将硅胶 G 板置于展开槽中饱和 5 min,上行展开,展距 15 cm,1% 香草醛浓硫酸溶液为显色剂,喷雾后烘干显色。

五、思考题

(1) 本实验以什么为包合物的主分子?它有何特点?

(2) 除薄层色谱法外,还有哪些方法可以用于包合物形成的验证?

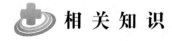

一、概述

分子包合技术是指一种分子被全部或部分包入另一种分子内,形成分子胶囊状的包合物的技术。具有包合作用的外层分子称为主分子,被包合到主分子空穴中的小分子称为客分子。主分子需具有一定形状和大小的空洞、笼格或洞穴,以容纳客分子。常用的包合材料有环糊精、纤维素和蛋白质等,最常用的是环糊精及其衍生物。

知识链接

包合物在制剂中的应用

1. 增加药物的溶解度和溶出度

一些难溶性药物制成包合物之后,溶解度、溶出度和生物利用度均可显著增加。如穿心莲内酯 30 min 时溶出率为 52.5%,用水溶性材料包合制成包合物后,穿心莲内酯 30 min 时溶出率可提高到 94.6%。

2. 掩盖药物的不良气味,降低刺激性

有的药物具有苦味、涩味等不良气味,甚至还具有较强的刺激性。药物包合后可掩盖不良气味,降低刺激性。比如大蒜精油具有臭味,对胃肠道的刺激性也比较大,有研究者用环糊精将其制成包合物后显著降低其臭味和刺激性。

3. 提高药物的稳定性

环糊精可以包合许多容易氧化或光解的药物,提高药物的稳定性。

4. 液体药物粉末化

中药中的许多挥发油,如薄荷油、生姜挥发油和紫苏油等,容易挥发,一般也不溶于水。传统的做法是用吸收剂将挥发油吸收后再压片或装胶囊等,生产过程容易挥发损失。比如羌活油在制成感冒冲剂时,不易混匀,且制成颗粒剂后极易挥发影响疗效,制成包合物后羌活油从液态变为固态,容易混匀并减少挥发。

二、包合材料

常用的包合材料有环糊精、淀粉、纤维素、核酸、蛋白质等,其中以环糊精及其衍生物最为常用,本节作重点介绍。

(一) 环糊精

环糊精(cyclodextrin,CD)是将淀粉用嗜碱性芽孢杆菌酶解后得到的、由 6~12 个葡萄糖分子连接而成的环状化合物。该环状化合物内腔疏水,外围亲水,因此能够将难溶性药物的疏水基团包合而增溶。常见的有 α、β、γ 三种环糊精,分别由 6、7、8 个葡萄糖分子连接而成,其基本性质见表 16-1。环糊精对酸较不稳定,对碱、热和机械作用都相当稳定。

表 16-1 几种环糊精的基本性质

项　　目	α-CD	β-CD	γ-CD
葡萄糖单体个数	6	7	8
分子量	973	1135	1297
分子空洞内径/nm	0.45~0.6	0.7~0.8	0.85~1.0
空洞深度/nm	0.7~0.8	0.7~0.8	0.7~0.8
比旋度	+150.5°	+162.5°	+177.4°
25 ℃溶解度/(g/L)	145	18.5	232
结晶形状	针状	棱柱状	棱柱状
碘络合物颜色	蓝色	黄色	紫褐色

三种环糊精的分子空洞内径及物理性质差别很大,α-、β-和 γ-CD 的分子结构与立体结构示意图如图 16-1 所示,其中 β-CD 空洞大小适中,β-CD 的空间结构模型及包合物示意图如图 16-2 所示,其水中溶

解度最小,制备包合物后易于从水中分离出来,而且其溶解度随着温度的升高而增大,当温度由 20 ℃ 升高至 80 ℃ 时,溶解度由 18 g/L 增加至 183 g/L。这些性质为 β-CD 包合物的制备,提供了有利条件。目前国内外供应最充分的就是 β-CD,其价格低廉,应用研究较多,因此它是首选的包合材料。近年来,对 β-CD 的分子结构进行修饰,将甲基、乙基、羟乙基、羟丙基等基团引入 β-CD 中,制备成羟乙基-β-CD、羟丙基-β-CD 和磺丁基-β-CD 等环糊精衍生物,对其理化性质进行改善,比如提高环糊精的水溶性和包合能力。

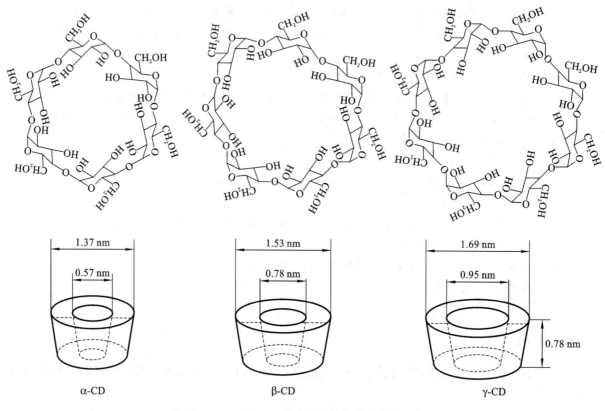

图 16-1　α-、β- 和 γ-CD 的分子结构与立体结构示意图

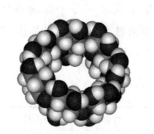 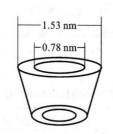 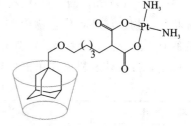

图 16-2　β-CD 的空间结构模型及包合物示意图

> **课堂互动**
>
> 制备包合物时为什么常采用 β-CD 作为包合材料?

(二) 环糊精衍生物

β-CD 的空穴适中,适宜于药物包合,但其在水中溶解度较低,所形成的包合物最大溶解度也仅为 1.85%,这些特点使其在药剂学中的应用受到一定限制。近年来,学者们主要对 β-CD 的分子结构进行修饰,已研制出一系列环糊精衍生物供研究应用。

1. 水溶性环糊精衍生物

常用的有葡萄糖衍生物、羟丙基衍生物、羟乙基衍生物和甲基衍生物等,该类衍生物在水中的溶解度均较 β-CD 大大增加(表 16-2)。药物经其包合后可提高溶解度,降低毒性和刺激性。葡萄糖衍生物包括葡萄糖基-β-环糊精(G_1-β-CD)、二葡萄糖基-β-环糊精($2G_1$-β-CD)和麦芽糖基-β-环糊精(G_2-β-CD),为难溶性药物常用的包合材料,可使难溶性药物溶解度增大,促进药物的吸收,溶血活性降低,还可作为注射用制剂的包合材料,如雌二醇-葡萄糖基-β-环糊精。羟丙基衍生物中又分为 2-羟丙基-β-环糊精(2-HP-β-CD)和 3-羟丙基-β-环糊精(3-HP-β-CD)两种,其中,2-HP-β-CD 在水中的溶解度大,达 750 g/L,是难溶性药物的理想增溶剂,能大幅度提高多种药物的溶解度;3-HP-β-CD 的水溶性极佳,在水溶液中,其表面张力随浓度的增加而降低,形成的包合物性质相当稳定,对肌肉几乎无刺激性,可作为肌内注射用制剂的包合材料。甲基-β-环糊精分为 2,6-二甲基-β-环糊精(DM-β-CD)和 2,3,6-三甲基-β-环糊精(TM-β-CD),溶于水和有机溶剂,在水中溶解度均大于 β-CD,使形成的包合物水溶性增加,提高药物的溶出速率。β-CD 甲基化后,分子内羟基受阻而抑制了药物的不稳定反应。

表 16-2 环糊精及其衍生物在水中的溶解度(25 ℃)

环 糊 精	葡 萄 糖 数	溶解度/(g/L)
α-CD	6	180
β-CD	7	18.5
DM-β-CD	7	570
TM-β-CD	7	310
HP-β-CD	7	750
G_1-β-CD	8	970
G_2-β-CD	9	1040
$2G_1$-β-CD	9	1400
γ-CD	8	260

2. 疏水性环糊精衍生物

β-CD 中的羟基经乙基化后水溶性降低,可用作水溶性药物的包合材料,使药物具有缓释性。乙基取代程度越高,产物在水中的溶解度越低。另外,乙基-β-CD 的吸湿性较 β-CD 小,具有表面活性,在酸性条件下比 β-CD 稳定。

 知识链接

包合作用的影响因素

包合是主分子将客分子包合的过程,是单纯的物理过程,两者之间不发生化学反应。包合物能否形成主要取决于主、客分子的立体结构及两者的极性。包合物形成之后的稳定性则依赖于主、客分子间范德华力的强弱。影响包合作用的因素如下。

1. 主、客分子的立体适应性

若主分子要将客分子包裹于其中,则必须具有一定大小和形状的空穴来容纳客分子。只有当主分子提供与客分子相适应的空间,主、客分子在空间上相匹配,两者分子间隙小,才能产生足够强度的范德华力,形成稳定的包合物。

2. 客分子的极性

环糊精的空洞内部是由碳氢键和醚键所构成的疏水区,而空洞洞口是由羟基构成的亲水区。因此,非极性脂溶性客分子以疏水键与空洞的疏水区相互作用形成包合物,但形成的包合物水溶性较小;极性客分子则以氢键与洞口的亲水区相结合形成包合物,所得包合物在水中的溶解度大。

3. 包合物中主、客分子的比例

一般来讲,环糊精与药物组成物质的量之比为 1∶1 时形成稳定的单分子包合物。但体积大的客分子情况比较复杂,当主分子用量过大,包合物包合率高,但客分子药物含量低;而环糊精用量过小,可使包合物不易形成。

4. 包合条件

实验室条件下,饱和水溶液法和研磨法较为常见,其中研磨法能否形成包合物取决于研磨时所加溶剂是否足够和药物加入时是否以分子状态完全溶解,但研磨法包合率较低;饱和水溶液法中有一部分药物留在液体中,包合率也较低。用超声法省时且包合物的收率较高;喷雾干燥法快速、高效,适合大工业生产;冷冻干燥法所得产品疏松美观,适合注射用包合物的生产。

另外,包合工艺条件,如包合温度、搅拌时间和速率、干燥过程中的工艺参数等均会影响包合作用。

三、包合物的制备方法

常用的包合物的制备方法有饱和水溶液法、研磨法、超声法、冷冻干燥法和喷雾干燥法等,可根据药物的性质、选用的包合材料和实验条件来选择适宜的制备方法。

(一) 饱和水溶液法

饱和水溶液法亦称为共沉淀法或重结晶法。首先将 β-CD 制成饱和水溶液,加入药物(若为难溶性药物可用少量异丙醇或丙酮等有机溶剂溶解)混合 30 min 以上,使药物与 β-CD 形成包合物,这种包合作用通常不可能达到完全包合,一些药物(尤其是水溶性较大的药物)仍会溶解在水溶液中,此时可加入某些有机溶剂使形成的包合物析出,将析出的包合物滤过,再根据药物的性质选择适宜的溶剂洗涤,干燥即可得到包合物。例如,中药的挥发油是由水蒸气蒸馏法提取得到的,可将挥发油蒸馏液直接加入 β-CD 饱和水溶液中,再搅拌混合,按上述方法制得挥发油包合物。

(二) 研磨法

研磨法也称为捏合法,先取 β-CD 加入 2~5 倍量的水混合、研匀,加入药物客分子(难溶性药物可先溶于有机溶剂中),充分研磨至呈糊状,低温干燥后再用适当的有机溶剂洗净,干燥,即可得包合物。此法操作简单,但研磨程度难控制,包合率的重复性较差。

(三) 超声法

将药物加到饱和 β-CD 溶液中,混合溶解后选择适宜的超声强度和时间,用超声波清洗仪或超声波破碎仪超声至沉淀物完全析出,即可得包合物沉淀,再按饱和水溶液法对包合物进行滤过、洗涤、干燥等处理即得包合物。例如超声法制备穿心莲内酯-β-CD 包合物,穿心莲内酯及 β-CD 的物质的量之比为 1∶3,加入适量蒸馏水及乙醇,置于超声波发生器中,选择一定的温度、时间、功率进行超声包合,产物于冰箱中放置 48 h,滤过,滤饼用适量的蒸馏水洗涤,50 ℃ 干燥,干燥物用适量无水乙醇洗涤,50 ℃ 干燥,即得。

(四) 冷冻干燥法

先将 β-CD 制成饱和水溶液,加入药物客分子,对于难溶性药物可加少量适当有机溶剂(如乙醇或丙酮等)溶解后,混合搅拌 30 min 以上,使药物客分子被 β-CD 包合,再置于冷冻干燥机中冷冻干燥。另外,若所选择的包合材料为水溶性环糊精衍生物,如羟丙基-β-CD,则制得的包合物溶于水,不易析出沉淀,或在加热干燥时药物易分解、变色,此时可采用冷冻干燥法干燥。冷冻干燥法制备的包合物外形疏松美观,溶解性能好,适宜制成粉针剂,但冷冻干燥所需时间较长。

（五）喷雾干燥法

先用丙酮或乙醇将药物溶解，再与 β-CD 饱和水溶液充分混合后，经喷雾干燥即得。喷雾干燥法采用喷雾干燥机来制备，干燥温度高，药物受热时间短，产率高，适合大批量生产。该法制得的包合物易溶于水，适用于难溶性、疏水性药物的制备。

同一种药物采用不同的制备方法所得包合物的包合率、收率也不尽相同。例如采用饱和水溶液法、研磨法和超声法三种方法来制备苯佐卡因-β-CD 包合物，包合物的收率大小顺序为研磨法＞超声法＞饱和水溶液法，而包合率大小顺序为饱和水溶液法＞超声法＞研磨法。

拓 展 知 识

环糊精与药物是否形成包合物，可根据药物的性质选用适当的方法进行验证。包合物形成的验证方法主要有以下几种。

（1）电镜扫描法：利用包合物形成前后形状的变化进行判断。

（2）薄层色谱法：利用药物在形成包合物前后展开行为的差异进行判断。

（3）光谱法：包括紫外-可见分光光度法和荧光光谱法等，利用药物在形成包合物前后吸收曲线与吸收峰的位置及高度不同进行判断。

（4）热分析法：利用包合物形成前后热分析曲线的变化进行判断。

（5）分配系数法：利用药物在形成包合物前后分配系数的变化进行判断。

（秦春梅）

项目十七　微型包囊技术

[学习过程]

1. 实训项目

实训项目十七　制备微囊

2. 相关知识

(1) 概述；

(2) 微囊的载体材料；

(3) 微囊的制备；

(4) 实例分析。

[预期成果]

1. 预期学习成果

(1) 能够描述微囊、微囊化的概念；

(2) 能够描述微囊的特点、微囊化的目的、常用载体材料；

(3) 能够结合《中国药典》(2020年版)，描述微囊的制备工艺。

2. 课后提交成果

(1) 完成达标检测题；

(2) 分组完成电子版实训报告(含相关横向知识介绍/实训过程图片/结果分析)；

(3) 结合微囊化的相关知识，通过查找资料，整理归纳，分组完成微课或视频制作(选做)。

达标检测题

实训项目十七　制 备 微 囊

一、实训目的

(1) 掌握制备微囊的单凝聚法和复凝聚法。

(2) 掌握光学显微镜目测法测定微囊粒径的方法。

二、器材与试剂

(1) 器材：烧杯、玻璃棒、乳钵、恒温水浴锅、离心机。

(2) 试剂：齐墩果酸、明胶、甲醛、甘油、氢氧化钠、硫酸钠、蒸馏水、冰水等。

三、实训原理

微囊是指将固态或液态药物(囊心物)被辅料(囊材)包封而成的微小胶囊，其制备方法以物理化学

Note

法中的凝聚法较为常用。

凝聚法制备微囊分为单凝聚法和复凝聚法。凝聚法制备微囊包括囊材液的配制、药物的混悬或乳化、凝聚成囊、胶凝固化、洗涤、干燥等工艺过程。影响高分子囊材胶凝的主要因素有胶液浓度、胶凝温度、电解质和 pH 值及搅拌速度。胶液浓度越高越易胶凝，温度越低越易胶凝，同时，浓度越高，可胶凝的温度上限越高，制备时应严格控制成囊条件。凝聚囊的固化应根据囊材性质而定，同时应控制好固化剂的用量和 pH 值。搅拌速度应以产生泡沫最少为佳，且固化前应继续搅拌，避免微囊粘连成团。

四、实训内容

（一）齐墩果酸微囊的制备（单凝聚法）

[处方]　齐墩果酸 1 g　　　　　　明胶 5 g
　　　　60%硫酸钠溶液 200 mL　　37%甲醛溶液 8 mL
　　　　72%硫酸钠溶液 500 mL　　甘油 2 mL
　　　　20%氢氧化钠溶液 适量　　蒸馏水 适量

[制法]
（1）取明胶 5 g，加蒸馏水 25 mL 浸泡 30 min 后，60 ℃水浴加热溶解，备用。
（2）取齐墩果酸 1 g，置于乳钵中，加甘油 2 mL 研磨分散，加入上述明胶溶液搅拌均匀后，加 50 ℃蒸馏水至 100 mL。
（3）将预热至 50 ℃、浓度为 60%的硫酸钠溶液 200 mL，搅拌下加入以上混悬液中，混匀，保持混合液温度为 50 ℃。
（4）再将预热至 40 ℃左右、浓度为 72%的硫酸钠溶液 500 mL，搅拌下加入混匀，自然冷却至 32～35 ℃。
（5）置于冰水浴中急速降温至 10 ℃以下，不断搅拌，加 37%甲醛溶液 8 mL，搅拌 20 min 后，用 20%氢氧化钠溶液调 pH 值至 9.0，继续搅拌 1 h。离心，弃上清，水洗至中性，冷冻干燥，即得。

[注解]
（1）所用的水均为蒸馏水，以免离子干扰凝聚。
（2）60%硫酸钠溶液温度低时会析出晶体，配制好后应加盖于 50 ℃保温备用。
（3）硫酸钠稀释液的浓度至关重要，浓度过高或过低可使凝聚囊粘连成团或溶解。
（4）制备微囊过程中，为使其具有良好的可塑性、不粘连且分散性好，常需要加入增塑剂，如山梨酸、聚乙二醇、丙二醇、甘油等。

（二）质量检查
（1）在光学显微镜下，测定微囊的大小。
（2）检查粒径及其分布。

五、思考题

（1）用单凝聚法制备微囊时，药物必须具备什么条件？为什么？
（2）使用胶黏剂的目的和条件是什么？

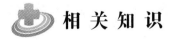

相 关 知 识

一、概述

微型包囊技术，简称微囊化，系指利用天然或合成的高分子材料（统称为囊材）为囊膜，将固态或液态药物（统称为囊心物）包裹而成的粒径在 1～250 μm 之间的微小囊状物的技术。微小囊状物简称微囊。

将药物微囊化的目的如下：①掩盖药物的不良气味及口味，如鱼肝油、生物碱类等；②提高药物的稳定性，如易氧化药物β-胡萝卜素及易挥发的挥发油等；③减少药物对胃的刺激性或防止药物在胃内失活，提高药物的生物利用度；④可使液态药物固态化，有利于制剂的工业生产，例如挥发油类、脂溶性维生素、液态香料等；⑤减少复方药物的配伍变化；⑥可制备缓释或控释制剂，采用惰性基质、生物降解材料、惰性或依赖pH值的薄膜或亲水性凝胶等制成缓释或控释微囊，可降低药物毒性、延长药效；⑦可使药物浓集于靶区，提高疗效，降低毒副作用。

知识链接

微囊的发展

微囊化的发展经历了几个阶段。20世纪70年代主要应用于粒径为5 μm～2 mm的粒子，应用目的主要是掩盖药物不良气味或口味，20世纪80年代发展了粒径更小的第二代产品，例如1～10 μm的微囊，这类产品能显著延长药效、降低毒性和提高生物利用度。第三代产品主要是纳米级粒子的靶向制剂，此类产品以纳米囊等形式被动或主动地将药物引导到体内特定部位再被吸收发挥药效。目前，尽管微囊化药物制剂产品数量还不多，但是药物微囊化技术的研究却突飞猛进，成为新制剂研究的热点之一。

二、微囊的载体材料

微囊的载体材料决定了微囊的各种理化性质。微囊中除主药和载体材料外，亦可加入提高微囊化质量的附加剂，例如稀释剂、稳定剂、控制释药速率的阻滞剂和促进剂，改善囊膜可塑性的增塑剂等。

微囊化对载体材料的一般要求是不发生有害反应，应有成膜性、可塑性，与药物不发生化学反应等。具体要求：①性质稳定；②有适宜的释药速率或靶向性能；③无毒、无刺激性；④能与药物配伍，不影响药物的药效发挥和含量测定；⑤具有一定的强度和可塑性，能完全包裹药物；⑥具有符合要求的黏度、亲水性、溶解性、生物相容性和降解性等性能。

常用的载体材料从来源可分为下列三大类。

（一）天然高分子材料

此类载体材料无毒、稳定、成膜性或成球性好，是最常用的载体材料。缺点是规格难定，批与批之间差异较大。

1. 明胶

明胶是氨基酸与肽交联形成的直链聚合物，不同的聚合度有不同的分子量，平均分子量(M_{av})在15000～25000之间。因制备时水解方法的不同，明胶可分为酸法明胶（A型明胶）和碱法明胶（B型明胶）。A型明胶的等电点为7～9，10 g/L溶液25 ℃时的pH值为3.8～6.0；B型明胶稳定、不易长菌，等电点为4.7～5，10 g/L溶液25 ℃时的pH值为5.0～7.4。两者的成囊性或成球性没有明显差别，溶液的黏度均在0.2～0.75 cPa·s之间，可生物降解，几乎无抗原性，一般可根据药物对酸碱性的要求选择A型或B型明胶，用作微囊的用量为20～100 g/L。明胶亦常与阿拉伯胶等量配合使用，用量常为20～100 g/L。

2. 阿拉伯胶

阿拉伯胶常与明胶等量配合使用，用作微囊的用量为20～100 g/L，亦可与白蛋白配合用作复合材料。

3. 海藻酸盐

海藻酸盐系多糖类化合物，通常用稀碱从褐藻中提取而得到。其中，海藻酸钠可溶解于不同温度的水中,不溶于乙醇、乙醚及其他有机溶剂;不同 M_{av} 海藻酸钠产品的黏度有差异。亦可与聚赖氨酸合用作复合材料。由于海藻酸钙不溶于水,故海藻酸钠可用 $CaCl_2$ 固化成微囊。研究各种灭菌方法对海藻酸盐稳定性的影响发现,低温加热(80 ℃,30 min)几个循环时灭菌效果差,反而促进海藻酸盐逐步断键;用环氧乙烷灭菌也会降低黏度并发生断键;膜滤过除菌后的产物,其黏度和 M_{av} 均不变。

4. 壳聚糖

壳聚糖是由甲壳素脱乙酰化后制得的一类天然聚阳离子多糖,其中的—NH_2 能结合水溶液中的 H^+,故可溶于酸或酸性水溶液,无毒,无抗原性,在体内能被溶菌酶等酶解,具有优良的黏附性、成膜性和生物降解性,在体内可溶胀成水凝胶。

5. 蛋白类

常用的蛋白类载体材料有白蛋白(如小牛血清白蛋白、人血清白蛋白等)、玉米蛋白、酪蛋白、鸡蛋白等,无抗原性,可生物降解。通常采用不同温度加热交联固化或化学交联剂(如甲醛或戊二醛)固化。

6. 淀粉衍生物与葡聚糖类

常用作载体材料的淀粉衍生物有羧甲基淀粉、羟乙基淀粉和马来酸酯化淀粉-丙烯酸共聚物等。常用的葡聚糖的分子量由数千到数万不等,也可使用 2-甲基丙烯酰葡聚糖衍生物作为载体材料。

（二）半合成高分子材料

此类载体材料多为纤维素衍生物,其特点是黏度大、毒性小、成盐后溶解度增大。

(1) 羧甲基纤维素盐:羧甲基纤维素(CMC)的盐,属阴离子型的高分子电解质,如羧甲基纤维素钠(CMC-Na),遇水溶胀,体积可增大 10 倍,在酸性溶液中不溶。水溶液黏度大,具有抗盐能力和一定的热稳定性,不会发酵。通常与明胶配合用作复合材料,一般分别配制 1~5 g/L CMC-Na 及 30 g/L 明胶,再按 2:1 体积比混合,另外也可以制成铝盐(CMC-Al),单独作载体材料使用。

(2) 纤维醋法酯:英文缩写为 CAP,在强酸中不溶解,但可溶于 pH>6 的水溶液,分子中含游离羧基,其相对含量决定了 CAP 水溶液的 pH 值及能溶解 CAP 的溶液的最低 pH 值。本品用作载体材料时可单独使用,用量一般为 30 g/L,亦可与明胶配合使用。

(3) 乙基纤维素(EC):不溶于水、甘油和丙二醇,可溶于乙醇,遇强酸易水解,故对强酸性药物不适用。化学稳定性高,适用于多种药物的微囊化。

(4) 甲基纤维素(MC):用作微囊载体材料的用量为 10~30 g/L,也可与 CMC-Na、明胶、聚维酮(PVP)等配合作复合材料。

(5) 羟丙基甲基纤维素(HPMC):不溶于热水,能溶于冷水成为黏性溶液,长期贮存稳定,有表面活性。

（三）合成高分子材料

此类材料可分为生物不降解的和生物降解的两类。生物不降解并且不受 pH 值影响的材料有聚酰胺、硅橡胶等。生物不降解但是可在一定 pH 值条件下溶解的材料有聚乙烯醇和聚丙烯酸树脂等。目前,生物降解材料发展快速。所谓生物降解材料是指可以通过水解或酶解使大分子材料降解,在体内释药后无残留物的一类材料。常用的有聚乳酸(PLA)、聚碳酯、聚氨基酸、聚乳酸-聚乙二醇嵌段共聚物(PLA-PEG)、丙交酯乙交酯共聚物(PLGA)、ε-己内酯与丙交酯嵌段共聚物等,其特点是成膜性好、化学稳定性高,无毒,可用于注射剂。

聚酯类是迄今应用最广、研究最多的生物降解合成高分子材料,结构上基本都是羟基酸或其内酯的聚合物。常用的羟基酸是乳酸和羟基乙酸。其中,乳酸缩合得到的聚酯用 PLA 表示,由羟基乙酸缩合得到的聚酯用 PGA 表示,由乳酸与羟基乙酸直接缩合得到的聚酯用 PLGA 表示。这些聚合物都表现出一定的降解溶蚀的特性,结晶度低的降解较快。聚合比例不同,分子量不同,则聚合物具有不同的降解速率。聚乳酸的 M_{av} 范围在 1 万~40 万,降解周期为 2~12 个月,M_{av} 为 90000 的聚乳酸在体内 6 个月降解。以聚 3-羟基丁酸酯(PHB)为载体材料制成胰岛素微囊注射剂,PHB 在体内 3 个月降解。又如消旋丙交酯乙交酯共聚物在共聚时有各种比例,若以丙交酯:乙交酯为 75:25 的共聚物为材料,其在体内 1 个月可降解,如以 85:15 的共聚物为材料,其在体内 3 个月降解。美国 FDA 批准的生物降解材料有 PLA 和 PLGA 两种,且均有产品上市。

三、微囊的制备

微囊的制备方法可分为物理化学法、物理机械法和化学法三大类。一般可根据药物和囊材的性质、所需微囊的粒径、释放性能和靶向要求等来选择适宜的制备方法,下面仅介绍最常见的物理化学法中的凝聚法。

凝聚法分为单凝聚法和复凝聚法,凝聚法是对水不溶性的固态、液态药物进行微囊化最常用的方法。此法通常分为四步完成:分散囊心物、加入囊材、沉积囊材和固化囊材,见图17-1。

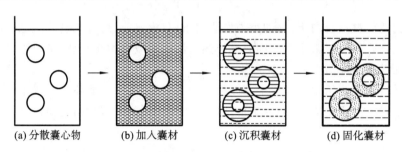

图 17-1 凝聚法制备微囊步骤示意图

1. 单凝聚法

单凝聚法是相分离法中较常用的一种,它是在高分子囊材溶液中加入凝聚剂以降低高分子囊材的溶解度,使之凝聚成囊的方法。

(1) 基本原理:凝聚剂是强亲水性物质,可以为电解质,如硫酸钠或硫酸铵的水溶液,抑或强亲水性的非电解质物质,如丙酮或乙醇。如果将药物分散在明胶材料溶液中,然后加入凝聚剂,由于明胶溶于水时在明胶分子周围形成水合膜,当加入凝聚剂时,这些强亲水性的凝聚剂将强烈夺取明胶分子水合膜中的水分子,从而使明胶的溶解度急剧降低,分子间形成氢键,最后从溶液中析出而凝聚形成凝聚囊。但这种凝聚是可逆的,一旦解除凝聚的条件(例如加入大量水稀释),就可发生解凝聚,使凝聚囊很快消失。这种可逆性在制备过程中可反复利用,经过几次凝聚与解凝聚,直到在光学显微镜下观察凝聚囊形成满意的形状。最后再加以交联固化,使之成为不凝结、不粘连、不可逆的球形微囊。

(2) 工艺:单凝聚法以明胶为囊材的工艺流程如图17-2所示。

知识链接

单凝聚法稀释液的配制

稀释液亦为 Na_2SO_4 溶液,其浓度为凝聚囊系统中的 Na_2SO_4 浓度(如为 $a\%$)加 1.5%,即 $(a+1.5)\%$;加入的体积为凝聚囊系统总体积的 3 倍,稀释液的温度为 15 ℃。所用稀释液浓度过高或过低,可使凝聚囊粘连成团或溶解消失。

(3) 影响成囊的因素。

①凝聚剂的种类和 pH 值:常用的凝聚剂有各种电解质和醇类。用电解质作凝聚剂时,阴离子对胶凝起主要作用,强弱次序为枸橼酸＞酒石酸＞硫酸＞醋酸＞氯化物＞硝酸＞溴化物＞碘化物;阳离子亦有胶凝作用,其电荷数越高,胶凝作用越强。当用分子量分别为 3 万、4 万、5 万及 6 万的 A 型明胶配成 5% 溶液,调 pH 值分别达到 2、4、6、8、10 及 12 时,各加入一定量药物,在搅拌下分别加入六种不同的凝聚剂,倒入冰水中胶凝,静置,分离,用冷异丙醇洗涤后,用 10% 甲醛的异丙醇溶液交联固化并脱水,再

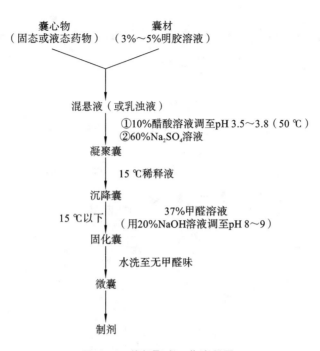

图 17-2 单凝聚法工艺流程图

真空干燥,即得含药的粉末状微囊。结果发现,这六种不同 pH 值条件下制备得到的微囊产品,有的能凝聚成囊,有的则不能。另外,如用甲醇作凝聚剂,仅分子量 M 在 3 万~5 万的明胶在 pH 6~8 时能凝聚成囊;用乙醇作凝聚剂,M 为 3 万的明胶在 pH 6~10 时,M 为 4 万~5 万的明胶在 pH 6~8 时,M 为 6 万的明胶在 pH 8 时,均可成囊;用异丙醇作凝聚剂,M 为 3 万~5 万的明胶在 pH 4~12 时,M 为 6 万的明胶在 pH 8~12 时,均可成囊;用叔丁醇作凝聚剂,M 为 3 万~5 万的明胶在 pH 2~12 时,M 为 6 万的明胶在 pH 6~12 时,均可成囊;而用硫酸钠溶液作凝聚剂,M 为 3 万~6 万的明胶,在 pH 2~12 时均能凝聚成囊。

②药物的性质:药物与材料要有亲和力,且吸附材料的量要达到一定程度才能包裹成囊。

③增塑剂的影响:为了使制得的微囊具有良好的可塑性,分散性好、不粘连,常须加入增塑剂,如甘油、丙二醇、山梨醇、聚乙二醇等。有研究表明,在单凝聚法制备明胶微囊时加入增塑剂,可以有效减少微囊的聚集,降低囊膜厚度,且加入增塑剂的量同释药半衰期 $t_{1/2}$ 之间呈负相关关系。

> **课堂互动**
>
> 单凝聚法中影响成囊的因素有哪些?

2. 复凝聚法

复凝聚法是使用带相反电荷的两种高分子材料作为复合材料,在一定条件下交联且与药物凝聚成囊的方法。复凝聚法是经典的微囊化方法,它操作简便,容易掌握,适合难溶性药物的微囊化。可作复合材料的有明胶与阿拉伯胶、海藻酸盐与聚赖氨酸(或壳聚糖)、海藻酸与白蛋白、白蛋白与阿拉伯胶等。

现以明胶与阿拉伯胶为例来说明复凝聚法的基本原理。将溶液 pH 值调至明胶的等电点以下使其带正电荷,而阿拉伯胶仍带负电荷,由于相反电荷互相吸引,交联形成正、负离子的络合物,因溶解度降低而凝聚成囊,加水稀释,甲醛交联固化,洗尽甲醛,即得。

复凝聚法的工艺流程如图 17-3 所示。

对于固态或液态的难溶性药物均可用复凝聚法或单凝聚法得到满意的微囊。但药物表面都必须被材料的凝聚相所润湿,从而使药物混悬或乳化于该凝聚相中,才能随凝聚相分散而成囊。因此,可根据

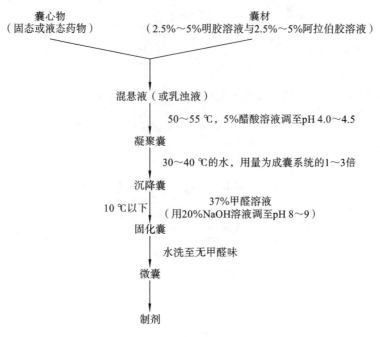

图 17-3 复凝聚法工艺流程

药物性质(如过分疏水)适当加入润湿剂。此外凝聚相还必须保持一定的流动性,如加水稀释或控制温度等,这些都是保证囊形良好的必要条件。

四、实例分析

大蒜油微囊

[处方]　大蒜油 1 g　　　　　　　　阿拉伯胶粉 0.5 g
　　　　3％阿拉伯胶溶液 30 mL　　　3％明胶溶液 40 mL
　　　　甲醛、淀粉各适量

[制法]

(1) 乳化：取阿拉伯胶粉 0.5 g 置于乳钵中,加大蒜油 1 g,研匀,加蒸馏水 1 mL,迅速研磨成初乳,并以 3％阿拉伯胶溶液 30 mL 稀释成乳剂。

(2) 包囊：将乳剂移至 250 mL 烧杯中,边加热边搅拌,待温度升至 45 ℃时缓缓加入 3％明胶溶液 40 mL(预热至 45 ℃),胶液保持在 43～45 ℃,继续搅拌,并用 10％醋酸溶液调至 pH 4.1～4.3,显微镜下可观察到乳滴外包有凝聚的膜层。

(3) 稀释：加入温度比其稍低的蒸馏水 150 mL,继续搅拌。温度降至 30 ℃以下时移至冰水浴继续搅拌。

(4) 固化：加入 3％的甲醛溶液 1 mL,搅拌使固化定形。用 5％的氢氧化钠溶液调至 pH 7～7.5,使凝胶的网孔结构孔隙缩小,再搅拌 30 min。

(5) 分散：加入 10％生淀粉混悬液 4 mL,使淀粉充分分散开,在微囊间形成隔离层,10 ℃左右再搅拌 1 h。

(6) 干燥：滤取微囊,洗涤,尽量除去水分,二号筛制粒,60 ℃干燥。

[注解]

(1) 大蒜油对多种球菌、杆菌、霉菌、病毒、阿米巴原虫、阴道滴虫、蛲虫等均有抑制和杀灭作用；用于肺部和消化道的霉菌感染、隐球菌性脑膜炎、急慢性菌痢和肠炎、百日咳及肺结核等；并有降低血胆固醇、甘油三酯和脂蛋白的作用。

(2) 大蒜油的主要成分为大蒜辣素、大蒜新素等多种烯丙基、丙基和甲基组成的硫醚化合物,是多种硫化烯烃的混合物。分子结构上存在活泼双键,化学性质不稳定,且有刺激性,所以制成微囊。由于在碱性条件下不稳定,固化时调 pH 7.0~7.5,而不是通常的 pH 8~9。

> **课堂互动**
>
> 凝聚法中使用甲醛或戊二醛的目的是什么?

拓 展 知 识

微囊的质量应符合《中国药典》(2020 年版)对该剂型的有关规定。

(一)形态、粒径及其分布

通常采用扫描、透射电子显微镜或光学显微镜观察形态并提供照片。

微囊应为圆球形或类球形的密封囊状物,可采用光学显微镜、电子显微镜观察其形态。谷维素-壳聚糖缓释微囊(×100)光镜照片见图 17-4。

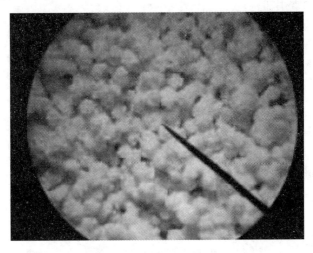

图 17-4 谷维素-壳聚糖缓释微囊(×100)光镜照片

粒径的测定有多种方法,如光学显微镜法、扫描或透射电子显微镜法、激光衍射法等。

(二)药物的释放速率

为了有效控制微囊中药物的释放、起效部位,必须进行释放速率的测定。微囊中药物的释放速率可采用《中国药典》(2020 年版)四部中释放度测定法进行测定,亦可将试样置于薄膜透析管内,用转篮法测定或采用流通池法测定。

(三)有机溶剂残留量

若微囊制备工艺中使用有机溶剂,按《中国药典》(2020 年版)四部中残留溶剂测定法测定有机溶剂残留量,应符合规定的限度。

(四)其他

将微囊制成制剂后,应符合该制剂的质量要求。

(秦春梅)

项目十八 缓释、控释制剂制备技术

[学习过程]

1. 实训项目

实训项目十八 制备缓释片

2. 相关知识

(1) 概述;

(2) 缓释、控释制剂释药原理;

(3) 缓释、控释制剂的常用辅料;

(4) 缓释、控释制剂的处方和制备工艺;

(5) 实例分析;

(6) 缓释、控释制剂的注意事项。

[预期成果]

1. 预期学习成果

(1) 能够描述缓释、控制释制剂的定义、分类、特点;

(2) 能够描述缓释、控释制剂的释药原理;

(3) 能够描述缓释、控释制剂的处方和制备工艺。

2. 课后提交成果

(1) 完成达标检测题;

(2) 分组完成电子版实训报告(含相关横向知识介绍/实训过程图片/结果分析);

(3) 结合缓释、控释制剂的相关知识,通过查找资料,整理归纳,分组完成微课或视频制作(选做)。

达标检测题

实训项目十八 制备缓释片

一、实训目的

(1) 掌握缓释制剂的基本原理和制备方法。

(2) 能进行缓释制剂的体外释放度测定操作。

二、器材与试剂

(1) 器材:溶出度测定仪、紫外-可见分光光度计、压片机、药筛(100目、80目、18目)。

(2) 试剂:茶碱、丙烯酸树脂Ⅲ号、硬脂酸镁、羟丙基甲基纤维素等。

Note

三、实训原理

缓释制剂通常是指用药后能在较长时间内持续释放药物以达到长效作用的制剂。其药物释放主要是一级速率过程,口服缓释制剂的持续时间根据其在消化道的滞留时间,可达 8~10 h。茶碱在临床上主要作为平喘药使用,因其治疗血药浓度范围较窄,通过制成缓释片,可以较持久地释放药物,减低用药频率,减少血药浓度的峰谷现象,提高药效和安全性。

四、实训内容

(一)茶碱缓释片的制备

茶碱缓释片在临床上主要用于支气管哮喘、喘息型支气管炎、阻塞性肺气肿等,缓解喘息症状;也可用于心力衰竭时的喘息症状。本品口服,成人或 12 岁以上儿童,起始剂量为 0.1~0.2 g,一日 2 次,剂量可视病情或疗效调整,但日剂量不得超过 0.9 g,分 2 次服用。

[处方] 茶碱 10 g   丙烯酸树脂Ⅲ号 1 g
        羟丙基甲基纤维素 0.05 g   硬脂酸镁 0.14 g
        制成 100 片

[制法] 取茶碱与丙烯酸树脂Ⅲ号(细粉原料),过 80 目筛混匀,将羟丙基甲基纤维素溶于 2 mL 70%乙醇中制成胶浆,加入上述混合物中,制软材,过 18 目筛制粒,在 60 ℃干燥,并以 18 目筛整粒,加入硬脂酸镁混匀后,称重,压片,每片含茶碱 100 mg。

[注解]

(1)选用的丙烯酸树脂Ⅲ号应为细粉原料,否则应预先粉碎过 100 目筛,若粒度过大,将影响缓释效果。

(2)制软材时,胶浆应少量多次加入,迅速混匀制软材。反之,若一次加入,将使丙烯酸树脂溶解,黏度增大,造成制粒困难,若胶浆量不足,可再加适量 70%乙醇作黏合剂。

(3)制得的干燥颗粒应有适宜的硬度,细粉量不能太多,否则难以制得硬度适宜的片剂。

(4)茶碱在湿热条件下遇金属离子易变黄,应选用不锈钢器具或尼龙筛网,干燥温度不宜过高。

(二)茶碱缓释片释放度测定

1. 标准曲线的制备

精密称取茶碱 50 mg,用蒸馏水溶解并转移至 500 mL 容量瓶中,用蒸馏水稀释至刻度,配成 100 mg/L 的标准溶液。分别精密吸取此液 0.5 mL、1 mL、2 mL、3 mL、4 mL 置于 25 mL 容量瓶中,以蒸馏水稀释至刻度,摇匀,配成 2 mg/L、4 mg/L、8 mg/L、12 mg/L、16 mg/L 的标准溶液。以蒸馏水为空白,于紫外-可见分光光度计 270 nm 波长处测定吸光度 A,记入表 18-1 中。并以 A 为纵坐标,C(标准溶液浓度,mg/L)为横坐标绘制标准曲线,并求出标准曲线回归方程,备用。

表 18-1 标准曲线测定数据

标准溶液浓度/(mg/L)	2	4	8	12	16
A					

2. 释放度测定

按《中国药典》(2020 年版)四部测定。量取蒸馏水(释放介质)900 mL,注入操作容器内,介质温度保持在(37±0.5) ℃,调整转篮转速为 100 r/min。取茶碱缓释片 1 片,精密称定,投入转篮内,将转篮降入容器中并立即开始计时。分别于 1 h、2 h、3 h、4 h、6 h、8 h 取样 5 mL,同时补加同体积预热至 37 ℃的释放介质,样品经 0.8 μm 微孔滤膜滤过,精密量取续滤液 2 mL,置于 25 mL 容量瓶中,用释放介质稀释至刻度,以释放介质为空白,于 270 nm 处测吸光度 A,记入表 18-2 中,并按标准曲线回归方程计算样品浓度。按式(18-1)计算累积释药量,并将结果记录于表 18-2 中。

$$累积释药量(\%) = \frac{C \times V \times 稀释倍数}{W} \times 100 \tag{18-1}$$

式中,C 为 t 时间被测样品浓度(mg/L);V 为释放介质体积(L);W 为投药量(mg);稀释倍数正常情况下为 12.5。

表 18-2 茶碱缓释片释放度测定结果

时间/h	1	2	3	4	6	8
A						
C/(mg/L)						
累积释药量/(%)						

五、思考题

(1) 缓释制剂与普通制剂相比有何优点?

(2) 缓释制剂体外释药研究有何意义?

相 关 知 识

一、概述

(一) 缓释、控释制剂的定义

缓释制剂(sustained-release preparations)是指用药后能在较长时间内持续释放药物以达到长效作用的制剂。《中国药典》(2020 年版)定义缓释制剂为在规定释放介质中,按要求缓慢地非恒速释放药物,与相应的普通制剂比较,给药频率降低一半或有所降低,且能显著提高患者用药依从性的制剂。其中药物释放主要是一级速率过程,对于注射型缓释制剂,药物释放可持续数天至数月;口服缓释制剂的持续时间根据其在消化道的滞留时间,一般以小时计。

控释制剂(controlled-release preparations)是指药物能在设定的时间内自动以设定速率释放,使血药浓度长时间恒定维持在有效浓度范围内的制剂。《中国药典》(2020 年版)定义控释制剂为在规定释放介质中,按要求缓慢地恒速释放药物,其与相应的普通制剂比较,给药频率降低一半或有所降低,血药浓度比缓释制剂更加平稳,且能显著提高患者用药依从性的制剂。广义上讲,控释制剂包括控制释药的速率、部位和时间,故靶向制剂、透皮吸收制剂等都属于控释制剂的范畴。狭义的控释制剂则是指在预定时间内以零级或接近零级速度释放药物的制剂。

(二) 缓释、控释制剂的特点

普通制剂,不论口服还是注射,常需一日几次给药,不仅使用不便,而且血药浓度起伏很大,有峰谷现象。血药浓度高(峰)时可产生副作用甚至中毒,血药浓度低(谷)时可能在有效治疗浓度以下,以致不能发挥疗效。而缓释、控释制剂可较缓慢、持久地释放药物,降低用药频率,避免或减少峰谷现象,如图 18-1 所示,能提供平稳持久的有效血药浓度。这对于需长期用药的患者,如心血管疾病和糖尿病患者,其临床意义尤其显著。

缓释、控释制剂近年来有了很大的发展,主要是由于其具有以下特点。

(1) 对半衰期短的或需要频繁给药的药物,可以减少服药次数。如普通制剂每天服用 3 次,制成缓释或控释制剂可改为每天 1 次。这样可大大提高患者服药的依从性,使用方便。特别适用于需要长期服药的慢性疾病患者,如心血管疾病患者,如高血压、心绞痛等。

(2) 血药浓度波动小,较平稳,可避免或减少峰谷现象,有利于降低药物的毒副作用。特别对于治疗指数较窄的药物,制成缓释、控释制剂后,可避免频繁用药引起中毒的危险。根据关系式 $\tau \leqslant t_{1/2}(\ln TI/\ln 2)$,其中 TI 为治疗指数(therapeutic index),$t_{1/2}$ 为药物的生物半衰期;τ 为给药间隔时间。若药物 $t_{1/2}=3$ h,TI=2,用普通制剂要求每 3 h 给药 1 次,每天服药 8 次,才能避免血药浓度过高或过低;若制成 12 h 释药 50% 的缓释制剂,每 12 h 服药 1 次,每天仅需服药 2 次,也能保证药物的安全性和有效性。

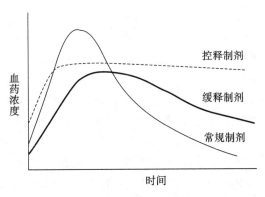

图 18-1　缓释、控释制剂与常规制剂的血药浓度

(3) 可减少用药的总剂量,因此可用最小剂量达到最大药效。

虽然缓释、控释制剂有其优越性,但在选择药物研制缓释、控释制剂时,还需考虑缓释、控释制剂不利的一面:①在临床应用中对剂量调节的灵活性降低,如果遇到某种特殊情况(如出现较大副作用),往往不能立刻停止治疗。可通过增加缓释制剂规格来减少这种情况的发生。②制备缓释、控释制剂所用的设备和工艺费用较普通制剂昂贵。③某些药物不宜制成缓释、控释制剂等,如剂量很大(大于 1 g)、半衰期很短(小于 1 h)、半衰期很长(大于 24 h)的药物,一般不适宜制成缓释、控释制剂。

(三) 缓释、控释制剂的设计

1. 药物选择

缓释、控释制剂一般适用于半衰期较短的药物($t_{1/2}$ 为 2~8 h),如茶碱($t_{1/2}$ 为 3~8 h)、伪麻黄碱($t_{1/2}$ 为 6.9 h)等可制成缓释制剂。半衰期小于 1 h 或大于 24 h 的药物,一般不宜制成缓释、控释制剂。另外如剂量很大、药效很剧烈以及溶解吸收很差的药物和剂量需要精密调节的药物,一般也不宜制成缓释、控释制剂。抗生素类药物,由于其抗菌效果依赖于峰浓度,故一般也不宜制成缓释、控释制剂。

2. 设计要求

(1) 生物利用度:缓释、控释制剂的相对生物利用度一般为普通制剂的 80%~120%。若药物吸收部位主要在胃及小肠,宜设计成每 12 h 给药一次的缓释、控释制剂;如药物在结肠也有一定吸收,可考虑设计成每 24 h 口服一次的缓释、控释制剂。为了保证缓释、控释制剂的生物利用度,根据药物的理化性质,处方设计时可选用适宜的缓释、控释阻滞剂,控制药物在胃肠道中的释放速率,以延缓药物的体内吸收时间,获得满意的生物利用度。

(2) 峰浓度与谷浓度之比:缓释、控释制剂达稳态时峰浓度(C_{max})与谷浓度(C_{min})之比应小于普通制剂,缓释、控释制剂的 C_{max} 应小于普通制剂;缓释、控释制剂的平均滞留时间(MRT)延长,且 C_{min} 应大于普通制剂。根据以上要求,一般半衰期短、治疗指数窄的药物,可设计成每 12 h 给药一次,而半衰期适中、治疗指数宽的药物可设计成每 24 h 给药一次。若设计零级速率释放剂型,如渗透泵,其峰、谷浓度比显著低于普通制剂,此类制剂血药浓度平稳。

(3) 缓释、控释制剂的剂量计算:缓释、控释制剂的剂量可根据普通制剂的剂量进行换算,如普通制剂,每日 3 次,每次服 10 mg,设计成缓释、控释制剂,则可每 24 h 给药一次,剂量调整为 30 mg。

二、缓释、控释制剂释药原理

1. 溶出原理

通过减小药物的溶解度,降低药物的溶出速率,可使药物缓慢释放,达到延长药效的目的。利用溶出原理达到缓释作用的方法:①制成溶解度小的盐类或酯类:溶解度大的固体药物在体内吸收快,排泄也迅速,显效时间短。如果将其制成难溶性的盐或酯类,可延长药物在体内的作用时间,达到长效的目的。②与高分子化合物生成难溶性盐类:鞣质、蛋白质等均为高分子材料,均可与生物碱类形成难溶性盐,其药效比母体药物延长。③控制颗粒大小:药物的表面积与溶出速率有关,已如前述,难溶性药物的颗粒直径增大可使药物吸收及排泄速率减慢。

2. 扩散原理

利用扩散原理制备的缓释、控释制剂,药物需先溶解,再从制剂中缓慢扩散出来进入体液,以延长药效。利用扩散原理达到缓释、控释目的的方法:①药物小丸或片剂用不溶性衣膜包衣;②制成微囊;③制成不溶性骨架片;④增加注射液或其他液体制剂的黏度以降低扩散速率;⑤制成植入剂等。

3. 溶蚀与扩散、溶出相结合

严格来讲,释药系统不可能只取决于溶出或扩散,某些骨架型制剂,如生物学溶蚀骨架系统、亲水凝胶骨架系统,不仅药物可从骨架中扩散出来,而且骨架本身也处于溶蚀过程。由于骨架的溶解,药物需经过扩散才能进入体液。如亲水凝胶骨架片,其释药过程包含以下几个步骤:骨架片遇消化液表面润湿、吸水后膨胀形成凝胶层;表面药物向消化液中扩散;凝胶层继续水化,骨架溶胀,凝胶层增厚延缓药物释放;骨架同时溶蚀,水分继续向片芯渗透,骨架完全溶蚀,药物全部释放。

4. 渗透压原理

利用渗透压原理制成的控释制剂,以渗透压为动力,均匀恒速地释放药物,可达到零级速率释放。如渗透泵片,能均匀恒速地释放药物,比骨架型缓释制剂更为优越。现以口服片剂为例说明:片芯用水溶性药物和其他辅料制成,外面用水不溶性聚合物包裹,成为半渗透膜壳,水可渗入此膜,但药物不能。一端壳顶用适当方法开一个细孔。当与水接触时,水通过半透膜进入片芯,使药物溶解成为饱和溶液,由于膜内外渗透压的差别,药物由细孔流出,其量与渗透进膜内的水量相等,直至片芯内药物溶解殆尽。

5. 离子交换作用

离子交换作用通过树脂交换进行。常用的树脂由水不溶性交联聚合物组成,聚合物链的重复单元上含有成盐基团,药物可结合在树脂上。当带有适当电荷的离子与离子交换基团接触时,通过交换将药物游离出来。离子交换树脂的交换容量甚少,故剂量大的药物不适合制成含药树脂。含药树脂外面还可包衣,最后制成混悬型缓释制剂。

三、缓释、控释制剂的常用辅料

缓释、控释制剂需要采用适宜的辅料,使制剂中药物的释放速度和释放量达到设计要求,确保药物以一定速度输送到病变部位并在组织中或体液中维持一定浓度,获得预期疗效,减小药物的毒副作用。一般缓释、控释制剂中主要起缓释、控释作用的辅料多为高分子聚合物,有骨架材料,缓释、控释包衣材料,致孔剂和增塑剂等。

1. 骨架材料

常用的骨架材料主要有如下三种类型。

(1) 亲水凝胶骨架材料:遇水或消化液时骨架膨胀,形成凝胶屏障而具有控制药物释放作用的物质。选择不同性能的材料及其与药物的比例等可调节制剂的释药速率。常用的材料有羟丙基甲基纤维素(HPMC)、羟丙基纤维素(HPC)及壳聚糖、海藻酸钠、聚乙烯醇和聚羧乙烯等。

(2) 水不溶性骨架材料:不溶于水或水溶性极小的高分子聚合物或无毒塑料等。药物溶解后通过骨架中错综复杂的极细孔径的通道,缓缓向外扩散而释放,在药物的整个释放过程中,骨架几乎没有改变,最后随大便排出。常用的材料有无毒聚氯乙烯、聚乙烯、乙基纤维素、聚硅氧烷、硅橡胶、乙烯-醋酸乙烯共聚物和聚甲基丙烯酸甲酯(PMMA)等。

(3) 生物降解骨架材料:主要包括脂肪酸、蜡质或酯类。由于材料逐渐降解,药物从骨架中释放。常用的材料有硬脂酸、蜂蜡、巴西棕榈蜡、氢化植物油、硬脂醇、聚乙二醇单脂酸酯、甘油三酯和单硬脂酸甘油酯等。

2. 缓释、控释包衣材料

用包衣技术制成的缓释、控释制剂通过包衣膜来控制和调节制剂中药物在体内的释放速率,因此包衣材料的选择、包衣膜的组成在很大程度上决定了制剂缓释、控释作用的成败。常用的包衣材料有不溶性高分子材料和肠溶性高分子材料两类。

(1) 不溶性高分子材料:此类包衣材料都是一些高分子聚合物,不溶于水或难溶于水,但水汽可穿透,无毒,不受胃肠内液体的干扰,具有良好的成膜性能和机械性能,常用的材料有乙基纤维素、醋酸纤维素、乙烯-醋酸乙烯共聚物(EVA)等。

(2) 肠溶性高分子材料:在胃中不溶,在小肠偏碱性条件下溶解的高分子材料,常用的材料有肠溶型Ⅱ号丙烯酸树脂(Eudragit L100)、肠溶型Ⅲ号丙烯酸树脂(Eudragit S100)、羟丙基甲基纤维素酞酸酯(HPMCP)、羟丙基甲基纤维素琥珀酸酯(HPMCAS)。

3. 致孔剂

常用的致孔剂为水溶性高分子聚合物,有聚维酮(PVP)、聚乙烯醇(PVA)、羟丙基甲基纤维素(HPMC)、羧甲基纤维素钠(CMC-Na)、甲基纤维素(MC)和表面活性剂(如十二烷基硫酸钠(SLS)和泊洛沙姆(poloxamer)等)。

4. 增塑剂

如丙二醇、聚乙二醇、蓖麻油、吐温 80、邻苯二甲酸二乙酯和柠檬酸三乙酯等。

四、缓释、控释制剂的处方和制备工艺

(一) 骨架型缓释、控释制剂

骨架型缓释、控释制剂是指药物和一种或多种惰性固体骨架材料通过压制或融合技术制成片状、小粒或其他形式的制剂。大多数骨架材料不溶于水,其中有的可以缓慢地吸水膨胀。骨架型制剂主要用于控制制剂的释药速率,一般起控、缓释作用。多数骨架型缓释、控释制剂可用常规的生产设备、工艺制备,也有用特殊的设备和工艺制备,如微囊法、熔融法等。

采用不同性质的骨架材料制成不溶性骨架片、亲水凝胶骨架片和生物溶蚀性骨架片等,处方和工艺亦不同。

1. 不溶性骨架片

不溶性骨架片是指采用不溶于水或水溶性极小的高分子聚合物或无毒塑料等材料与药物混合制成的片剂。此类骨架片在药物释放后整体从粪便排出。制备方法:可将缓释材料粉末与药物混匀直接压片。如用乙基纤维素则可用乙醇溶解,然后按湿法制粒。水溶性药物适合制备成不溶性骨架片。

2. 亲水凝胶骨架片

这类骨架片主要骨架材料为羟丙基甲基纤维素(HPMC),其规格应在 4000 mPa·s 以上,常用的 HPMC 为 K4M(4000 mPa·s)和 K15M(15000 mPa·s)。HPMC 遇水后形成凝胶,水溶性药物的释放速率取决于药物通过凝胶层的扩散速率,而水中溶解度小的药物,释放速率由凝胶层的逐步溶蚀速率所决定,不管是哪一种释放机制,凝胶骨架最后均完全溶解,药物全部释放,故生物利用度高。研究表明,如果在此类骨架片中添加致孔剂(如 PVP、PEC 或低黏度的 HPMC),则释药速率可随其添加量的增大而加快。亲水凝胶骨架片多数可用常规的生产设备和工艺制备,机械化程度高、生产成本低、重现性好,适合工业大生产。制备工艺主要有直接压片法或湿法制粒压片法。

3. 生物溶蚀性骨架片

生物溶蚀性骨架片是指将药物与蜡质、脂肪酸及其酯等物质混合制备的缓释片。这类骨架片通过孔道扩散与溶蚀控制药物释放,部分药物被不穿透水的蜡质包裹,药物从骨架中的释放是由于这些材料的逐渐溶蚀,可加入表面活性剂以促进药物释放。胃肠道的 pH 值、消化酶能明显影响脂肪酸酯的水解。

此类骨架片的制备工艺有三种:①溶剂蒸发技术:将药物与辅料的溶液或分散体加入熔融的蜡质中,然后将溶剂蒸发除去,干燥、混合制成团块,再制成颗粒,然后装胶囊或制备成片剂。②熔融技术:将

药物与辅料直接加入熔融的蜡质中,温度控制在略高于蜡质熔点,熔融的物料铺开冷凝、固化、粉碎,或者倒入一旋转的盘中使成薄片,再研磨过筛制成颗粒。若加入聚维酮(PVP)或聚乙烯月桂醇醚,则可呈表观零级速率释放。③混合技术:将药物与十六醇在60℃混合,团块用玉米朊乙醇溶液制粒,此法得到的片剂释放性能稳定。

4. 缓释、控释颗粒压制片 缓释、控释颗粒压制片在胃中崩解后,作用类似于胶囊剂,具有缓释胶囊的特点,并兼有片剂的优点。下面介绍缓释、控释颗粒压制片的三种制备工艺。

(1) 制备具有不同释药速率的颗粒:将三种不同释药速率的颗粒混合后,压片。如一种是以明胶为黏合剂制备的颗粒;另一种是以醋酸乙烯为黏合剂制备的颗粒;第三种是用虫胶为黏合剂制备的颗粒,药物释放受颗粒在肠中的溶蚀作用所控制,溶蚀释药速率:明胶制粒＞醋酸乙烯制粒＞虫胶制粒。

(2) 微囊压制片:如将阿司匹林结晶,以乙基纤维素为囊材进行微囊化,制成微囊,再压制成片剂。此法特别适用于处方中药物含量高的情况。

(3) 将药物制备成小丸:制成小丸后再压制成片剂,最后包薄膜衣。如先将药物与淀粉、糊精或微晶纤维素混合,滚成小丸,用乙基纤维素水分散体包衣,必要时还可用熔融的十六醇与十八醇的混合物处理,再压片。再用HPMC(5 mPa·s)与PEG400的混合物水溶液包制薄膜衣,也可在包衣材料中加入二氧化钛,使片剂更加美观。

5. 胃内滞留片

胃内滞留片是指一类能滞留于胃液中,延长药物释放时间,改善药物吸收的骨架片剂。目前多数口服缓释或控释片剂在其吸收部位的滞留时间仅有2～3 h。而制成胃内滞留片后在胃内滞留时间可达5～6 h,具有骨架片释药的特性。此类片剂由药物、一种或多种亲水胶体及其他辅料组成。胃内滞留片又称胃漂浮片,为一种不崩解的亲水性骨架片,口服后可以维持自身密度小于胃内容物,而于在胃中呈漂浮状态,从而延缓胃排空时间。为提高片剂滞留或漂浮能力,可加入疏水性而相对密度较小的酯类、脂肪醇类、脂肪酸类或蜡类,使片剂滞留于胃内,直至所有的负荷剂量药物释放完。药物的释放速率受亲水性材料骨架种类和浓度的影响。

实验证明,本品在体外以零级速率或Higuchi方程规律释药。在人胃内滞留时间为4～6 h,明显长于普通片(1～2 h)。初步实验表明,其对幽门弯曲菌清除率为70%,胃窦黏膜病理炎症的好转率为75%。

6. 生物黏附片

生物黏附片是指采用具有生物黏附性的聚合物作为辅料制备的片剂,这种片剂能黏附于生物黏膜,缓慢释放(或输送)药物并由黏膜吸收以达到治疗目的。应用于口疮治疗的生物黏附片是生物黏附性聚合物与药物混合组成片芯,然后由此聚合物围成外周,再加覆盖层而成。常用的生物黏附性高分子聚合物有卡波普、羟丙基纤维素、羧甲基纤维素钠等。

具有生物黏附性的此类片剂可应用于口腔、鼻腔、眼眶、阴道及胃肠道的特定区段,通过该处上皮黏膜细胞输送药物。此剂型的特点是加强药物与黏膜接触的紧密性及持续性,因而有利于药物的吸收,而且容易控制药物吸收的速率及吸收量。生物黏附片既可安全有效地用于局部治疗,也可用于全身治疗。口腔、鼻腔等局部给药可使药物直接进入体循环而避免肝脏首过效应。

7. 骨架型小丸

采用骨架型材料与药物混合,或再加入一些其他成型辅料如乳糖等,加入调节释药速率的辅料如PEG类、表面活性剂等,经适当方法制成光滑圆整、硬度适当、大小均一的小丸,即为骨架型小丸。骨架型小丸材料与骨架片所用材料相同,同样有三种不同类型的骨架型小丸,此处不再重复。亲水胶体材料制成的小丸,常可通过包衣获得更好的缓释、控释效果。与包衣小丸相比,骨架型小丸的制备工艺简单,根据处方性质,可采用旋转滚动制丸法、挤压-滚圆制丸法和离心-流化制丸法制备。

(二)膜控型缓释、控释制剂

膜控型缓释、控释制剂主要是将含药片芯或丸芯,用适宜的包衣液,采用一定的工艺制成均一的包衣膜,达到缓释、控释目的。

1. 微孔膜包衣片

微孔膜包衣片的处方组成及其制备如下：①片芯的制备：按常规方法制备水溶性药物的片芯并要求具有一定硬度和较快的溶出速率。②膜控释包衣过程：将醋酸纤维素、乙基纤维素等包衣材料用溶剂乙醇或丙酮溶解，加入水溶性致孔剂材料，亦可加入一些水不溶性的粉末如滑石粉、二氧化硅等，甚至将药物加在包衣膜内作为速释部分，将此包衣液包在制成的片芯上，即成微孔膜包衣片。

2. 膜控释小片

膜控释小片系指将药物与辅料按常规方法制粒，压制成小片，其直径约为 3 mm，用缓释膜包衣后装入硬胶囊使用。每粒胶囊可装数片至 20 片不等，同一胶囊内的小片可包上具有不同缓释作用的包衣或不同厚度的衣膜。此类制剂无论在体外还是在体内均可获得恒定的释药速率，生产工艺也比控释小丸简便，质量也易于控制。

3. 肠溶膜控释片

肠溶膜控释片系将药物压制成片芯，外包肠溶衣，再包上含药的糖衣层而得。含药糖衣层在胃液中释药，起速效作用。当片剂进入肠道后，肠溶衣膜溶解，片芯中的药物释出，因而延长了释药时间。

4. 膜控释小丸

膜控释小丸系由丸芯与芯外包裹的控释薄膜衣两个部分组成。丸芯含药物、稀释剂、黏合剂等辅料，所用辅料与平常大致相同。控释薄膜衣亦有亲水薄膜衣、不溶性薄膜衣、微孔膜衣和肠溶衣。

（三）渗透泵型控释制剂

渗透泵片由药物、半透膜材料、渗透压活性物质和推动剂等组成。常用的半透膜材料有醋酸纤维素、乙基纤维素等。渗透压活性物质起调节药室内渗透压的作用，其用量往往关系到零级速率释药时间的长短，常用乳糖、果糖、葡萄糖、甘露醇的不同混合物。推动剂亦称促渗透聚合物或助渗剂，能吸水膨胀，产生推动力，将药物层的药物推出释药小孔，常用分子量为 3 万～500 万的聚羟甲基丙烯酸烷基酯、分子量为 1 万～36 万的 PVP、分子量为 110 万～500 万的聚环氧乙烷等。药室中除上述组成外，还可加入致孔剂（膜通透性调节剂）、助悬剂、黏合剂、润滑剂、润湿剂等。

渗透泵片有单室和双室两种（图 18-2），双室渗透泵片适合制备水溶性大或难溶于水的药物。维拉帕米渗透泵片为一种单室渗透泵片，每日仅需服用 1～2 次。

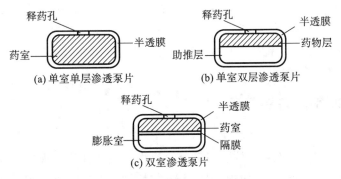

图 18-2　渗透泵片结构示意图

（四）植入剂

植入剂为固体灭菌制剂，系将不溶性药物熔融后倒入模型中成型，或将药物密封于硅橡胶等高分子材料制成的小管中，通过外科手术埋植于皮下，药效可长达数月甚至数年，如孕激素的避孕植入剂。植入剂按其释药机制可分为膜控型、骨架型、渗透压驱动释放型。主要用于避孕、抗肿瘤、治疗关节炎、补充激素等。

此类制剂的特点：①用皮下埋植方式给药，药物很容易到达体循环，生物利用度较高；②应用控释给药方式，给药剂量较小，血药浓度比较平稳且持续时间可长达数月甚至数年；③皮下组织较疏松，神经分布少，植入后刺激、疼痛较小；④一旦取出植入物，机体可以恢复，这种给药的可逆性对于避孕药物给药非常有用。其不足之处是硅橡胶类植入剂材料需要在植入部位做一小的切口，用特殊注射器将植入剂推入,在治疗终了时仍需手术取出。使用生物可降解材料制备的植入剂,经使用后,聚合物材料可以在体内酶的作用下降解成为小分子单体,被机体吸收,从而无须再将其取出。由于骨架材料在体内不断降解、破碎,使包藏的药物得以释放,释药速率甚至可以接近零级速率过程。

五、实例分析

例1:阿米替林缓释片(每片50 mg)

本品用于治疗各型抑郁症或抑郁状态。

[处方]　阿米替林 50 mg　　　　　枸橼酸 10 mg
　　　　HPMC(K4M) 160 mg　　　　乳糖 180 mg
　　　　硬脂酸镁 2 mg

[制法]　将阿米替林与HPMC(K4M)混匀,枸橼酸溶于乙醇中作润湿剂制成软材,制粒,干燥,整粒,加硬脂酸镁混匀,压片即得。

[注解]　本品属于亲水凝胶骨架片,HPMC(K4M)遇水后形成凝胶,水溶性药物的释放速率取决于药物通过凝胶层的扩散速率,而水中溶解度小的药物,释放速率由凝胶层的逐步溶蚀速率所决定,不管是哪一种释放机制,凝胶骨架最后均完全溶解,药物全部释放。

例2:硝酸甘油缓释片

本品用于治疗心绞痛、急性心肌梗死、慢性心力衰竭。

[处方]　硝酸甘油 0.26 g(溶于10%乙醇溶液 2.95 mL)
　　　　硬脂酸 6.0 g　　　　　十六醇 6.6 g
　　　　聚维酮(PVP) 3.1 g　　 微晶纤维素 5.88 g
　　　　微粉硅胶 0.54 g　　　　乳糖 4.98 g
　　　　滑石粉 2.49 g　　　　　硬脂酸镁 0.15 g
　　　　共制 100 片

[制法]　①将PVP溶于硝酸甘油乙醇溶液中,加微粉硅胶混匀,加硬脂酸与十六醇,水浴加热到60 ℃,使其溶解。然后,将微晶纤维素、乳糖、滑石粉混匀后加入上述熔化的系统中搅拌1 h。②将上述黏稠的混合物摊于盘中,室温放置20 min,待成团块时,用16目筛制粒。30 ℃干燥,整粒,加入硬脂酸镁,压片。本品开始1 h释放23%,以后释放接近零级过程,12 h释放76%。

[注解]　这是采用混合技术制成的生物溶蚀性骨架片,将硝酸甘油乙醇溶液与十六醇在60 ℃混合,此法得到的片剂释放性能稳定。

六、缓释、控释制剂的注意事项

1. 剂量突释

剂量突释是指缓释、控释制剂在释放初期出现的药物大剂量释放的现象。有几种情况可导致剂量突释。一是制剂工艺不合格,没有达到规定的释放速率标准。为防止这种情况发生,《中国药典》自1995年版开始增加了体外释放检查,规定在释放实验开始后0.5~2 h取样测定,以考察是否有突释。第二种情况是服药方法不当,比如在咀嚼或研碎后服用。由缓释、控释制剂的工艺和释药原理可知,这种服药方式将破坏用于控制药物释放的包衣膜、骨架或渗透泵结构,从而造成药物快速释放。缓释、控释制剂的剂量通常是普通制剂的2倍以上,因此突释造成的血药浓度升高有可能导致患者中毒。

2. 服药间隔

缓释、控释制剂的服药间隔一般为12 h或24 h。为维持有效血药浓度,避免不良反应,患者应注意不要漏服,以免血药浓度过低不能控制症状;也不要随意增加剂量,否则血药浓度太高,会增加毒性反应。服药间隔必须一致。

3. 形似完整的药片的"整排"问题

需注意的是,某些缓释、控释制剂的部分结构在胃肠道中不会被破坏,最后随粪便排出体外,例如微孔膜包衣片的包衣膜、不溶性骨架片的骨架及渗透泵片的生物学惰性组分，后两者形似完整的药片。因此须提前告知患者，以免其产生误解。

4. 中毒救治

与普通剂型相比，缓释、控释制剂多吸收滞后、达峰时间延长，血药浓度维持时间也较长。因此，当因摄入过量缓释、控释制剂而中毒时，药物的毒性反应发作较迟、症状持续较久。

拓 展 知 识

一、缓释、控释制剂体内、体外评价

《中国药典》(2020年版)四部中缓释、控释和迟释制剂指导原则对此类制剂，体外药物释放度试验、体内生物利用度和生物等效性试验及体内、体外相关性有具体的指导和要求。

（一）体外药物释放度试验

《中国药典》(2020年版)四部规定，缓释、控释制剂的体外药物释放度试验可用溶出度测定仪进行测定。

1. 体外药物释放度试验方法

以脱气的新鲜蒸馏水为最佳的释放溶剂，或根据药物的溶解特性、处方要求、吸收部位，使用稀盐酸（0.001～0.1 mol/L）或 pH 3～8 的磷酸盐缓冲液，对于难溶性药物，不宜采用有机溶剂，可加少量表面活性剂（如十二烷基硫酸钠等），释放介质的体积应符合漏槽条件，一般要求不少于形成药物饱和溶液量的3倍。

2. 取样点的设计与释放标准

除迟释制剂外，体外药物释放度试验应能反映出受试制剂释药速率的变化特征，且能满足统计学处理的需要，释药全过程的时间不应低于给药的时间间隔，且累积释放率要求达到90%以上。除另有规定外，通常用释药全过程的数据作累积释放百分率-时间的释药速率曲线图，制订出合理的释放度方法和限度。

缓释制剂从释药速率曲线图中至少选出3个取样时间点；第一个点为开始0.5～2 h的取样时间点（累积释放率约30%），用于考察药物是否有突释；第二个点为中间的取样时间点（累积释放率约50%），用于确定释药特性；最后的取样时间点 t（累积释放率＞75%），用于考察释药量是否基本完全。此3点可用于表征缓释制剂体外药物释放度。控释制剂除以上3点外，还应增加2个取样时间点。此5点可用于表征体外控释制剂药物释放度。释放百分率的范围应小于缓释制剂。如果需要可以再增加取样时间点。

释药数据可用3种常用数学模型拟合，即零级方程、一级方程和 Higuchi 方程。

（二）体内生物利用度和生物等效性试验

生物利用度(bioavailability)是指剂型中的药物吸收进入人体血液循环的速率和程度。生物等效性是指一种药物的不同制剂在相同试验条件下，给以相同的剂量，反映其吸收速率和程度的主要药物动力学参数没有明显差异。《中国药典》(2020年版)规定，缓释、控释制剂的生物利用度与生物等效性试验应在单次给药与多次给药两种条件下进行。

单次给药（双周期交叉）试验目的在于比较受试者于空腹状态下服用缓释、控释受试制剂与参比制剂的吸收速率和吸收程度的生物等效性，并确认受试制剂的缓释、控释药物动力学特征。多次给药是比较受试制剂与参比制剂多次连续用药达稳态时，药物的吸收程度、稳态血药浓度和波动情况。

对生物样品分析方法的要求、对受试者的要求和选择标准、参比制剂、试验设计、数据处理和生物利用度及生物等效性评价，《中国药典》(2020年版)有明确规定，此处不再赘述。

(三) 体内、体外相关性

体内、体外相关性指的是由制剂产生的生物学性质或由生物学性质衍生的参数(如 t_{max}、C_{max} 或 AUC),与同一制剂的物理化学性质(如体外释放行为)之间,建立了合理的定量关系。

缓释、控释制剂要求进行体内、体外相关性的试验,它应反映整个体外释放曲线与整个血药浓度-时间曲线之间的关系。只有当体内、体外具有相关性,才能通过体外释放曲线预测体内情况。

体内、体外相关性可归纳为三种:①体外释放与体内吸收曲线(即由血药浓度数据去卷积而得到的曲线)上对应的各个时间点应分别相关,这种相关简称点对点相关,表明两条曲线可以重合;②应用统计矩分析原理建立体外释放的平均时间与体内平均滞留时间之间的相关,由于能产生相似的平均滞留时间,可有很多不同的体内曲线,因此体内平均滞留时间不能代表体内完整的血药浓度-时间曲线;③将一个释放时间点($t_{50\%}$、$t_{90\%}$)与一个药代动力学参数(如 AUC、C_{max} 或 t_{max})之间单点相关,但它只说明部分相关。

《中国药典》(2020 年版)指导原则中,缓释、控释制剂体内、体外相关性系指体内吸收相的吸收曲线与体外释放曲线之间对应的各个时间点回归,得到直线回归方程的相关系数符合要求,即可认为具有相关性。

(秦春梅)

项目十九　靶向制剂制备技术

[学习过程]

1. 实训项目
实训项目十九　制备脂质体
2. 相关知识
(1) 概述;
(2) 被动靶向制剂;
(3) 主动靶向制剂;
(4) 物理化学靶向制剂。

[预期成果]

1. 预期学习成果
(1) 能够描述靶向制剂的定义、分类、特点;
(2) 能够分别描述被动靶向制剂、主动靶向制剂、物理化学靶向制剂的定义、特点;
(3) 能够描述被动靶向制剂中脂质体的定义、组成、特点;
(4) 能够描述主动靶向制剂中修饰的药物载体、前体药物的作用机制。
2. 课后提交成果
(1) 完成达标检测题;
(2) 分组完成电子版实训报告(含相关横向知识介绍/实训过程图片/结果分析);
(3) 结合靶向制剂的相关知识,通过查找资料,整理归纳,分组完成微课或视频制作(选做)。

达标检测题

实训项目十九　制备脂质体

一、实训目的

(1) 掌握薄膜分散法制备脂质体的工艺。
(2) 熟悉脂质体形成原理,作用特点。

二、器材与试剂

(1) 器材:50 mL 烧杯、磁力搅拌器、水浴锅、显微镜等。
(2) 试剂:磷酸氢二钠、磷酸二氢钠、注射用豆磷脂、胆固醇、无水乙醇、蒸馏水。

三、实训内容

(一) 空白脂质体的制备

[处方]　注射用豆磷脂 0.9 g　　　　胆固醇 0.3 g
　　　　无水乙醇 1~2 mL　　　　　磷酸盐缓冲液适量
　　　　制成 30 mL 脂质体

[制法]

(1) 磷酸盐缓冲液(PBS)的配制：称取磷酸氢二钠($Na_2HPO_4 \cdot 12H_2O$) 0.37 g 与磷酸二氢钠($NaH_2PO_4 \cdot 2H_2O$) 2.0 g，加蒸馏水适量，溶解并稀释至 1000 mL(pH 值约为 5.7)。

(2) 称取处方量注射用豆磷脂、胆固醇于 50 mL 小烧杯中，加无水乙醇 1~2 mL，置于 65~70 ℃水浴中，搅拌使其溶解，旋转该小烧杯使注射用豆磷脂的乙醇溶液在杯壁上成膜，用洗耳球轻轻吹风，将乙醇挥去。

(3) 另取磷酸盐缓冲液 30 mL 置于小烧杯中，同置于 65~70 ℃水浴中，保温，待用。

(4) 取预热的磷酸盐缓冲液 30 mL，加至含有磷脂和胆固醇脂质膜的小烧杯中，65~70 ℃水浴中搅拌水化 10 min。随后将小烧杯置于磁力搅拌器上，室温搅拌 30~60 min，如果溶液体积减小，可补加水至 30 mL，混匀，即得。

(5) 取样，在油镜下观察脂质体的形态，画出所见脂质体结构，记录最多和最大的脂质体的粒径；随后将所得脂质体溶液通过 0.8 μm 微孔滤膜 2 遍，进行整粒，再于油镜下观察脂质体的形态，画出所见脂质体结构，记录最多和最大的脂质体的粒径。

[注解]

(1) 在整个实验过程中禁止用明火。

(2) 注射用豆磷脂和胆固醇的乙醇溶液应澄清，不能在水浴中放置过长时间。

(3) 注射用豆磷脂、胆固醇形成的薄膜应尽量薄一些。

(4) 60~65 ℃水浴中搅拌水化 10 min 时，一定要充分保证所有脂质水化，不得存在脂质块。

(二) 脂质体外观、粒径检查

(1) 绘制显微镜下脂质体的形态图，注意从形态上看，"脂质体""乳剂"及"微囊"的差别。

(2) 记录显微镜下可测定的脂质体的粒径：最大粒径(μm)、最多的脂质体的粒径(μm)。

四、思考题

(1) 脂质体作为药物载体的机理和特点是什么？

(2) 讨论脂质体制备方法的选择及影响脂质体形成的因素。

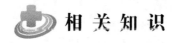

相关知识

一、概述

(一) 靶向制剂的定义与分类

1. 定义

靶向制剂又称靶向给药系统(targeting drug system, TDS)，系指借助载体、配体或抗体将药物通过局部给药、胃肠道给药或全身血液循环而选择性地浓集定位于靶组织、靶器官、靶细胞或细胞内结构的给药系统。1906 年，Ehrlich 最先提出靶向制剂概念，靶向制剂作为第四代药物剂型，一直被认为是抗癌药最适宜的剂型。

2. 分类

根据靶向原动力，靶向制剂可分为以下几类。

（1）被动靶向制剂（passive targeting preparation）：亦称自然靶向制剂，靶向载体药物微粒在体内被单核巨噬细胞系统的巨噬细胞（尤其是肝脏库普弗细胞）摄取，这种自然吞噬的倾向使药物选择性地浓集于病变部位而产生特定的体内分布特征。

静脉注射的被动靶向制剂在体内靶部位的分布取决于载药微粒的粒径大小。通常小于 50 nm 的纳米粒被网状内皮系统（RES）的巨噬细胞吞噬，转运至肝脏库普弗细胞的溶酶体；小于 7 μm 的微粒一般被肝、脾中的单核巨噬细胞摄取，肝和脾是小微粒聚积的主要部位；7～12 μm 的微粒被肺机械性滤阻而摄取于肺组织或肺泡中；大于 12 μm 的微粒可阻滞于毛细血管床，到达肝、肾；大于 15 μm 的微粒可被肠、肝或肾完全摄取，运送至肠系膜动脉、门静脉或肾动脉。

（2）主动靶向制剂（active targeting preparation）：用修饰的药物载体作为"导弹"，将药物定向运至靶区浓集发挥药效；药理惰性物修饰成前体药物后在特定靶区被激活发挥作用。

主动靶向制剂的分类及机制：①修饰的药物，一般以载体结构修饰或抗体识别、受体识别、免疫识别等生物识别作用将药物定向运送至病变部位发挥作用，从而避免被单核吞噬细胞系统（MPS）的巨噬细胞所摄取。②前体药物，通过改变药物的理化性质及立体结构后在体内无活性或活性很低，经酶促或非酶促作用又释放出原药而发挥药理效应。如治疗青光眼的前体药物二戊酰肾上腺素，给药后脂溶性增强，能迅速到达角膜，并在角膜和玻璃体内释放出肾上腺素，其效价提高 100 倍，而副作用减少。

（3）物理化学靶向制剂（physical and chemical targeting preparation）：应用某些物理化学方法使靶向制剂在特定部位发挥药效。①热敏感靶向制剂：在体外局部热疗作用下，使热敏感制剂发生物理或化学变化，其释药特征发生改变，从而达到定位给药的一类制剂。②磁导向制剂：在足够强的体外磁场引导下，载药微粒通过血液循环定向分布于特定靶区。③pH 值敏感制剂：根据体内不同生理环境或疾病部位 pH 值的变化而设计的靶向定位给药系统，如炎症或肿瘤组织等。④栓塞制剂：在动脉血管内注入一定大小载药微球，阻断治疗部位的血液及营养供应，并释放药物，从而发挥栓塞和靶向化疗的双重作用的制剂，如肝癌患者的介入治疗。

（二）靶向性评价指标和参数

相比于非靶向药物，靶向药物在体内的药物代谢过程具有显著的特殊性。当 PD/PK 模型建好后，药物制剂在血液中的浓度可采用 HPLC 法、酶联免疫法、紫外-可见分光光度法、荧光分光光度法、同位素标记示踪等方法进行定量分析。药物制剂靶向性可由以下三个药动学参数来衡量。

1. 相对摄取率

$$相对摄取率(re) = (AUC_i)_p / (AUC_i)_s \tag{19-1}$$

$re > 1$ 表示药物制剂在该器官或组织有靶向性，re 越大靶向效果越好，$re \leqslant 1$ 表示无靶向性。AUC_i——由浓度-时间曲线求得的第 i 个器官或组织的药时曲线下面积，角标 p 和 s 分别表示药物制剂及药物普通溶液。

2. 靶向效率

$$靶向效率(te) = (AUC)_{靶} / (AUC)_{非靶} \tag{19-2}$$

te 表示药物制剂对靶器官的选择性，te>1 表示药物制剂对靶器官比非靶器官更具有选择性；te 越大，选择性越强。$(AUC)_{靶}$、$(AUC)_{非靶}$ 分别表示由浓度-时间曲线求得的靶器官或组织和非靶器官或组织的药时曲线下面积。药物制剂的 te 与药物普通溶液的 te 的比值为药物制剂靶向性增强的倍数。

3. 峰浓度比

$$峰浓度比(Ce) = (C_{max})_p / (C_{max})_s \tag{19-3}$$

Ce 越大，表明改变药物分布的效果越明显。C_{max} 为峰浓度，每个组织或器官中的 Ce 表明药物制剂改变药物分布的效果。

（三）靶向制剂的作用特点

相比于普通制剂和缓释、控释制剂，靶向制剂具有以下特点：①药物选择性地浓集定位于病变组织、器官、细胞，最大限度地增大靶区的血药浓度；②减少药物的用量，提高靶向制剂的生物利用度，例如将具有肝脏靶向作用的载体和药物偶联，使药物定向转运到肝脏，提高肝脏的血药浓度，从而增强疗效；③降低药物在非靶部位的浓度以减少对正常组织或细胞的毒性，如对心、肾有较强毒性的阿霉素等制成脂质体后，可明显降低其心、肾毒性；④靶向制剂能依据时辰药理的特点定时、定量释药，无毒且可生物降解。

二、被动靶向制剂

被动靶向制剂是进入体内的载药微粒被巨噬细胞作为外来异物所吞噬而实现靶向的制剂，这种自然吞噬的倾向使药物选择性地浓集于病变部位而产生特定的体内分布特征。

被动靶向制剂包括脂质体、微球、微囊、纳米粒等。

（一）脂质体

脂质体的发现

1965年，英国学者Bangham等将少量磷脂混入水溶液中，他们在电镜下发现磷脂形成数量很多的球形类脂小体，这种磷脂分子的疏水尾部倾向于聚集在一起，避开水相，而亲水头部暴露在水相，形成的具有双分子层结构的封闭囊泡，称为脂质体。

脂质体（liposome）或称类脂小球，是将药物包封于脂质双分子层形成的薄膜中间所制成的超微型球状体。

1. 脂质体的组成、结构

脂质体主要由磷脂与胆固醇分子相互间隔定向排列的双分子层组成，因其结构类似生物膜，故又称人工生物膜（artificial biological membrane）。成膜材料磷脂（卵磷脂、脑磷脂、豆磷脂）和胆固醇的结构中都含有亲水基团和疏水基团。形成脂质体时，磷脂分子的两条疏水链指向内部，亲水基在膜的内外两个表面上，构成一个双层封闭小室。这种结构使得脂质体对亲水性药物和疏水性药物均具有包载能力，可将药物粉末或溶液包裹在水相或镶嵌在磷脂膜中，是一种优良的药物载体。

2. 脂质体的分类

（1）按脂质体的结构和粒径分类。

①单室脂质体（unilamellar vesicles，ULV）：球径≤25 nm，药物的溶液只被一层类脂质双分子层所包封，见图19-1(a)。

②多室脂质体（multilamellar vesicles，MLV）：球径≤500 nm，药物的溶液被几层类脂质双分子层所隔开，形成不均匀的聚集体，见图19-1(b)。

③大多孔脂质体（multivesicular vesicles，MVV）：直径为(130±6)nm，单层状，为细胞的良好模型，比单室脂质体多包封10倍的药物，多作为抗癌药物、酶制剂、锑剂及不耐酸抗生素类药物的载体。

（2）按脂质体性能分类：可分为普通脂质体和新型靶向脂质体。

①普通脂质体：以传统方法（如注入法、薄膜分散法、冷冻干燥法、逆相蒸发法、水化法）制备而成的脂质体。

②新型靶向脂质体：该类脂质体的组成及表面进行大量修饰后能专一作用于靶细胞并提高其稳定性，如pH值敏感脂质体、热敏脂质体、长循环脂质体、前体脂质体、光敏脂质体、磁靶向脂质体和免疫脂

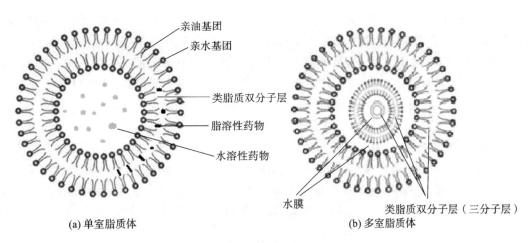

图 19-1　单室脂质体和多室脂质体结构示意图

质体等新型脂质体。

3. 脂质体的特点

(1) 靶向性：针对特定部位具有靶向给药能力，普通脂质体具有天然的被动靶向作用，修饰的脂质体可具有更加高效的主动靶向作用。静脉注射载药脂质体时，脂质体可被巨噬细胞吞噬产生靶向性，用于治疗肝肿瘤以及防治肝寄生虫病、利什曼病等网状内皮系统疾病。如抗肝利什曼原虫药锑剂被脂质体包裹后，药物在肝脏中的浓度可提高 200～700 倍。

(2) 缓释性：载药脂质体可有效避免药物被酶降解，减少肾排泄，延迟释放。如按 6 mg/kg 剂量分别静脉注射阿霉素和阿霉素脂质体，两者的体内过程均符合三室模型，两者消除半衰期分别为 17.3 h 和 69.3 h，表明脂质体的缓释性好。

(3) 降低药物毒性：由于载药脂质体在肝、脾和骨髓等网状内皮细胞较丰富的器官中聚集，药物在心、肾中累积量比游离药物明显降低。如盐酸多柔比星脂质体可以显著降低心毒性和骨髓抑制等副作用。

(4) 细胞亲和性和组织相容性：脂质体具有天然类细胞膜结构，具有良好的组织相容性和细胞亲和性，可长时间吸附于靶细胞周围，使药物透过靶细胞、靶组织，也可通过融合进入细胞内，经溶酶体消化释放药物。如将抗结核药物包封于脂质体中，也可将药物载入细胞内杀死结核杆菌，提高疗效。

(5) 提高药物稳定性：不稳定的药物被脂质体包封后受到脂质体双层膜的保护，可提高稳定性。如青霉素 G 或青霉素 V 的钾盐是对酸不稳定的抗生素，口服易被胃酸破坏，制成脂质体可提高其稳定性和口服吸收效果。

 知识链接

首例脂质体药物的上市

1990 年底，治疗真菌感染的两性霉素 B 制剂（AmBisome，美国 Nexstar 制药公司）首先在爱尔兰得到批准上市销售，随后在欧洲上市；1995 年初，两性霉素 B 脂质体（Abelcet，美国脂质体公司）在欧洲上市，这类制剂在治疗过程中主要聚集于网状内皮系统，可以有效地减轻游离两性霉素 B 在治疗过程中对真菌感染患者产生的急性肾毒性。两性霉素 B 脂质体的成功研究，鼓舞了脂质体载药体系的研究与开发。

4. 脂质体的制备

(1) 薄膜分散法：这是最早且至今仍常用的脂质体制备方法。将磷脂、胆固醇等类脂质及脂溶性药物溶于氯仿（或其他有机溶剂）中，然后将氯仿溶液倒在烧瓶中旋转蒸发，使其在内壁上形成一层薄膜；

将水溶性药物溶于磷酸盐缓冲液中,加入烧瓶中不断搅拌,即得脂质体。药物在水溶液中的浓度越高,则包封率越高。该法形成的脂质体一般为大多孔脂质体,其粒径范围为 $1\sim5\ \mu m$。

(2) 逆相蒸发法:本法系将磷脂等膜材料溶于有机溶剂(如氯仿或乙醚)中,加入待包封的药物水溶液(水溶液与有机溶剂体积比为(1∶6)~(1∶3))进行短时超声,直到形成稳定 W/O 型乳浊液,然后减压蒸发除去有机溶剂,达到胶态后,滴加缓冲液,旋转使器壁上的凝胶脱落,减压下继续蒸发,制得水性混悬液,通过凝胶色谱法或超速离心法,除去未包封的药物,即得大单室脂质体(200~1000 nm)。此法适用于大部分磷脂的混合物。一般来说,有机相与水相比为 2∶1 或 4∶1 较合适,两者混合进行乳化,再减压除去有机溶剂即可形成脂质体。采用本法制备时适当调节磷脂质、有机溶剂、含药缓冲液三者比例,可获得较高包封率。本法特点为可包裹较大体积的水溶液(约 60%,多于超声分散法约 30 倍),本法适合包裹水溶性药物及大分子生物活性物质,如各种抗生素、碱性磷脂酶、免疫球蛋白、核酸、胰岛素等。

(3) 注入法:将磷脂与胆固醇等类脂质及脂溶性药物共溶于有机溶剂(油相)中,将此油相经注射器缓慢、匀速地注入搅拌下的 50 ℃磷酸盐缓冲液(可含有水溶性药物,水相)中,加完后,不断搅拌至有机溶剂除尽为止,即制得大多孔脂质体,这种脂质体粒径较大,不适宜静脉注射。可将所得脂质体混悬液通过高压乳匀机 2 次,则成品大多为单室脂质体。注入法常用溶剂有乙醚和乙醇等,根据溶剂不同可分为乙醚注入法和乙醇注入法等。乙醚注入法的优点是类脂质在乙醚中的浓度不影响脂质体大小,缺点是使用有机溶剂和高温,会使大分子药物变性和对热敏感的药物失活,脂质体粒度不均匀。乙醇注入法的优点是操作过程迅速、重现性好,但包裹药物百分率不高。一般而言,在相同条件下,乙醚注入法形成的脂质体包裹药物百分率大于乙醇注入法。

(4) 冷冻干燥法:系将磷脂(亦可加入胆固醇)高度分散于缓冲盐溶液中,经超声波处理与冷冻干燥,再将干燥物分散到含药物的水性介质中,即得。如制备维生素 B_{12} 脂质体,取卵磷脂 2.5 g 分散于 67 mmol/L 磷酸盐缓冲液(pH 7)与 0.9%氯化钠溶液混合液(1∶1)中,超声处理,然后与甘露醇混合,真空冷冻干燥,用含 12.5 mg 维生素 B_{12} 的上述缓冲液分散,进一步超声处理,即得。

(5) 超声波分散法:本法使水溶性药物在磷酸盐缓冲液中溶解,加至磷脂、胆固醇与脂溶性药物的有机溶液中,搅拌蒸发除去有机溶剂,残液经超声波处理,然后分离出脂质体,再混悬于磷酸盐缓冲液中,即得。例如肝素脂质体的制备:取肝素溶于 pH 7.2 的磷酸盐缓冲液中,在氮气流下加入由磷脂、胆固醇、磷酸二鲸蜡酯溶于氯仿制成的溶液中,蒸发除去氯仿,残液经超声波分散,分离出脂质体,重新混悬于磷酸盐缓冲液中,即得。

(6) 主动包封法:如何提高包封率是脂质体制备中的最大难题,主动包封法使得制备高包封率的脂质体成为可能。该法又称为遥控包封装载技术,弱碱性药物可采用 pH 梯度法、硫酸铵梯度法等,弱酸性药物可采用醋酸钙梯度法等。该法的优点是包封率高;缺点是主动包封技术的应用与药物的结构密切相关,不能推广到任意结构的药物,因而受到限制。

5. 脂质体的质量评价

脂质体的粒径大小及分布、包封率、载药量和稳定性等可直接影响脂质体在体内的分布与代谢,最终影响疗效及毒副作用,因此需要密切关注并加以严格控制。

(1) 形态、粒径及其分布:脂质体的形态为封闭的多层囊状物,其粒径大小可采用扫描电镜法、激光散射法或激光扫描法测定。根据给药途径不同,其粒径要求不同,如注射给药脂质体的粒径应小于 200 nm,且分布均匀,呈正态分布,跨距宜小。

(2) 包封率:脂质体考察的重要项目,通常要求载药脂质体包封率达 80%以上。

(3) 载药量:载药量的大小直接影响到药物的临床应用剂量,故载药量越大,越易满足临床需要。

(4) 渗漏率:渗漏率表示脂质体产品在贮藏期间包封率的变化情况,是脂质体不稳定性的主要指标,在膜材料中加入一定量的胆固醇可提高脂质双分子层膜稳定性,减少膜流动,降低渗漏率。

(5) 磷脂氧化指数:脂质体中的磷脂易被氧化,因为氧化偶合后的磷脂在波长 230 nm 左右具有特殊的紫外吸收峰。测定时将磷脂溶于无水乙醇中配成一定浓度的澄明溶液,分别在波长 233 nm 及 215

nm 处测定吸光度,计算磷脂氧化指数。一般规定,磷脂氧化指数应小于 0.2。

(二) 微球

微球是指药物分子分散或被吸附在白蛋白、明胶、聚丙交酯等高分子聚合物载体中而形成的微粒分散系统。其粒径大小不等,一般为 1～500 μm,在制剂上,多数产品为冻干的流动性粉末,亦有混悬剂。目前微球的研究用药多为抗癌药,也有抗生素、抗结核药、抗寄生虫药、平喘药、疫苗等。

1. 微球的分类

(1) 普通注射微球:1～15 μm 微球静脉或腹腔注射后,可被网状内皮系统巨噬细胞吞噬或被肺有效截留。

(2) 栓塞性微球:注射于癌变部位的动脉血管内,微球随血流可以阻止在瘤体周围的毛细血管内,甚至可以使小动脉暂时栓塞,既可切断肿瘤的营养供给,也可使载药的微球滞留在病变部位,提高局部浓度,延长作用时间。因此,栓塞性微球一般粒径较大,依据栓塞的部位不同,粒径大小可为 30～800 μm 不等。

(3) 磁性微球:由磁性材料包裹于微球中,给药后在外磁场作用下,能选择性地集中在病灶部位,有效干扰细胞的有丝分裂,使 DNA 合成降低,肿瘤细胞生物膜的功能发生变化,有助于增加肿瘤细胞对抗癌药的通透性,增强抗癌药的细胞毒作用。

(4) 免疫微球:抗体或抗原被包裹或吸附于聚合物微球上而具有免疫活性的微球。应用很广,除可用于抗癌药的靶向给药外,还可以用来标记和分离细胞。

2. 微球的作用特点

静脉注射给药是微球被动靶向的给药方式,主要通过控制其粒径来实现药物的靶向性。注入静脉内的微球混悬液随着血流运输,首先与肺部毛细血管网接触,肺部毛细血管网的直径为 3～11 μm,因此粒径大于 3 μm 的微球将被肺有效截获;而粒径在 3 μm 以下的微球会很快被网状内皮系统的巨噬细胞清除,故主要集中于肝、脾等网状内皮系统丰富的器官,最终到达肝脏细胞的溶酶体中。粒径在 12 μm 以上的微球可暂时或永久地阻滞于毛细血管床;而粒径小于 0.1 μm 的微球可以透过血管细胞的间隙离开血液循环。如恩诺沙星明胶微球静脉注射后可以被肺毛细血管机械性滤取而表现为肺靶向性,提高了呼吸系统疾病的治疗效果,降低了毒性和副作用。

3. 微球的载体材料和用途

用于埋植型或注射型缓释微球制剂的可生物降解的骨架材料主要有两大类。

(1) 天然聚合物:如淀粉、白蛋白、明胶、壳聚糖、葡聚糖等。

(2) 合成聚合物:如聚乳酸(PLA)、聚丙交酯、聚乳酸-羟乙酸共聚物(PLGA)、聚丙交酯乙交酯(PLCG)、聚己内酯、聚羟丁酸等。

(三) 微囊

固态或液态药物(称为囊心物)包裹在天然的或合成的高分子材料(称为囊材)中形成的微囊状物,称为微型胶囊,简称微囊,粒径在 1～250 μm。而粒径在 0.1～1 μm(不含 1 μm)之间的称亚微囊;粒径在 10～100 nm(不含 100 nm)的称纳米囊。制备微囊的过程简称为微囊化,这种技术称为微型包囊技术。微囊可进一步制成片剂、胶囊、注射剂等制剂,用微囊制成的制剂称为微囊化制剂。

具体内容详见"项目十七 微型包囊技术"。

三、主动靶向制剂

主动靶向给药系统中的载药微粒经表面修饰后,不被巨噬细胞识别;连接有特定的配体,可与靶细胞的受体结合;连接单克隆抗体成为免疫微粒;将药物修饰成前体药物,使其变为能在活性部位被激活的药理惰性物,在特定靶区被激活发挥作用,从而避免巨噬细胞的摄取,防止在肝内浓集,改变微粒在体内的自然分布而到达特定的靶部位发挥作用。

修饰的药物载体有修饰脂质体、长循环脂质体、免疫脂质体、修饰微乳、修饰微球、修饰纳米球、免疫纳米球等;前体药物有抗癌药的前体药物、脑部位和结肠部位的前体药物等。

(一) 修饰的药物载体系统

由于巨噬细胞的摄取，载药微粒被迅速消除，药物不能充分发挥疗效。经表面修饰后，微粒载体不易被巨噬细胞识别和摄取，从而明显地增加所载药物的体内循环时间，并达到主动靶向作用的目的。

1. 主动靶向脂质体

（1）长循环脂质体：1998年，Hirofumi Takeuchi 用聚乙二醇（PEG）衍生物修饰脂质体，发现载药脂质体脂膜与血浆蛋白的相互作用减少，在体内循环系统的时间延长，故称为长循环脂质体。长循环脂质体具有延长体内半衰期的作用，有利于对肝脾以外组织器官的靶向作用。Crosasso 制备了用 PEG 修饰的紫杉醇空间稳定脂质体（SSL），该脂质体较传统的脂质体更稳定。抗癌药阿霉素的主要不良反应是心脏毒性和皮肤毒性。与传统的阿霉素剂型相比，先灵葆雅公司开发的甲氧基聚乙二醇（MPEG）修饰的长循环脂质体阿霉素（Caelyx）体内分布容积降低至约 1/200，清除速率降低至约 1/1400，半衰期延长了约 100 倍，降低了心脏毒性，扩大了阿霉素的适应证范围。Caelyx 于 2000 年在英国上市。

（2）抗体修饰的脂质体：将抗体直接连接在脂质体表面，也可连接在修饰脂质体的 PEG 末端，又称为免疫脂质体（IL）。免疫脂质体能够提高靶细胞分子水平的识别能力，具有载药量大、体内滞留时间长、靶向性专一、减少用药剂量、降低不良反应的优点。例如：以人胃癌细胞 M85 表面抗原的单克隆抗体 3G 为靶分子制备的丝裂霉素（MMC）脂质体；以转铁蛋白（OX26）单克隆抗体的 PEG 2000 制备的柔红霉素空间稳定免疫脂质体；以抗 HER2 单克隆抗体制备的多柔比星脂质体；Herceptin（赫赛汀）是一种人源化的单克隆抗体类药物，对人类表皮生长因子受体 2（HER2）阳性的转移性乳腺癌有较好的疗效。

（3）多糖（糖脂）被覆的脂质体：在脂质双分子层中掺入多糖或糖脂后成为多糖（糖脂）被覆的脂质体。作为掺入糖基的物质有唾液糖蛋白、N-十八酰二氢乳糖脑苷、半乳糖、甘露（聚）糖衍生物、右旋糖苷、支链淀粉、出芽短梗孢糖（CHP）等。多糖被覆的脂质体具有改变其组织分布、调节肿瘤坏死因子的释放、提高其在血液中的稳定性和靶向性等特点。多糖（糖脂）被覆脂质体举例：多柔比星半乳糖化脂质体易被肝实质细胞所摄取；牛血清酯化出芽短梗孢糖脂质体在血液中不易被吞噬细胞吞噬；氟尿嘧啶壳聚糖脂质体等。

（4）受体修饰的脂质体：受体介导的主动靶向脂质体借助受体与特异配体的专一结合，将药物与配体制成共轭物，将药物导向特定靶组织。

受体修饰的脂质体大致分为两类：①蛋白和多肽修饰的脂质体：蛋白和多肽对各种不同细胞膜受体的选择性高且亲和力强。Yokoe 制备的白蛋白-PEG 多柔比星脂质体，延长了多柔比星在血液中的循环时间，在肝和脾的清除率明显减小，提高了药物的治疗指数，其心脏毒性明显减小。②酸修饰的脂质体：处于分裂期的肿瘤细胞分泌较正常细胞过量的叶酸受体，叶酸修饰的脂质体通过受体与配体间的结合就可以靶向肿瘤细胞。Gabizon 等合成含叶酸-PEG-二硬脂酸磷脂酰乙醇胺（DSPE）脂质体，在体外分别用含高密度叶酸受体的 M109 细胞（鼠肺癌细胞）和含低密度叶酸受体的表皮癌细胞进行研究。实验证明，叶酸脂质体可作为靶向肿瘤载体，且稳定性有所提高。

2. 免疫纳米球

将单克隆抗体与含药纳米球结合，注入体内后可实现主动靶向。先将单克隆抗体与载体材料结合后再交联载药的方法，与药物直接同单抗结合相比，因单克隆抗体受到保护而较少失活，且载药量较大。此外，用聚合物将抗原或抗体吸附或交联形成的微球，称为免疫微球，除可用于抗癌药的靶向治疗外，还可用于标记和分离细胞，可用于诊断和治疗。

(二) 前体药物

前体药物是母体药物分子不活泼的衍生物，需要在体内自发或酶促转化以释放活性的母体药物。因此，对母体药物进行局部的化学修饰后，促使药物仅在靶器官或靶组织发挥正常的药理作用。常用的前体药物的类型如下。

（1）抗癌药前体药物：某些抗癌药制成磷酸酯或酰胺类前体药物可在癌细胞定位，因为癌细胞比正常细胞含更高浓度的磷酸酯酶和酰胺酶。若肿瘤能产生大量的纤维蛋白溶酶原活化剂，可活化血清纤维蛋白溶酶原成为活性纤维蛋白溶酶，故将抗癌药与合成肽连接，成为纤维蛋白溶酶的底物，可在肿瘤部位使抗癌药再生。

（2）脑部靶向前体药物：只有强脂溶性药物可穿过血脑屏障，而强脂溶性前体药物对其他组织的分配系数也很高，从而引起明显的毒副作用。故必须采取一定措施，使药物仅在脑部发挥作用。

（3）结肠靶向前体药物：口服结肠定位给药系统可避免口服药物在消化道上段的破坏或释放，而到人体结肠释药发挥局部或全身治疗作用。结肠释药对治疗结肠局部病变特别有用。

（4）其他前体药物：如无环尿苷与月桂酸酰氯和棕榈酰氯分别生成亲脂性前体药物——无环尿苷月桂酸酯和无环尿苷棕榈酸酯，再分别制成脂质体。体外抗疱疹病毒试验表明，前体药物进入细胞的量增加，从而使抗病毒的能力增强。

四、物理化学靶向制剂

（一）磁性微球

磁性药物微球是将抗癌药物和铁磁性物质共包于或分散于载体（骨架）材料中，经过加热固化或交联固化后形成的微米级微球。1978年，Widder等首先采用白蛋白作为载体材料，用加热固化法制备阿霉素白蛋白磁性微球，在足够强的体外磁场引导下，该磁性微球在鼠靶部位的阿霉素含量明显高于非靶部位。

（二）栓塞微球

将导管插入病灶部位的动脉中，通过注射将含药物的微球输送到靶组织，微球可以阻断靶区的血供和营养，使靶区的肿瘤细胞缺血坏死；同时微球逐渐释放药物，杀死肿瘤。

（三）热敏感脂质体

热敏感脂质体也称温度敏感型脂质体，用具有特定相变温度的磷脂制成。在正常体温（即环境温度低于脂质体的相变温度）下，热敏感脂质体中脂质体膜呈致密的胶晶态排列，故药物很难扩散出来；而当脂质体随血液循环经过被加热的靶器官时，只要达到磷脂液晶态相变温度，则局部的高温即可使磷脂的磷脂酰基链紊乱、活动度增强，从而引起脂质体膜的结构发生变化，使其磷脂双分子层由排列整齐且致密的胶晶态变为疏松混乱的液晶态，膜流动性增强，最终导致脂质体膜的通透性发生改变，脂质体内部包裹的药物大量扩散到靶器官中，在靶部位形成较高的药物浓度。

（四）pH值敏感脂质体

pH值敏感脂质体是用含有pH值敏感基团的脂质制备，加入含可滴定酸性基团的物质，应用不同的膜材料或通过调节脂质组成比例，获得不同pH值敏感脂质体。1990年，Chul J和Dijkstra J研究pH值从7.4减至5.3~6.3时，pH值敏感脂质体膜发生结构改变，促使脂质体膜与核内溶酶体膜融合，将包封的物质导入胞浆及主动靶向病变组织。利用这种机制构建pH值敏感脂质体可以治疗对不同pH值敏感的肿瘤，选择对pH值敏感的类脂材料，如二棕榈酸磷脂或十七烷酸磷脂为膜材料，可制备载药的pH值敏感脂质体。当脂质体进入肿瘤部位时，pH值的降低导致脂肪酸羧基的质子化形成六方晶相的非相层结构，从而使膜融合，加速释药。

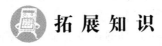

拓 展 知 识

一、靶向乳剂

乳剂包括普通乳、复乳、微乳、纳米乳等。应用乳化技术制成的乳剂作为药物载体有以下优点：能增加易水解物质的稳定性；可改善药物对皮肤、黏膜的渗透性并减少对组织的刺激；增加药物吸收，提高生物利用度，降低毒副作用；可使药物缓释、控释、延长药效；使药物具有靶向性，提高靶部位浓度，并具有淋巴亲和性。

靶向乳剂的应用：①亲脂性药物制成O/W型乳剂及O/W/O型复乳经静脉或动脉注射后，在正常情况下，80%～90%的乳滴很快被肝、脾、肺、骨髓的网状内皮系统（RES）巨噬细胞清除，在 RES 中持续 12 h 以上，为被动靶向制剂。例如：抗炎药物制成的乳剂静脉注射后，容易聚集于巨噬细胞大量吞噬的炎症部位；将醋酸地塞米松制备成乳剂能够提高炎症抑制率，增加其在脾、肺、炎症组织内的分布，提高抗炎活性，减少不良反应；两性霉素 B 的常规剂型在治疗真菌感染的过程中常出现肾毒性，制成两性霉素 B 静脉注射用乳剂可提高药物靶向性，有效降低肾毒性，结果表明，两性霉素 B 在肝、脾内聚集，而在肾内的蓄积明显降低。②水溶性药物制成 W/O 型乳剂及 W/O/W 型复乳经肌内或皮下注射后易浓集于淋巴系统，因此可达到被动靶向的作用。③微乳可以增加药物对脑组织的靶向性，其原因在于微乳粒径小、容易逃避网状内皮系统的捕获和吞噬；另一方面，微乳中的油相组分增强了药物与脑组织的亲和性。如对比尼莫地平乙醇液、胶束液及微乳剂在脑组织中的靶向性时发现，三种制剂在血浆、肝脏中的分布无显著性差异，而在脑组织的分布差异显著，微乳剂的脑内药物浓度明显高于乙醇液和胶束液。④微乳可增加药物对眼组织的靶向作用，可避免眼用混悬液中较大微粒引发的刺激性，且借助微乳的黏附性增加了药物通过角膜和巩膜的吸收、降低药物毒性。目前，上市的靶向乳剂有瑞士的环孢素口服微乳，国内的鸦胆子油乳剂、5-氟尿嘧啶乳剂等品种。⑤纳米乳粒径范围非常窄，能改善组织对药物的耐受性，改善药物吸收转运，不会产生排异反应，可用作口服、经皮、注射、鼻用、眼用等药物制剂载体。

二、纳米粒

纳米粒（nanoparticle）是指由天然或合成高分子材料制成的粒径为 1～1000 nm 的固态胶体纳米粒，可分为聚合物纳米粒和固体脂质纳米粒。

聚合物纳米粒所用载体材料主要分为天然高分子材料（如白蛋白、明胶等）和合成聚合材料（如聚乳酸、聚乳酸复合甘油酸、邻苯二甲酸醋酸纤维素等）。早在 20 世纪 70 年代已有制备白蛋白纳米粒的相关报道，最初仅将其作为诊断试剂。目前，白蛋白纳米粒已成为一种相对成熟的药物传递系统，常被作为药物及反义寡核苷酸的载体，具有生物相容性良好、毒性及刺激性低、无抗原性等多种优点。白蛋白纳米粒能够包裹的药物有抗肿瘤药、抗结核药、降血糖药、抗生素、激素、支气管扩张剂等 100 多种，并可通过静脉注射、肌内注射、关节腔内注射、口服、呼吸系统吸入等多途径给药。目前白蛋白纳米粒最引人注目的应用还是将其作为抗肿瘤药物的载体，增加靶向性，减小毒副作用，提高疗效。

固体脂质纳米粒（solid lipid nanoparticles，SLN）是以固态的天然或合成的类脂为载体，将药物包裹于类脂核中制成的固体胶体给药体系。"固体脂质"是指广义的脂质，包括三甘酯（如三硬脂酸甘油酯）、单甘酯（如 imwitor）、脂肪酸（如硬脂酸）、蜡类（如棕榈酸鲸蜡酯）和磷脂等。SLN 采用生理相容性好的类脂材料为载体，可采用高压乳匀法进行工业化生产。同时，固体基质又使它具有聚合物纳米粒的优点，如可以控制药物的释放、避免药物的降解或泄漏、具有良好的靶向性等，主要适合亲脂性药物，亦可将亲水性药物通过酯化等方法制成脂溶性强的前体药物后，再制备 SLN。张志荣等用乳化聚合法制备了万乃洛韦（VACV）聚氰基丙烯酸正丁酯纳米粒，该纳米粒静脉注射后 15 min，有 74.49% 集中在肝脏，较 VACV 注射液高 2.99 倍，而肾脏的分布量降低至 VACA 注射液的 0.183，表明万乃洛韦聚氰基丙烯酸正丁酯纳米粒对提高万乃洛韦对病毒性乙型肝炎的治疗效果和降低其对肾脏的毒性有意义。

纳米粒的作用：①靶向作用：纳米粒具有被动靶向性。载药纳米粒作为异物被巨噬细胞吞噬，可到达与网状内皮系统相关的肝、脾、肺、骨髓、淋巴等靶部位，或者到达连接有配基、抗体、酶底物的靶部位。②缓释、控释作用：药物通过化学或物理作用，分散于纳米粒内部或吸附于纳米粒表面，其中吸附于纳米粒表面的药物释放较快，而分散于纳米粒内部的药物会通过基质材料的小孔或随着基质的降解达到缓慢释放的目的。③改善吸收：纳米中药具有黏附性，可提高药物口服吸收的生物利用度。纳米中药还可改变膜转运机制，增加生物膜对药物的透过性，有利于药物透皮吸收与细胞内药效发挥。纳米化矿物类中药材（如钙、铁、锌制剂）的口服吸收率大幅提高，可达 98%。④增加新功能：将中药加工至纳米量级时，其物理、化学特性的改变可使中药呈现出新功能，从而拓宽了原药适应证。⑤防止水解：将中药制成纳米颗粒剂后，可防止其在胃酸条件下水解，减少其与胃蛋白酶等消化酶接触的机会，从而提高药物在胃肠道中的稳定性。

（秦春梅）

项目二十　中药制剂综合技术

【学习过程】

1. 实训项目

实训项目二十　中药制剂综合实训

2. 相关知识

（1）常用制剂生产工艺流程；

（2）常用制剂生产工序。

【预期成果】

1. 预期学习成果

（1）能够描述中药浸出制剂、液体制剂和固体制剂等常用制剂的生产工艺流程和生产工序；

（2）能够设计任一抽取的制剂的处方，综合应用所学知识和技能设计其生产工艺流程；

（3）正确操作常用制剂的生产设备和质量检测设备，按照生产工艺流程完成抽取的制剂的小量制备，得到成品；

（4）会根据剂型特点、临床应用与注意事项进行自制产品的推广。

2. 课后提交成果

（1）分组完成电子版实训报告；

（2）结合学习的药物制剂的相关知识，通过查找资料，整理归纳，分组完成抽取的制剂的处方、生产工艺流程设计，制备和推广。

实训项目二十　中药制剂综合实训

一、实训目的

（1）会设计任一抽取的制剂的处方、制法和生产工艺流程。

（2）能根据制剂特点推荐用药。

（3）能够充分利用实训室药品、辅料及仪器设备进行制备操作。

二、器材与药品

学生自选实训室器材和药品。

三、实训原理

以下剂型的处方组成、制备工艺：①酊剂；②煎膏剂；③糖浆剂；④注射剂；⑤混悬剂；⑥乳剂；⑦栓剂;⑧软膏剂;⑨膜剂;⑩颗粒剂;⑪胶囊剂;⑫片剂;⑬滴丸;⑭中药丸剂。

四、实训内容

根据抽取的制剂,自选主药,查找相关资料,设计任一抽取的制剂的处方、制法和生产工艺流程,制备出制剂,并能推荐自制中药制剂。

具体要求如下:

(1) 分组:每5~6人为一个小组,选出小组长。

(2) 制备剂型:①酊剂;②煎膏剂;③糖浆剂;④注射剂;⑤混悬剂;⑥乳剂;⑦栓剂;⑧软膏剂;⑨膜剂;⑩颗粒剂;⑪胶囊剂;⑫片剂;⑬滴丸;⑭中药丸剂等。也可利用药物制剂的相关知识进行保健品、日用品的设计和制备。确定剂型后,在可提供的中药材、试剂、辅料列表中选择所需材料(可查阅资料、请教老师协助选择材料,以期使产品的处方设计、生产工艺流程更合理)。各小组亦可自行准备,报专业教师审核。

(3) 每个小组应对上述剂型中的一种进行设计与操作,具体完成项目由抽签决定。

(4) 所有的小组完成实训后,每组成员上台总结,并进行产品介绍、现场展示和推广。

(5) 考核结束,每组成员要提交一份设计方案、一份实训报告及成品(含说明书、包装)。

五、成绩评定与评分标准

(1) 各小组得分由教师评分与各小组评分(除本组外)的平均分两个部分组成,各占50%。

(2) 小组长得分由教师根据小组得分确定,组员得分是在小组得分基础上由组长评定加分或减分后确定。教师评分与各小组评分均按表20-1进行评定。

表 20-1　评分标准

分组	项目										
	处方设计(10分)	操作步骤设计(10分)	称量操作(5分)	实训操作(15分)	操作结果(15分)	说明书设计(10分)	包装设计(10分)	清洁操作(5分)	团队合作(10分)	小组总结(10分)	总分
1											
2											
3											
4											
5											
6											

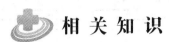

一、常用制剂生产工艺流程

（一）浸出制剂生产工艺流程

(1) 煎煮法生产工艺流程如图 20-1 所示。

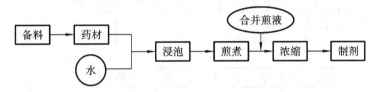

图 20-1　浸出制剂煎煮法生产工艺流程图

(2) 浸渍法生产工艺流程如图 20-2 所示。

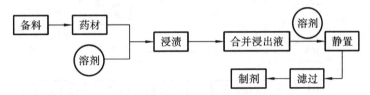

图 20-2　浸出制剂浸渍法生产工艺流程图

(3) 渗漉法生产工艺流程如图 20-3 所示。

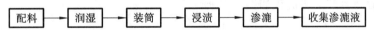

图 20-3　浸出制剂渗漉法生产工艺流程图

（二）乳剂制备工艺流程

(1) 干胶法生产工艺流程如图 20-4 所示。

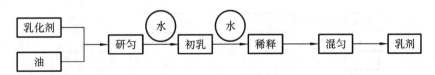

图 20-4　乳剂干胶法生产工艺流程图

(2) 湿胶法生产工艺流程如图 20-5 所示。

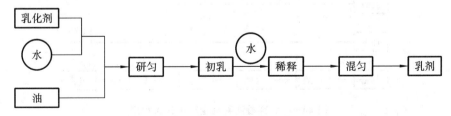

图 20-5　乳剂湿胶法生产工艺流程图

(3) 新生皂法生产工艺流程如图 20-6 所示。

（三）无菌制剂生产工艺流程

(1) 小容量注射剂生产工艺流程如图 20-7 所示。

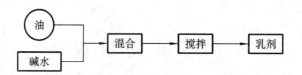

图 20-6 乳剂新生皂法生产工艺流程图

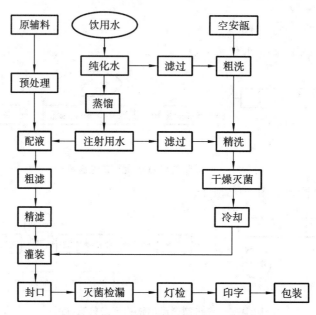

图 20-7 小容量注射剂生产工艺流程图

（2）大容量注射剂生产工艺流程如图 20-8 所示。

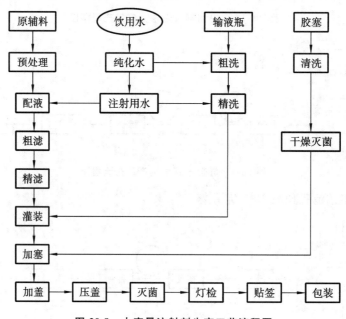

图 20-8 大容量注射剂生产工艺流程图

（四）固体制剂生产工艺流程

（1）固体制剂通用生产工艺流程如图 20-9 所示。

（2）散剂生产工艺流程如图 20-10 所示。

（3）中药颗粒剂生产工艺流程如图 20-11 所示。

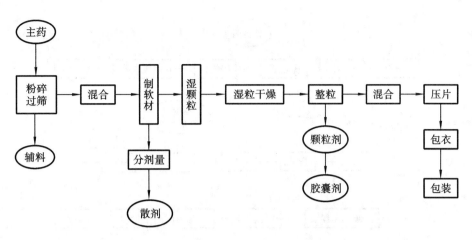

图 20-9　固体制剂通用生产工艺流程图

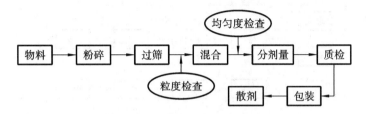

图 20-10　散剂生产工艺流程图

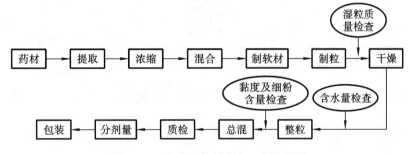

图 20-11　中药颗粒剂生产工艺流程图

（4）硬胶囊生产工艺流程如图 20-12 所示。

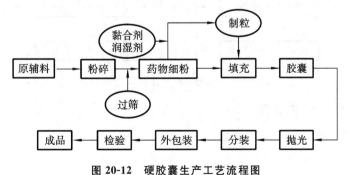

图 20-12　硬胶囊生产工艺流程图

（5）片剂湿法制粒压片生产工艺流程如图 20-13 所示。
（6）滴丸生产工艺流程如图 20-14 所示。
（7）丸剂生产工艺流程。
①丸剂塑制法生产工艺流程如图 20-15 所示。
②丸剂泛制法生产工艺流程如图 20-16 所示。

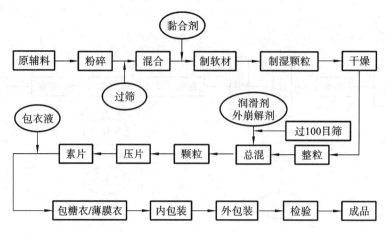

图 20-13 片剂湿法制粒压片生产工艺流程图

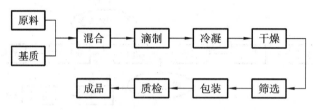

图 20-14 滴丸生产工艺流程图

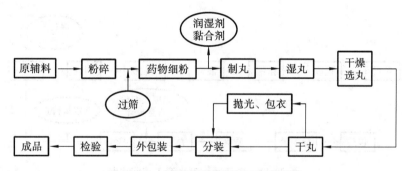

图 20-15 丸剂塑制法生产工艺流程图

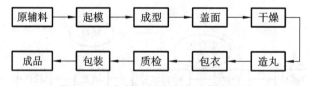

图 20-16 丸剂泛制法生产工艺流程图

(五)其他制剂生产工艺流程

(1) 软膏剂生产工艺流程如图 20-17 所示。

(2) 栓剂生产工艺流程如图 20-18 所示。

二、常用制剂生产工序

(一)浸出制剂生产工序(以口服液为例)

1. 原料净选工序

1) 物料检查 核对采用的原料、包装材料的名称、规格及数量。

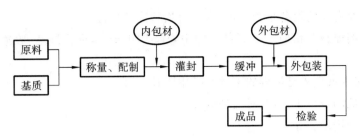

图 20-17 软膏剂生产工艺流程图

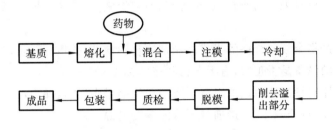

图 20-18 栓剂生产工艺流程图

2）程序

（1）操作工应按生产指令到仓库领取合格的制剂原料，并填写领料表。

（2）生产操作前检查生产场所的卫生是否符合该区域要求，有无清场合格证等。

（3）对所领的物料应复核质量。

（4）将原料挑拣除去泥土等杂质，然后用水洗。

（5）洗过的原料放入烘箱中，于 80 ℃以下烘干。

（6）填写检验单，送质检科，化验员取样检验合格后填写合格证，如水分不合格则继续烘干。

（7）操作工收到合格单后，将制剂原料装入双层的塑料袋中，凉后扎紧袋口，放上合格证，称重，入半成品库。

（8）及时填写生产记录，做好生产场所卫生。

2. 原料粉碎工序

1）物料检查　核对原材料、半成品、包装材料的名称及规格。

2）程序

（1）操作工应按生产指令领取合格的原料，并填写领料表。

（2）查看各设备、装置是否合格，是否具备各状态标志。

（3）打开粉碎机盖，检查机室内是否清洁，各螺钉是否松动，然后用手转动皮带看转动是否灵活，有无碰击声，确认无上述情况才可进行空运转。

（4）空运转 1 min，无任何故障方可使用。

（5）运转正常后，慢慢地分次加入原材料，注意电机负荷的平衡，及时调节进料门和投料量。

（6）工作时，操作工应站在机器侧面加料，以免对着加料口操作而发生事故。

（7）停机前，待机器空运转 2～3 min 后才能停机，以使粉碎室内的残余物料全部被吸出。

（8）粉碎好的半成品制剂粗粉用洁净的双层塑料袋包装，扎紧袋口并称量，做好物料平衡，质检合格后，贴合格证放入半成品仓库。

（9）撒在地上的粉末原料应收集称重，用于物料平衡。

3. 原料渗漉工序

1）物料、器具检查　核对采用的原料、器具、制剂原料、不锈钢桶、滤纸。

2）程序

（1）操作工应按生产指令领取合格的半成品制剂原料粗粉，并填写领料表。

(2) 检查渗漉桶及有关的设备是否正常,有无合格状态的标志。

(3) 将半成品制剂原料粗粉加入65%的乙醇中,浸泡24 h后,进行渗漉,收集渗漉液,渗漉液约为原料量的11倍。

(4) 渗漉结束,渗漉液倒入已消毒的不锈钢桶中贮存,备用。

(5) 做好生产区域的卫生工作,及时处理废弃物。

(6) 及时做好生产记录。

4. 提取液减压浓缩工序

1) 物料、器具检查　核对采用的原料、器具、制剂原料渗漉液、不锈钢桶、滤纸。

2) 程序

(1) 操作工应按生产指令领取合格的半成品制剂原料渗漉液,并填写领料表。

(2) 检查减压浓缩的设备是否正常,有无合格状态的标志。

(3) 将半成品制剂原料渗漉液通过加料口泵入减压浓缩罐中,关紧加料口。

(4) 打开冷却水开关,打开减压阀,接通减压浓缩罐的电源。

(5) 打开乙醇收集液开关,渗漉液进行减压浓缩至一定体积时,关闭电源,关闭减压阀,关闭冷却水,关闭收集液开关。

(6) 打开出料口,将浓缩液放入已消毒的不锈钢桶中贮存备用。

(7) 做好生产区域的卫生工作,及时处理废弃物。

(8) 及时做好生产记录。

5. 配料工序

1) 物料、器具检查　核对采用的配料——制剂原料、浓缩液、单糖浆、苯甲酸钠;核对采用的器具——天平、不锈钢桶、磅秤、取料勺、量筒。

2) 程序

(1) 操作工接到生产指令后到原辅料库领取制剂原料提取浓缩液、配料,并填写领料表。

(2) 原辅料的包装表面经清洁、消毒后送入车间。

(3) 检查所用的容器、工具是否清洁,有无合格状态的标志。

(4) 检查磅秤是否正常。

(5) 按配料表开始配料,配料过程应有人复核。

(6) 配料完毕后称量配好物料的总重,以防止出现差错。

(7) 及时做好室内卫生和生产记录。

6. 配料滤过工序

1) 物料、器具检查　核对采用的原料、器具:制剂原料提取浓缩液、不锈钢桶、滤布。

2) 程序

(1) 操作工应按生产指令领取合格的半成品制剂原料,并填写领料表。

(2) 检查滤过及有关的设备是否正常,有无合格状态的标志。

(3) 将滤纸用纯化水浸湿,贴在压滤机滤板的网花上,滤板放在硅胶圈内,压紧顶板。

(4) 先关闭进气阀,后启动输液泵,逐渐打开球阀达所需压力($2 \sim 3$ kg/cm^2)并排出空气,即可滤过。

(5) 当压力表压力突然上升或压力突然下降,为滤材阻塞或破裂,可以换滤材重新滤过。

(6) 停泵时应先关闭进液阀,以防突然停泵后液体回流击坏滤材。然后停泵并拧开放气螺栓,松开顶板即可更换滤材或清洗。

(7) 滤过结束,滤液倒入已消毒的不锈钢桶中贮存备用。

(8) 做好生产区域的卫生工作,及时处理废弃物。

(9) 做好生产记录。

（二）液体制剂生产工序（以低分子溶液剂为例）

1. 工艺用水的制备工序

工艺用水

工艺用水主要是指生产中洗瓶、配料、洗涤设备、工具等用水，按水质可分为饮用水、去离子水等。饮用水主要用于清洗器具，去离子水（水电导率<2 μs/cm，符合药典蒸馏水项下要求）主要用于配料和清洁器具。

1）器具检查　核对使用的器具：贮水槽、电导率仪、50 mL 烧杯。
2）程序　去离子水的制备程序如下。
（1）查看上一班次原始记录，了解上一班次运行情况及水质情况。
（2）检查各设备是否正常。开启饮用水进水阀门，使饮用水缓慢地充满树脂交换器。
（3）至水质检测合格以后，将水导入纯化水贮水槽中。随时查看贮水槽的水位，防止溢出。
（4）每 2 h 测电导率一次，并做好记录，如某一水质已接近不合格边缘，应做到勤测。按要求做好原始记录。
（5）关闭进水阀门，待出水口停止出水后，将离子交换树脂的出口阀关闭。
（6）离子交换树脂的再生：当离子交换树脂的出水不符合标准时，即须再生。将树脂柱逐只倒放，从进水口通入少量自来水，使树脂微托起 2~3 min，以除去杂质和气泡，疏松树脂层，并使之重新排列。

离子交换树脂的再生

离子交换树脂使用一段时间后，吸附的杂质接近饱和状态，就要进行再生处理，通常用化学试剂将树脂所吸附的离子和其他杂质洗脱除去，使之恢复至原来的组成和性能。在实际运用中，为降低再生费用，要适当控制再生剂使用量，使树脂的性能恢复到最经济合理的再生水平。

钠型强酸性阳离子交换树脂可用 10% NaCl 溶液再生，用药量为其交换容量的 2 倍（用 NaCl 量为每升树脂 117 g）；氢型强酸性阳离子交换树脂用强酸再生，宜先通入 1%~2% 的稀硫酸再生，以防止被树脂吸附的钙与硫酸反应生成硫酸钙沉淀物；氯型强碱性阳离子交换树脂，主要用 NaCl 溶液再生，加入少量碱可有助于将树脂吸附的色素和有机物溶解洗出，故通常用含 10% NaCl+0.2% NaOH 的碱盐液再生，常规用量为每升树脂用 150~200 g NaCl，及 3~4 g NaOH；羟基型强碱性阴离子交换树脂则用 4% NaOH 溶液再生。

（7）纯水电导率的测定。
①电导率仪未开电源前，观察表针是否指零，如不指零，可调整表头上的螺丝使表针指零。
②将测量开关扳到"校正"位置，插接电源线，打开电源开关，并预热数分钟，直指针完全稳定下来为止，调节"调正"器，使电表指针指在满刻度位置。
③当使用（1）~（8）量程来测量电导率低于 300 μS/cm 的液体时，先用"低围"；当使用（9）~（12）量程来测量电导率在 300 μS/cm 以上的液体时，选用"高围"。

④将量程选择开关扳到所需的测量范围,若预先不知道被测液体电导率大小,应先将其扳到最大测量挡,然后逐挡下降,以防表针打弯。

⑤将电极浸入待测溶液中,将测量开关扳至"测量"位置,等电表指针平衡后记录读数。

⑥注意事项:

a. 电极的引线不得潮湿,否则将测不准。

b. 盛被测水的容器,必须清洁,无离子沾污。

c. 高纯水被盛入容器后迅速测量,否则电导率下降很快,因为空气中的 CO_2 溶入水中,变成碳酸根离子。

(8) 贮水桶的清洗,倒尽桶内的水,用 1‰~2‰ 的双氧水浸泡内壁 2 h 以上,然后放尽桶内的水,用纯化水冲洗至电导率合格,每周生产前进行一次清洗。

2. 配料工序

1) 器具检查　核对采用的器具:天平、不锈钢桶、磅秤、取料勺、量筒、漏斗、滤纸。

2) 程序

(1) 操作工接生产指令后到原辅料库领取原辅料,并填写领料表。

(2) 原辅料的包装表面经清洁、消毒后送入车间。

(3) 检查所用的容器、工具是否清洁,有无合格标志。检查衡器是否正常。

(4) 按配料表开始配料,配料过程应有人复核。配料完毕后称量配好物料的总重量,以防止出现差错。

(5) 及时做好室内卫生和生产记录。

注意事项:取料的勺子应每个品种一个,不得相互混用,所用的量具也应每个品种一个,以防止污染。

3. 灌装工序

1) 器具检查　核对器具:灌装加塞机、不锈钢桶。

2) 程序

(1) 操作工应按产量领取一定量的配料和适量的塞子。

(2) 操作方法如下。

①开启电柜外侧电源总开关,操作箱电源指示灯亮,电柜外右侧轴流风机运转,向外排风。

②将工作方式置于空车位。

③打开层流、理塞、真空泵开关。打开输瓶调速旋钮、理瓶调速旋钮。

④打开主机调速旋钮,分别调整输瓶和理瓶速度,使之与主机速度匹配。此时,理瓶、输瓶和主机全部动作,理塞斗开始上塞,整机进行空车运行。

⑤将工作方式置于"自动"位。此时,理瓶盘内须有瓶存在。

⑥分别按下输瓶启动、主机启动按钮。输瓶启动指示灯亮,主机启动。打开液泵开关。机器自动运行。

⑦正常停机:先将灌泵开关旋至全不灌位置,再按下主机停止按钮,相继将理瓶开关、理瓶电机的启停按钮、输瓶电机的启停按钮及真空泵的启停按钮旋至关位置,并将其对应的调速电位器调到零的位置,再把总电源开关旋至关,总电源断开,机器停止运转。

注意:不可在电位器处于高数位时启动;任何故障指示灯亮的情况下,不能启动,须排除故障后方能运行。

4. 轧盖工序

1) 器具检查　核对采用的工具:轧盖机。

2) 程序

(1) 操作工应按产量领取适量的瓶盖。

(2) 操作方法如下。

①合上电源,电源指示灯亮。
②在输送带上装满盖子,旋转理瓶振荡旋钮,慢慢加大振荡力度,使盖子理好进入输送轨道。
③将自动、空车开关拨到自动位置上。将计数器清零。
④按下电机启动按钮,再旋转调速旋钮,慢慢加快速度,调到合适为止。此时,再看进瓶能否供得上。如不合适,再调旋钮,直到所需速度,然后观察供盖系统,加大输盖振荡力度,使盖进到落盖口。
⑤停机后,将速度旋钮调至零位。

5. 产品的外包工序

(1) 外包装操作工应按产量领取适量的包装盒、包装纸箱和标签、说明书、封口签,并填写领出单。
(2) 按规定折好包装箱和包装纸盒,并在盒上打上批号。
(3) 为增加彩盒的牢固度,还应在彩盒内部的底面贴上白纸条。
(4) 按规定将成品装入彩盒中,溶液剂是每瓶一盒,口服液是每盒 10 支。
(5) 折叠说明书。盒内放说明书。彩盒开端贴上防伪封口签,装箱。
(6) 将包装好的产品送到待验室,并填写请验单,送质检科,质检科在收到请验单的 1 个工作日内派人前往取样,贴上待验证和取样证。
(7) 经检查后,质检科填写化验报告单一式三份,一份交仓库,一份交车间,一份留底,并填写、发放相应的产品合格证,将待验证换成合格证。
(8) 化验员在化验合格时应抽取相应数量的留样品。

(三) 无菌液体制剂生产工序(以注射剂为例)

1. 原辅料的预处理工序

原辅料使用前应核对品名、规格、重量及化验合格报告单。确认无误后,按照工艺规程要求进行预处理,预处理后的原辅料应放置于干净的容器内,容器外壁应标明品名、批号、重量、日期和操作者,并填好记录。

2. 制水工序(即多效蒸馏水器标准操作程序)

在注射剂生产中,主要控制纯化水和注射用水的质量。目前制备纯化水的方法多采用离子交换法或反渗透法。离子交换法详见"(二)液体制剂生产工序"。制备注射用水多采用多效蒸馏水器,另外还有二级反渗透法。多效蒸馏水器标准操作程序如下。

(1) 操作工按规定穿戴洁净工作衣、帽、鞋进入制水间,检查多效蒸馏水器及附属各阀门管道、蒸馏水贮槽是否完好,开贮水间紫外灯 20 min。通知锅炉房供蒸汽、离子交换水间供离子交换水,打入贮水桶。

(2) 打开主蒸汽阀,待蒸汽压力达到 0.3 MPa 以上时,按动多效蒸馏水器的水泵电钮,待出口水压达到 0.6 MPa 时,缓缓开出水阀,根据蒸汽压力控制离子交换水流量,调节冷却水流量。

知识链接

不同多效蒸馏水器的参数

不同多效蒸馏水器的参数见表 20-2。

表 20-2 不同多效蒸馏水器的参数

多效蒸馏水器型号	蒸汽压力/MPa	离子交换水消耗量/(L/h)	蒸馏水出水温度/℃
LD500-4	0.2~0.3	460	80
ZCPC	0.3~0.4	600	80

(3) 多效蒸馏水器正常运转时,操作人员须随时观察蒸汽压力、离子交换水流量、冷却水压力、视镜

内的水位和出水温度等,中途不得离岗。蒸馏水槽用蒸汽夹套保温于80 ℃。

(4) 停机时,先关闭主蒸汽阀门,然后停水泵及关闭流量计调节阀门,并打开所有排水阀,排除机内及水泵、管道内积水。

(5) 遇异常情况如锅炉停汽、离子交换水压力低等情况,须立即停机查明原因,排除故障后,方可重新开机生产。

(6) 每隔2 h测定一次水质,必要时连续测试。随时注意水质,正确填写原始记录,发现问题及时反馈。

(7) 生产结束后做好清洁卫生工作,蒸馏水贮槽放去余水,每周用75%乙醇消毒。平时每天使用前用新制备的蒸馏水冲淋后使用。

知识链接

制水岗位注射用水质量控制和检测方法

制水岗位注射用水质量控制和检测方法见表20-3。

表20-3 制水岗位注射用水质量控制和检测方法

检查标准	检查人	次数	方法
Cl、pH值、氨应符合规定并有记录	自查	每2 h检查一次Cl、pH值、氨	核对工艺流程
贮水桶每天清洗一次。每周用75%乙醇消毒一次	检查员	每周检查一次	
本品应于制备后12 h内使用	化验员	热原抽查	

3. 管道、容器的清洁和消毒处理工序

(1) 新不锈钢泵、阀、不锈钢贮水槽等不锈钢制品的处理:先用3%洗衣粉液擦洗水槽、泵、阀,回流15 min后,用自来水冲洗至中性,将水放尽,再用75%乙醇擦洗水槽、泵、阀,回流15 min后用去离子水、蒸馏水依次冲洗备用。

(2) 旧不锈钢或玻璃水泵、阀门的处理:每周处理一次,处理前放去泵内余水,用75%乙醇回流15 min,依次用自来水、去离子水、蒸馏水冲洗至中性备用,停产3天以上或机器修理后按新品处理。

4. 配液工序

配料岗位是整个注射剂生产流水线中的关键环节,操作工必须严格按照产品和工艺标准操作,稍有疏忽将会导致整批药液的损失。本操作分称量、配料、滤过、清场四个步骤。

1) 称量工序

(1) 操作人员须换鞋、穿戴洁净工作衣、帽,用肥皂洗净双手上岗。

(2) 配料前核对原辅料品名、批号、生产厂家、规格及数量,应与检验报告单相符,如发现原辅料包装、外观、色泽、形态有差异应及时上报。

(3) 按照处方,一人计算投料量,另一人复核;一人称量,另一人复核。操作人、复核人均应在原始记录上签名。

(4) 其余的原辅料应封口贮存,在容器外标明品名、批号、日期、剩余量,使用人应签名。

(5) 天平、磅秤每次使用前应校正,并定期由专人校验,做好贴标及记录。

2) 配料工序

(1) 配料前应先用注射用水润湿地面,开紫外灯杀菌30 min以上,用注射用水冲洗配料罐内外、标尺,用滤过的合格注射用水冲洗管道,罐内用纯蒸汽消毒。

(2) 减速器接通电源后,试转一下,看运转是否正常。如发现减速器有异响,电机不转,请电工或钳工检查,排除故障。有蒸汽加热的配料罐,接通蒸汽时,旋开阀门,进气应先小后大,压力一般不能超过0.1 MPa,以免损坏管路,造成事故。

(3) 查看配料水化验合格单,水质合格方可投料。使用的注射用水在 80 ℃ 以上保温,贮存时间不得超过 12 h。

(4) 开启阀门,将注射用水注入搪玻璃反应罐中至总体积的 80%(冷却至约 30 ℃)。

(5) 关闭进水阀门,通入惰性气体(N_2 或 CO_2),饱和后加入维生素 C,搅拌,缓缓加入碳酸氢钠,边加边搅拌使之中和完全,至气泡不再产生为止,再将已溶于注射用水的乙二胺四乙酸二钠及亚硫酸氢钠溶液加入,搅匀,用惰性气体饱和的注射用水加至全量。

(6) 待药物全部溶解后,取样测定含量、pH 值,查看色泽,同时通惰性气体封液面(直接与药液接触的氮气使用前需经净化处理)。

(7) 按要求进行半成品检验。

3) 滤过工序

(1) 药液经含量、pH 值、色泽检验合格后,才能进行滤过。

(2) 待半成品检验合格后用垂熔滤棒粗滤,按品种专用。0.45 μm 微孔滤膜精滤至澄明(微孔滤膜的处理:先做泡点试验或灯光下检查亮点,然后用注射用水浸泡 24 h,方可使用。浸泡用的注射用水两天换一次)。

(3) 注射用水筒式滤器操作如下。

①同串联滤器的单个操作,单支滤芯滤器的滤芯插入插口后旋转 90°卡紧。

②管道通滤器腹腔的是进口,管道接滤芯插口的是出口,安装时,进、出口不要装反。

③滤芯插入插口时,方向要垂直,卡箍螺钉应尽量旋紧。

④滤过器使用压力不能超过 0.4 MPa。

(4) 药液筒式滤器操作如下。

①检查滤器状态,设备完好方可进行操作。

②旋开筒体与滤器底座的卡箍螺钉,取下密封圈,将筒体放平放正,取处理合格的滤芯,将滤芯沿垂直方向插入滤筒,并适当压紧压紧板,以免滤芯被滤液冲动歪倒。

③按①反方向安装好滤器,旋开进、出口阀,用注射用水冲洗滤器和管道 10~15 min,至滤出水澄明度合格。

④开启第一滤器的放气开关,关闭其他出口阀,让药液充满滤器,再开启第二滤器的放气开关、第一滤器的出口阀,关闭第二滤器的出口阀,使药液充满滤器。打开两滤器出口阀,滤器开始工作。

⑤生产结束,打开滤器下部的放液阀排出剩余药液。

⑥关闭放液阀,用注射用水顺冲滤器 10~15 min。

⑦先将第二滤器的进、出口换位反冲第二滤器 10~15 min,再将第二滤器按正常位装到第一滤器前面,并将第一滤器进、出口换位,反冲第一滤器 10~15 min。

⑧旋开筒体与滤器底座的卡箍螺钉,取出滤芯。滤芯按微孔滤芯清洗消毒标准操作程序处理,再按反顺序装好滤器。

(5) 保养操作如下。

①药液滤芯使用前后按微孔滤芯起泡点试验标准操作程序,做起泡点试验,注射用水滤芯每半个月做一次泡点试验。滤器属于精密器械,应时常保持清洁,不要野蛮操作,每次生产结束后,在相应洁具间取干净抹布将筒体擦拭干净。

②生产中经常巡视检查,保证药液管道衔接牢固,滤器流速均匀,无泄漏,如发现异常应及时排除故障。

③精滤品盛放容器应密闭,并标明药液品种、规格、批号,目检色泽、可见异物合格后,方可进入下一道工序。

4) 清场工序

(1) 每天(或每批)生产结束后必须严格清场。连续生产产品其配料缸、容器、滤器、管道及下一道工序灌封机药液管应用热蒸馏水冲洗干净(特殊品种例外),并灌满浸泡过夜。更换产品品种必须全部拆除清洗。(按 SOP 中的"管道、滤器、容器、玻璃器皿的常规消毒处理"有关内容进行。)

(2) 清场结束后,及时、认真填写清场记录。

5. 灌封工序

1) 灌封前的准备

(1) 检查安瓿灌封机状态,设备完好方可投入操作。

(2) 检查已烘干瓶是否已在机器网带部分排好,将倒瓶扶正或用镊子夹走。

(3) 手动将灌装管路充满药液,并排空管内空气。

(4) 开动主机运行,在设定速度试灌装,检测装量,调节装量使其在标准范围之内,然后停机。

2) 灌封

(1) 开启抽风启动按钮,开启氧气、燃气启动按钮。

(2) 点燃点火嘴,调节流量计开关,使火焰达到设定状态。

(3) 按下转瓶电机按钮。

(4) 开动主机至设定速度并进行灌装,根据拉丝效果,调节火焰至最佳。

(5) 拉丝完后用推板把瓶赶入接瓶盘中,同时用镊子夹走明显不合格的产品。

(6) 中途停机时先按绞龙制动按钮,待瓶走完后方可停机,以免浪费药液和药包材。

(7) 总停机时先按氧气停止按钮,后按抽风停止按钮及转瓶停止按钮,之后按层流停止按钮,最后切断总电源。

(8) 如总停机间隔时间不长,可让层流风机一直处于开启状态,以保护未灌装完的瓶。

3) 灌封结束

(1) 关闭燃气、氧气、惰性保护气体总阀门。

(2) 拆卸灌装泵及管路,移往指定清洁位置清洁、消毒,注意泵体与活塞应配对,做好标记以避免混装。

(3) 对贮液罐进行清洗、消毒。

(4) 对机器进行清洗,并擦拭干净,认真、及时填写各项原始记录。

6. 灭菌工序

1) 灭菌前准备

(1) 操作人员穿戴工作衣、帽、鞋后方可进入工作场地。

(2) 必须严格检查灭菌锅、烘房、工作场地有无针药遗漏,以免混药、混批及重复灭菌。将灌封盘从灯检间取出来,必须复转,冲洗干净,交灌封备用。

2) 灭菌

(1) 按灌封好的产品顺序检查车号盘数,并盖上锅盖,按产品品种要求掌握灭菌温度、时间,灌封到灭菌时间越短越好,从配料至灭菌结束时间不超过 12 h。

(2) 按产品工艺要求控制产品灭菌温度。升温时间一般为 15 min,特殊品种要求为 10 min 以内。锅内最高蒸汽压力不超过 0.12 MPa,温度升到工艺规定时,开始计算保温时间,其间温度要保持恒定,还应适时补充蒸汽。

3) 检漏

(1) 保温结束关闭蒸汽阀,开排气阀直至锅表压为零,开进水阀和排水阀至产品冷却后关闭。

(2) 开进色液阀,根据产品将配制的约 500 mL 色液倒入色液进口漏斗,进水至灭菌产品全部浸在色液中(一般无色瓶用红色液,棕色瓶用蓝色液)。

(3) 开真空阀检漏,真空度达到 0.08 MPa 以下,时间不少于 10 min,然后关闭真空阀,开放真空阀至常压,待 20 min 后开排液阀排尽色液,开锅门,拉出灭菌车,逐盘挑出漏头破瓶,用自来水洗尽瓶壁沾着的色液。挂上已灭菌的状态牌。

(4) 认真填写原始记录,详细记录灭菌锅号、产品名称、温度、时间、漏头数和冷爆情况等数据。

4) 去湿

(1) 灭菌检漏后的产品按灭菌锅号放置在烘房内去湿干燥。开排风扇、去湿机,温度一般不超过50 ℃,特殊品种应按有关规定操作。

(2) 同规格不同品种、同品种不同批号产品不得放在同一烘房内,每车只允许放一个灭菌锅号产品。

5) 安全及其他注意事项

(1) 灭菌锅系高温受压容器,灭菌操作必须保证安全。灭菌锅每月应进行可靠性验证,校验温度记录仪、压力表,测定柜内温度均匀性。

(2) 本岗位操作须两人同时在岗,一人操作,另一人复核。

(3) 使用灭菌锅,要严格防止灭菌前后产品混淆。灭菌品名牌必须与锅内产品一致,产品车必须挂上相应的状态牌。

(4) 每日生产结束或中途更换灭菌品种必须严格清场,检查锅内、场地、烘房无遗留产品,方可再生产。

7. 灯检工序

(1) 操作人员穿戴工作衣、工作帽、工作鞋上岗。

(2) 与灭菌工联系核对产品流转卡中的品名、规格、批号、数量,并检查产品的干燥情况,方可进入灯检工序。

(3) 按照注射可见异物检查规则和判别标准逐瓶目检,剔除残次品,力争正品中无废品,废品中无正品。

(4) 逐瓶目检后再由专职人员抽检。1~2 mL产品每盘抽检100支,5~20 mL产品每盘抽检25支,必要时可增加抽检量。漏检率不得超标,若超出指标,必须逐瓶重新灯检。

(5) 操作时要拿得稳,翻得轻,不重放,不夹双排。灯检2 h后,应休息20 min,以恢复视力。灯检工视力应在0.9以上。

(6) 灯检后,每盘成品必须放上标有品名、规格、工号的标签,移交印包工序。

(7) 检出的玻璃屑、白块、焦头、容量差异等可回收品应与裂丝、空瓶、漏头、浑浊、色素瓶等不可回收废品分别做好标记,分开存放。

知识链接

灯检岗位质量控制和灯检设备操作程序

1. 灯检岗位半成品质量检测操作方法见表20-4。

表20-4 灯检岗位半成品质量检测操作方法

检查项目	检查标准	检查方法		
		检查人	次数	方法
检漏	灯检合格品中,玻璃屑、白块超过限量的白点等异物的漏检率不得超标,不得有异常的色泽加深及容量明显不足等	班组检查员	每盘抽查	1~2 mL,每盘抽检100支;5~20 mL,每盘抽检25支
		车间质量员	抽查	

续表

检查项目	检查标准	检查方法		
		检查人	次数	方法
灯检速度	1~2 mL,3秒/支;5 mL,4秒/支;10 mL,5秒/支;20 mL,7秒/支	车间质量员	抽查	—

2. 灯检台标准操作程序。

(1) 将检品盘正向放入灯箱内,保护电器箱内电器元件。

(2) 启动电源开关,此时荧光灯亮。

(3) 启动照度开关,此时照度显示为数字"00",表示照度为 0×100 lx。

(4) 将仪器配备的照度传感器插头插入面板孔,掀开光池保护盖,将其放在平行于伞栅边缘的检晶检测位置,测定照度,同时旋转仪器上部的照度调节旋钮至所需照度为止。

(5) 根据测定要求,用仪器面板上的拨盘开关,设定所需检测的时间。

(6) 在检测样品的同时,按动计时开关,指示灯每秒闪烁一次,并在起始和终止时有声响警报。

(7) 测试完毕后,关上仪器的总电源开关,拔下电源插头。

(8) 可回收品每盘应标明品名、规格、批号,生产结束后交配料间回收。不可回收废品每日由灯检工负责打碎,剧毒药品必须经两人检查核对无误后方可销毁。

(9) 在同一灯检间内不得同时灯检不同品种及同规格同色泽的不同产品或同品种不同规格的产品。

(10) 生产结束,要严格清场,不得有遗漏。做好清场工作,灯检盘应定时清洗干净。认真、及时填写各项原始记录。

8. 印包工序

印字包装整个过程包括安瓿印字、装盒、加说明书、贴标签及捆扎多道工序。目前我国多用机器和人工配合操作的半机械化安瓿印包生产线进行生产操作。尽管印包是生产的最后一道工序,但这一工序有很多包装材料,如空盒子、标签、印字铜板、说明书等,若清场不严格,则极易发生装错盒子,造成混药事件;若校对马虎,则极易搞错印字批号或在盒子上盖错批号。安瓿上印字要求字迹清晰,并标明注射剂的名称、规格及批号。工序操作分印字、开盒、嵌盒、盖盒、印章、扎绳、装箱等操作步骤。

1) 准备

(1) 操作人员穿戴工作衣、工作帽上岗。

(2) 与灯检工联系核对半成品的名称、规格、批号及数量,将产品车推到机旁或烘房预热。

(3) 由专人到仓库领取包装材料、标签、说明书等,并核对。

2) 印字

(1) 印字前先检查印字机运转是否正常,装印字铜板时由挡车工与质检员两人核对产品名称、规格及批号。

(2) 安瓿上机要轻拿轻放,避免破碎。空盘内不得遗落针药,以免混药、混批。

(3) 开车印字时应立即检查印字质量,复核品名、规格及批号。字迹要清晰、整齐,发现问题及时停机纠正。

3) 开盒、嵌盒、盖盒

(1) 开盒、加盒要检查盒贴的品名、规格,严防不同品种盒子混入。

(2) 随时剔除损坏或霉变的纸盒。

(3) 将安瓿嵌入纸盒格挡,操作要轻,不弄糊字迹,每格 1 支针药,发现印字不清,应立即通知机头停车处理。

(4) 中途换品种、工号、批号时应捡净操作台面及传送带口散落的针药,以防混批、混药。

(5) 盖盒操作工要协助嵌瓶,保证药盒内不多支,不缺支,盖盒完整。

(6) 有说明书的产品,每盒一份,不多放,不漏放。

4) 印章、扎绳

(1) 药盒盖章前先调好橡皮图章的批号、工号,并由盖盒工复核。

(2) 盖批号章时字迹要清晰,防止漏盖、重盖。尽可能盖准盒贴、批号位置。

(3) 药盒要捆扎牢,上下整齐,不缺盒,不多盒。要防止空盒混入。堆放要整齐。

5) 装箱

(1) 待装箱的产品要核对名称、规格,及时将捆扎好的针盒装入大箱,不要过多积在台面。

(2) 装箱数量要准确,不多装,不缺盒,上下衬底板,箱面、箱底封口要牢固,防止脱开。发现霉变、损坏的大箱应剔除。

(3) 在大箱指定部位盖批号、锅号章,字迹要求清晰。防止混批、混药。及时做好装箱记录。

(4) 每批产品包装结束,零头针、盒专人保管。同种产品不足一盒的与下一批并盒,不足一箱的与下一批并箱,并在箱、盒上面盖上并箱、并盒批号。

(5) 包装结束后,准确统计标签(盒贴、瓶贴)的实用数及剩余数,剩余的印有批号的标签由专人销毁,并有销毁记录。

(6) 生产结束后,地面、台面、空盘等不得有散落的针药。换批号或调换品种时应清场,做好清洁卫生工作。

(7) 认真、及时填写生产记录,生产结束后,半成品送仓库待验,合格后方可入库。

知识链接

印包岗位半成品质量检测操作方法

印包岗位半成品质量检测操作方法见表 20-5。

表 20-5 印包岗位半成品质量检测操作方法

检查项目	检查标准	检查方法		
		检查人	次数	方法
盒子	不允许有坏盒子、霉变盒子、不洁盒子。盒子外观应挺括,格挡整齐	自查 小组质量员 车间质量员 仓库保管员	随时 随时 抽查 进仓前检查	按实样及质量标准
印字质量	印字必须清楚、油墨均匀,不应有品名、规格、批号等错误,不得有白板、缺字	自查 小组质量员 车间质量员	随时 随时 抽查	—

(四) 固体制剂生产工序(以片剂为例)

1. 原辅料的预处理工序

原辅料使用前应核对品名、规格和重量以及是否有化验合格报告单。确认无误后,按照工艺规程要求进行烘干、粉碎、过筛。经预处理的原辅料应置于干净的容器内,容器外壁应标明品名、批号、重量、日期和操作者,并做好记录。一般将辅料(如淀粉)烘干 2 h,以便于粉碎。

2. 粉碎工序

1)准备工作

(1)操作前先自检设备、卫生、计量、物料的状态、有关的合格证。

(2)经现场监控员检查合格后,发放准许生产证,准予正式生产。

2)操作过程

(1)认真核对需粉碎的原辅料的名称、数量、性状、批号等内容。

(2)确认无误后将接料袋用软乳胶管扎紧在粉碎机出料口处,袋底与机体相连接,避免洒漏物料。

(3)接通电源,先将粉碎机空运转 2~3 min,无异常现象时打开排风开关,将要粉碎的原辅料缓慢倒入加料口中,进行粉碎,严禁倒入过量物料,以免造成机械故障。

(4)粉碎完一种物料时,将机体用不掉毛刷子刷干净,换下接料袋,再进行下一物料的粉碎。

(5)原辅料全部粉碎后,认真填写记录。

(6)搞好卫生,保持室内洁净,按清洁规程认真填写清场记录,经现场监控员检查合格后,发放清场合格证,方可离开。

本工序所有记录应及时、规范填写,字迹整洁、清晰,并附本批清场记录。

3. 过筛工序

1)准备工作

(1)操作前自检设备、卫生、计量器具、物料状态,应有相应的合格证。

(2)经质量保证部现场监控员检查合格后发放准许生产证,准予生产。

2)操作过程

(1)认真核对需过筛的原辅料名称、批号、重量等内容,均要与标识卡的内容一致,方可使用。

(2)将接料袋用软胶管扎紧在过筛出料口处,上出料口同时用软管将布袋扎紧,避免洒漏物料。

(3)按工艺要求安装规定标准筛。

(4)拧紧螺丝,接通电源,打开排风装置,将需过筛的原辅料缓慢倒入旋振筛,进行振荡过筛。

(5)一种原辅料过筛完毕后,用不掉毛刷子将机体及筛网刷干净,换下接料袋;按物料平衡计算收率,及时填写记录,再进行下一原辅料的过筛。

(6)特殊药品过筛时,必须有工艺员、监控员对过筛全过程进行监控,并及时记录。

(7)原辅料全部过筛后,认真填写批生产记录及批平衡记录,并及时填写中间体递交单元,经现场监控员复核签字并发放流转证后移交下一工序,双方复核并签字。

(8)按清洁规程清洁本工序卫生,保持室内洁净,认真填写清场记录,经现场监控员检查合格后发放清场合格证,方可离开。

(9)填写记录需及时、规范,字迹清晰、整洁,并附本批清场记录。

(10)擦洗机器时,关掉电源开关,严禁运转操作。

(11)严格按照设备操作规范进行操作,确保安全生产。

4. 配料工序

(1)配料操作工(至少 2 人)要详细阅读产品生产指令和产品批配料记录的有关指令。

(2)检查配料所用的计量器具是否清洁,计量范围与称量范围是否相符;每个计量器具上有无检定合格证,是否在规定的周检效期内。

(3)配料盛装容器、取料器具应清洁,容器外无原有的任何标记。

(4)配料间要有监控员核发的说明配制环境及室内一应物品均符合生产要求的清场合格证及准许生产证。

(5)上述准备工作完毕后,由操作工按配料单或批记录中的配方记录对物料进行逐个核对、称量。

(6)称量人要核对物料品名、代号、批号、合格标志、物料的物理外观、化学稳定性,及是否在规定的有效期内。确定无误后,按规定的称量方法和指令准确称量出批配料规定的处方量,放于规定的容器中;将原辅料根据物料性质和用量不同分别放于不同容器中,加标识卡备用。填写配料批记录,注明生产的品名、批号、批量、规格及称量的物料品名、代号、批号、检验证号、数量,并由称量人签名,注明日期。复核人应对上述过程进行监督、复核,必须独立地确认物料已检验合格,原料的名称、代号、数量与配方(批配料记录)无误,容器外标记准确无误。完成上述复核后,由复核人在容器外标识卡上签名,并复核称量人填写的批配料记录与配料过程,准确无误后,在复核人项下签名,物料及标识卡递交下一工序。

注意:称量过程所用容器要每料一个,不得混用,以避免造成交叉污染。

(7) 工序操作完毕后,完成批生产记录,及时清洁或清场,填写清场记录,并将清场记录附于配料批记录之后,交车间工艺员保管。

5. 颗粒制备工序

(1) 根据批记录生产指令和中间体递交单各项内容,认真核对原料、辅料的品名、检验合格报告书、检验证号、批号、数量及外观质量等,必须与实际相符,双方方可在合格的递交单上签字,并将递交单贴在当班的生产记录背面。

(2) 检查机器设备、生产用具必须清洁、齐全、运转正常,有设备完好证及已清洁证方可操作。

(3) 根据配料折算纯投料量,两人核对无误后投入湿法混合制粒机中。所投物料主要用于制粒,其他物料如外加崩解剂、润滑剂称取后放入总混间备用,黏合剂另取洁净容器盛装备用,剩余物料称重后附标识卡放入颗粒中间站。

(4) 复方片剂,处方量相差悬殊的,应按等量递增法将原料充分混匀后,投入湿法混合制粒机中。全过程必须在工艺员、管理员的监控下完成,并及时记录。

(5) 按处方的浓度及要求,准确地制备好黏合剂或湿润剂,并填写记录。

(6) 按处方规定量加入配制好的黏合剂,根据工艺要求,为保证颗粒的质量,应严格控制混合的时间、搅拌的速度等技术参数,并填写在记录单上。

(7) 制粒时要严格按照处方的批量进行生产。

(8) 制粒结束后必须将料斗、搅拌桨、切割刀及滚轴上颗粒物料清理干净。认真清场,及时、规范填写生产记录。并附上一工序的中间体递交单、流转证、本批清场记录。

6. 颗粒干燥工序

(1) 自查设备完好证、清场合格证,待监控员下发准许生产证后方可开工生产。

(2) 在干燥岗位操作标识卡上注明该生产工序生产名称、批号、数量、生产日期,经两人核对无误后方可操作。

(3) 将待干燥颗粒倒入干燥车斗中,推入流化干燥机内进行流化干燥,注意一次干燥量不得大于流化干燥床所允许的最大干燥量。

(4) 调节温度至该品种要求的干燥温度,开启蒸汽及进风,进行流化干燥,干燥至规定程度。

(5) 将干燥后颗粒拉出,填写请验单送质检科检验。

(6) 填写相应生产记录和批平衡记录,做到及时、准确。

(7) 一批物料干燥完毕,需对流化床进行清洁清场,保持设备清洁,且清场操作需及时、彻底,并有记录,清场记录附于批记录之后。

7. 整粒工序

(1) 开工前检查整粒机是否有设备完好证、已清洁证及准许生产证。

(2) 检查整粒机的各部位螺丝已拧紧后,将接料布袋扎紧在不锈钢网上,网口底部放一不锈钢容器,布袋放于不锈钢容器中,本产品粒度较大,要求筛网为14目,整粒机转速应适中。

(3) 开动机器,打开排风装置,将物料倒入料斗内,根据颗粒的软硬程度再调节整粒机转速,使颗粒软硬适中;加料时应逐渐加入,不宜加得太满。

(4) 料斗内如颗粒停滞不下,应先停机,将颗粒取出一部分,然后开机。边加料,边过筛直至结束。

(5) 每批结束时,应将整粒机上的物料清理干净,并填写相应批记录及批平衡记录,将清场记录附于批记录之后,待清场完毕,现场监控员发放清场合格证后,方可离开。

(6) 维护保养。

①每班使用前应检查机器的加油部位,按规定加油润滑。

②下班前应将机器各部位及工作现场的浮粉清扫干净。

③整粒机一级保养需要一天时间,由操作工完成,间隔为6个月。

8. 总混工序

(1) 混粉机应挂有设备合格标志、已清洁证和准许生产证,操作人员必须经过安全操作培训,方可操作。

(2) 操作人员在操作前必须按工艺要求完成准备工作。

(3) 接通总电源,检查操作盘,无异常方可使用点动按钮,让罐体空运转3~5转,无异常后,使进料口停在水平45°角位置。

(4) 检查出料口密封盖,封严后方可打开进料口密封盖,开始进料。将全部外加辅料如外加崩解剂、润滑剂等及全部整过的颗粒一同放入混合机中。

(5) 进料完毕,拧紧进料口密封盖后,操作人员必须离开混粉机的旋转范围。

(6) 确认混粉机旋转范围内无人员、无物件后,启动联动开关,进行混合操作。

(7) 按工艺规定时间混合完毕,待混粉机件完全停止旋转后,使用点动按钮,将混粉机体的出料口停在下面,拔去电源插销,准备接料桶,将布袋放入桶中,上口与混粉机用软乳胶管扎紧,方可进行出料。

(8) 工作结束后,应彻底清场,并认真规范地做好批生产记录及批平衡记录,将清场记录附于批记录之后。

(9) 填写中间体递交单,待现场监控员检查合格签字并发放流转证后,将其连同总混物料一同递交中间站。

9. 压片工序

(1) 开工前检查室内一切状态是否标记齐全,待现场监控员下发准许生产证后,方可开工。

(2) 认真查看交接班记录,了解生产进度及其他注意事项后,到中间站领颗粒。

(3) 认真核对中间体递交单的每项内容,要确保与实物相符,核对中间体递交单准确无误后,双方均在中间体递交单上签字,并将中间体递交单贴在当班生产记录的背面。

(4) 生产过程中,须定时抽检片重和片重差异。核对好天平砝码(必须两人核对)。计算好平均片重(连续接20片称重,计算平均片重)。

(5) 检查机器各部位是否正常,机器上不得有用具,离合器应拉开。

(6) 开机前先用手轮转几圈车,无异常后再开机,每换一个新品种时必须先用空白粒试车。

(7) 开车调好片重及硬度后,立即请验崩解时限,待崩解合格,方可正式压片。

(8) 检查片子外观:必须符合质量标准,如有印字,应清晰,硬度适宜,无花斑、黑点、异物、麻面、松片等现象,待重差异稳定、崩解合格后,方可正式开始压片。

(9) 压片正常时,每隔一定时间称一次片重,每次抽片,每片称重,应在合格范围内,并随时检查片子的外观质量。

(10) 压制时要随时观察机器的运转情况,避免堵车等现象;如机器有异常声响,应立即停车,及时检修,经手动检查无异常后,方可开机。

(11) 接片筛中的片子不得超过半筛,及时筛去片中的细粉及颗粒;接片的桶及布袋必须清洁、干燥。

(12) 压片结束后,应填写半成品递交单,待现场监控员检查合格签字,并发放流转证后,连同压好的片子一同交付素片中间站,并履行中间站进站手续。同时,必须与中间站管理人员核对,拴好袋口,将填写合格的标志分放于桶内外。

(13) 换品种时机器各部件(包括吸尘器)必须彻底擦拭干净,以免混药,拆下的冲头按规程进行管理。

(14) 检查冲头:核对冲头的长度及磨损情况,如不符合质量要求,及时更换。

(15) 应及时填写批生产记录和批平衡记录,前一工序的中间体递交单流转证和本工序本批清场记录同归于本批批生产记录,将剩余的颗粒及细粉称重后送入中间站,履行进站程序。

(16) 如颗粒压片困难,须积极进行试车,必要时找车间技术人员协助试车,经车间技术人员确定确实无法压片时,立即将颗粒退回中间站,待返工。

(17) 出现不合格片子及其他质量事故时,及时向有关技术人员报告,等待处理,不得擅自处理。

(18) 如发生设备事故,及时报告车间及设备部进行处理。

(19) 机器运转时,严禁手或其他工具伸入,设备发生故障或出现异常声响时,应及时停车,请维修工进行检查,待修复后方可开机。

(20) 要经常保持机器的清洁及润滑,各润滑部分每班上一次油,应适量,不要过多。

(21) 填写相关记录,做到及时、准确、清晰。

10. 内包装操作工序

(1) 开工前首先自检所有状态标志是否全部合格,待现场监控员下发准许生产证后,方可正式开工。

(2) 根据车间生产指令,按领料规程领取待包装物料,领取时先检查有无质管部颁发的流转证和中间站出具的中间体递交单,并认真核对数量、批号、规格,核对无误后方可领片。

(3) 根据当班所包的品种,验收包装材料的规格,必须相符。

注意事项:内包装材料必须清洁,否则不得使用;两人核对批号后,将批号码固定于包装机上。

(4) 装片。

①开机前应先检查机器各部位,确认正常后,点动开机,无异常后方可开机。

②包装每桶物料前,一次标志卡内容应与桶中所装片子相符,每桶的标志卡应保存起来,直到产品入库后方可销毁。

③装片过程中发现异常要及时停机,排除故障后方可继续开机。

④内包装完毕后,填写中间体递交单,由现场监控员签字并与中间站管理员核对无误后,由现场监控员出具流转证,履行进站手续。剩余的物料按零碎物料管理退回素片中间站,未使用的包装材料的下脚料为工业垃圾。

⑤按清洁规程对包装机进行清洁。

⑥认真填写批生产记录及批平衡记录,将前一工序的中间体递交单和流转证以及本工序本批清场记录同归于本批生产记录。

知识链接

颗粒剂和胶囊剂生产工序

1. 颗粒剂

将原辅料经干燥、粉碎、过筛,达到要求粒度后,按配方称量,然后进行混合,用干法或湿法制粒,制得干颗粒之后进行整粒,加入润滑剂进行总混,然后上颗粒包装机进行颗粒小包装,最后装盒装箱、成品入库待检。

2. 胶囊剂

将原辅料经干燥、粉碎、过筛,达到要求粒度后,按配方称量,然后进行湿法或干法制粒,得干颗粒之后进行整粒,或直接原辅料药粉加入润滑剂总混,上胶囊机填充、抛光;最后经铝塑包装或塑料瓶包装、装盒装箱,成品入库后待检。

拓 展 知 识

一、GMP工艺布局要求

（一）车间工艺布局分区

为避免人流、物流交叉，车间内的工艺布局应根据工艺要求顺序布置，避免物流迂回。洁净生产区的洁净级别分为A级、B级、C级和D级。

（二）洁净生产区室内装修要求

生产车间净化区按规定洁净级别设计，其室内装修材料和构造除满足一般建筑要求外，还应围绕"净化"（防尘防菌防湿）要求进行，材料必须选用气密性良好，且在温、湿度变化下变形较小的材料，具体措施如下。

(1) 吊顶用彩钢板，上部为技术夹层。

(2) 内墙隔断为50 mm厚彩钢夹芯板，所有阴阳角均做成圆弧（$R=50$）。

(3) 为防止地面受温度变化或地基沉降引起开裂，需加大混凝土基层厚度且适当配筋，同时设置防潮层，面层为环氧树脂自流地坪。

(4) 所有钢柱均以彩钢板包封至吊顶底。

(5) 内墙上开门为彩钢板门，窗为45°坡铝合金固定窗，安全门为钢化玻璃，铝合金外框固定。

(6) 洁净区内墙涂料应采用仿搪瓷涂料。

(7) 踢脚应与墙面做平。

（三）电气照明

(1) 照明配电箱选用QDB4(R)型。照明线路采用BV型铜塑线穿电线管暗敷于地、墙和吊顶内。防爆2区线路采用镀锌钢管保护，沿地暗敷，沿墙明敷。

(2) 洁净区选用HQ9410-2型吸顶式洁净灯，主要工作室的照度不低于300 lx，辅助工作室的照度不低于150 lx，并采用臭氧灭菌和移动式紫外线杀菌灯结合的方式消毒。

(3) 普通区域采用荧光灯、工矿灯照明。

（四）给排水和工艺管道

车间洁净区内的所有管道（给水、排水、消防、冷却水、真空、压缩、蒸汽、冷冻、凝结水、纯水及工艺物料管）均在技术夹层内布置，进入洁净房间的立支固定很容易在彩钢板内敷设，局部立支很容易从楼板下直接穿板进入设备接管处。穿越楼板和墙体的管道设置套管并做密封处理。洁净室的地漏均采用洁净室专用地漏，洗涤盆采用全不锈钢洗涤盆，洗涤盆的存水弯、支架处三面用彩钢板封平。

二、药物制剂研究指导

药物必须制成适宜的剂型，才可用于临床。剂型选择不当，处方工艺设计不合理，不仅影响产品的理化特性（如外观、溶出度、稳定性），还可能降低生物利用度与临床疗效。因此，正确选择剂型，设计合理的处方与工艺，规范制剂研制程序，是保证药物产品安全有效、质量稳定的重要前提，此项工作在新药研究与开发中占有十分重要的地位。

（一）剂型选择的依据

研究一种剂型，首先要说明该剂型的选择依据，有何特点。同时要说明该剂型的国内外研究现状，并提供国内外文献资料。

(二)处方前工作

在处方设计前应查阅有关文献资料,或进行必要的实验研究工作。

(1)查阅主药物理化学性质,了解其分子结构及药物色、味、颗粒大小、形状、晶型、熔点、水分、含量、纯度、溶解度、溶解速率等性质,特别要了解热、湿及光对药物稳定性的影响。同时也应掌握所用辅料的理化特性,为处方设计与工艺研究提供科学依据。

(2)进行主药与辅料相互作用研究:一类新药应进行主药与辅料相互作用研究,其他类新药必要时也可以进行此项研究。

知识链接

主药与辅料相互作用研究实例(以口服固体制剂为例)

实验方法如下:可选若干种辅料,如辅料用量较大(如赋形剂、填充剂、稀释剂等),可用主药:辅料=1:5的比例混合;若用量较小(如润滑剂),则用主药:辅料=20:1的比例混合,取一定量,照药物稳定性指导原则中影响因素的实验方法,分别在强光((4500±500)lx)、高温(60 ℃)、高湿(相对湿度90%±5%)条件下放置10天,用HPLC法或其他适宜的方法检查含量及有关物质放置前后有无变化,同时观察外观、色泽等药物性状的变化。必要时,可用纯原料做平行对照试验,以区别是原料本身的变化还是辅料的影响,有条件的地方可用差热分析等方法进行试验,以判断主药与辅料是否发生相互作用,根据试验结果,选择与主药没有相互作用的辅料,用于处方研究。

(三)处方筛选

1. 处方筛选原则

研究制剂如为国内外已生产并在临床上使用的品种,且采用的处方与已有的品种主药、辅料种类及用量完全一致,并可提供已有品种处方的可靠资料,则可不必进行处方筛选研究。如制备工艺与已有品种完全一致,并能提供有效证明,也可不必进行制备工艺研究。若只有辅料种类相同,而用量不同,则应进行处方筛选。凡自行设计的处方均应进行处方筛选。在进行预试验的基础上,可以采用比较法,也可用正交设计、均一设计或其他适宜的方法进行处方筛选。

2. 辅料的选择

(1)辅料选择的一般要求:辅料是除主药外一切物料的总称,是药物制剂的主要组成部分,应根据剂型、制剂成型、基本性能及给药途径的需要选择适宜的辅料,例如小剂量片剂,主要选择填充剂(或稀释剂),以便制成适当大小的片剂,便于患者服用;对于一些难溶性药物的片剂,除一般成型辅料外,还应考虑加入较好的崩解剂或表面活性剂;凝胶剂则应选择能形成凝胶的辅料。此外,还应考虑辅料与主药不应发生相互作用,不影响制剂的含量测定等因素。

(2)辅料的来源:制剂处方中使用的辅料,原则上应使用国家标准(即《中国药典》、部颁标准、局颁标准)收载的品种及批准进口辅料。对制剂中习惯使用的辅料,应提供依据并制订相应的质量标准;对国外药典收载及国外制剂中已经使用的辅料,如系特殊需要而且用量不大,应提供国外药典资料、国外制剂使用的依据及有关质量标准与检验结果;对于食品添加剂(如调味剂、矫味剂、着色剂、抗氧剂等),应提供质量标准及使用依据。对于改变药物给药途径而应用的辅料,应制定相应的质量标准。凡国内外未使用过的辅料,均应按新辅料申报。化学试剂不得用作药用辅料。

3. 处方筛选

根据查阅的资料及实验所得到的原辅料性质,考察辅料是否对主药含量及有关物质的测定存在干扰,应结合剂型特点,设计3种以上的处方与工艺操作,进行小样试制。处方包括主药与符合剂型要求的各类辅料,如片剂,应有稀释剂、黏合剂、崩解剂、润滑剂等。工艺操作一般包括粉碎、过筛、混合、配制、干燥、成型等过程,特别要注意温度、转速、时间等操作条件,小剂量药物应采用特殊方法将其混合均匀。

(四) 制备工艺研究

在进行预实验的基础上,可以采用比较法,也可用正交设计、均一设计或其他适宜的方法进行工艺研究。制备工艺研究包括工艺设计、工艺研究和工艺放大三个部分。工艺研究过程虽然不属于 GMP 的检查范畴,但应参考 GMP 的基本要求进行过程控制、数据积累等方面研究与处理,为药品生产和质量控制打下坚实的基础。

1. 工艺设计

可根据剂型的特点、药物理化性质和生物学性质,设计几种基本合理的制剂工艺。如实验或文献资料表明药物存在多晶型现象,且晶型对其稳定性和/或生物利用度影响较大,可通过 IR、粉末 X 射线衍射、DSC 等方法研究粉碎、制粒等工艺过程对药物晶型的影响,避免药物晶型在制备过程中发生变化。例如遇湿不稳定的原料药,应在注意对生产环境湿度控制的同时,尽量避免水分的影响,可采用干法制粒、粉末直接压片等工艺。

工艺设计还需充分考虑与工业化生产的衔接性,尽量选择与生产设备原理一致的实验设备,以保证工艺、操作、设备在工业化生产中的可行性,避免制剂研发与生产过程脱节。

2. 工艺研究

制剂工艺通常由多个步骤组成,涉及多种生产设备,均可对制剂生产造成影响。工艺研究的目的是保证生产过程中药品的质量及其重现性。工艺研究的重点是确定制剂生产的关键环节和影响因素,建立生产过程的控制指标和工艺参数。

(1) 工艺研究和过程控制。首先,可根据剂型及药物特点选择有代表性的检查项目作为考察指标,考察工艺过程各主要环节对产品质量的影响,根据工艺过程各环节的考察结果,分析工艺过程中影响制剂质量的关键环节。如对于普通片剂,原料药和辅料粉碎、混合,湿颗粒的干燥以及压片过程均可对片剂质量产生较大影响。对于采用新方法、新技术、新设备的制剂,应对其制剂工艺进行更细的研究。

在初步研究的基础上,应研究建立关键工艺环节的控制指标。可根据剂型与制剂工艺的特点,选择有代表性的检查项目作为考察指标,研究工艺条件、操作参数、设备型号等变化对制剂质量的影响。根据研究结果,对工艺过程中关键环节建立控制指标,是保证制剂生产和药品质量稳定的重要方法,也为工艺放大及向工业化生产过渡提供重要依据。指标的制订应根据剂型及工艺的特点进行。指标的允许波动范围应由研究结果确定,并随着对制备工艺研究的深入和完善不断修订,最终应根据工艺放大和工业化生产为有关数据确定合理范围。

(2) 工艺重现性研究。工艺重现性研究的主要目的是保证制剂质量的一致性,一般需要对连续三批样品的制备过程进行考察,详细记录制备过程的工艺条件、操作参数、生产设备型号,及各批样品的质量检验结果等。

(3) 研究数据的汇总和积累。制剂工艺研究过程提供了丰富的实验数据和信息。对这些数据进行分析,对确定制剂工艺的关键环节,建立相应的控制指标,保证制剂生产和药品质量的重现性有重要意义。这些数据为制剂工艺放大和工业化生产提供依据。

工艺研究数据主要包括以下方面:①使用的原料药及辅料情况(如货源、规格、质量标准等);②工艺操作步骤及参数;③关键工艺环节的控制指标及范围;④设备的种类和型号;⑤制备规模;⑥样品检验报告。

3. 工艺放大

经过小试而确定制剂处方与制备工艺条件后,应放大实验(如片剂 10000 片左右,胶囊剂 10000 粒左右),对放大产品应按照制订的质量标准进行全面质量评价,才能用于临床研究。

工艺放大是工艺研究的重要内容,是实验室制备技术向工业化生产转移的必要阶段,是药品工业化生产的重要基础,同时也是制剂工艺进一步完善和优化的过程。由于实验室制剂设备、操作条件等与工业化生产的差别,实验室建立的制剂工艺在工业化生产中常常会遇到问题。

生产采用的高速填装设备与实验室设备不一致,实验室确定的处方颗粒的流动性可能并不完全适合生产的需要,可能导致重量差异变大;特别是对于缓释、控释制剂等新剂型,工艺放大研究更为重要。

研究重点主要有两个方面:一方面是考察生产过程的主要环节,进一步优化工艺条件;另一方面是确定适合工业化生产的设备和生产方法,以保证工艺放大后产品的质量和重现性。研究中需要注意对数据的详细记录和积累,发现前期研究建立的制备工艺与生产工艺之间的差别,包括生产设备方面(设计原理及操作原理)存在的差别。若这些差别可能影响制剂的性能,则需考虑进行进一步研究或改进。

为保证定量给药的准确性和重现性,在进行预试验的基础上,可以采用比较法,也可用正交设计、均一设计或其他适宜的方法进行工艺研究。

（五）初步质量评价

根据不同剂型,选择合理的评价项目,一般包括制剂基本性能评价与制剂稳定性评价两部分。

1. 制剂基本性能评价

几种典型剂型的评价项目见表20-6,其他剂型可参考应用。

表 20-6　几种典型剂型的评价项目

剂　　型	制剂基本评价项目
片剂	性状、硬度、脆碎度、崩解时限、水分、溶出度或释放度、含量均匀度(小规格)、有关物质、含量
胶囊剂	性状、内容物的流动性和堆密度、水分、溶出度或释放度、含量均匀度(小规格)、有关物质、含量
颗粒剂	性状、粒度、流动性、溶出度或释放度、溶化性、干燥失重、有关物质、含量
注射剂	性状、溶液的颜色与澄清度、澄明度、pH值、不溶性微粒、渗透压、有关物质、含量、无菌、细菌内毒素或热原、刺激性等
滴眼剂	1. 溶液型:性状、可见异物、pH值、渗透压、有关物质、含量 2. 混悬型:性状、沉降体积比、粒度、渗透压、再分散性(多剂量产品)、pH值、有关物质、含量
软膏剂、乳膏剂、糊剂	性状、粒度(混悬型)、稠度或黏度、有关物质、含量
口服溶液剂、口服混悬剂、口服乳剂	1. 溶液型:性状、溶液的颜色、澄清度、pH值、有关物质、含量 2. 混悬型:性状、沉降体积比、粒度、pH值、再分散性、干燥失重(干混悬剂)、有关物质、含量 3. 乳剂型:性状、物理稳定性、有关物质、含量
贴剂	性状、剥脱力、黏附强度、透皮速率、释放度、含量均匀性、有关物质、含量
凝胶剂	性状、pH值、粒度(混悬型)、黏度、有关物质、含量
栓剂	性状、融变时限、溶出度或释放度、有关物质、含量

2. 制剂稳定性评价

对经过制剂基本评价项目考察合格的样品,选择两种以上进行制剂稳定性影响因素考察,主要考察项目如含量、有关物质及外观变化情况,具体实验方法参看药物稳定性指导原则。

知识链接

制剂稳定性评价与包装材料的选择

样品分别在强光((4500±500)lx)、高温(60 ℃)、高湿(相对湿度90%±5%)条件下考察5天,若考察项目能够区别制剂处方的优劣,就不再进行试验,若不能区别,则继续进行5天(累计10天)考察,还可适当提高温度或延长试验时间,对不适宜采用60 ℃高温或90%±5%相对湿度的品种,可用40 ℃或相对湿度75%±5%的条件。对于易水解的水溶液制剂(如注射剂),应研究不同pH值的影响。易氧化的品种,探讨是否通氮气或加抗氧剂等条件的变化。总之要根据品种剂型性能不同,设计必要的影响因素试验,选择出稳定的制剂处方。根据本项研究结果,对光敏感的制剂应采取避光包装,对易吸湿的产品则应用防潮包装,对不耐高温的产品除严密包装外应低温或阴凉处贮存。

（六）申报资料要求

剂型选择依据整理于综述资料第一项中。其他资料应整理总结于药学资料第一项中,即制剂处方与工艺研究资料及文献资料。

（1）完整处方：完整处方应包括原辅料名称、数量、产品规格。数量以 1000 个剂量单位计，如 1000 片，同时应说明各辅料在处方中的作用。

（2）制剂工艺与工艺流程图：应写明详细的制备过程与操作步骤，画出流程图，并说明使用设备情况，制备工艺过程应与大生产相一致。

（3）处方依据、处方筛选与工艺研究过程：根据试验结果如实总结，试验方法、结果与结论，可以用图表说明。特别是应将制剂基本性能与稳定性结果附表，经过放大试验的处方与工艺可以整理在本项目内。

（4）原辅料质量标准及生产厂家。

（5）参考文献资料。

（杨凤琼）

参考文献

[1] 国家药典委员会.中华人民共和国药典(2020年版)[S].北京:中国医药科技出版社,2020.
[2] 杨凤琼,徐芳辉,江荣高.药物制剂[M].武汉:华中科技大学出版社,2016.
[3] 国家药品监督管理局执业药师资格认证中心.中药学专业知识(一)[M].北京:中国医药科技出版社,2020.
[4] 国家药品监督管理局执业药师资格认证中心.中药学综合知识与技能[M].北京:中国医药科技出版社,2020.
[5] 易东阳,刘葵.中药药剂学[M].2版.北京:中国医药科技出版社,2017.
[6] 胡志方,易生富.中药药剂学[M].4版.北京:人民卫生出版社,2018.
[7] 汪小根,刘德军.中药制剂技术[M].北京:人民卫生出版社,2010.
[8] 张兆旺.中药药剂学[M].北京:中国中医药出版社,2003.
[9] 王岩.中药药剂学[M].北京:化学工业出版社,2018.
[10] 陆彬.中药新剂型与新技术[M].北京:化学工业出版社,2008.
[11] 杨义芳.中药与天然活性产物分离纯化和制备[M].北京:科学出版社,2014.
[12] 曹光明.中药浸提物与生产工艺学[M].北京:化学工业出版社,2009.
[13] 杨永建.中药提取方法与研究[M].青岛:中国海洋大学出版社,2020.
[14] 杨义芳,孔德云.中药提取分离手册[M].北京:化学工业出版社,2009.
[15] 方亮.药剂学[M].8版.北京:人民卫生出版社,2016.
[16] 崔福德.药剂学[M].7版.北京:人民卫生出版社,2011.
[17] 崔福德.药剂学实验指导[M].2版.北京:人民卫生出版社,2007.
[18] 平其能,屠锡德,张钧寿,等.药剂学[M].4版.北京:人民卫生出版社,2013.
[19] 张兆旺.中药药剂学[M].2版.北京:中国中医药出版社,2017.
[20] 龙晓英.流程药剂学[M].2版.北京:中国中医药出版社,2003.
[21] 李范珠,李永吉.中药药剂学[M].2版.北京:人民卫生出版社,2016.
[22] 杨明.中药药剂学(新世纪第四版)[M].北京:中国中医药出版社,2016.
[23] 陈骏骐.中药药剂[M].北京:中国中医药出版社,2004.
[24] 傅超美,刘文.中药药剂学[M].北京:中国医药科技出版社,2014.
[25] 傅超美,刘文.中药药剂学实验[M].北京:中国医药科技出版社,2015.
[26] 朱晓薇,何群.中药药剂学[M].北京:中国农业大学出版社,2015.
[27] 盛华刚.中药药剂学课堂笔记[M].上海:同济大学出版社,2018.
[28] 王思玲,苏德森.胶体分散药物制剂[M].北京:人民卫生出版社,2006.
[29] 刘世任,李卫,宫雪莲,等.药剂学知识新编[M].西安:西安交通大学出版社,2016.
[30] 宫崎正三.图解药剂学[M].北京:中国医药科技出版社,1989.
[31] 胡志方,郭慧玲,胡律江.药剂学导教·导学·导考[M].西安:西北工业大学出版社,2006.
[32] 鄢海燕,刘元芬.药剂学[M].2版.南京:江苏凤凰科学技术出版社,2018.
[33] 刘竺云.非无菌制剂技术[M].镇江:江苏大学出版社,2018.
[34] 沙赞颖.无菌制剂技术[M].镇江:江苏大学出版社,2018.

[35] 万刘静.药物制剂技术[M].成都:电子科技大学出版社,2013.
[36] 凌沛学.药物制剂技术[M].北京:中国轻工业出版社,2007.
[37] 朱艳华.药物制剂技术[M].北京:中国轻工业出版社,2013.
[38] 张炳盛,王峰.中药药剂学习题集[M].北京:中国中医药出版社,2016.
[39] 马爱霞,明广齐,何小荣,等.药品GMP车间实训教程[M].北京:中国医药科技出版社,2016.
[40] 孟胜男,胡容峰.药剂学[M].北京:医药科技出版社,2016.
[41] 脇坂盛雄.注射剤製造におけるヒューマンエラーと異物対策[J].Pharm stage,2014,14(2):9-14.
[42] 梅全喜.试论《肘后备急方》的药剂学成就[J].中成药,1996(3):40-42.
[43] Carraretto A R,Curi E F,de Almeida C E,et al. Glass ampoules:risks and benefits[J]. Revista Brasileira de Anestesiologia,2011,61(4):513-521.
[44] Salata O. Applications of nanoparticles in biology and medicine [J]. Journal of Nanobiotechnology,2004,2(1):1-6.
[45] 花輪剛久,花輪和己,浅川二三,等.医療現場における凍結乾燥注射剤の取り扱いの現状と課題[J].医療薬学,2003,29(2):210-215.
[46] Zhang L,Yan J,Liu X,et al. Pharmacovigilance practice and risk control of Traditional Chinese Medicine drugs in China:current status and future perspective [J]. Journal of Ethnopharmacology,2012,140(3):519-525.
[47] 顾洁波,范春雷,胡林峰,等.谷维素-壳聚糖缓释微囊的制备[J].中国组织工程研究与临床康复,2011,15(8):1402-1404.